"十四五"时期国家重点出版物出版专项规划项目

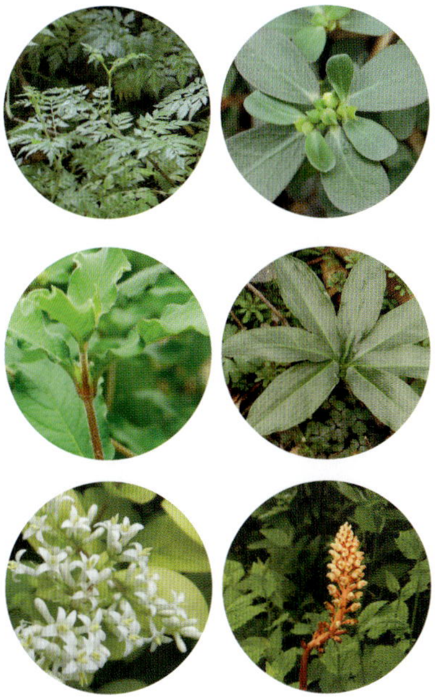

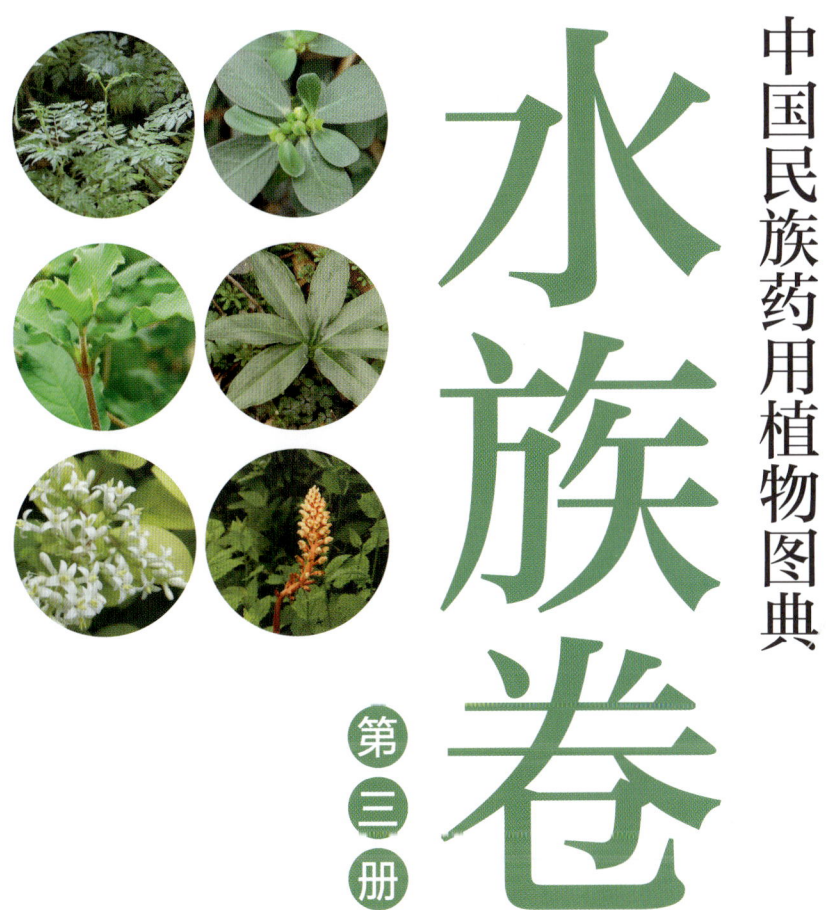

中国民族药用植物图典

水族卷

第三册

总 主 编： 肖培根　诸国本

主　　编： 司有奇

副 主 编： 司岚清　司勤国

编　　委： 姜　雷　司高飞　马永春　司勤元　杨光海　杜　蓉　袁树华

图片摄影： 周重建　谢　宇　裴　华　邬坤乾　袁井泉　孙骏威　谢　言　钟炯平　司有奇　夏云海

湖南科学技术出版社 · 长沙

国家一级出版社　全国百佳图书出版单位

“十四五”时期国家重点出版物出版专项规划项目

《中国民族药用植物图典》丛书编委会

总主编： 肖培根　诸国本

编　委： 马光宇　王　庆　叶　红　田华敏　宁迪敏
朱　进　朱　宏　任智标　全继红　刘士勋
刘卫华　刘立文　刘建新　齐　菲　孙　真
孙瑗琨　严　洁　芦　军　李建军　杨　帆
肖　卫　吴　晋　吴卫华　何清湖　汪　冶
汪　昕　张在其　陈艳蕊　罗建锋　周　芳
周重建　赵志远　赵来喜　赵梅红　莫　愚
徐　娜　郭　号　程宜康　谢　宇　谢　言
路　臻　蔡　伟　裴　华　翟文慧　曾朝辉

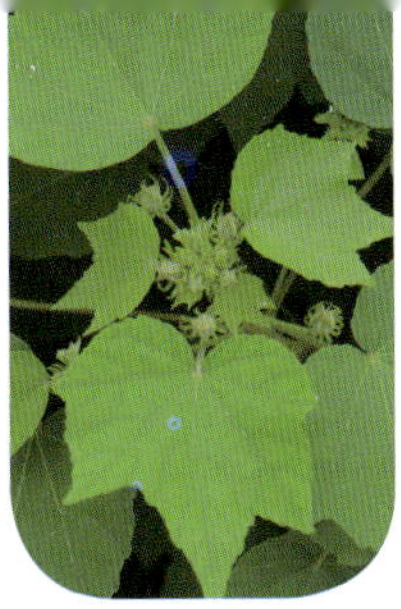

目录

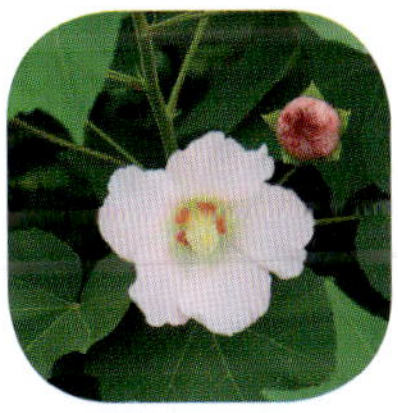

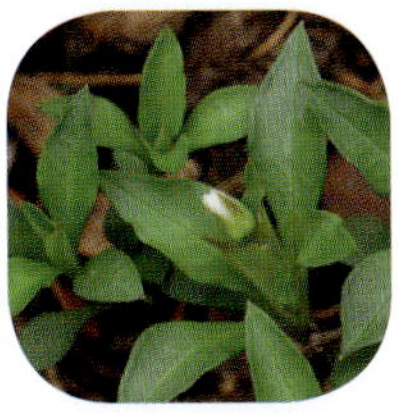

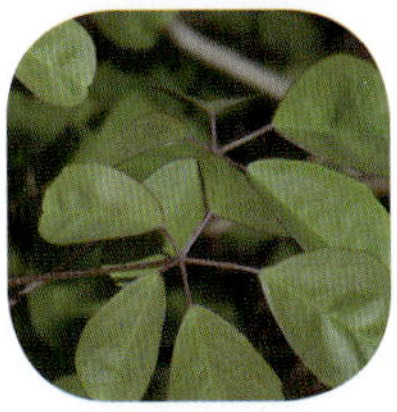

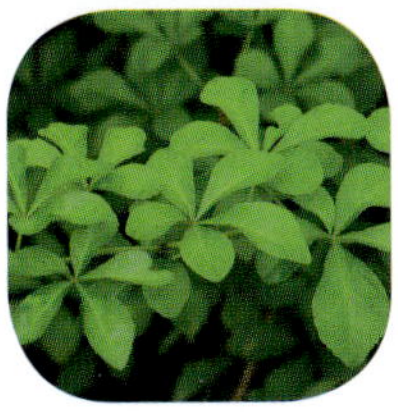

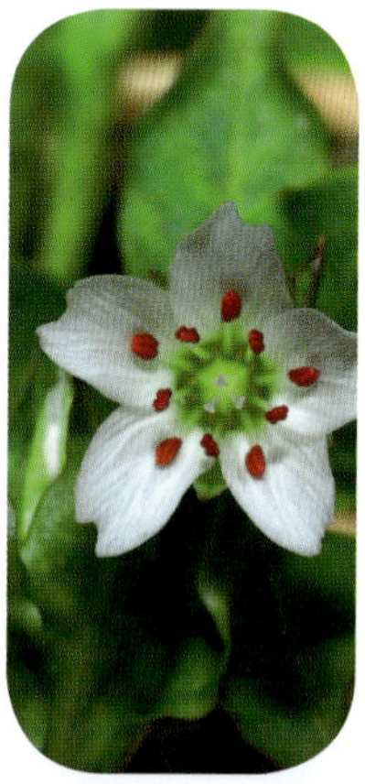
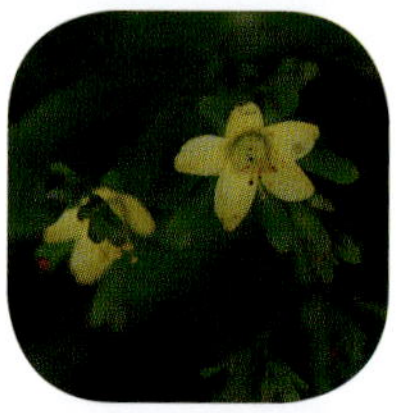
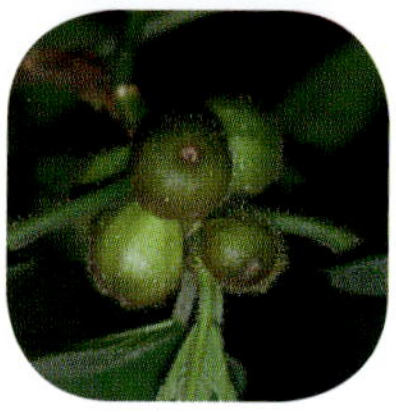

中国民族药用植物图典（第一辑）

水族卷（第三册）

中国民族药用植物图典·苗族卷
中国民族药用植物图典·壮族卷
中国民族药用植物图典·藏族卷
中国民族药用植物图典·蒙古族卷
中国民族药用植物图典·水族卷
中国民族药用植物图典·维吾尔族卷

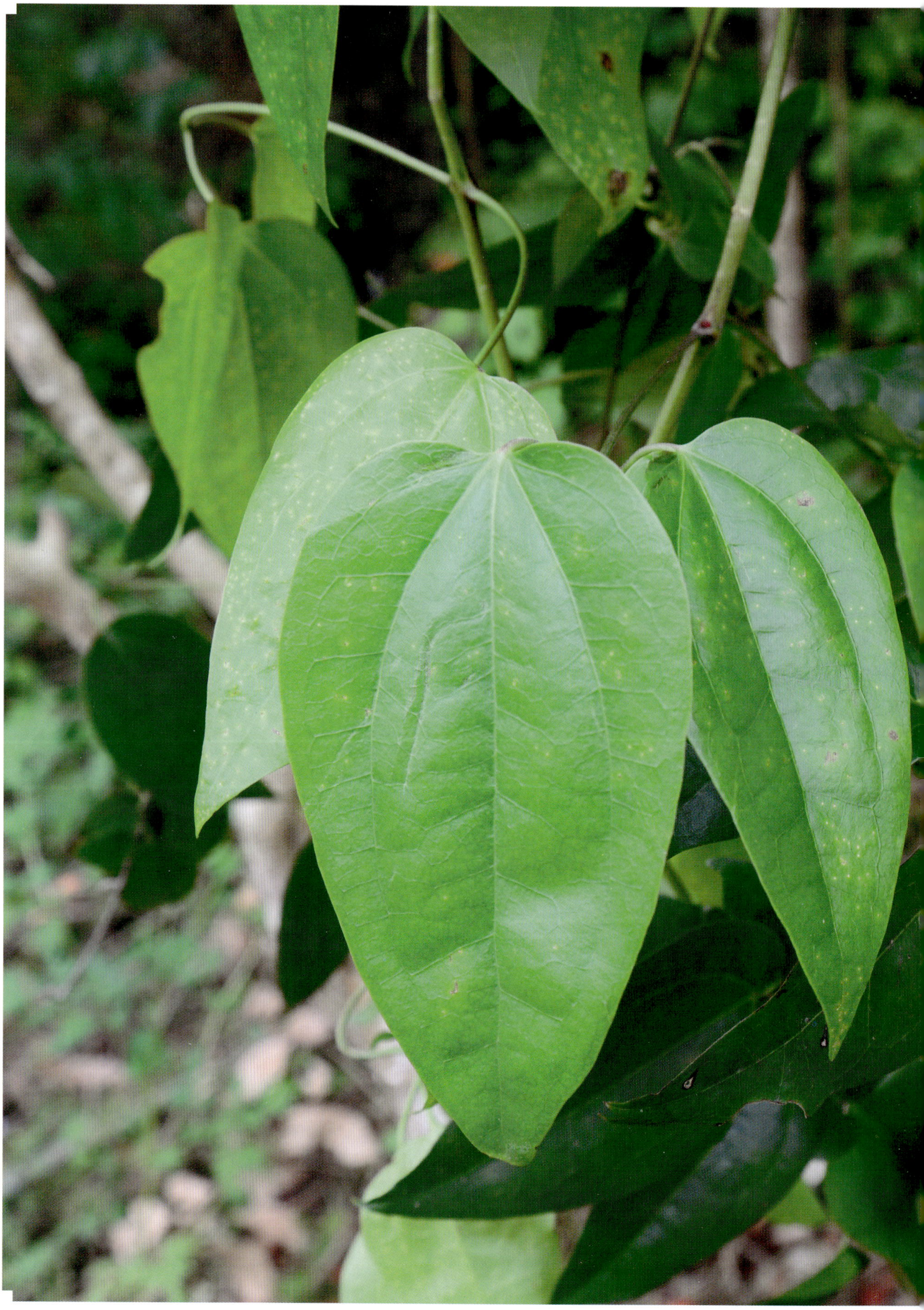

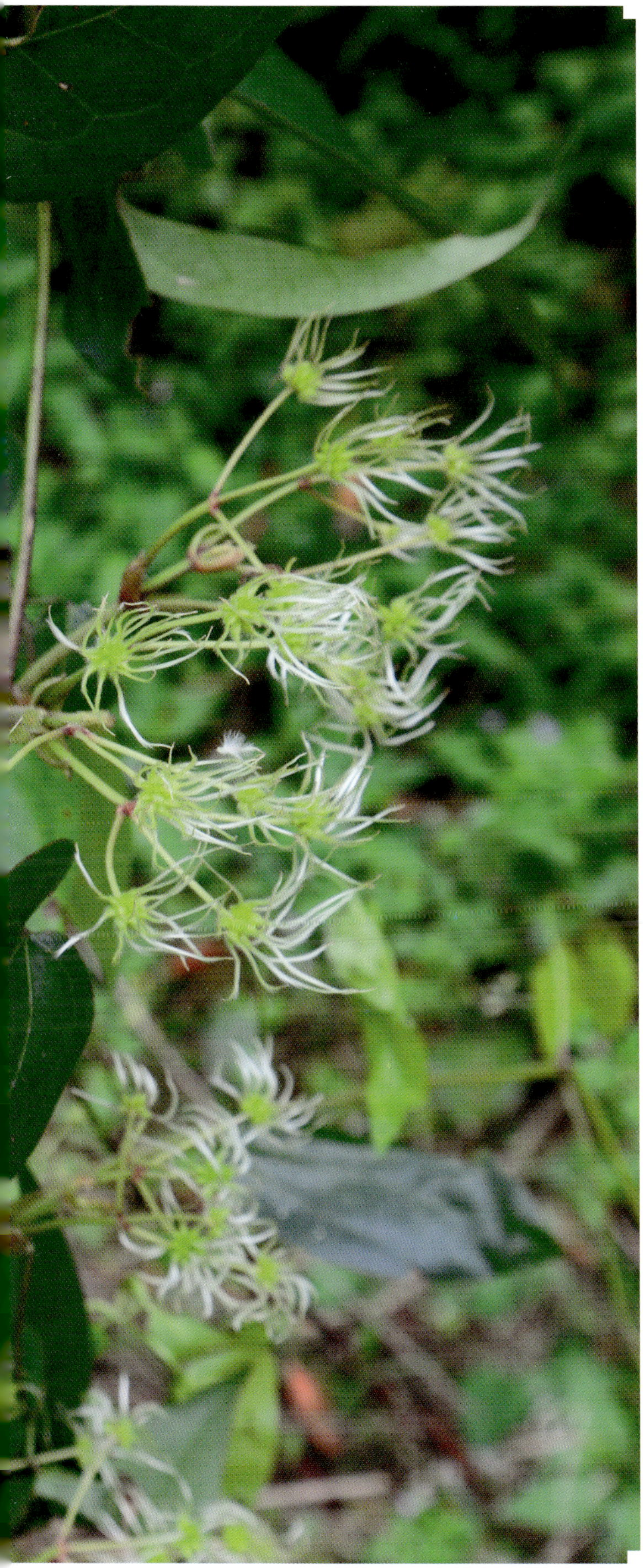

川木通

【水药名】要雷。

【别　名】小木通、山木通、土木通、老虎须、淮木通、白木通。

【来　源】本品为毛茛科植物小木通 *Clematis armandii* Franch. 的木质茎。

【性味归经】味辛、微苦，性寒。归心、肺、小肠、膀胱经。

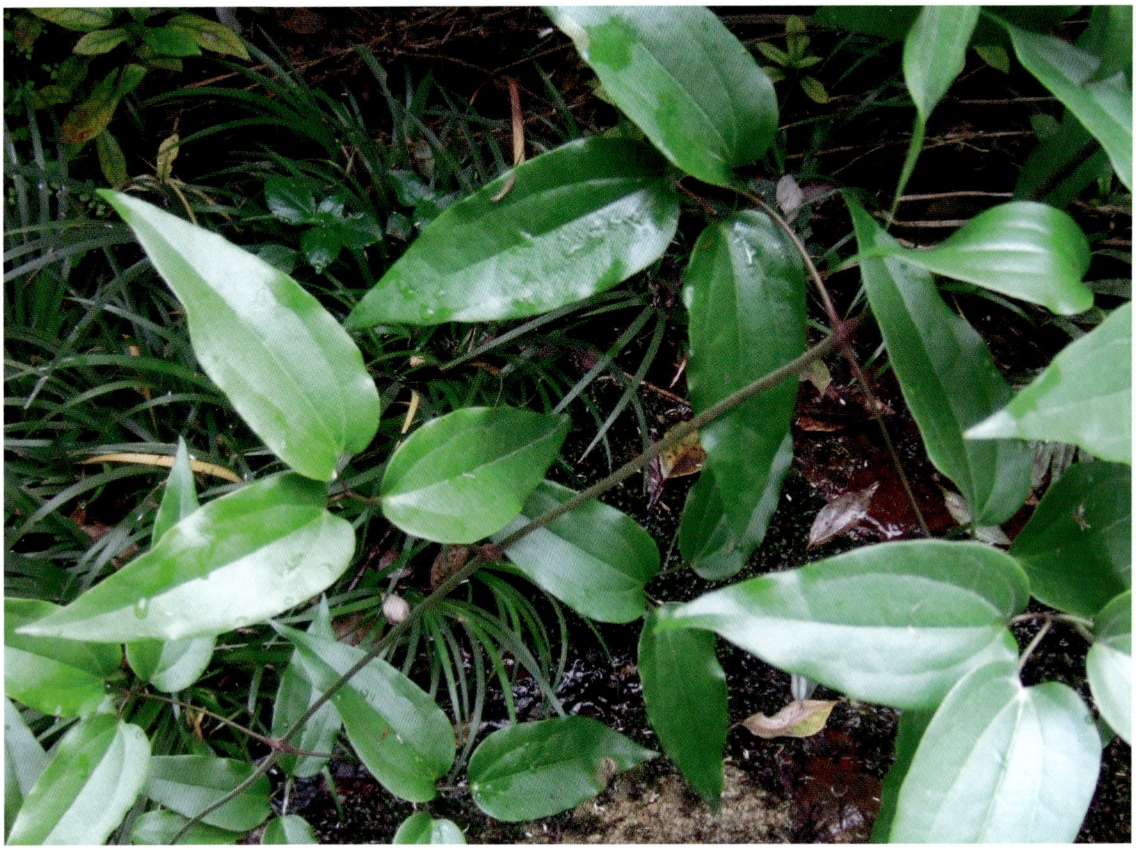

小木通

识别特征

常绿攀缘性灌木，高达 5 m。茎红紫色或黄褐色，有条纹。3 出复叶对生，小叶片革质，卵状披针形或卵状长椭圆形，长 7 ~ 15 cm，宽 2 ~ 3 cm，先端长尖，基部圆形或心形，全缘，主脉 3 出，侧脉网状，明显。圆锥花序腋生、顶生，花序每节上有 1 对小苞片，基部围以长椭圆形的鳞片；花萼 4，白色，花瓣状，长椭圆形或倒卵状长圆形，先端钝；花瓣缺如。瘦果扁卵圆形，有羽状毛。花期 3—4 月，果期 4—7 月。

生境分布

生长于林边及灌丛、半阴处。分布于湖北、湖南、广西、四川、贵州、云南等省区。

采收加工

秋季采集，刮去外皮切片，晒干。

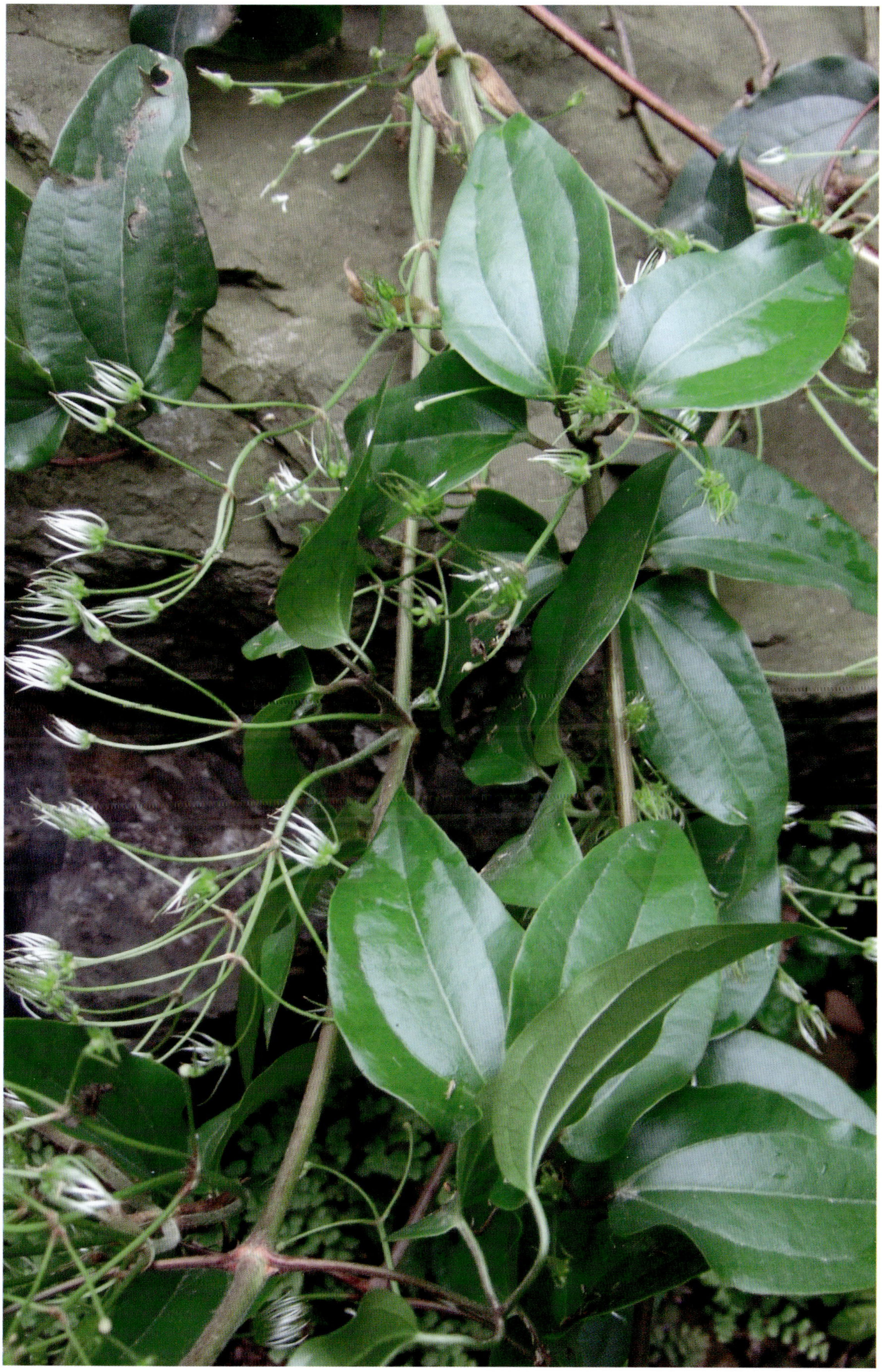

小木通

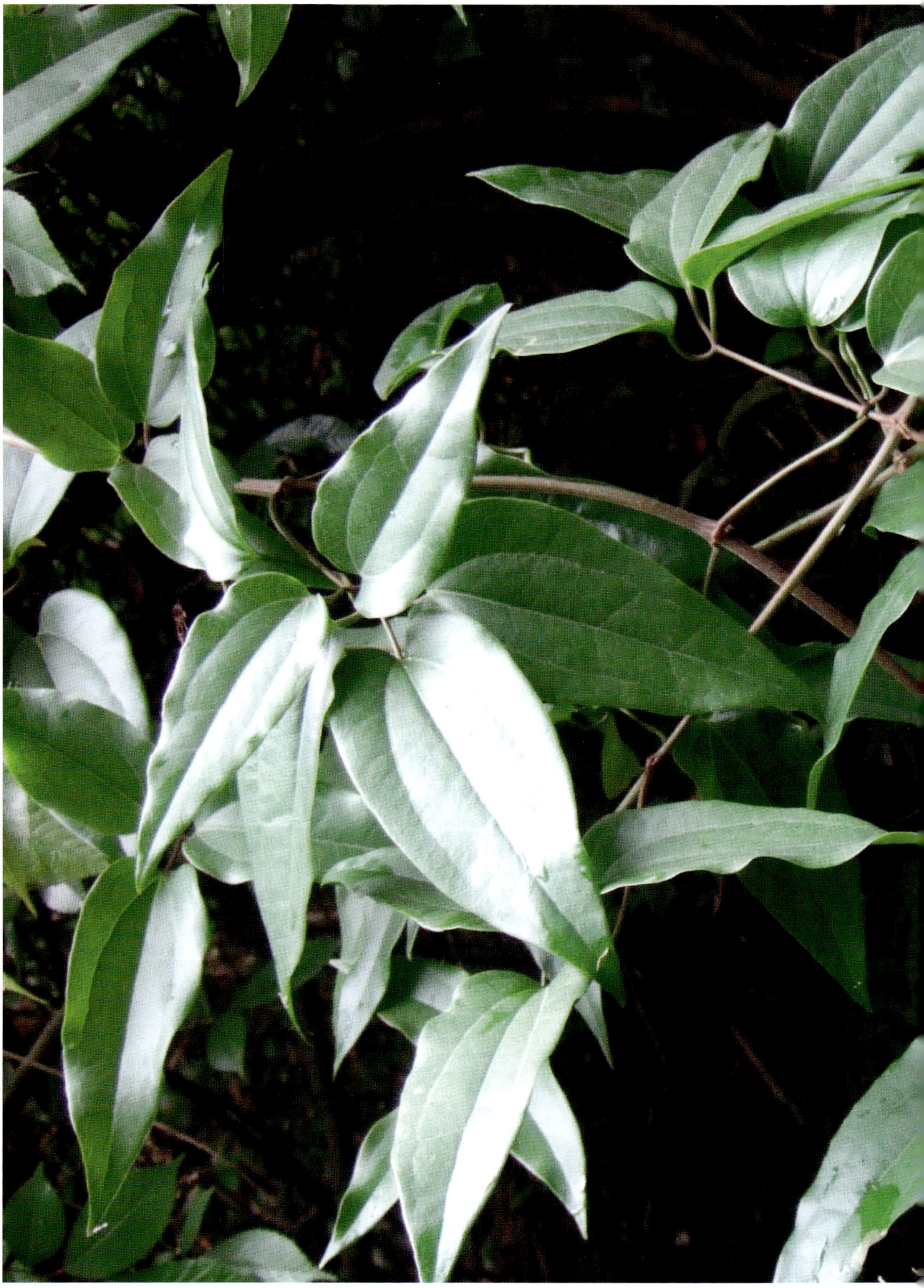

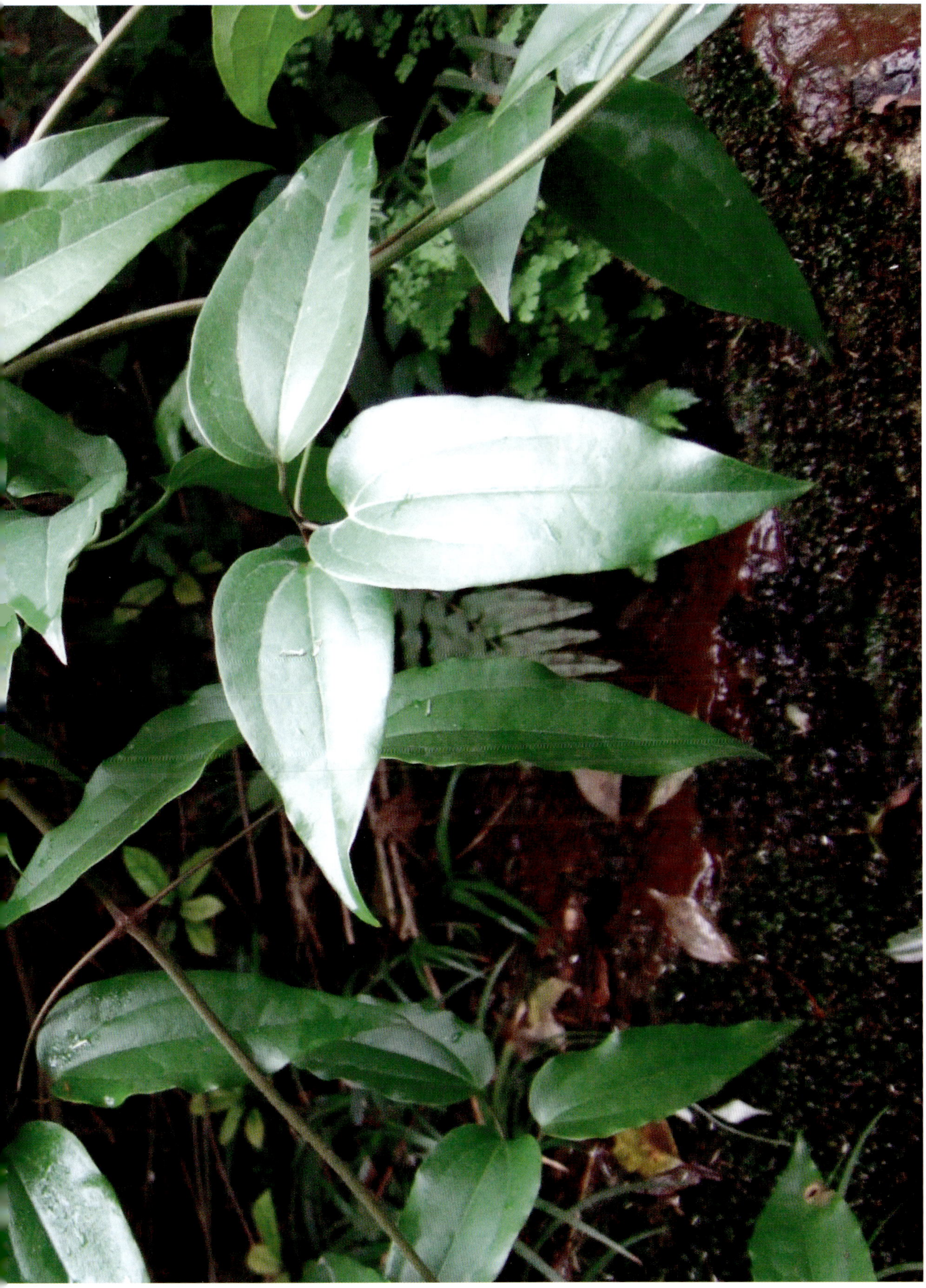

川木通饮片

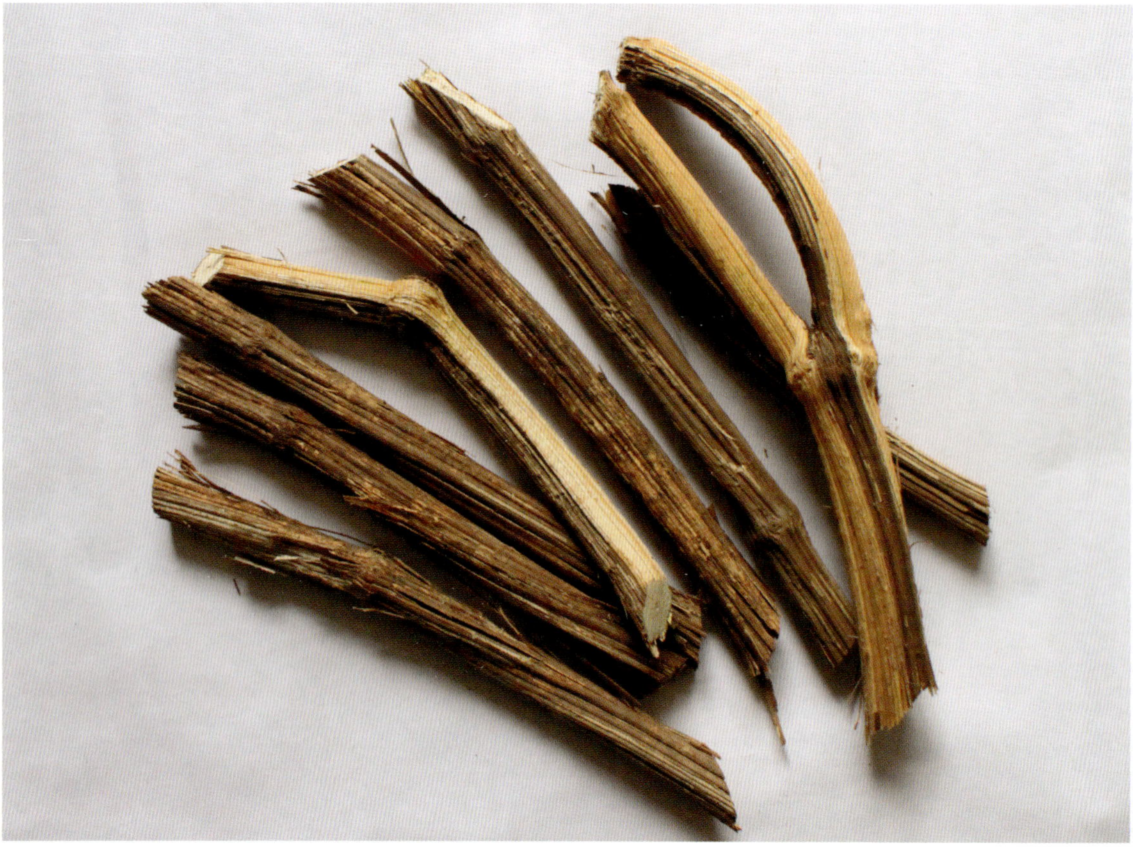

川木通药材

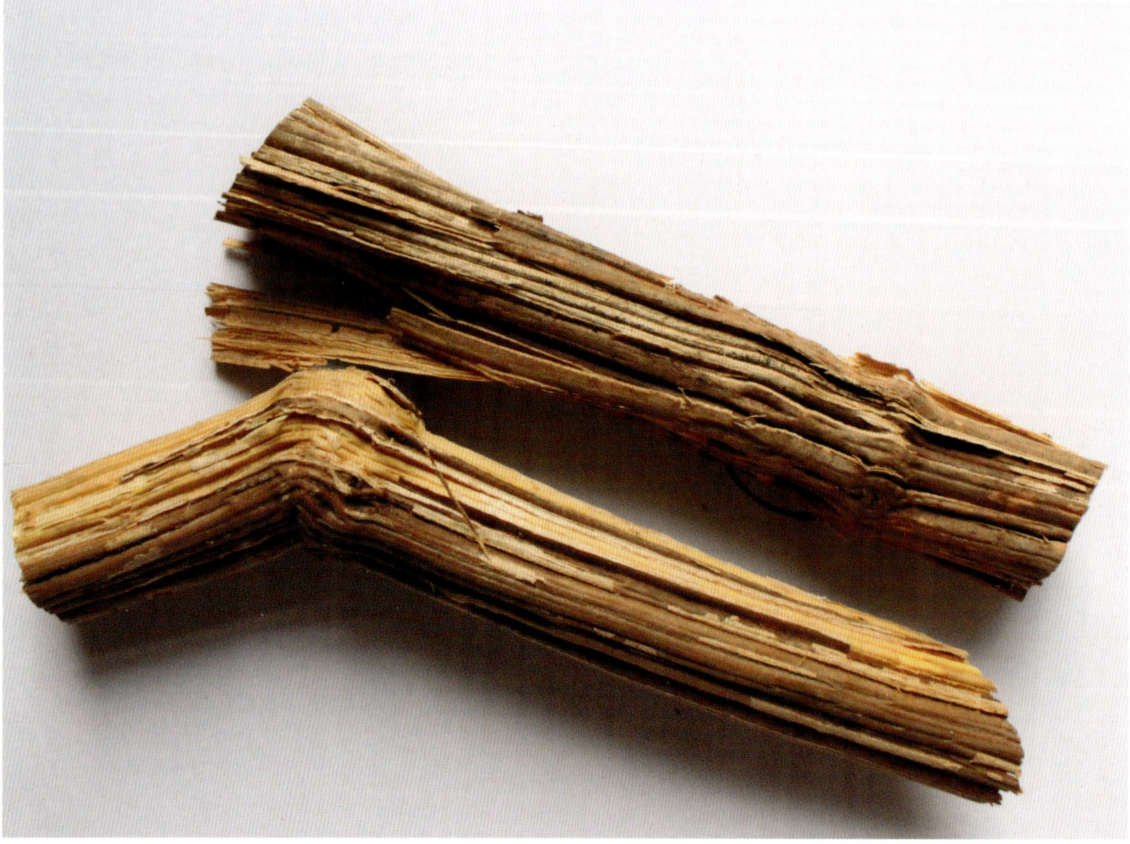

川木通药材

药材鉴别

本品干燥茎呈细圆柱形，长30 ~ 60 cm，直径0.8 ~ 2 cm。外皮红棕色或灰黄色，多呈撕裂状，易与木质部剥离，有纵条纹，节部膨大，有叶柄及侧枝脱落的痕迹；木质部淡黄褐色或黄白色。体轻质硬，不易折断，断面呈放射形的裂片状，导管孔排列较致密，髓部明显。气弱，味苦。

功效主治

清利湿热，活血通乳。主治湿热癃闭，水肿，淋病，妇女乳难，月经闭止。

用法用量

内服：10 ~ 15 g，煎汤；或研末，作丸、散服。

民族药方

1．慢性肾炎水肿，小便不利　川木通10 g，金丝草15 g。水煎服。

2．尿路感染　川木通、车前子、蒲黄、萹蓄各9 g。水煎服。

使用注意

气弱津伤，精滑遗尿，小便过多及孕妇禁服。

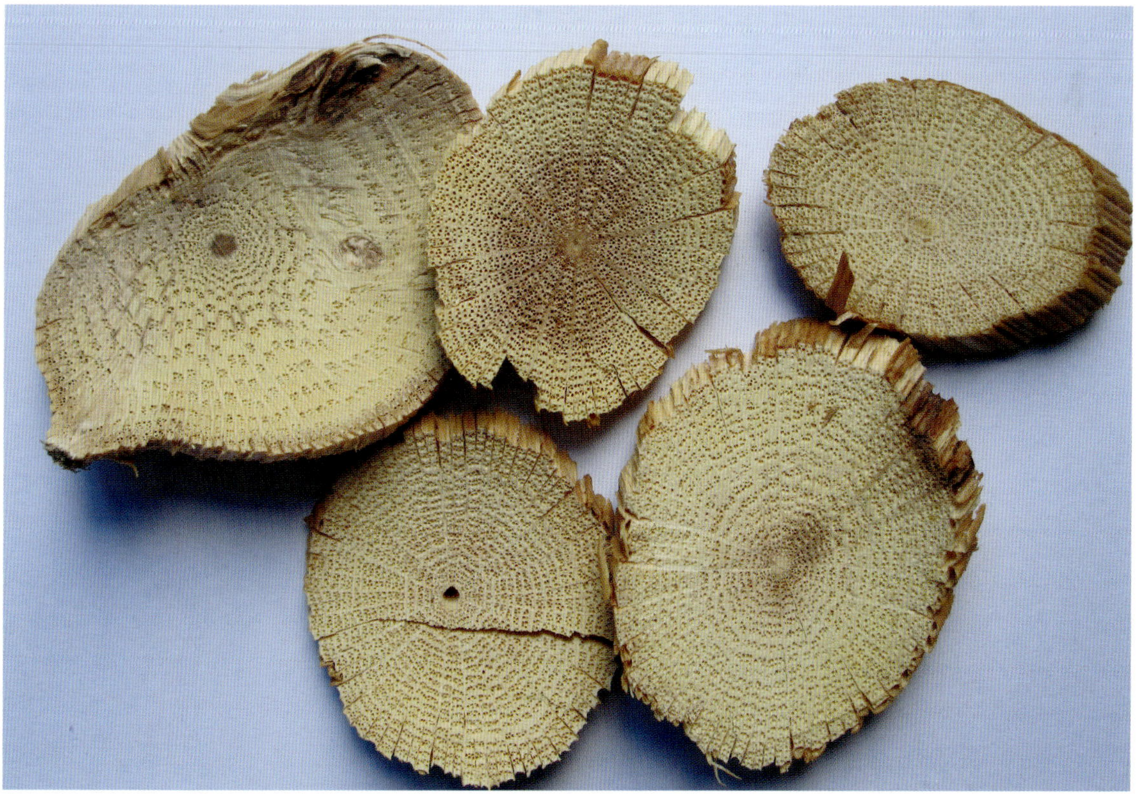

川木通饮片

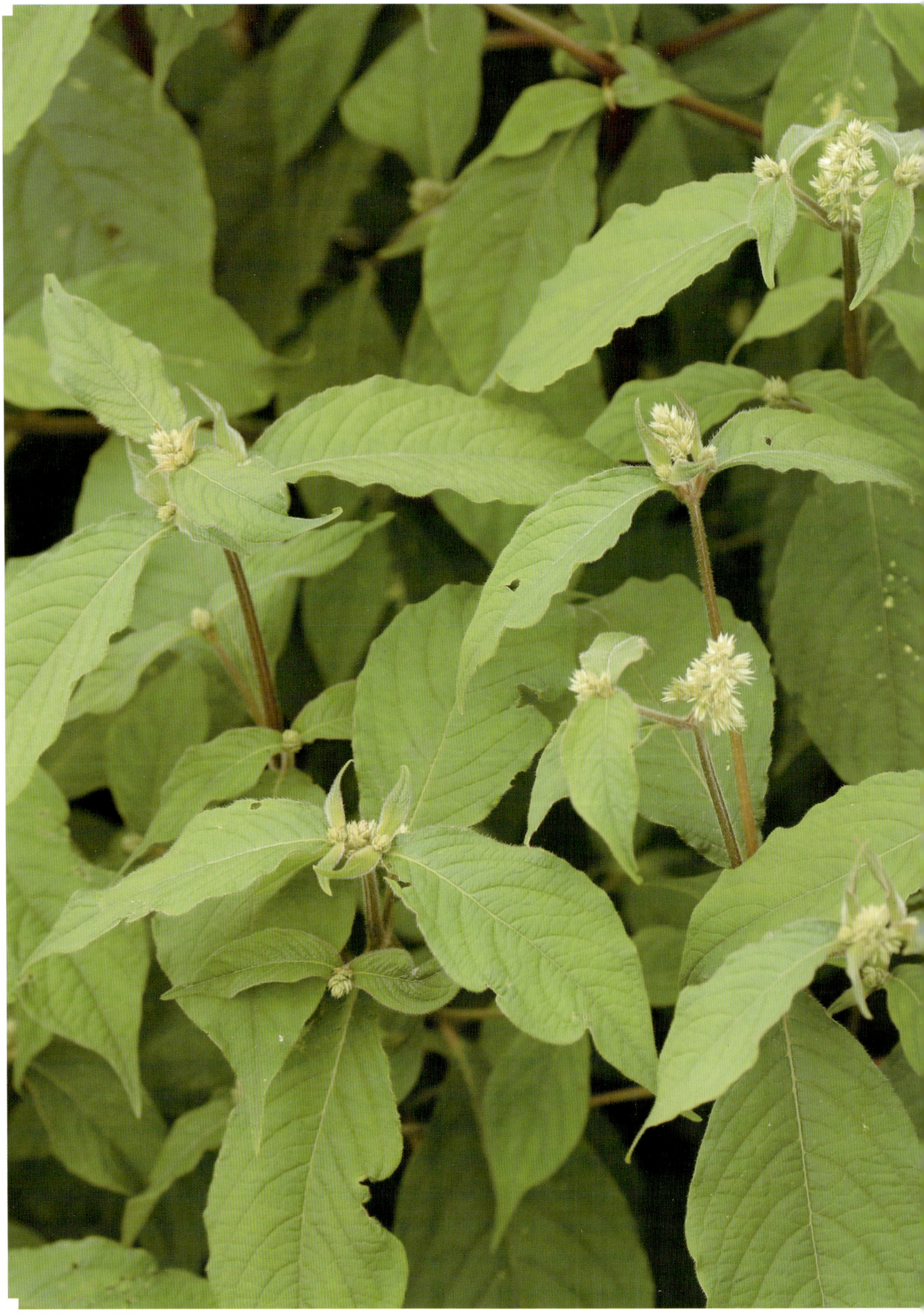

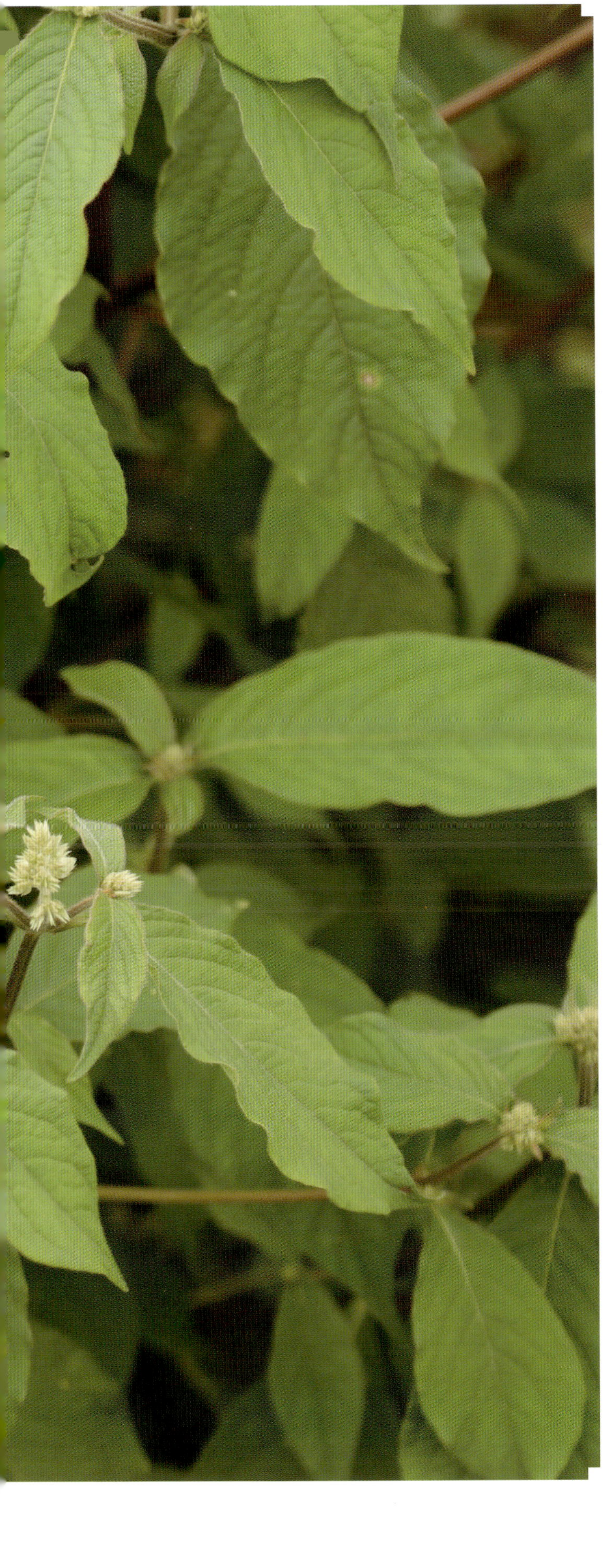

川牛膝

【水药名】骂赌略当。

【别　名】毛药、毛叶牛膝、大牛膝。

【来　源】本品为苋科植物川牛膝 *Cyathula officinalis* Kuan 的根。

【性味归经】味甘、微苦，性温。归肝、肾经。

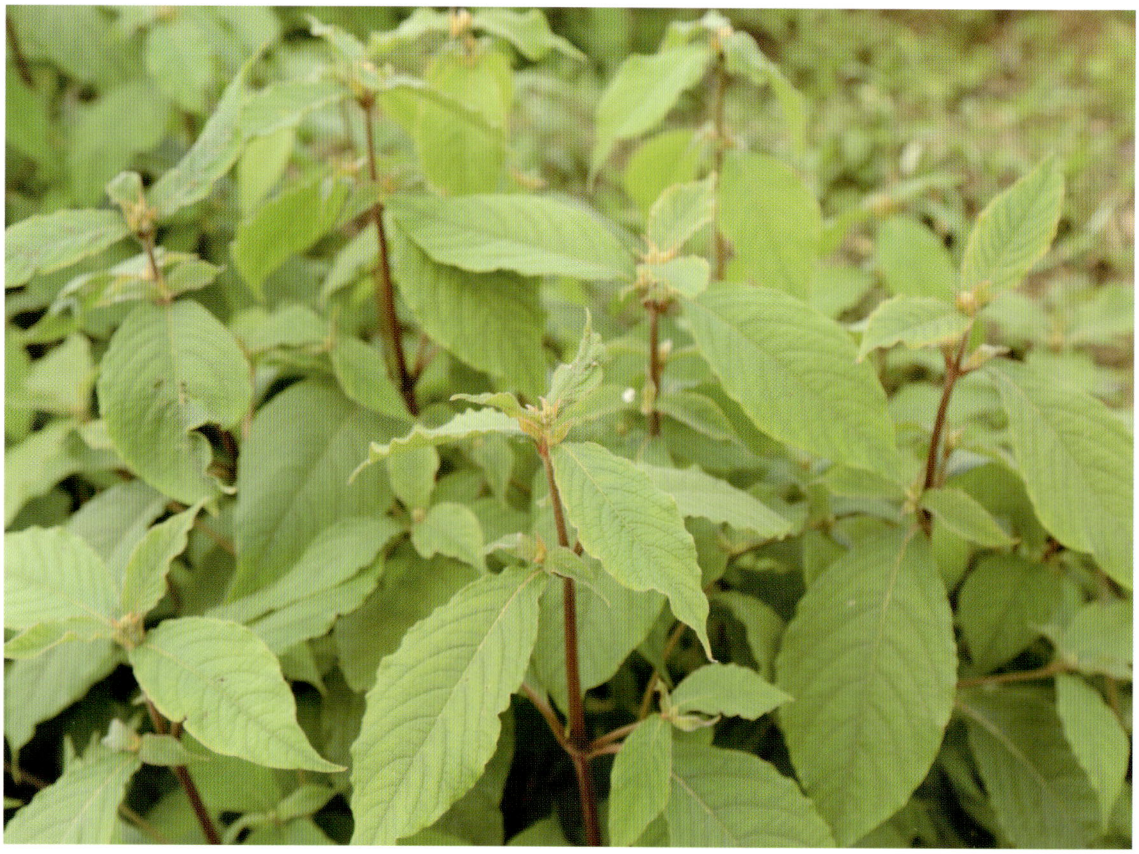

川牛膝

识别特征

多年生草本，高 40 ~ 100 cm，主根圆柱形，外皮棕色。茎下部近圆柱形，中部近四棱形，疏被糙毛，节处略膨大。叶对生，椭圆形至狭椭圆形，长 7 ~ 15 cm，宽 3.5 ~ 6 cm，先端渐尖。基部楔形或宽楔形，全缘，上面密生长柔毛。花绿白色，头状花序数个于枝端排成穗状；苞片卵形，干膜质，先端具钩状芒刺；苞腋有花数朵，能育花居中，不育花居两侧，不育花被退化为钩状芒刺。胞果长椭圆状倒卵形。种子卵形。花期 6—7 月，果期 8—9 月。

生境分布

野生于林缘、草丛中或栽培。分布于四川、云南、贵州等省。

采收加工

播种后 3 ~ 4 年收获。于 10—11 月植株枯萎后挖掘根部，去掉泥土、芦头和须根，割下侧根，使主根、侧根成单支，扎成小把用微火烘炕或曝晒，半干时堆积回润后，再烘或晒至全干。

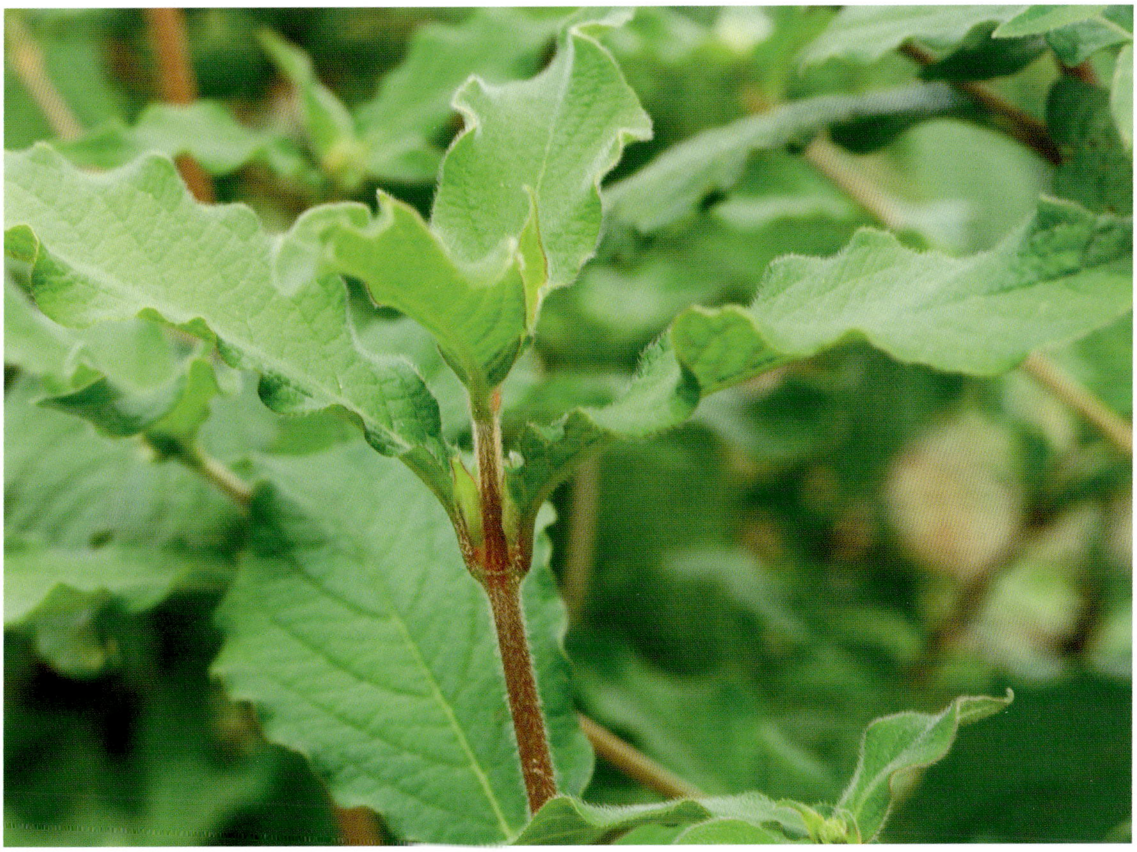

川牛膝

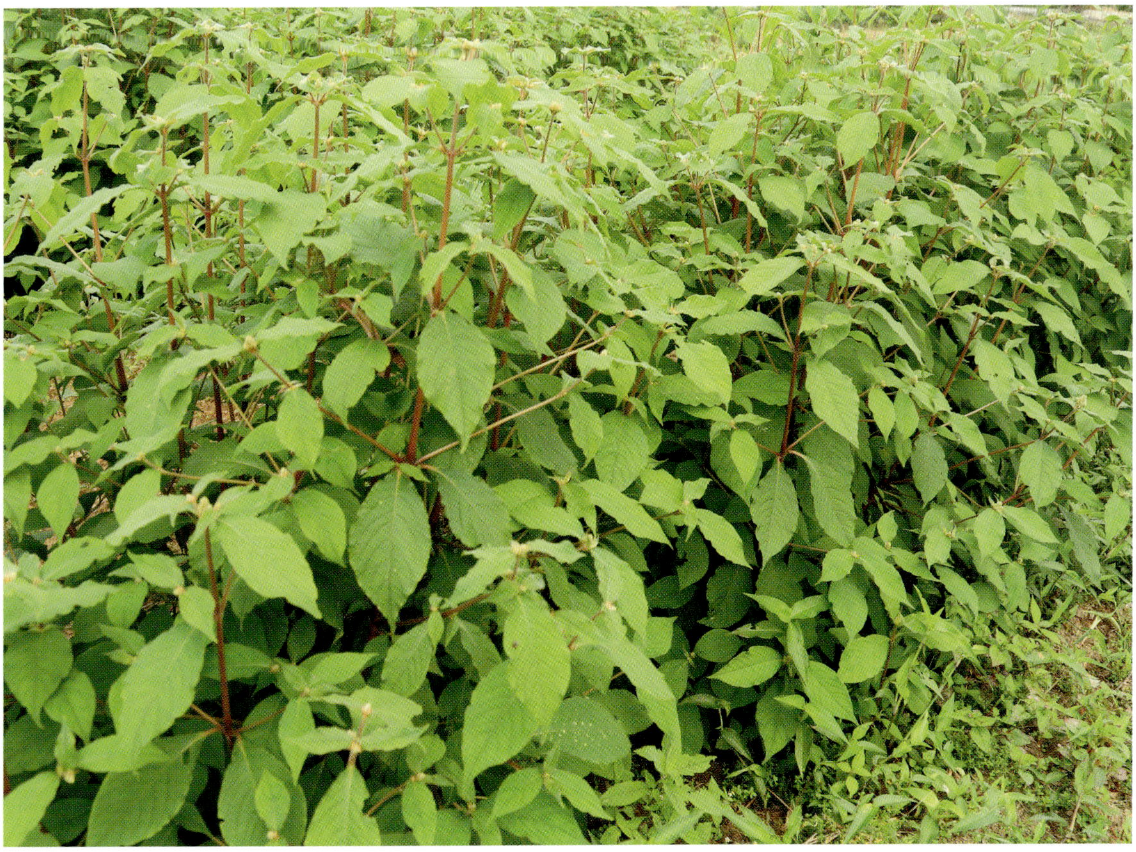

川牛膝

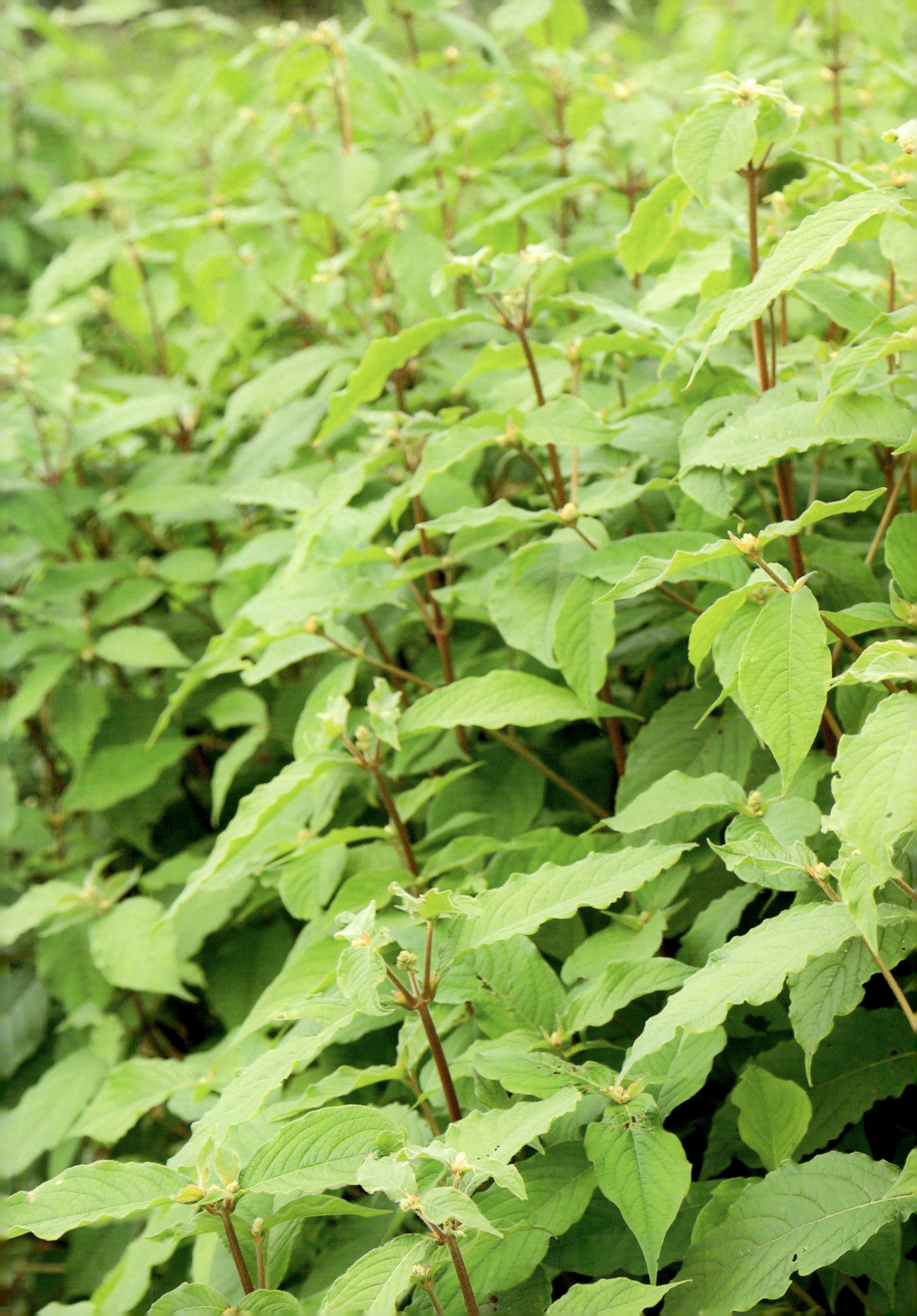

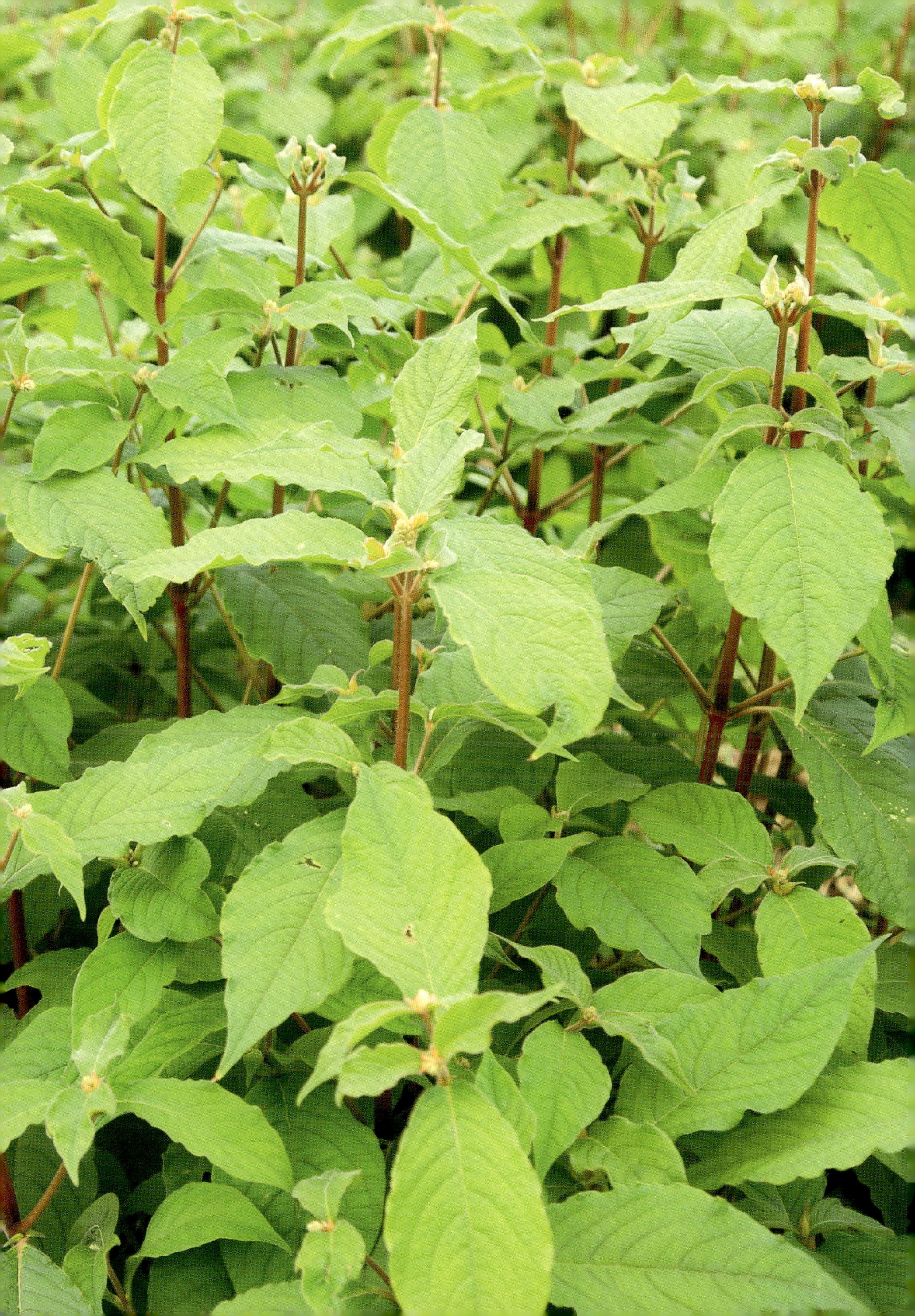

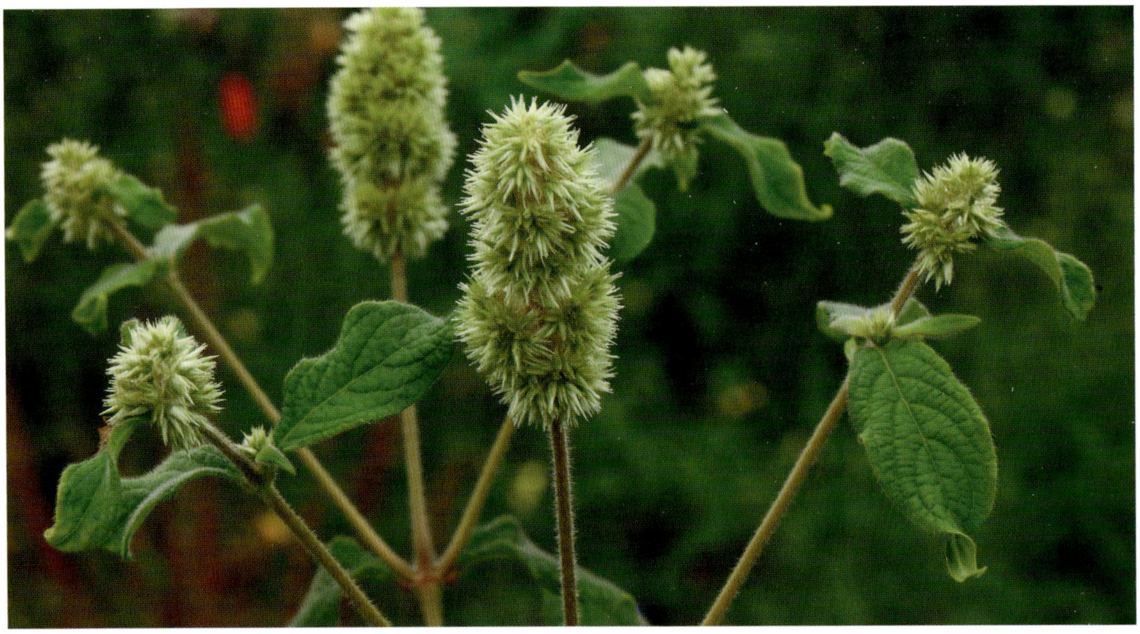

川牛膝

药材鉴别

本品根圆柱形，稍弯曲，略有分枝，长 25 ~ 60 cm，直径 0.5 ~ 3 cm。表面黄棕色或灰褐色，有稍扭曲的纵皱纹及侧根痕，并有明显横长突起的皮孔；根上部残留木质根茎。质韧，不易折断，断面浅黄色或棕黄色，维管束点状，断续排列成数轮同心环。气微，味甜。

功效主治

祛风，利湿，通经，活血。主治风湿腰膝疼痛，脚痿筋挛，血淋，尿血，妇女经闭。

用法用量

内服：10 ~ 30 g，煎汤；或研末，入丸、散服。

民族药方

1. 体虚，脚痿筋挛，四肢无力 川牛膝 30 g，仔鸡 1 只。去净毛杂，将药纳入鸡腹内，蒸服。

2. 妇女经闭 川牛膝、益母草、赤芍各 15 g，当归、川芎、桃仁、红花、香附、甘草各 10 g，干姜、桂皮各 5 g。水煎服。

3. 跌打腰痛 川牛膝、杜仲、续断、乳香、没药、鸡血藤、肉桂、制马钱、红花、血竭各适量。水煎服。

使用注意

孕妇禁用。

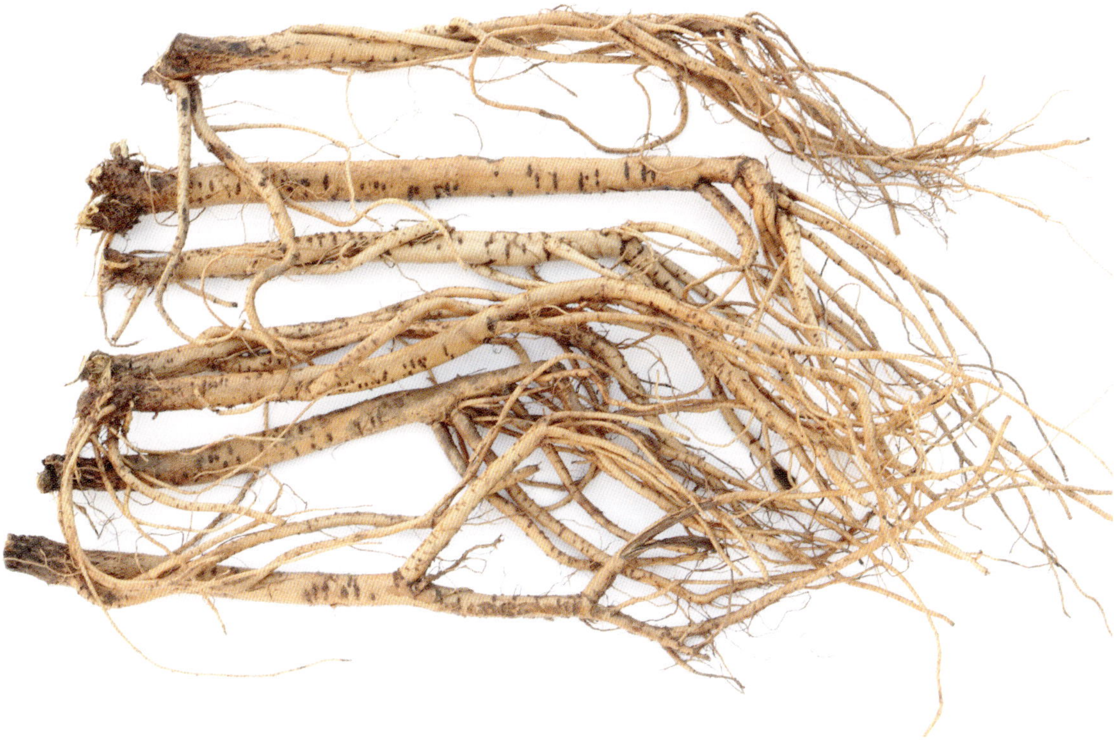

川牛膝药材

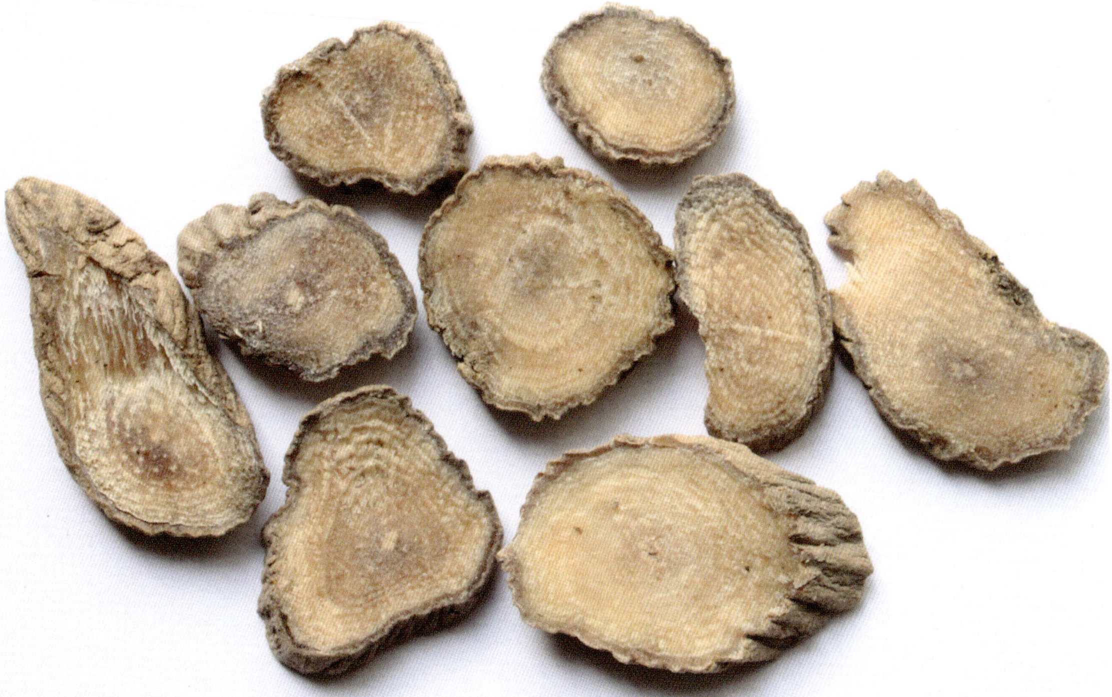

川牛膝药材

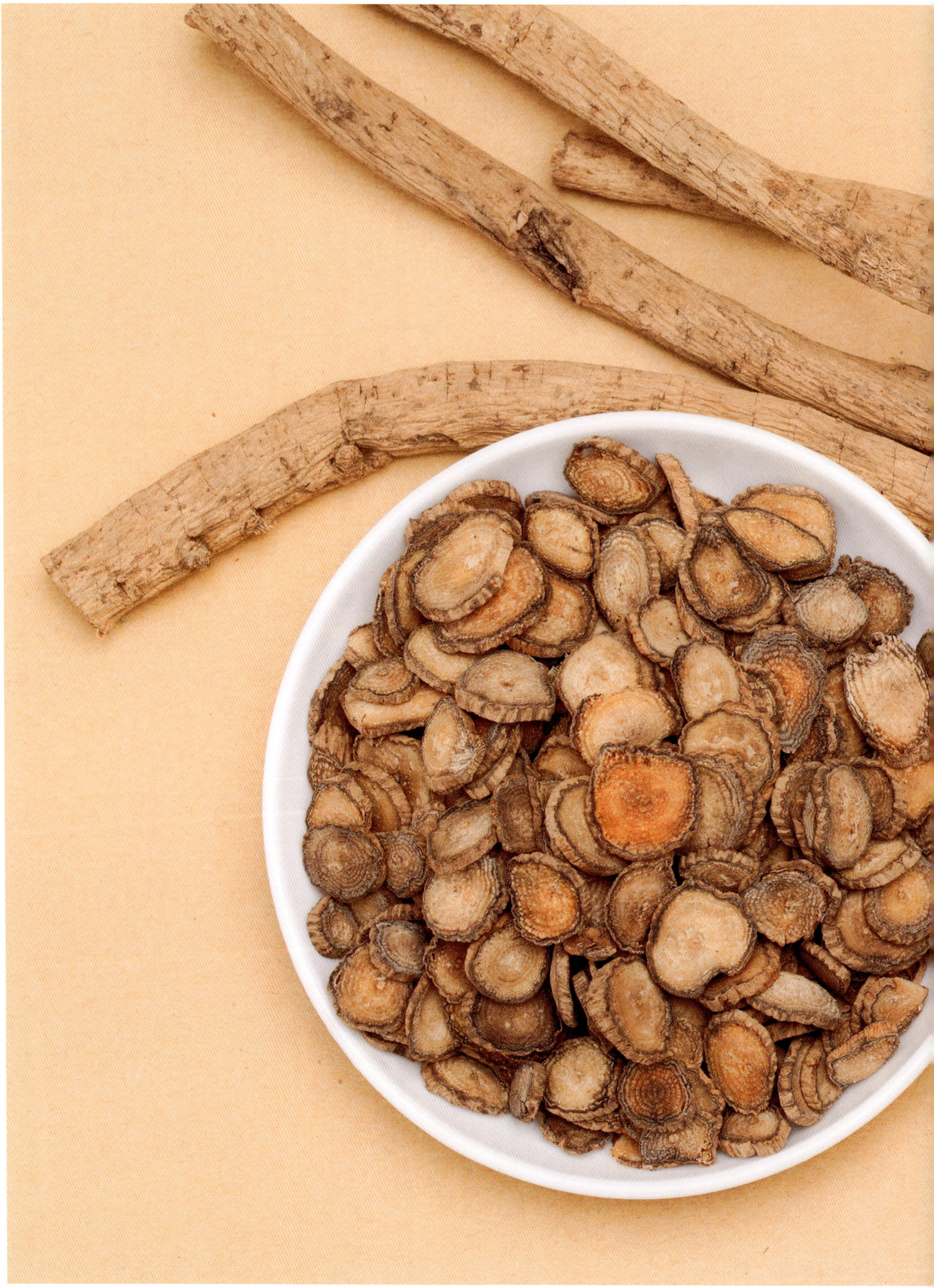

川牛膝

川牛膝饮片

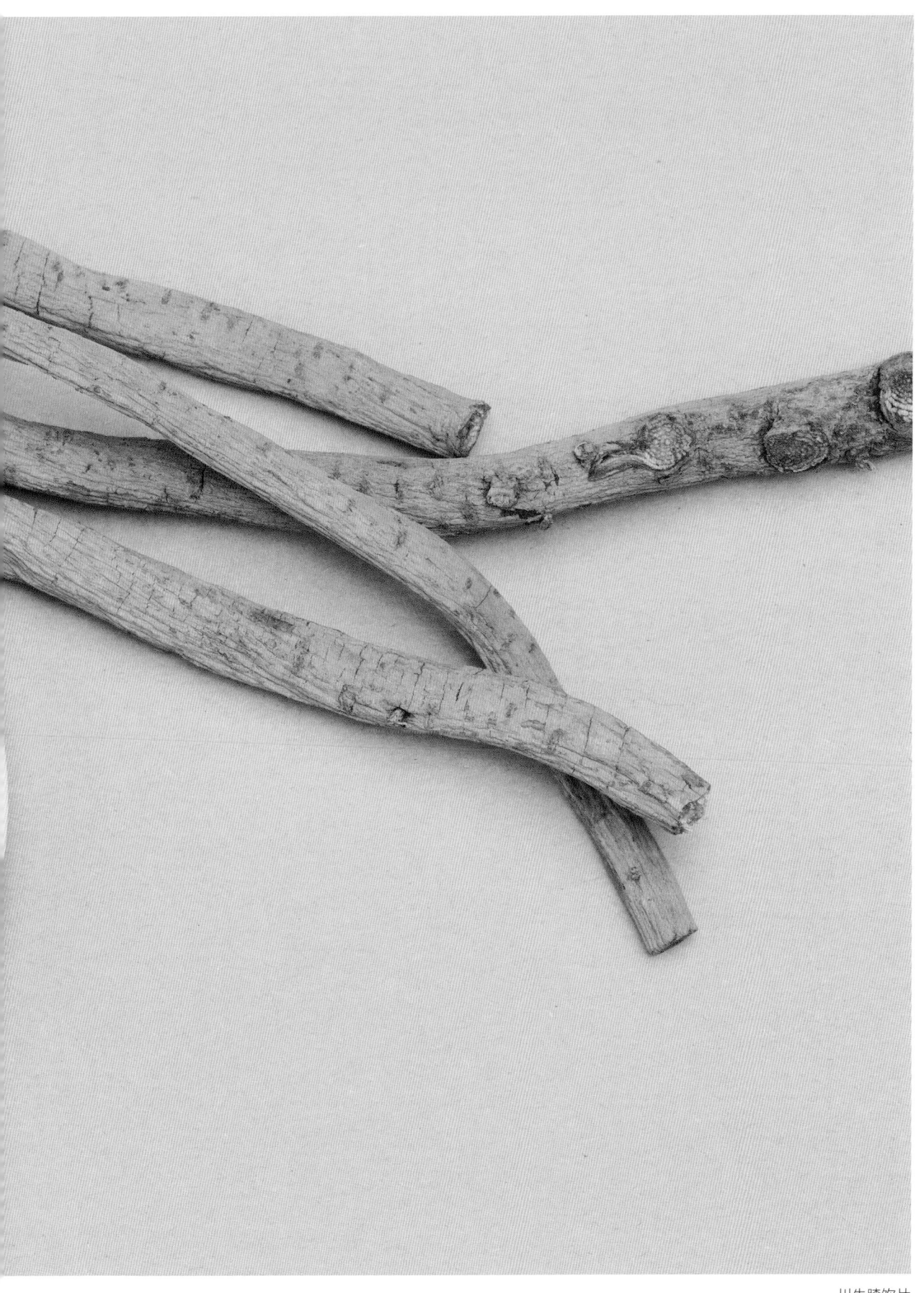

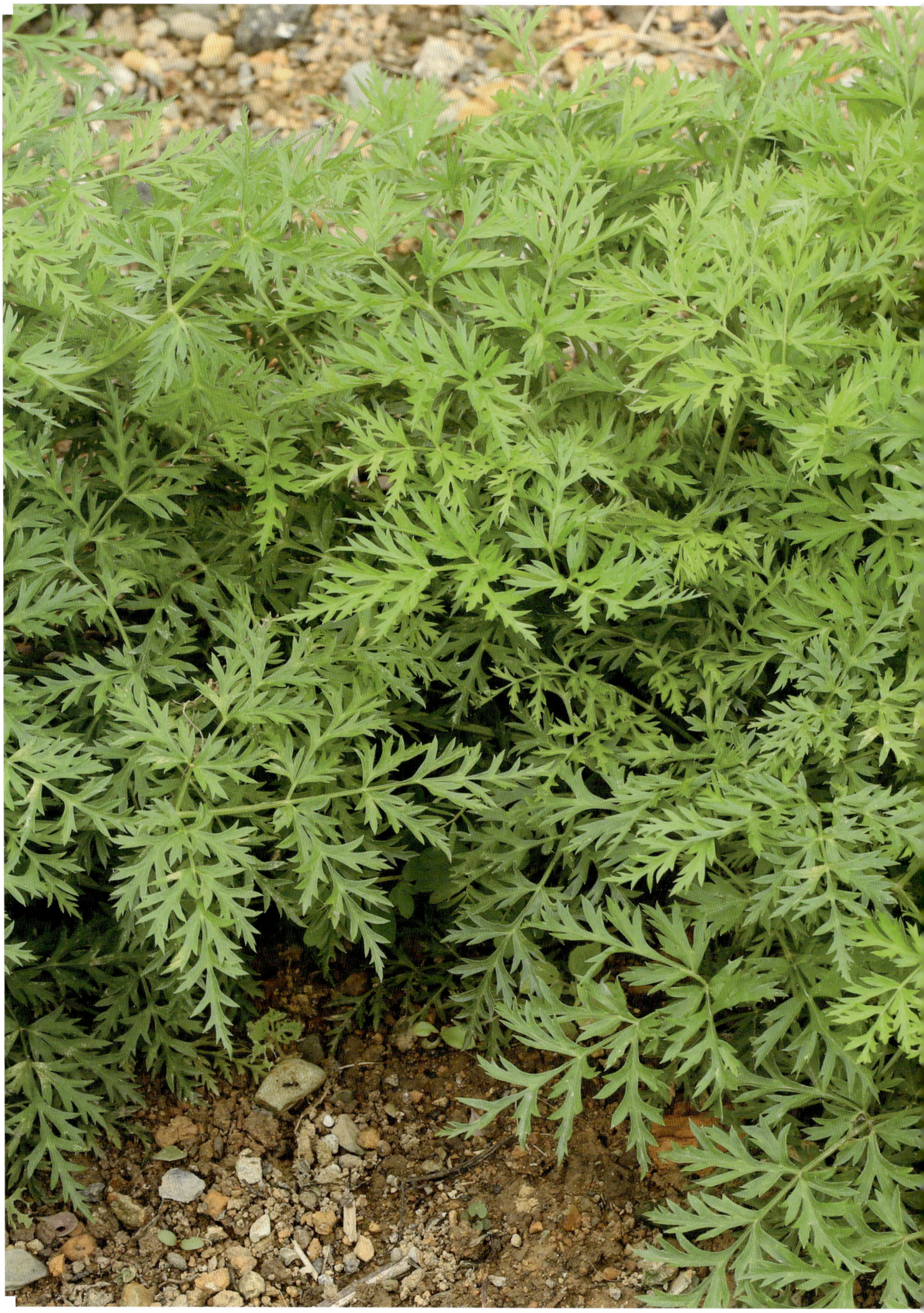

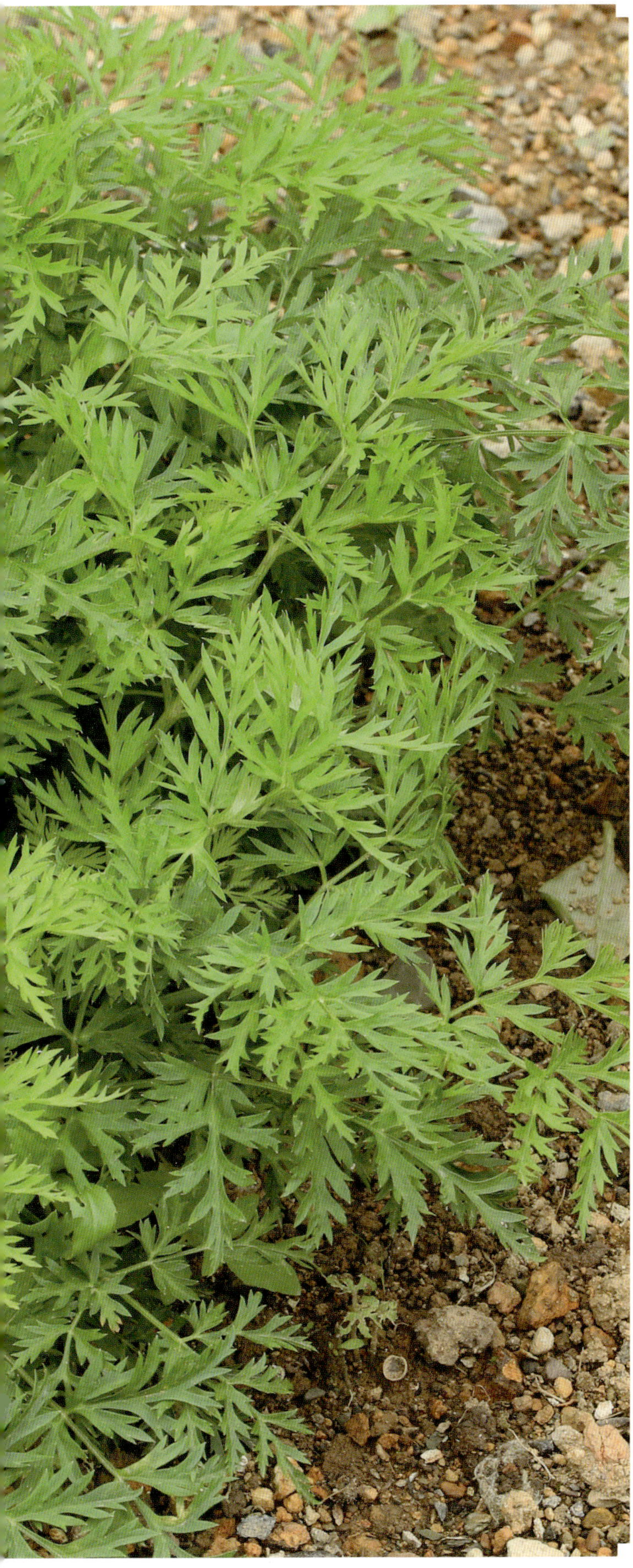

川芎

【水药名】骂轰低。

【别　名】香果、京芎、扶芎、西芎。

【来　源】本品为伞形科植物川芎 *Ligusticum chuanxiong* Hort. 的根茎、苗和叶。

【性味归经】味辛，性温。归肝、胆、心包经。

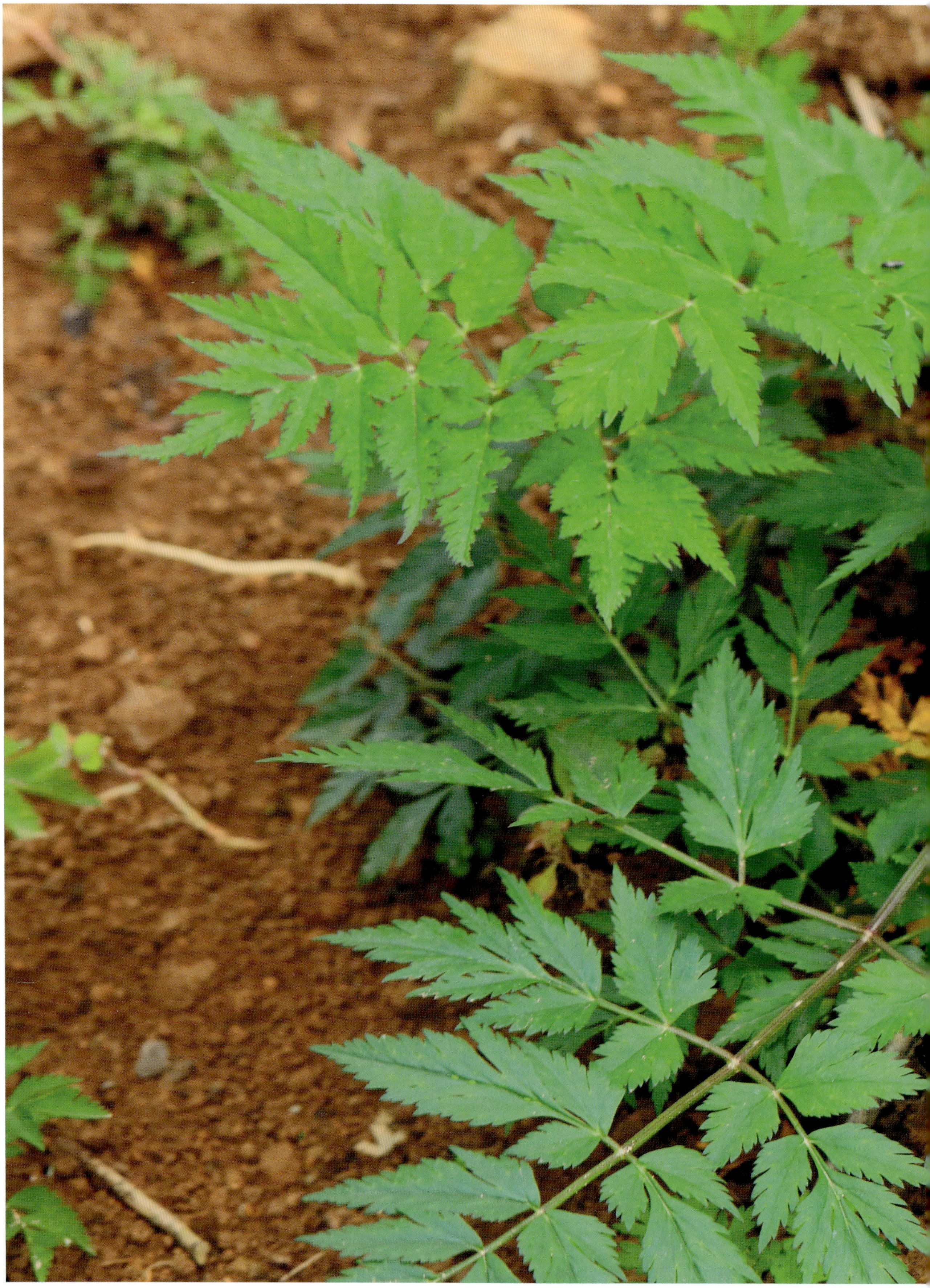

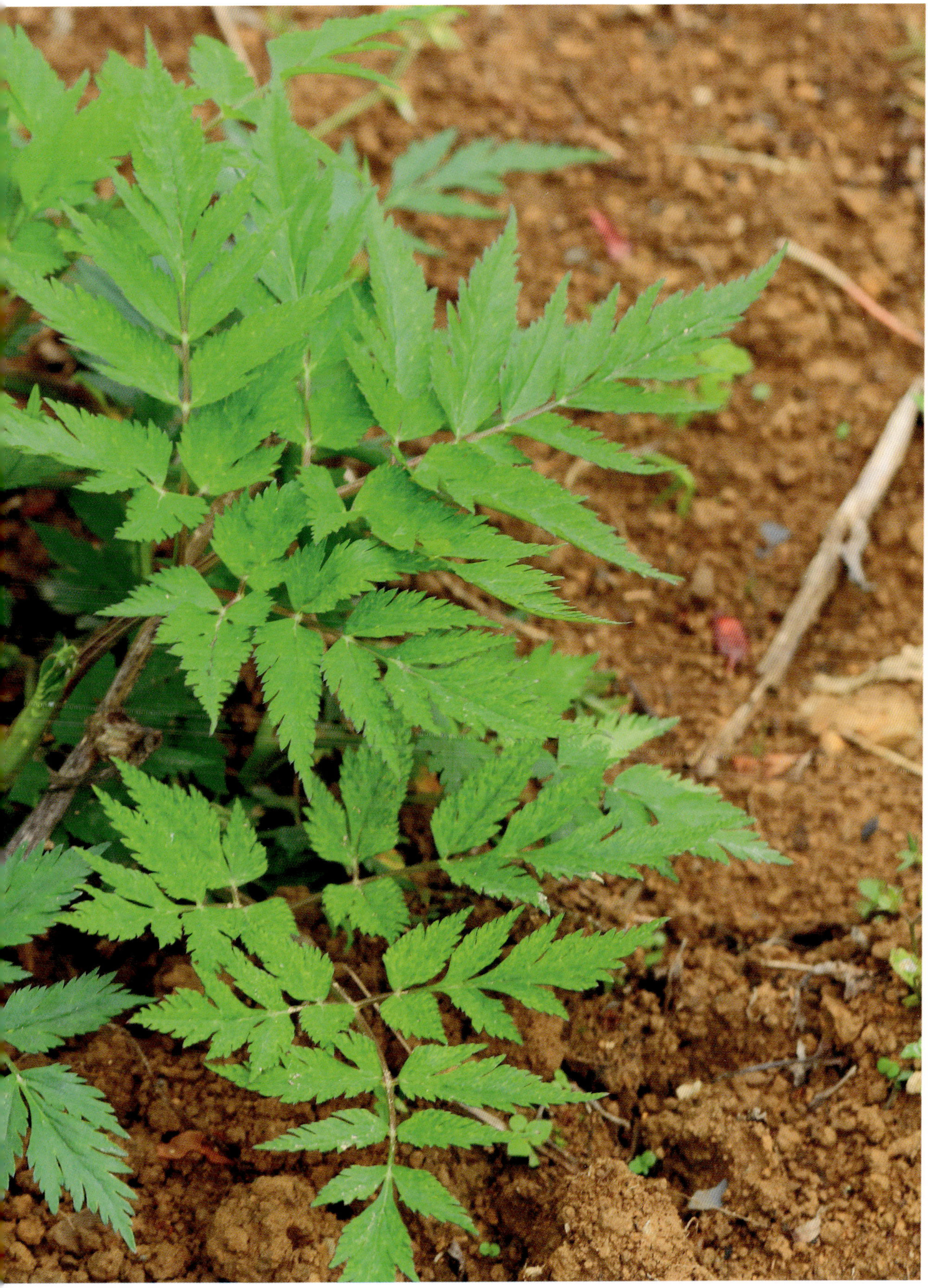

川芎

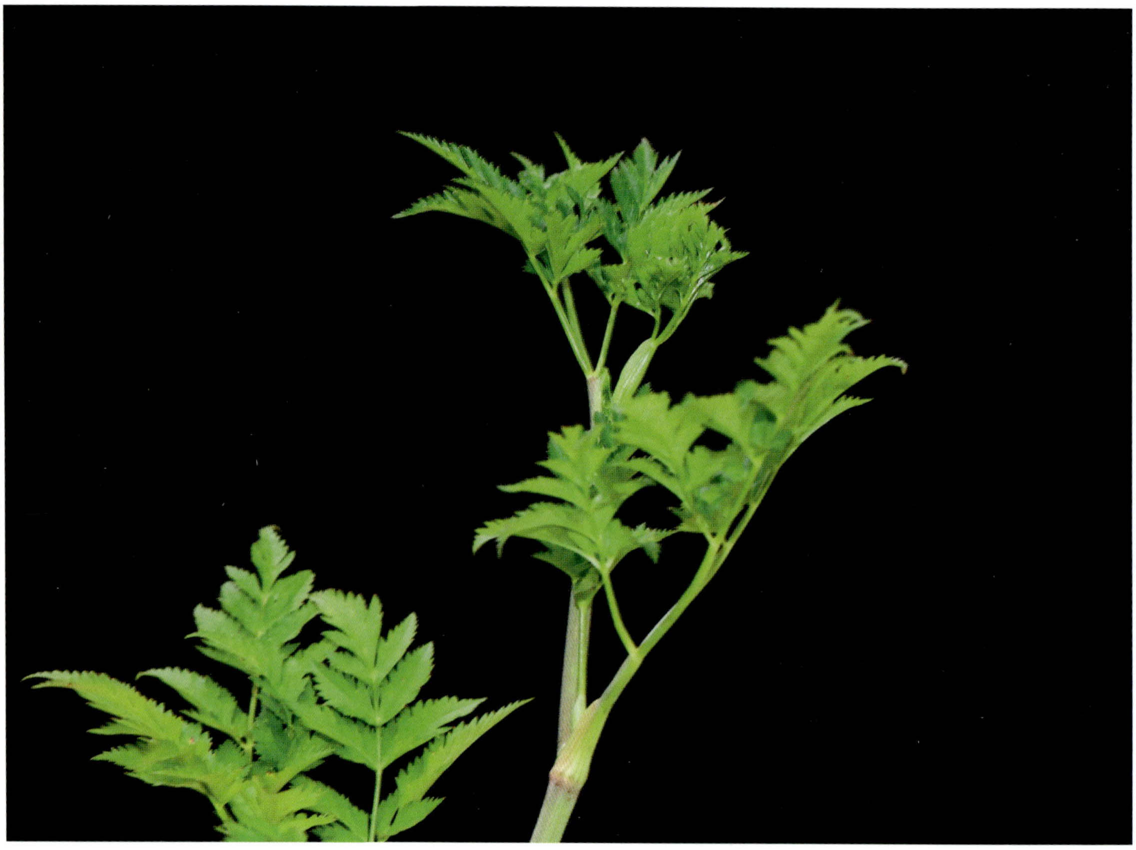

川芎

识别特征

多年生草本，地下茎呈不整齐的结节状拳形团块。茎直立，圆柱形，中空，表面有纵直沟纹。叶互生，2 ~ 3 回单数羽状复叶，小叶 3 ~ 5 对，边缘又作不等齐的羽状全裂或深裂，裂片先端渐尖，茎部成鞘抱茎。复伞形花序生长于分枝顶端。花小，白色。双悬果卵形。

生境分布

多为栽培，亦有野生。分布四川、云南、贵州、广西、湖北、湖南、江西、浙江、江苏、陕西、甘肃等省区。

采收加工

栽后第 2 年 5 月下旬至 6 月上旬，挖出根茎，抖掉泥土，除去茎叶，炕干。

药材鉴别

本品为不规则结节状拳形团块，直径 2 ~ 7 cm。表面黄褐色，粗糙皱缩，有多数平行隆起的轮节，顶端有凹陷的类圆形茎痕，下侧及轮节上有多数小瘤状根痕。质坚实，不易折断，断面黄白色或灰黄色，散有黄棕色的油室，形成层呈波状环纹。气浓香，味苦、辛。稍有麻舌感，微回甜。

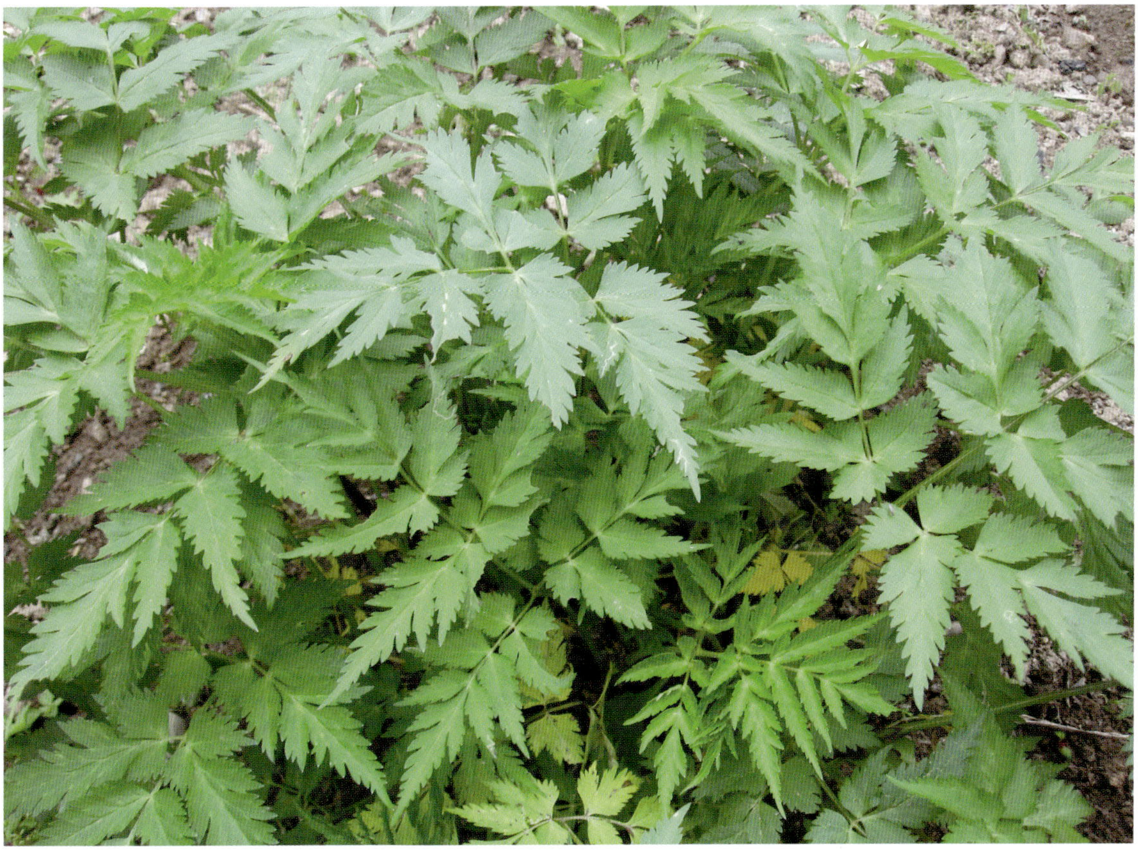

川芎

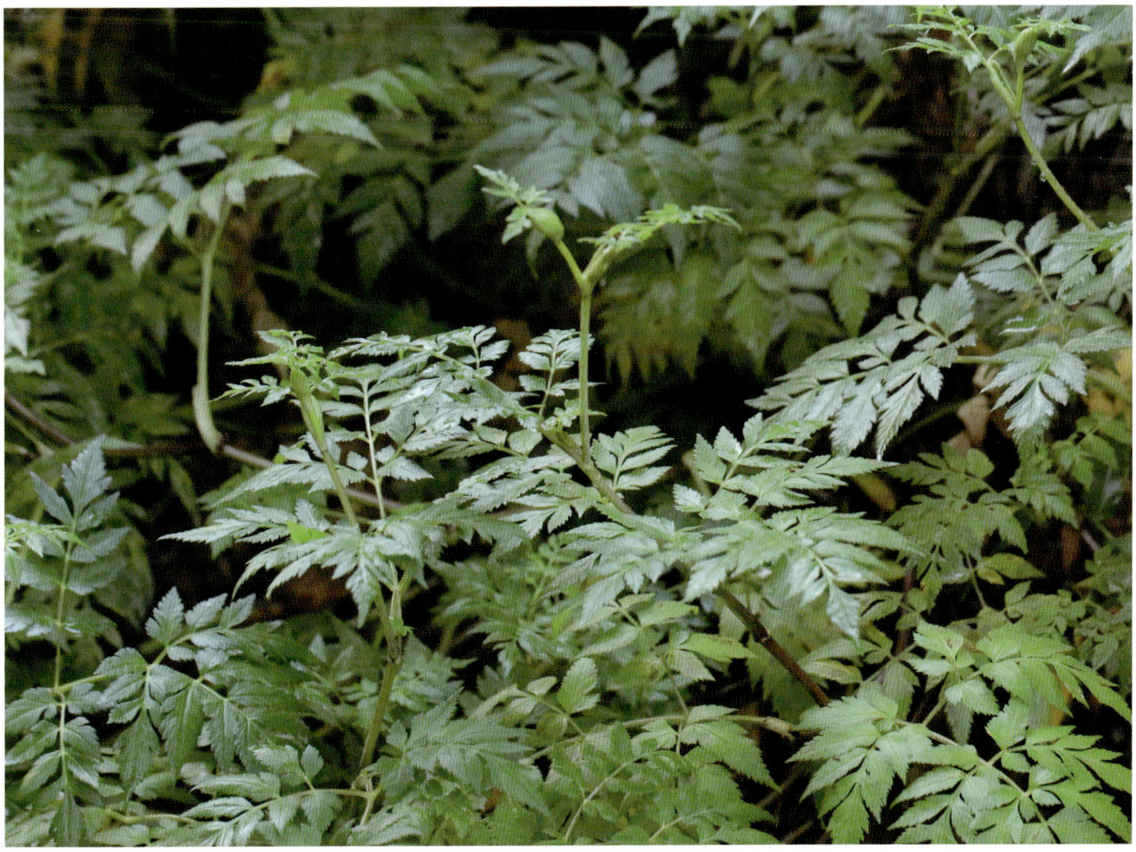

川芎

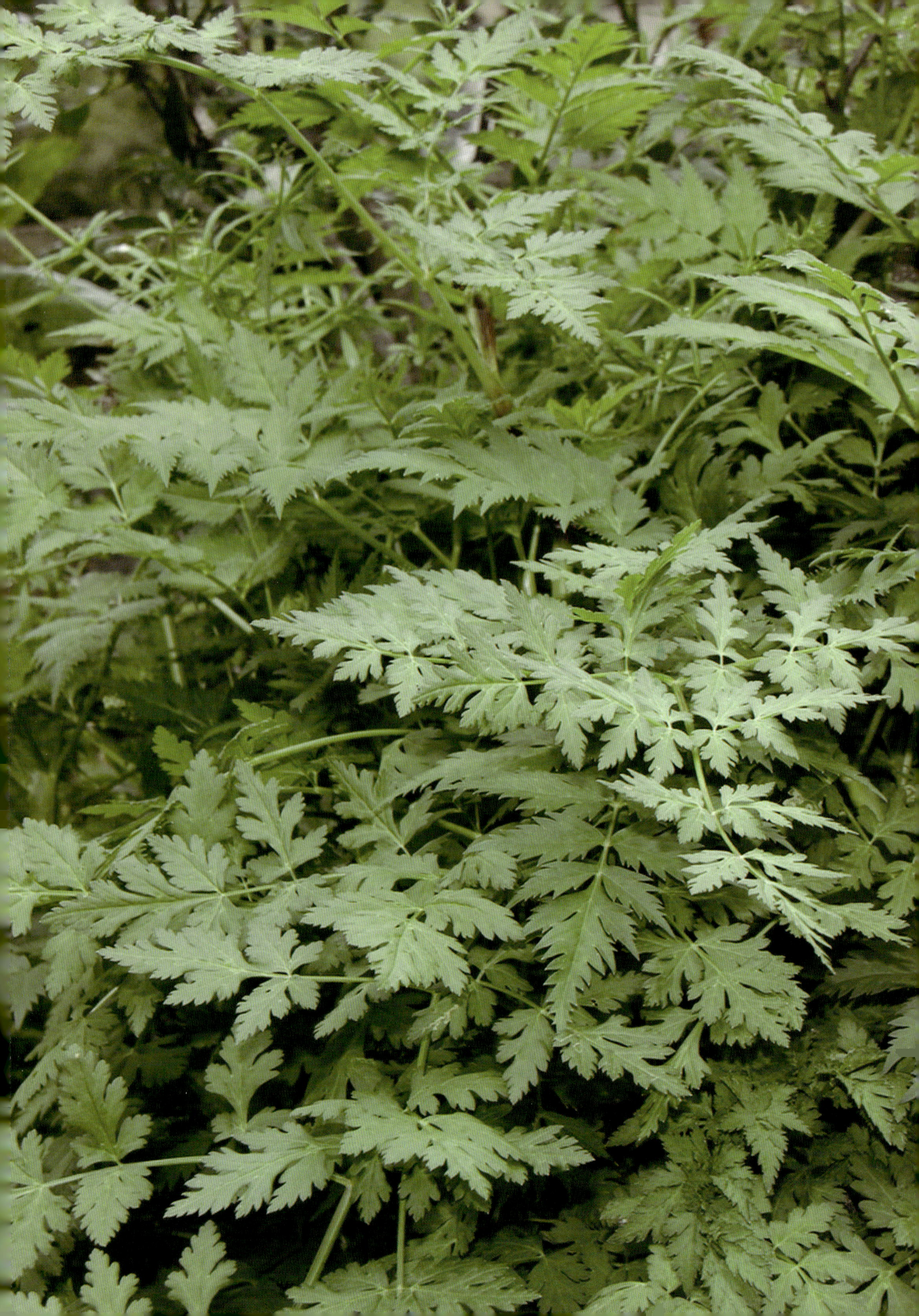

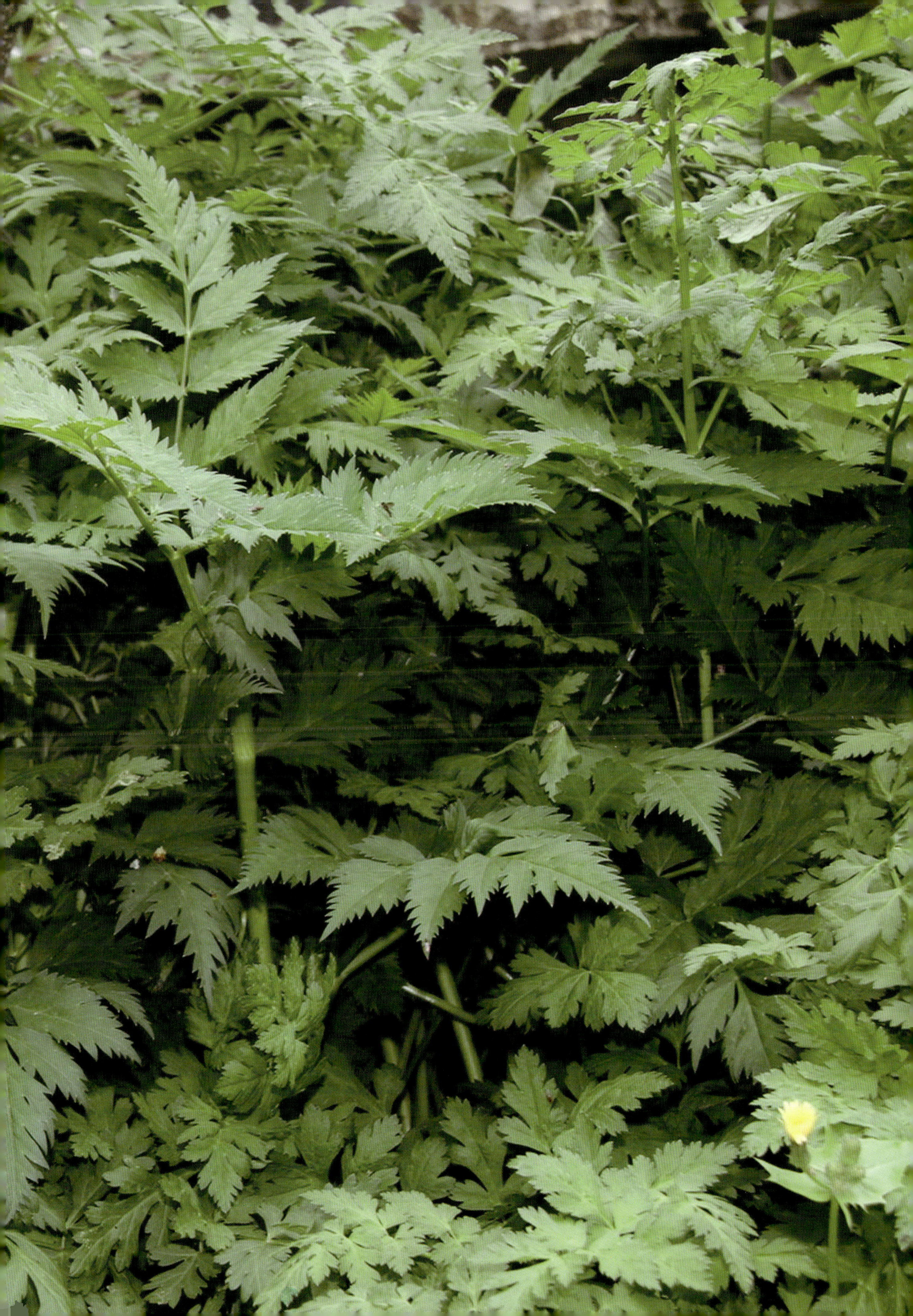

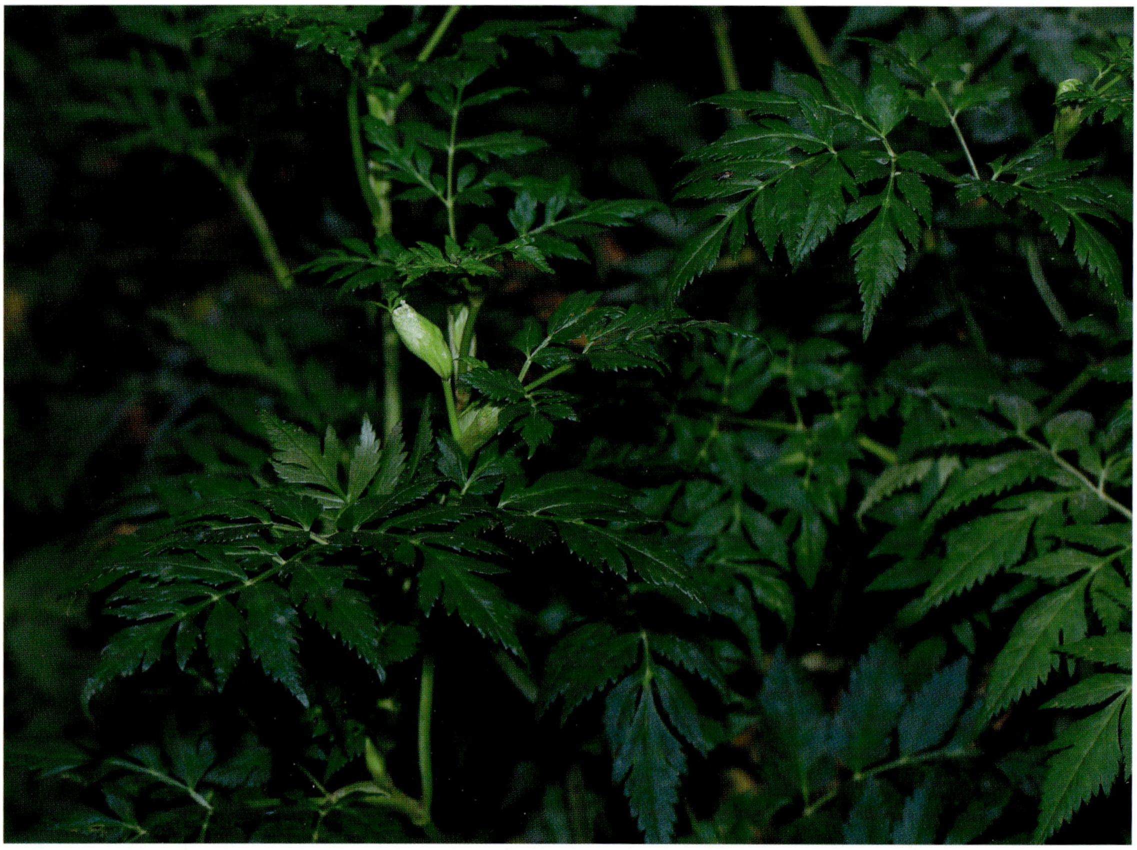

川芎

功效主治

行气开郁，祛风燥湿，活血止痛。主治风冷头痛眩晕，胁痛腹疼，寒痹筋挛，经闭，难产，产后瘀阻块痛，痈疽疮疡。

用法用量

内服：10 ~ 15 g，煎汤；或入丸、散服。外用：研末撒或调敷。

民族药方

1．产后血虚 川芎 30 g，仔鸡 1 只。同炖熟，服汤和肉。

2．风热头痛 川芎 10 g，茶叶 10 g。水煎服。

3．偏头痛，眩晕 川芎 300 g，天麻 100 g。共研为细末，每次服 6 g，清茶兑酒少许，冲服。

4．偏头痛 川芎适量。每日取 15 g，加水煎煮取汁，以药汁煎鸡蛋 2 个，顿服，每日 1 次，5 ~ 7 日为 1 个疗程。

5．风寒感冒头痛 川芎、防风、白芷、羌活各 10 g，细辛 3 g。水煎服。

6．血虚月经不调 川芎、当归、白芍、熟地黄各 10 g。水煎服。

7．骨质增生等无菌性炎症 川芎适量。焙干研细粉（过 80 ~ 100 目筛），另用棉布 1 块（据患部大小而定）做成药袋，热敷患处，每日 3 次。

8．功能性子宫出血 川芎适量。每日取 24 ~ 28 g，加白酒 30 ml，水 250 ml，浸泡 1 h 后，加盖用小火炖煎。分 2 次服用，不会饮酒的可单加水炖服，通常 2 ~ 3 日后血即可止，病程较长者，可在血止后减量续服 8 ~ 12 日，以巩固效果。

使用注意

阴虚火旺，上盛下虚及气弱之人忌服。

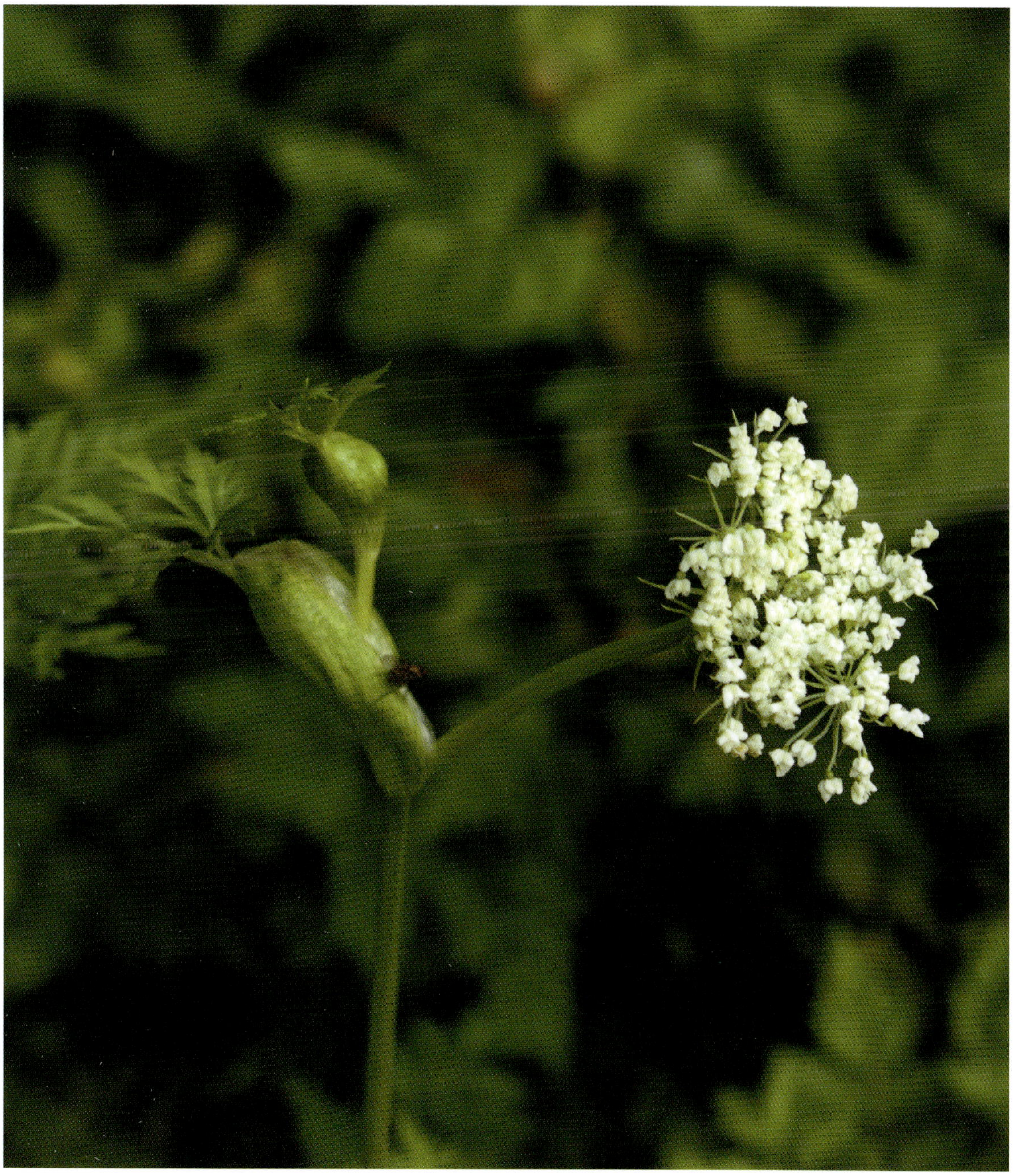

川芎

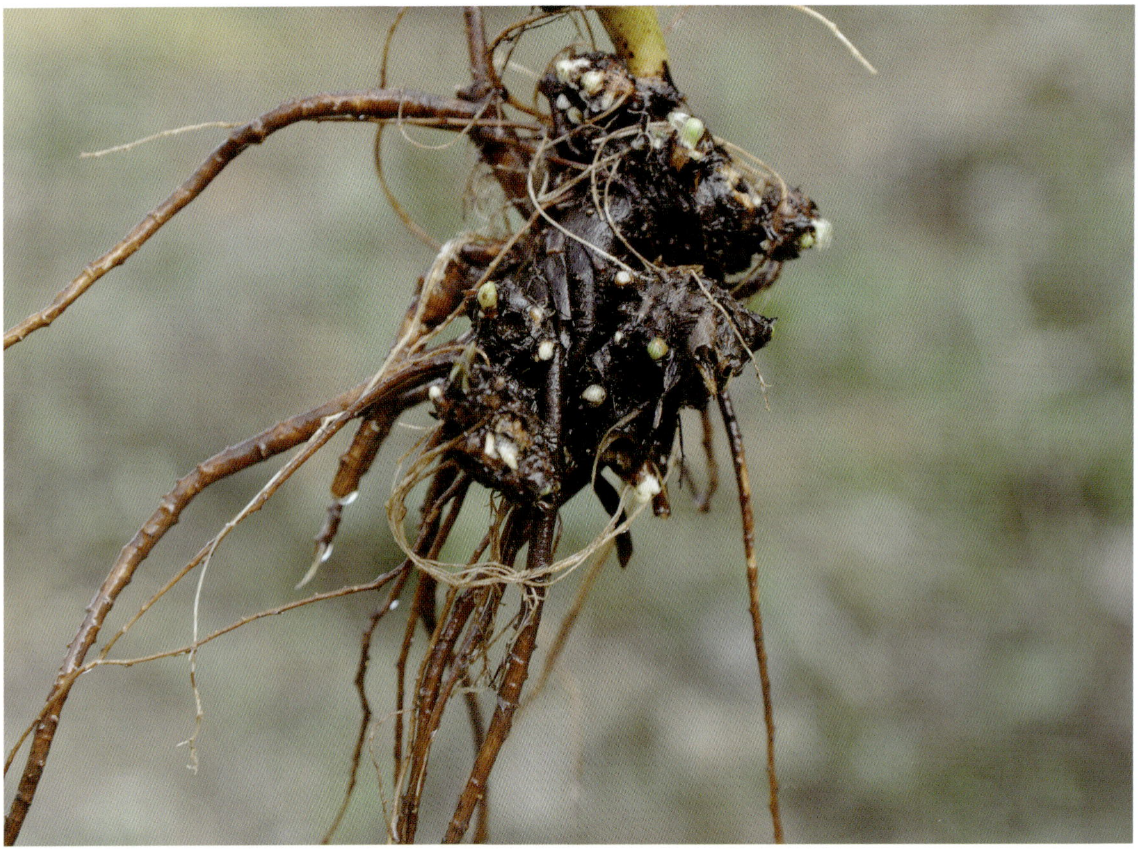

川芎

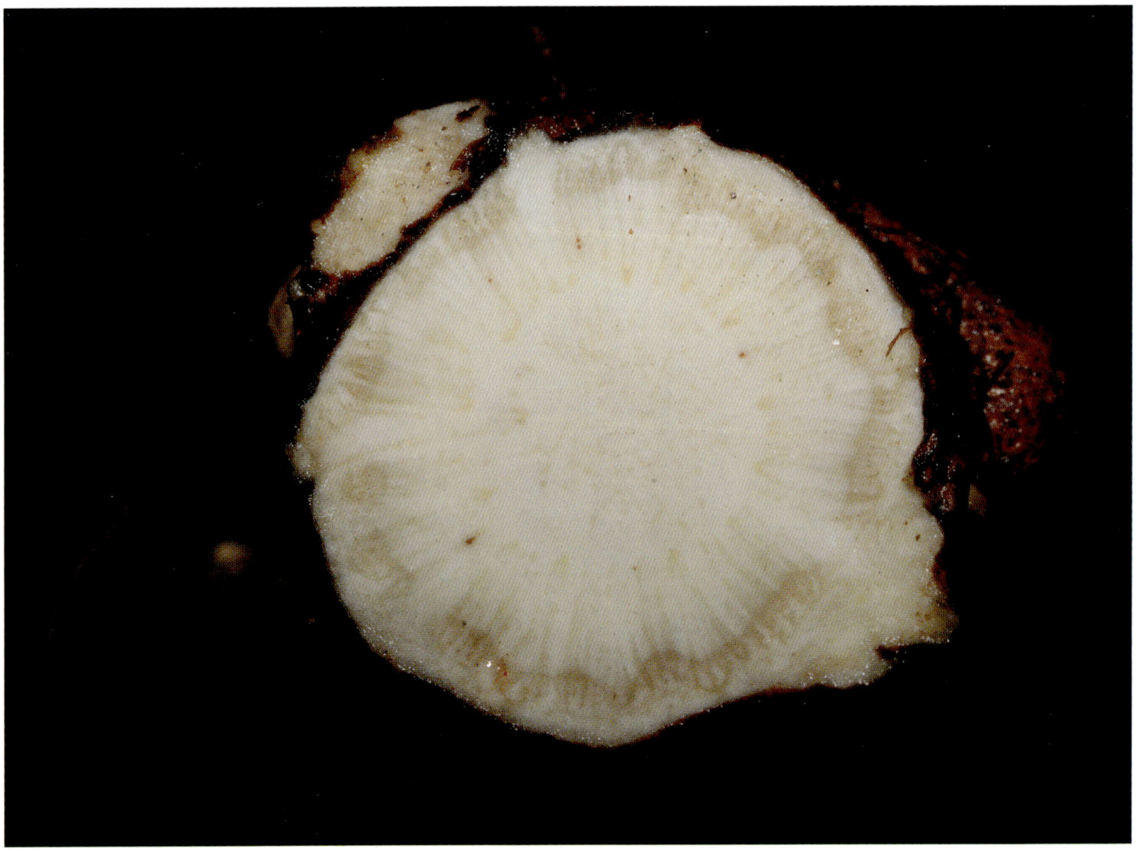

川芎

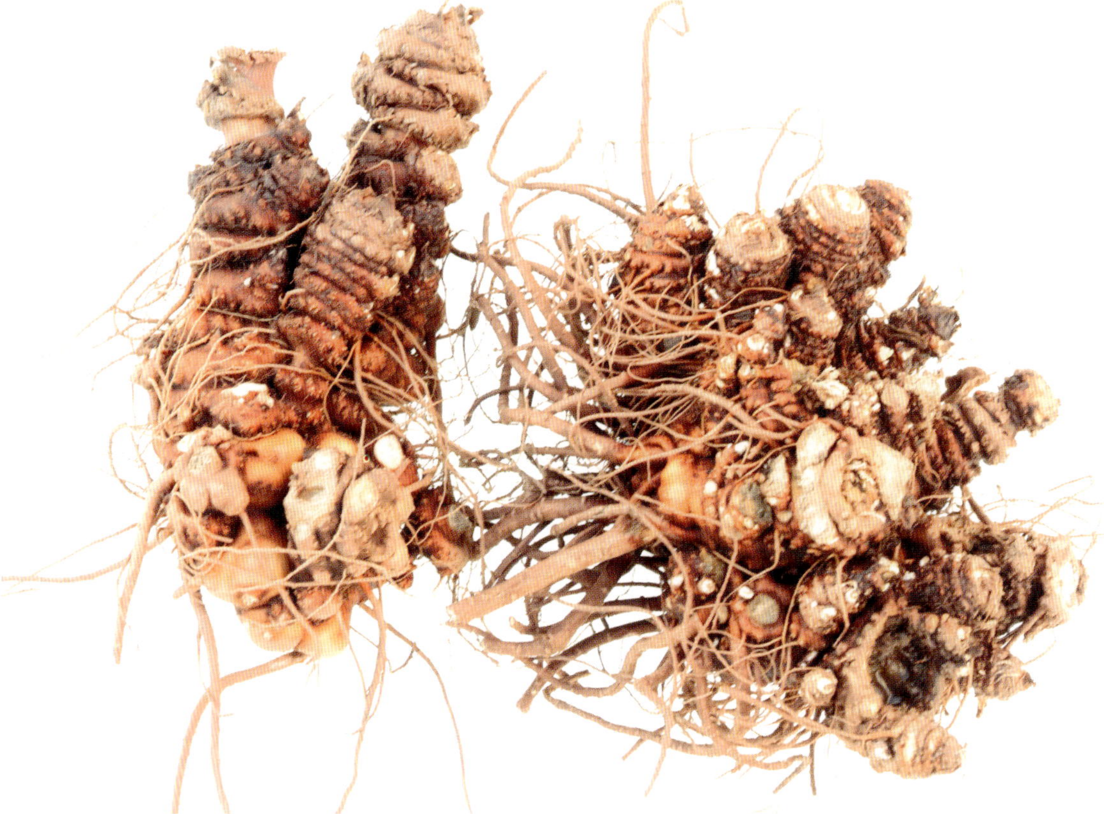

川芎药材

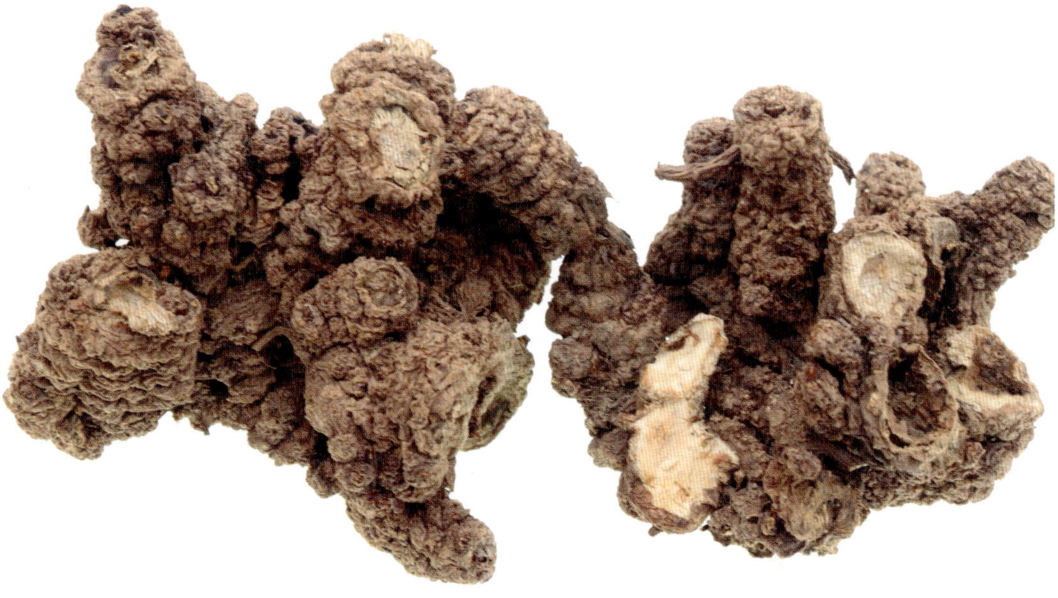

川芎药材

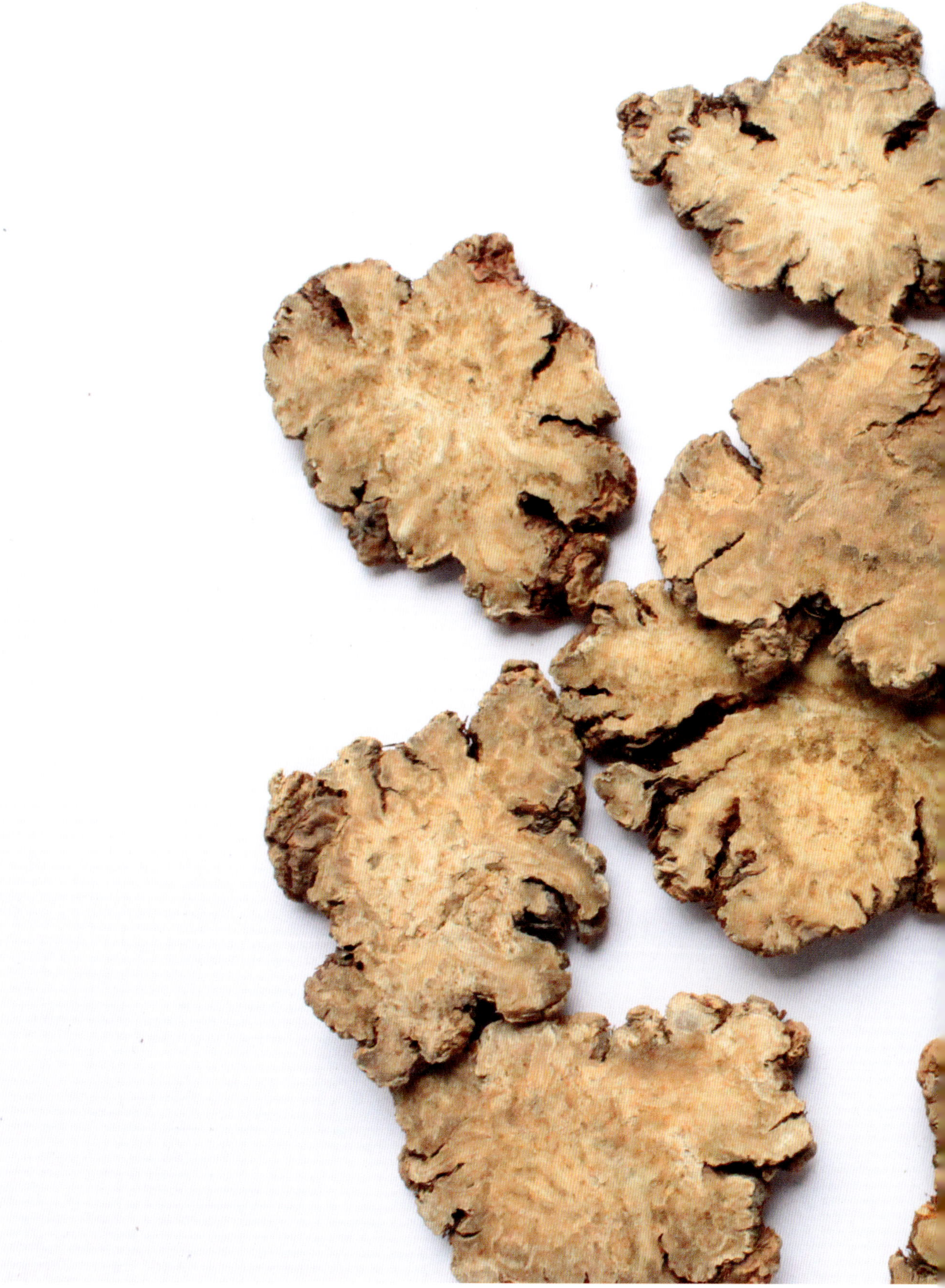

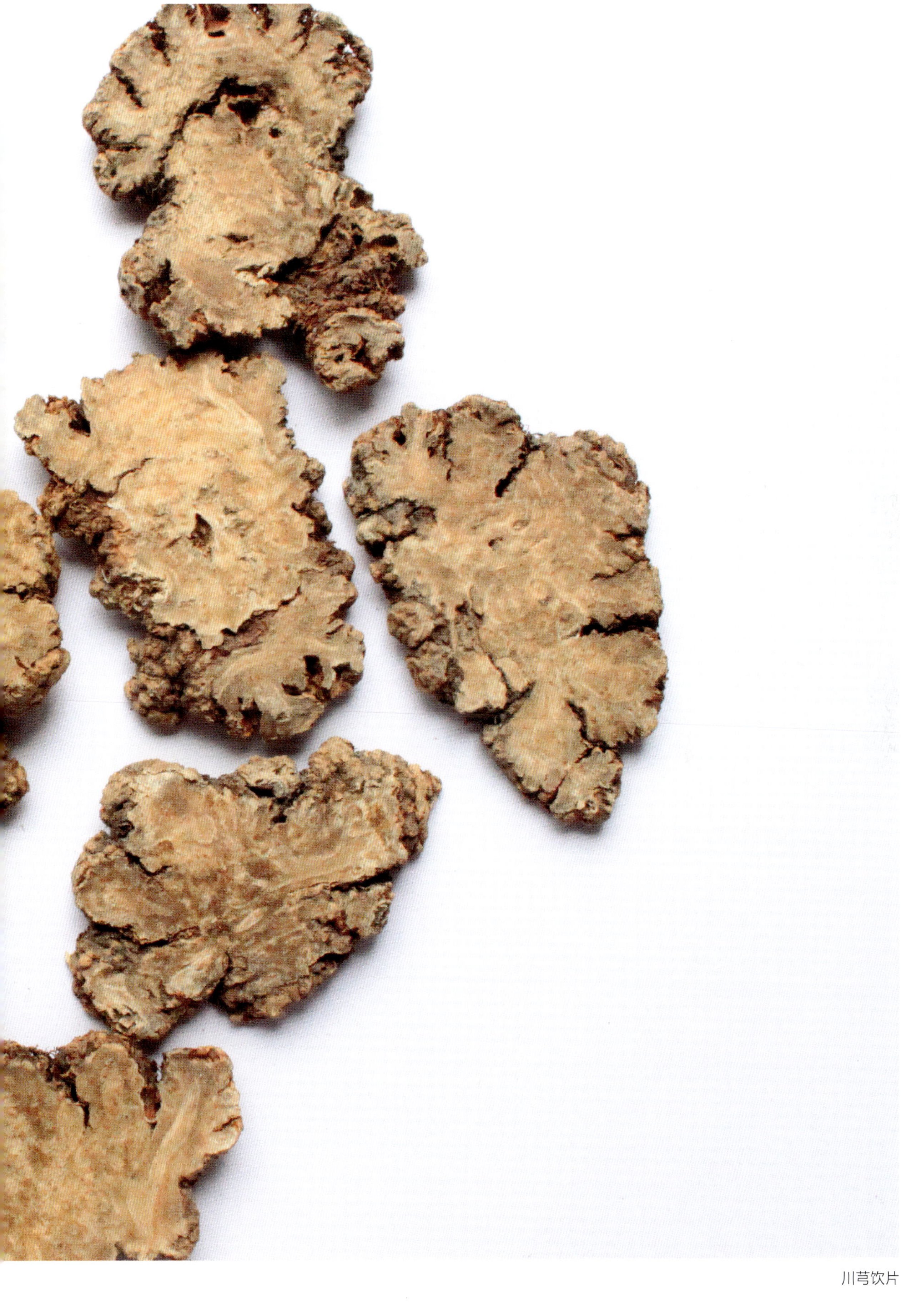

川芎饮片

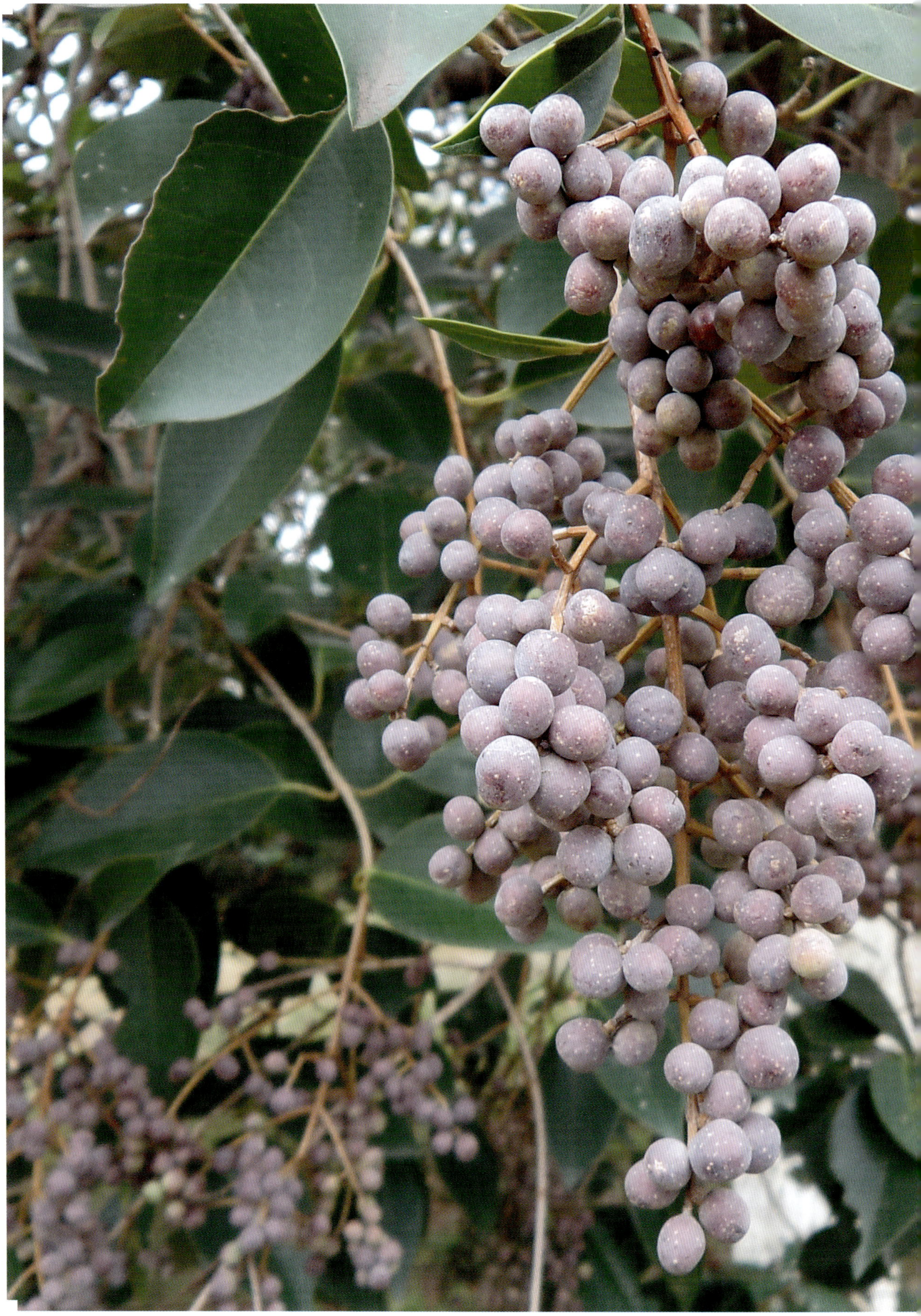

女贞子

【水药名】梅左娜。
【别　名】桢木、小叶冻青、冻青树、女贞子、鼠梓子。
【来　源】本品为木犀科植物女贞 *Ligustrum lucidum* Ait. 的根皮、叶和果实。
【性味归经】味苦、甘，性凉。归肝、肾经。

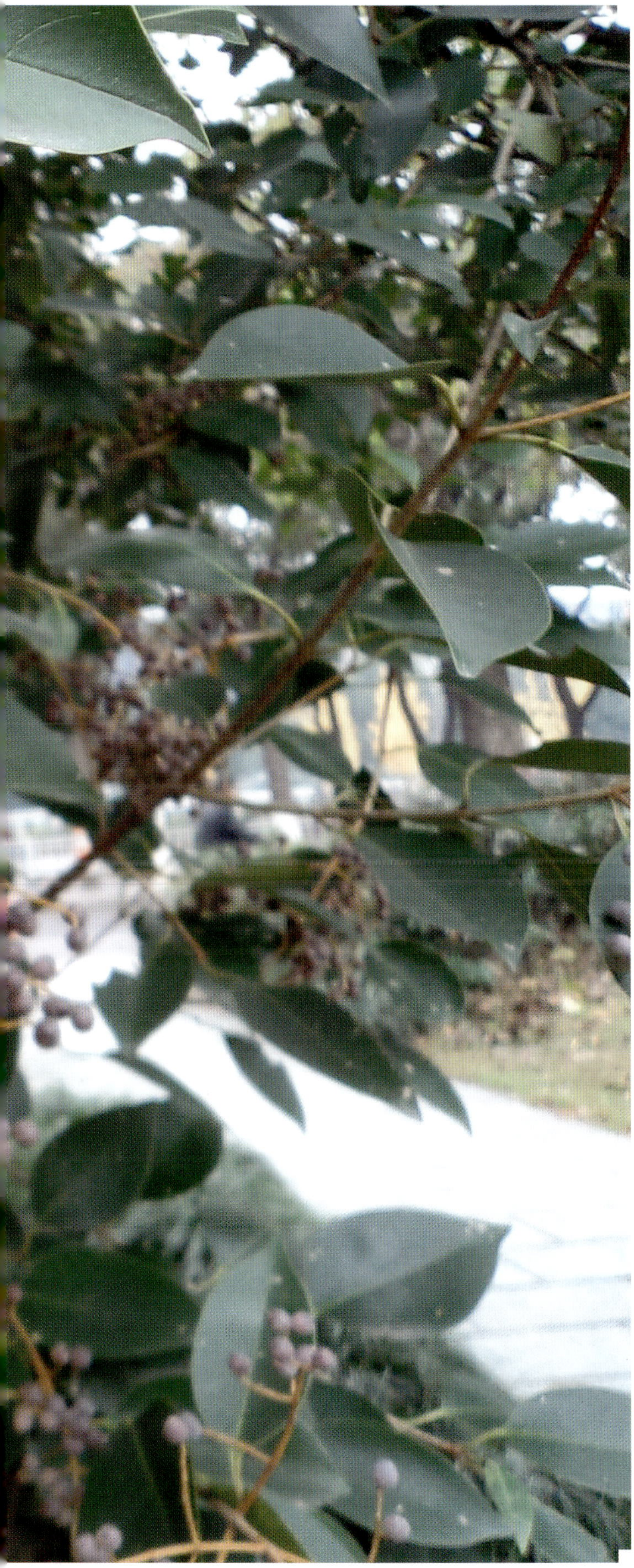

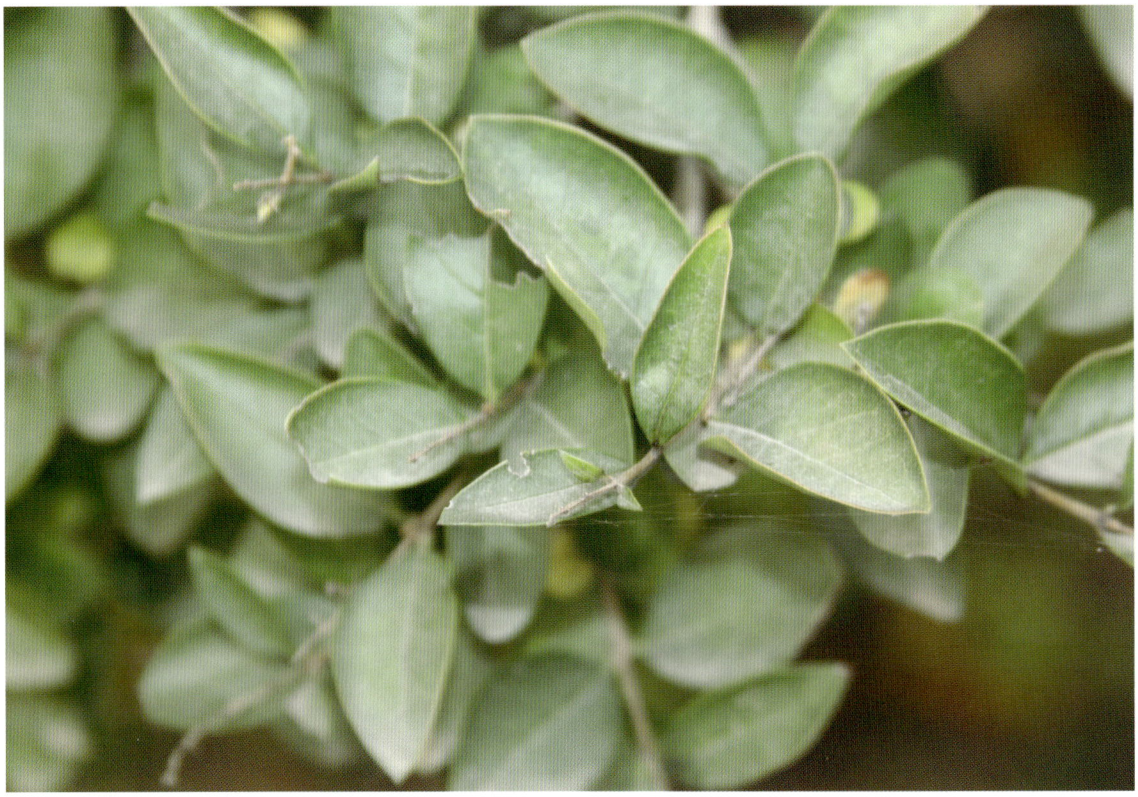

女贞

识别特征

常绿大灌木或小乔木，高达 10 余 m。树皮灰色至浅灰褐色，枝条光滑，具皮孔。叶对生，叶片近革质，卵形至卵状披针形，长 10 ~ 15 cm，宽 4 ~ 6 cm，先端渐尖至锐尖，基部阔楔形，全缘。圆锥花序顶生，花白色，花萼钟状。浆果状核果，长椭圆形，幼时绿色，熟时蓝黑色。种子长椭圆形。花期 6—7 月，果期 8—12 月。

生境分布

生长于山野、路旁。全国各地均有分布。

采收加工

冬季果实成熟时采收，除去枝叶，稍蒸或置沸水中略烫后，干燥；或直接干燥。叶全年可采，鲜用或晒干；根 9-10 月采挖，全年或秋季采挖，洗净，切片晒干。

药材鉴别

本品果实呈卵形、椭圆形或肾形，长 6 ~ 8.5 mm，直径 3.5 ~ 5.5 mm。表面黑紫色或棕黑色，皱缩不平，基部有果梗痕或具宿萼及短梗。外果皮薄，中果皮稍厚而松软，内果皮木质，黄棕色，有数条纵棱，破开后种子通常 1 粒，椭圆形；一侧扁平或微弯曲，紫黑色，油性。气微，味微酸，涩。以粒大、饱满、色黑紫者为佳。

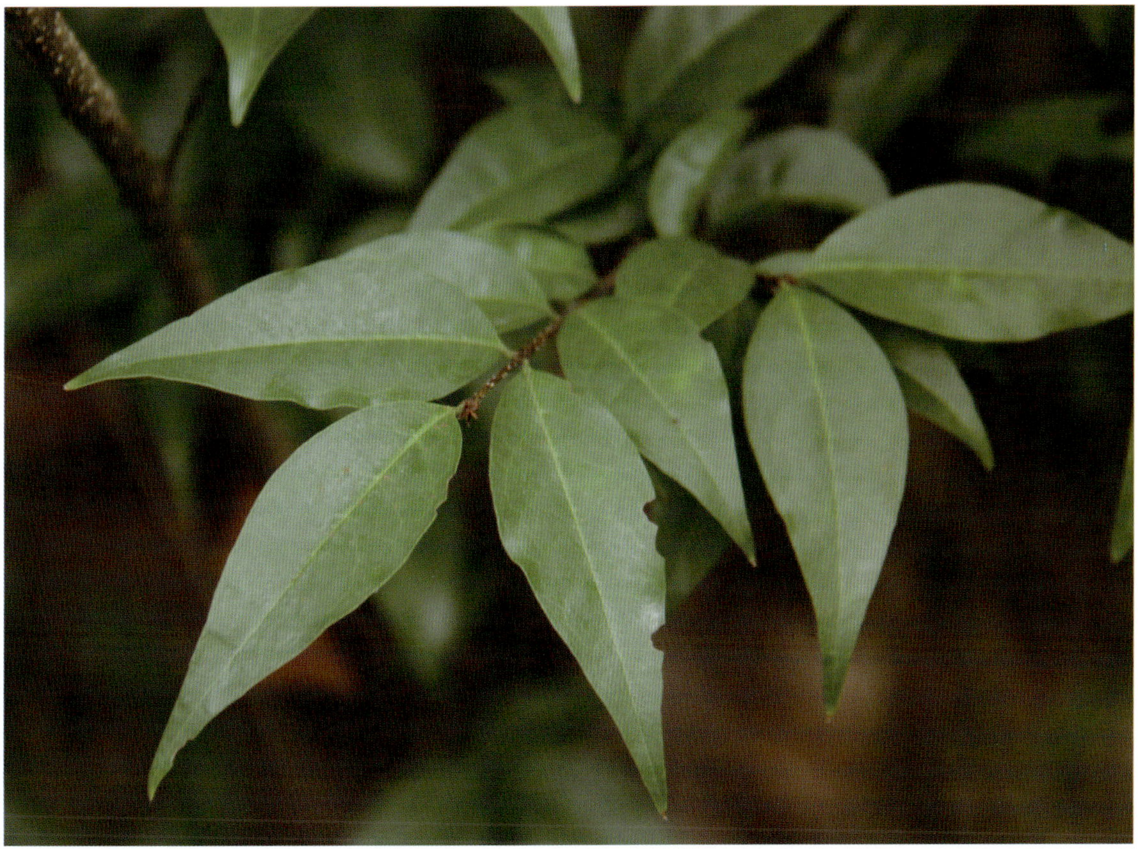

女贞

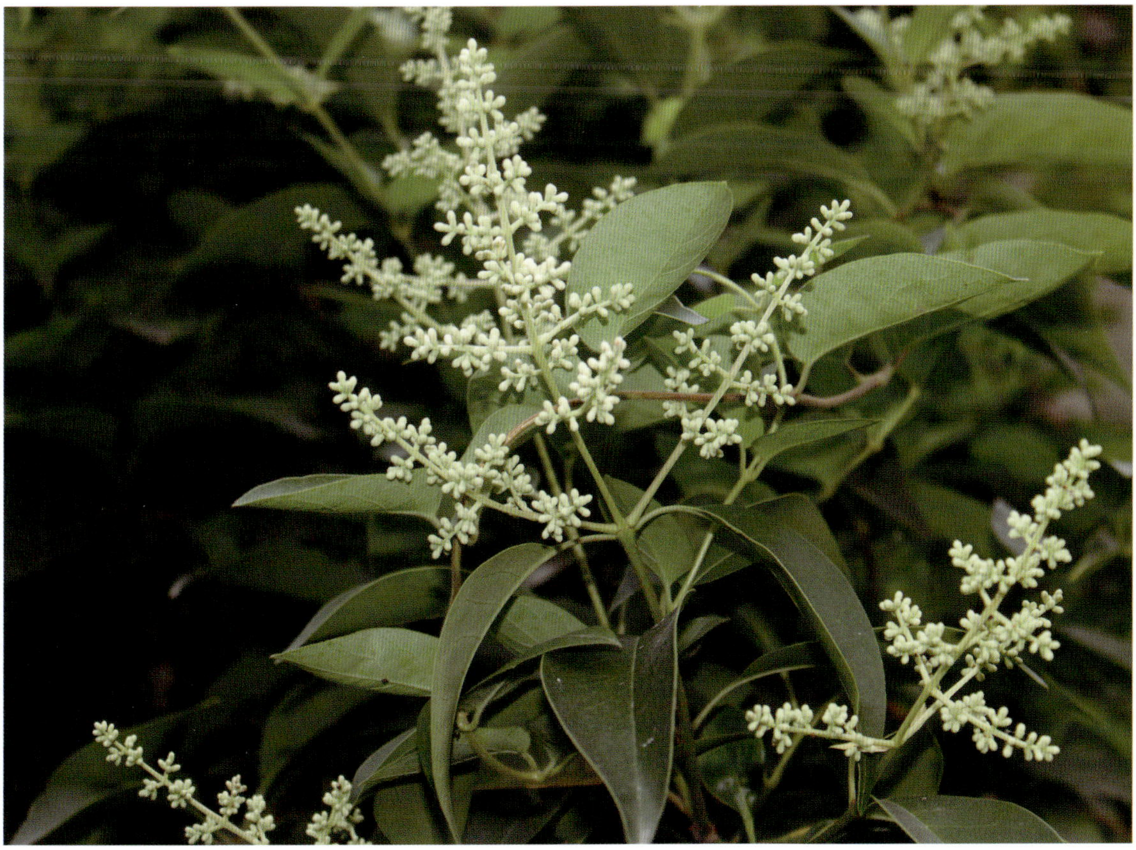

女贞

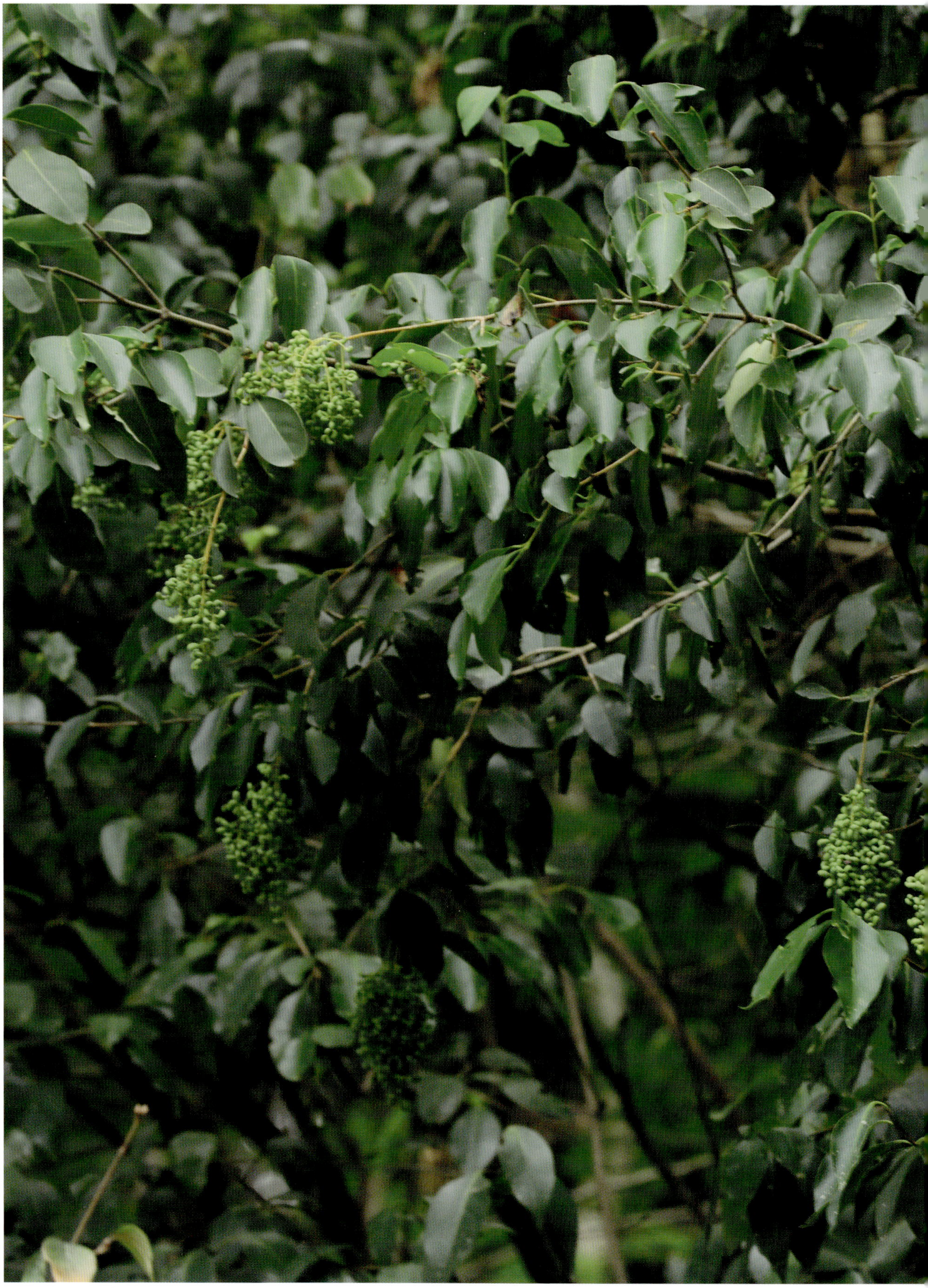

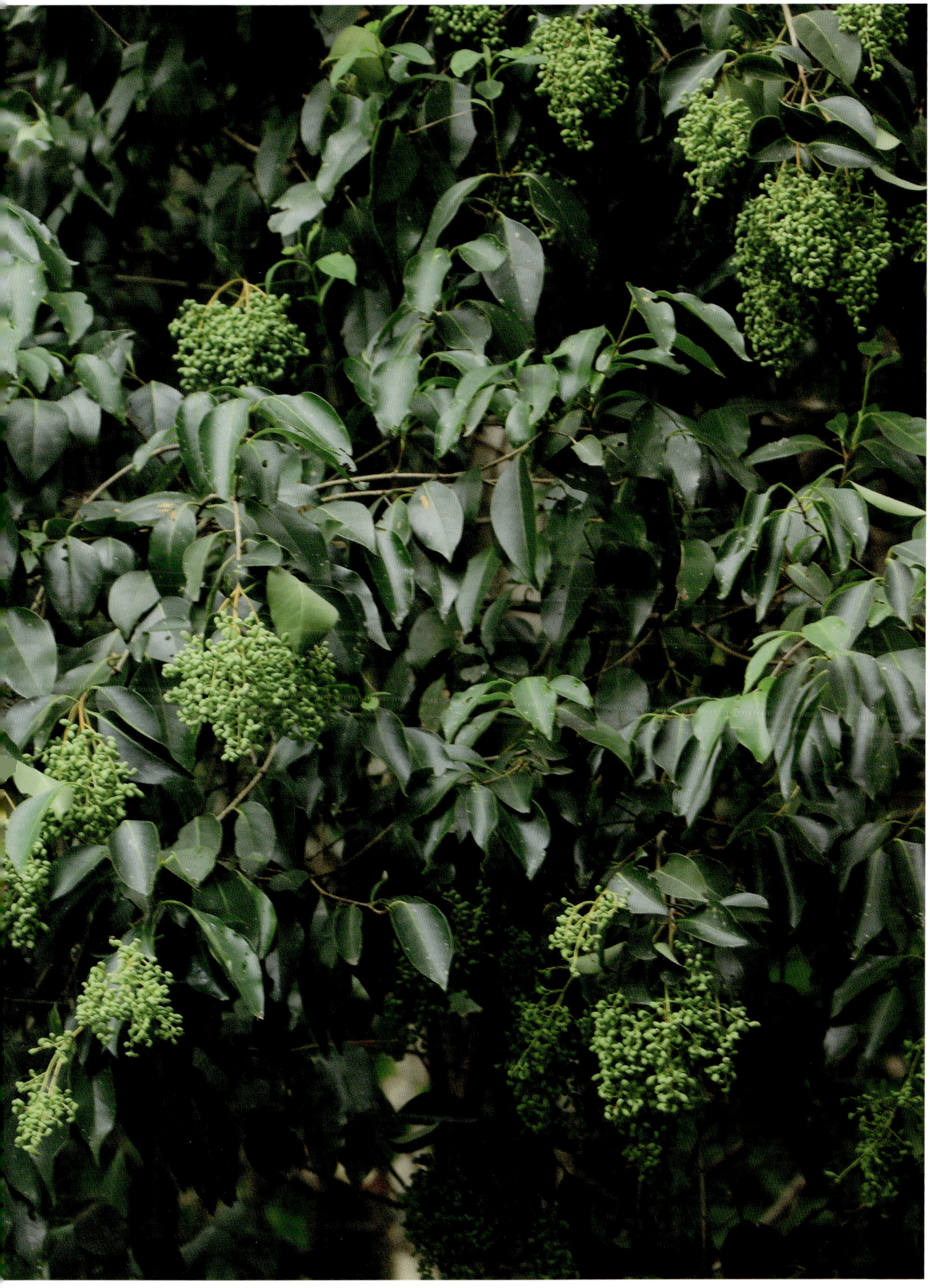

女贞

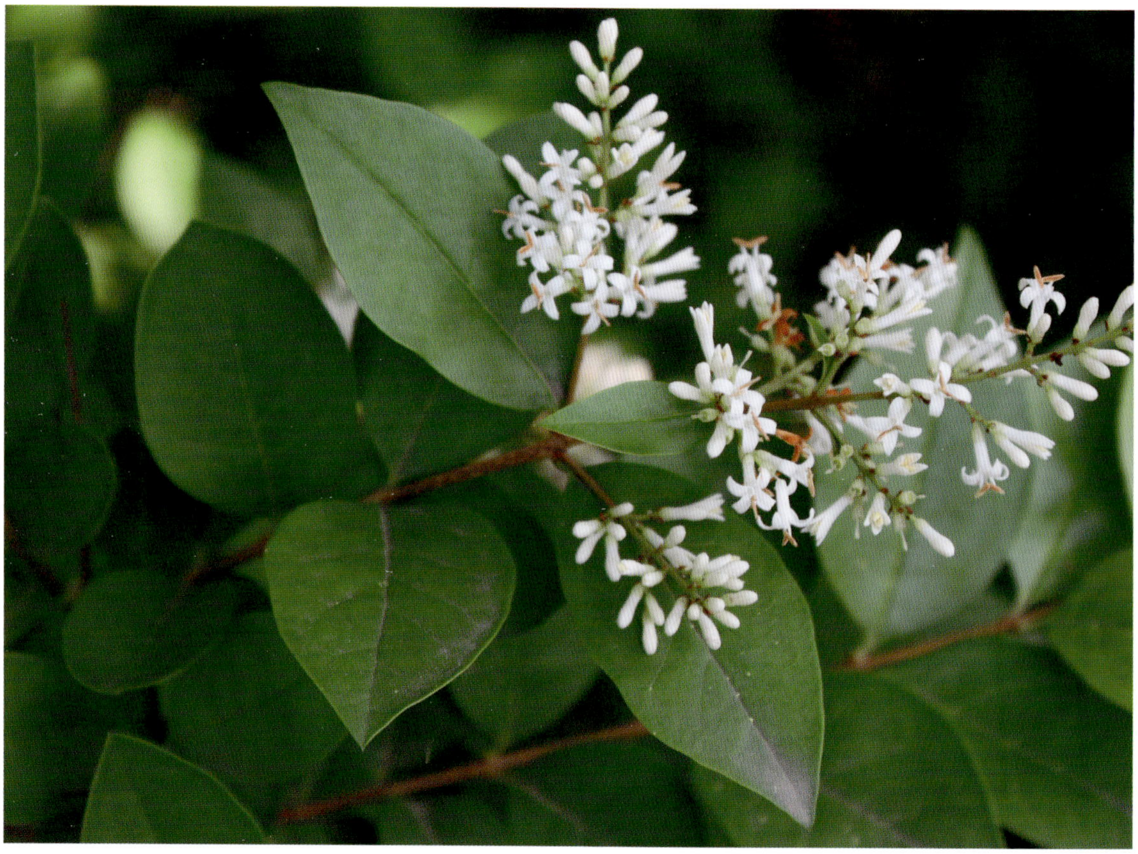

女贞

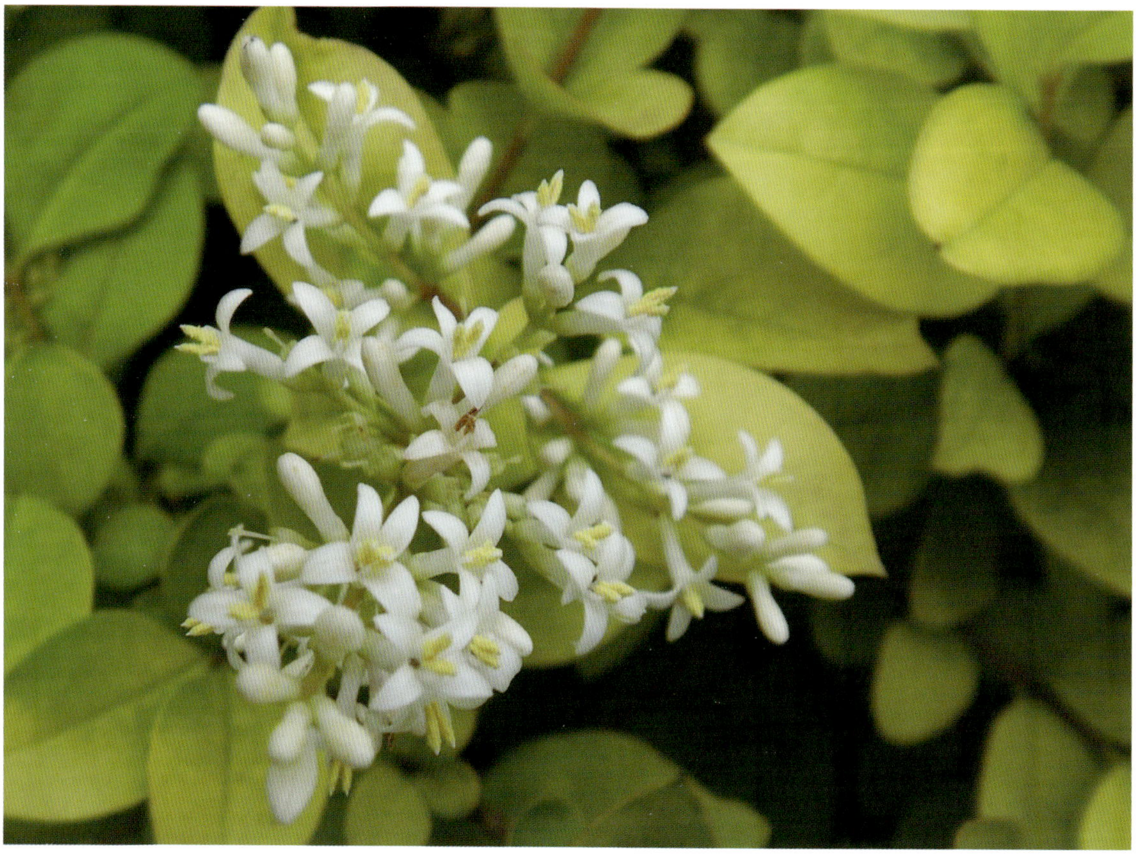

女贞

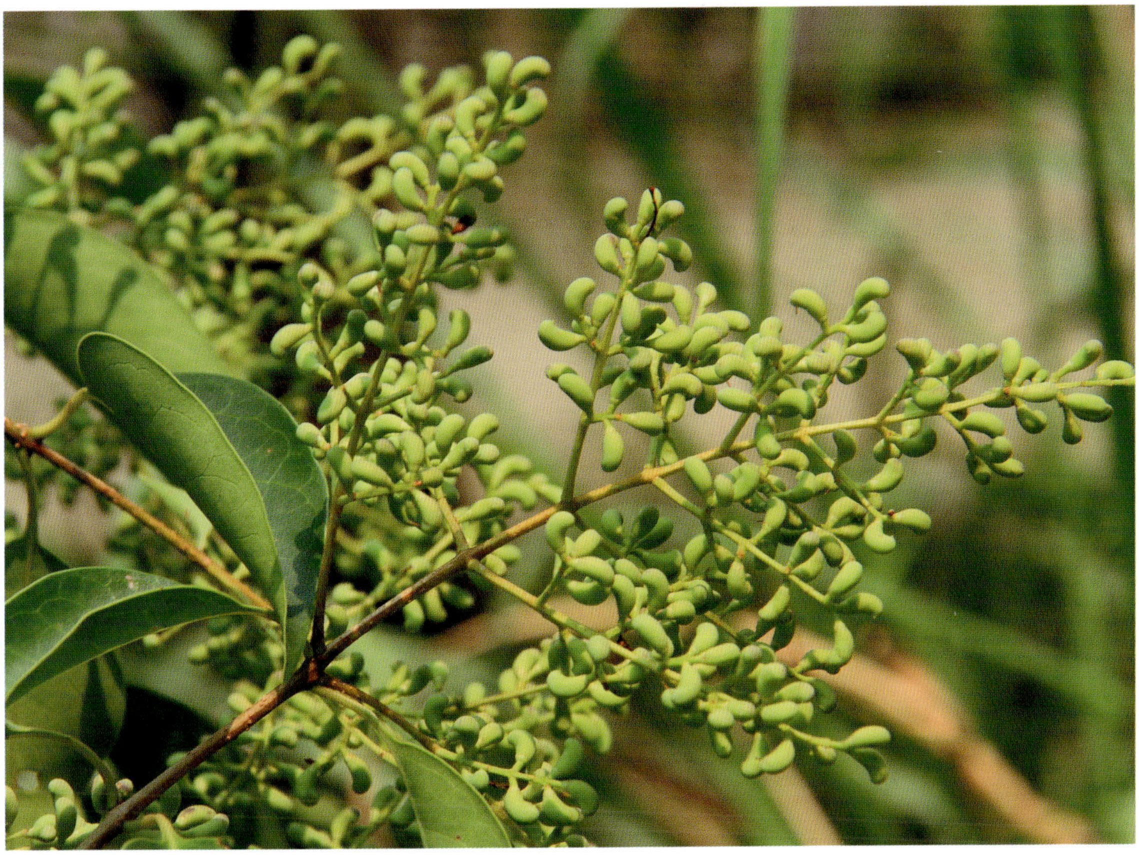

女贞

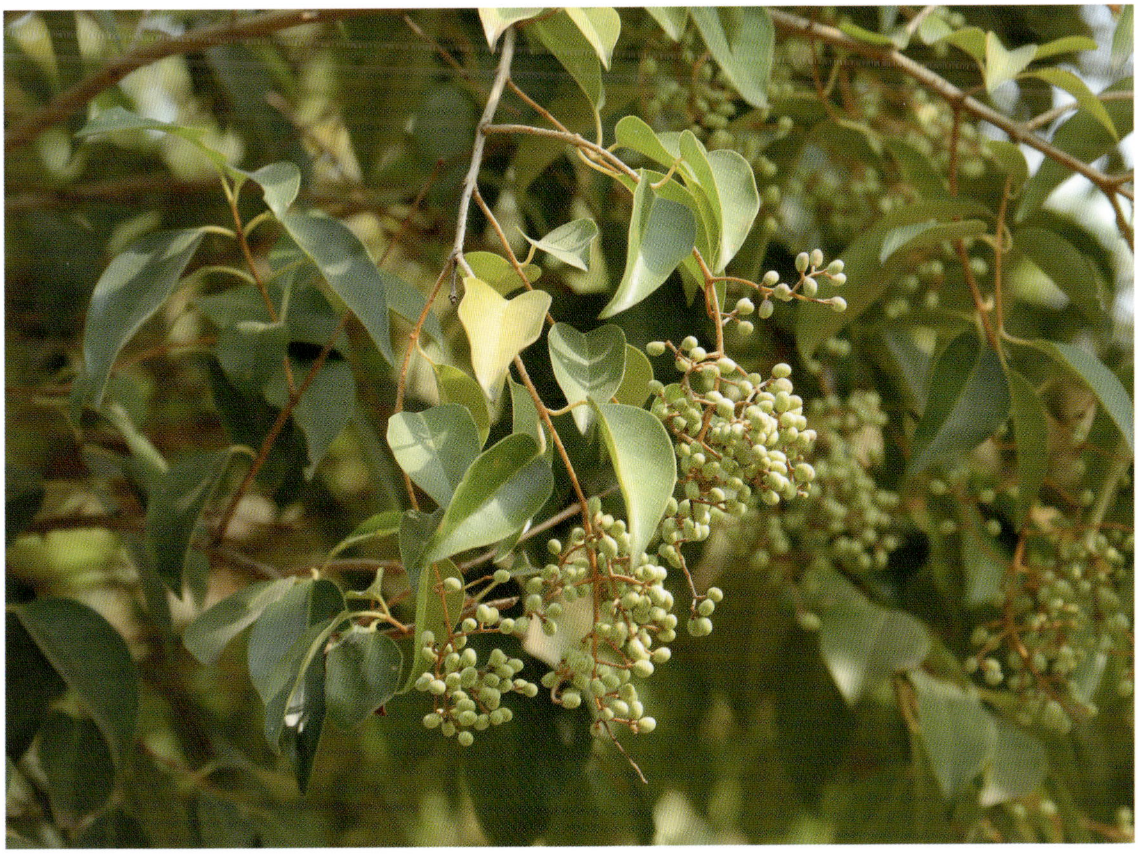

女贞

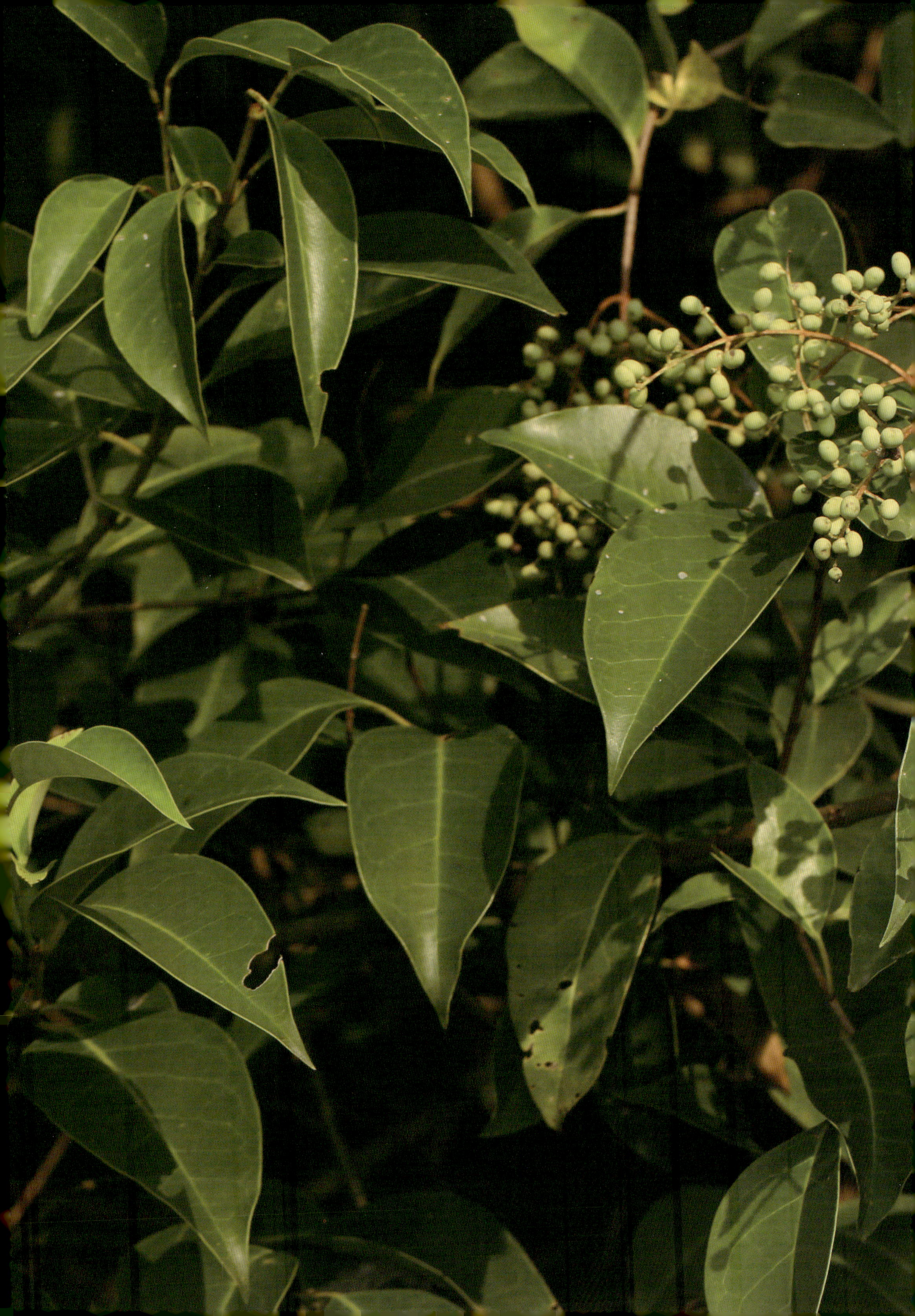

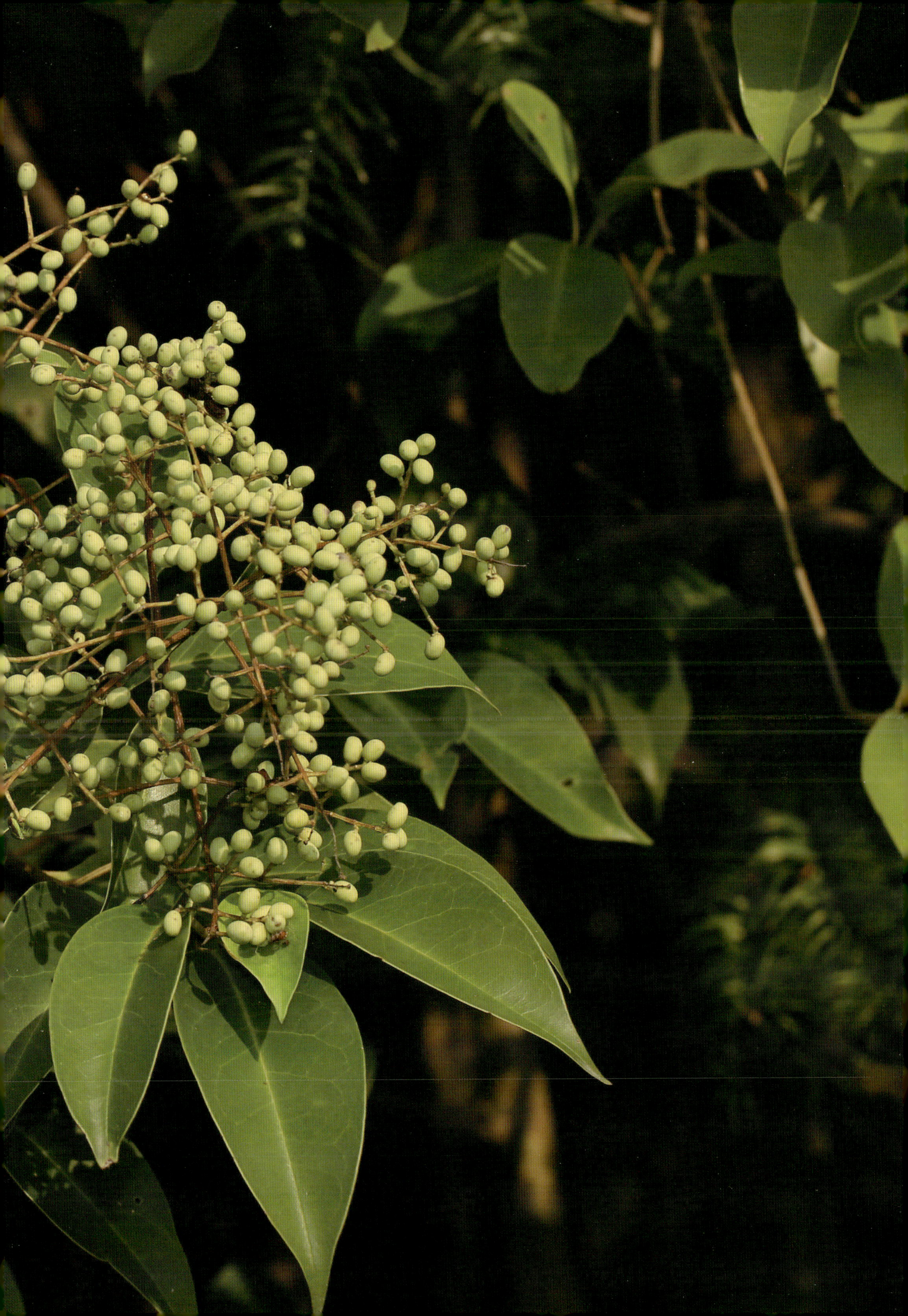

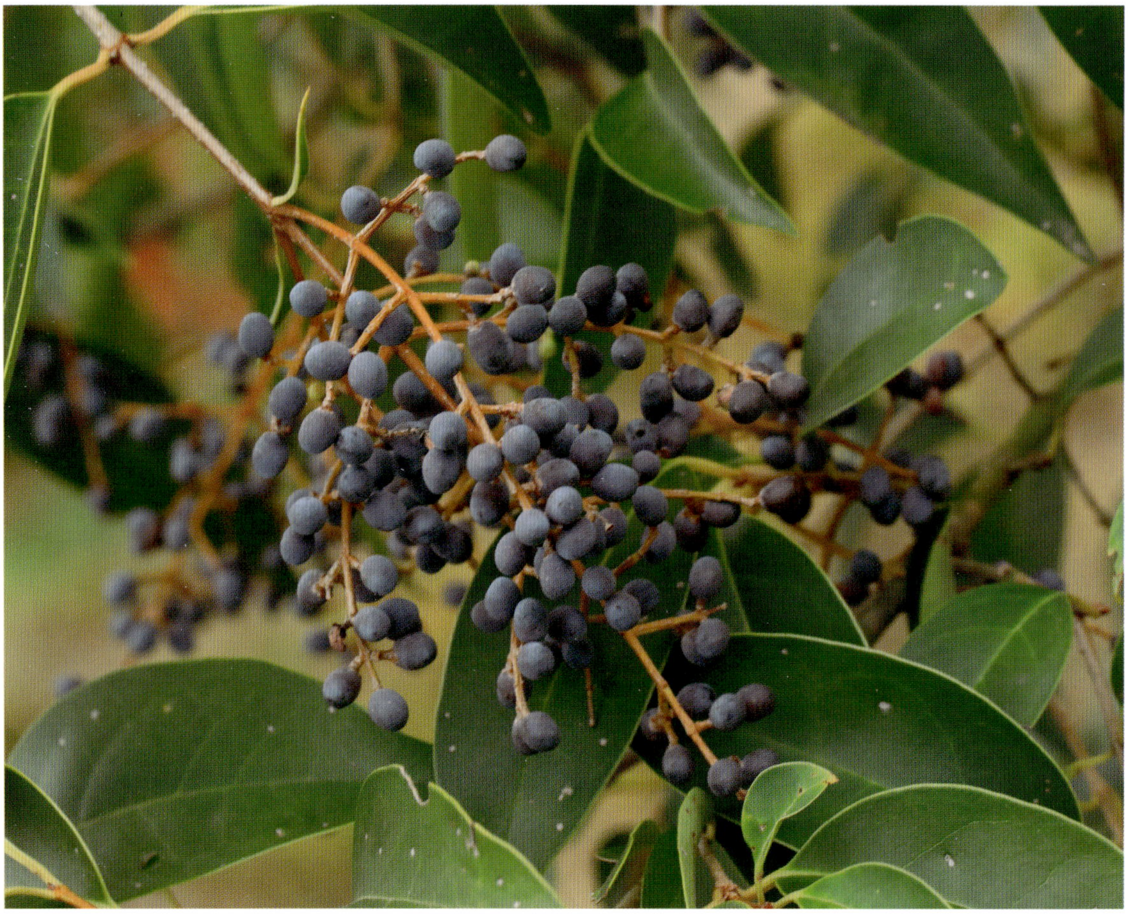

女贞

功效主治

补肝肾，强腰膝，明目。主治阴虚内热，头晕，目花，耳鸣，腰膝酸软，须发早白。

用法用量

内服：10 ~ 15 g；熬膏或入丸剂。外用：熬膏点眼。

民族药方

1. 神经衰弱 女贞子、墨旱莲、桑椹各 15 ~ 30 g。水煎服。

2. 视神经炎 女贞子、草决明、青葙子各 30 g。水煎服。

3. 头发早白 女贞子、桑椹各适量。泡酒，经常饮用。

4. 腰膝酸痛 女贞根适量。浸酒，随量饮用。

5. 口腔炎，牙周炎 女贞鲜叶适量。捣汁含漱。

6. 火烫伤 女贞叶、酸枣树皮、金樱子树皮、芝麻油各适量。同熬成膏，搽患处。

7. 慢性气管炎 女贞根皮 62 g 或枝叶 93 g（鲜品加倍）。水煎，加糖适量，分 3 次服。10 日为 1 个疗程，连服 2 个疗程。

8．小儿肺热，上呼吸道感染　鲜女贞叶 100 g。水煎服。

9．下肢溃疡　鲜女贞叶 15 ~ 20 片。洗净，放搪瓷缸内，加水适量煎汁，熏洗患处后，再用煎熟的女贞叶敷于疮口（或用洗净的鲜叶捣烂敷患处），盖上纱布并用胶布固定，每日 2 ~ 3 次。

10．阴血不足，视力减退　女贞子 30 g，枸杞子 15 g，菊花 6 g。水煎服，每日 2 次，每日 1 剂。

11．虚损有热、白发　女贞子、当归各 15 g，墨旱莲、桑椹、制何首乌各 10 g。水煎服，每日 1 剂。

12．脱发　女贞子 15 g，熟地黄 30 g，制何首乌 20 g。水煎服。

13．白发，斑秃，全秃　女贞子 500 g，巨胜子 250 g。熬膏，每次服用 20 ml，温水送下，每日 2 ~ 3 次。

14．眼疾　女贞叶适量。捣烂，加朴硝调匀贴眼部。

15．口舌生疮，舌肿胀出　女贞叶适量。捣汁，含在嘴里，30 min 后吐掉。

16．化疗、放疗后白细胞减少症　女贞子、桑椹各15 g，枸杞子30 g，黄芪20 g。水煎服。

17．高脂血　女贞子 30 g，焦桂枝、生桂枝各 15 g。水煎，早晨和晚上分 2 次服，连服 30 日为 1 个疗程。

使用注意

脾胃虚寒泄泻及阳虚者忌服。

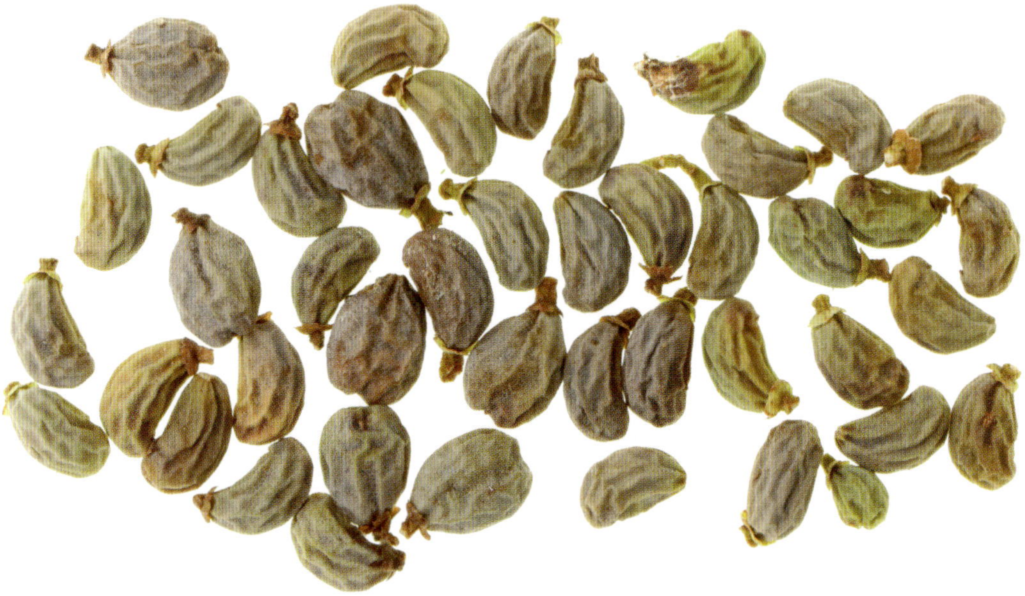

女贞子药材

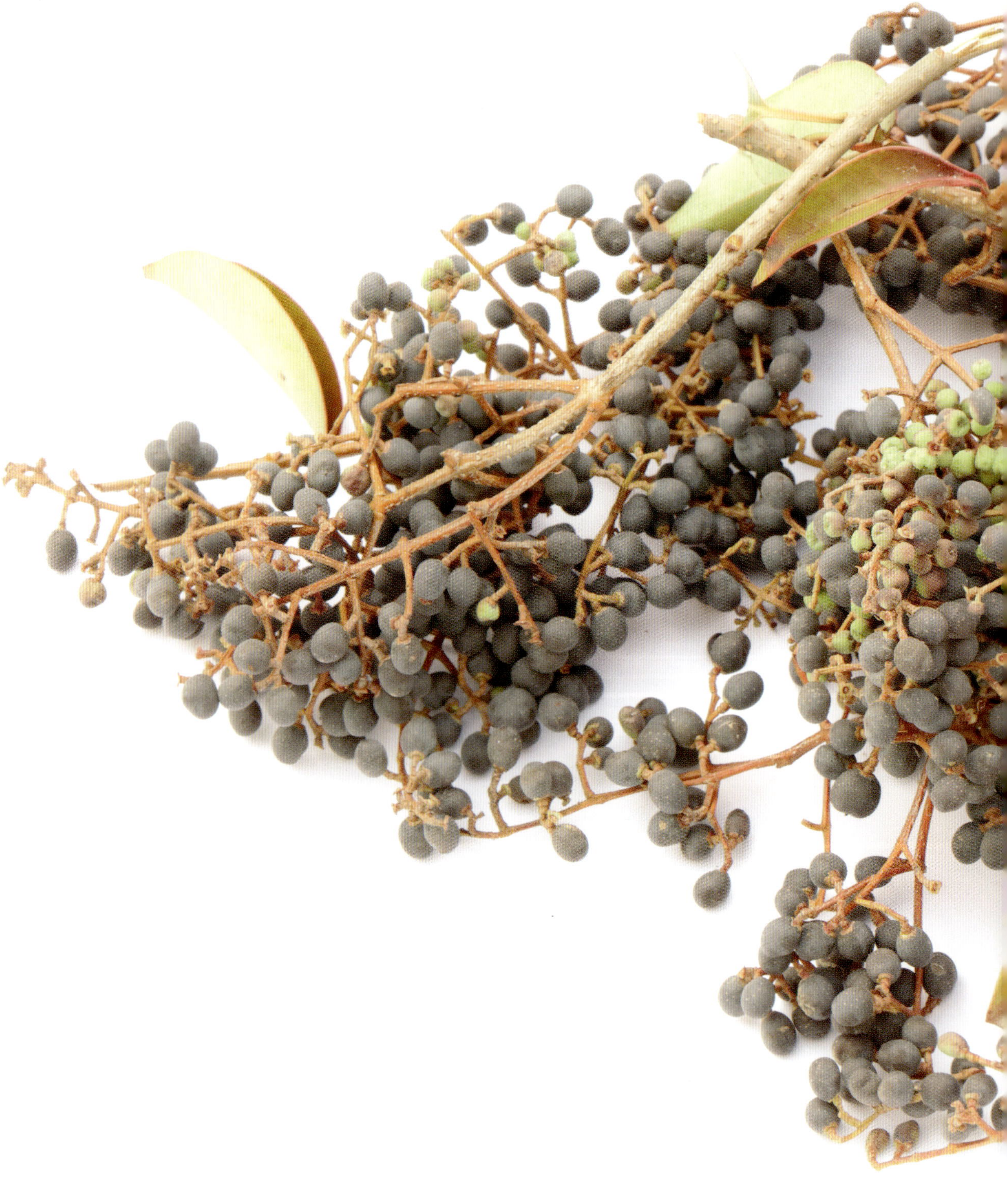

女贞子

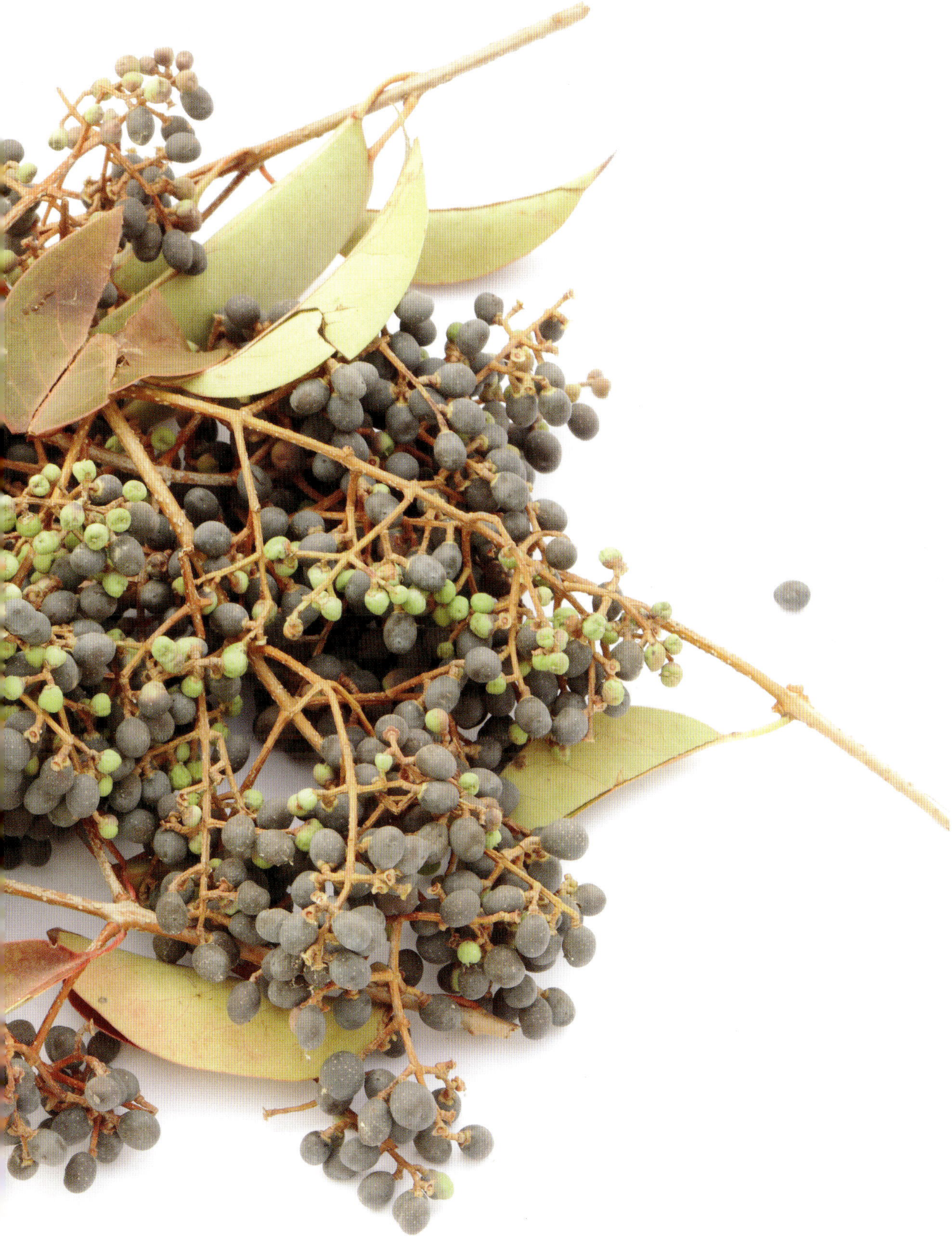

女贞子药材

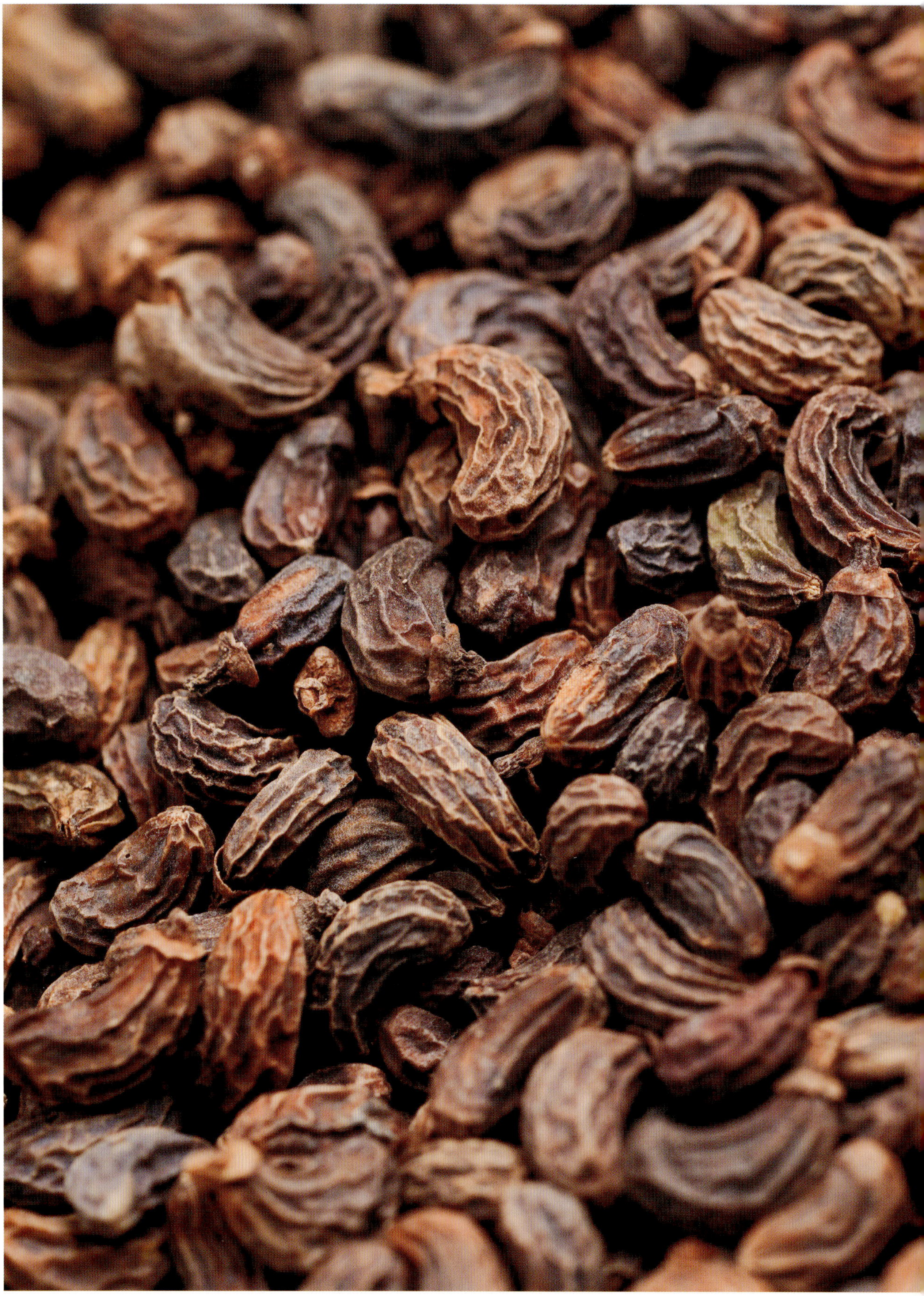

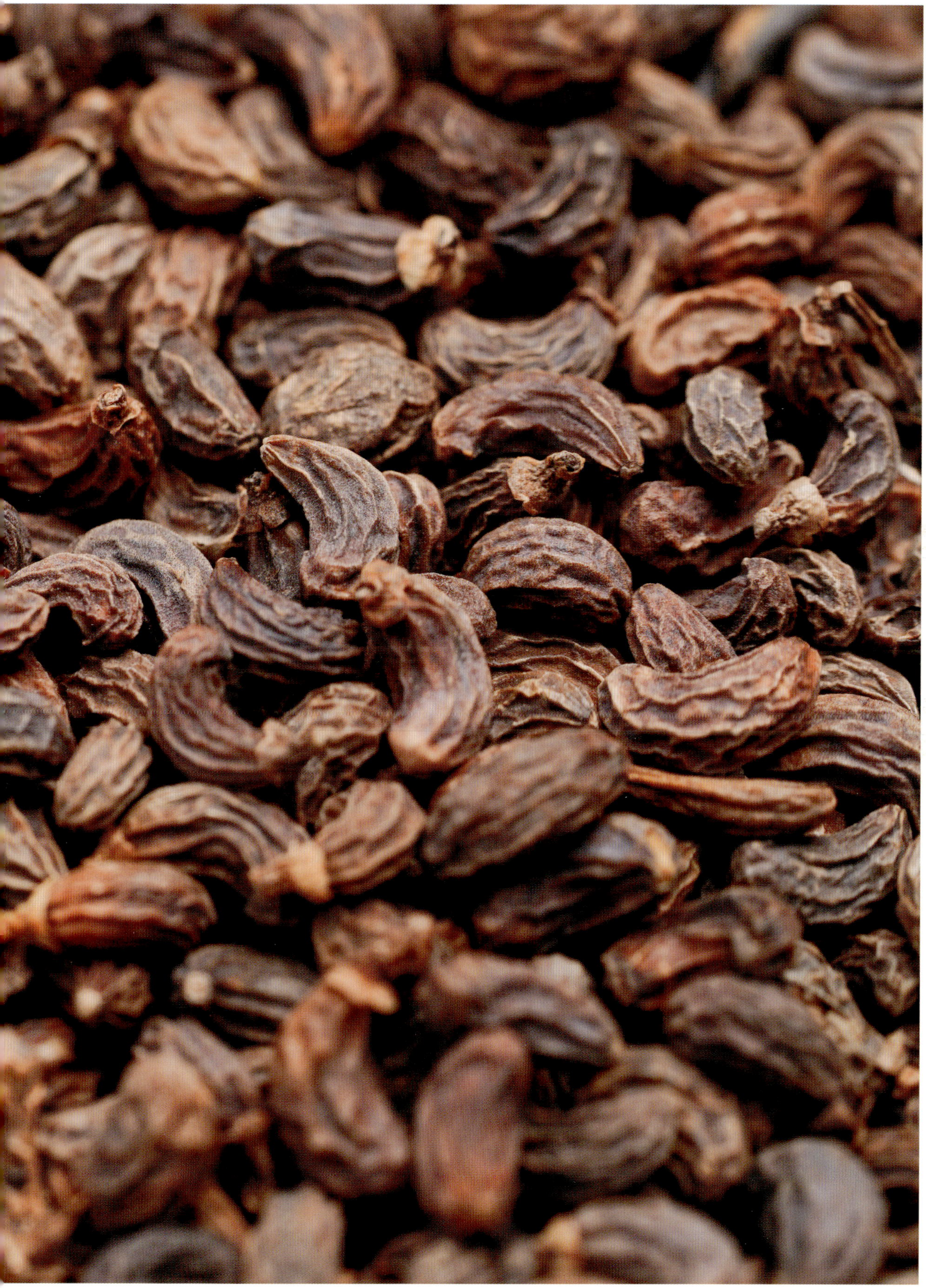

女贞子饮片

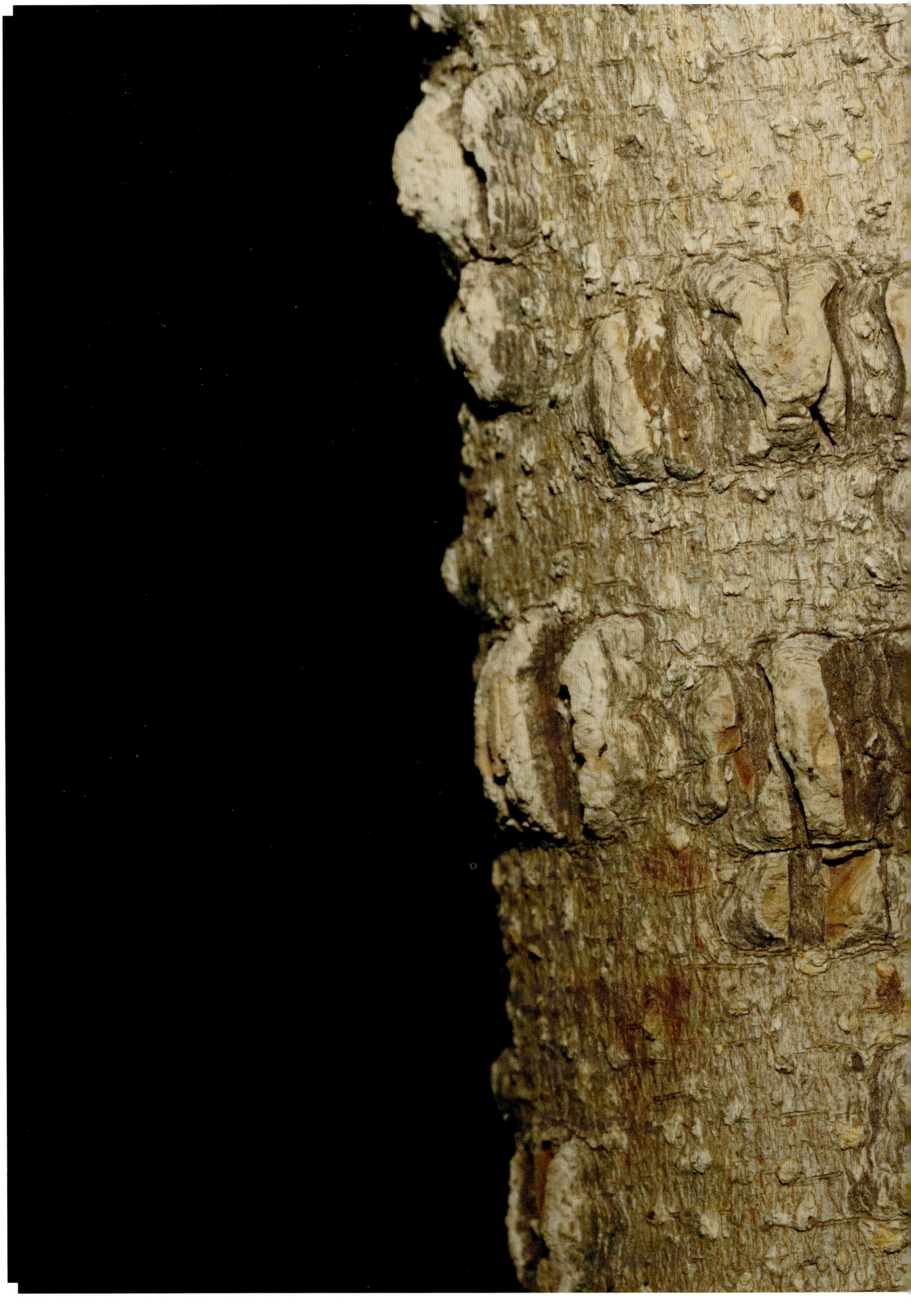

飞龙掌血

【水药名】梅熬赣。

【别　名】见血飞、血见愁、大救驾、黄椒。

【来　源】本品为芸香科植物飞龙掌血 *Toddalia asiatica* (L.) Lam. 的根及根皮。

【性味归经】味辛、苦，性温。归心、肺、脾、胃经。

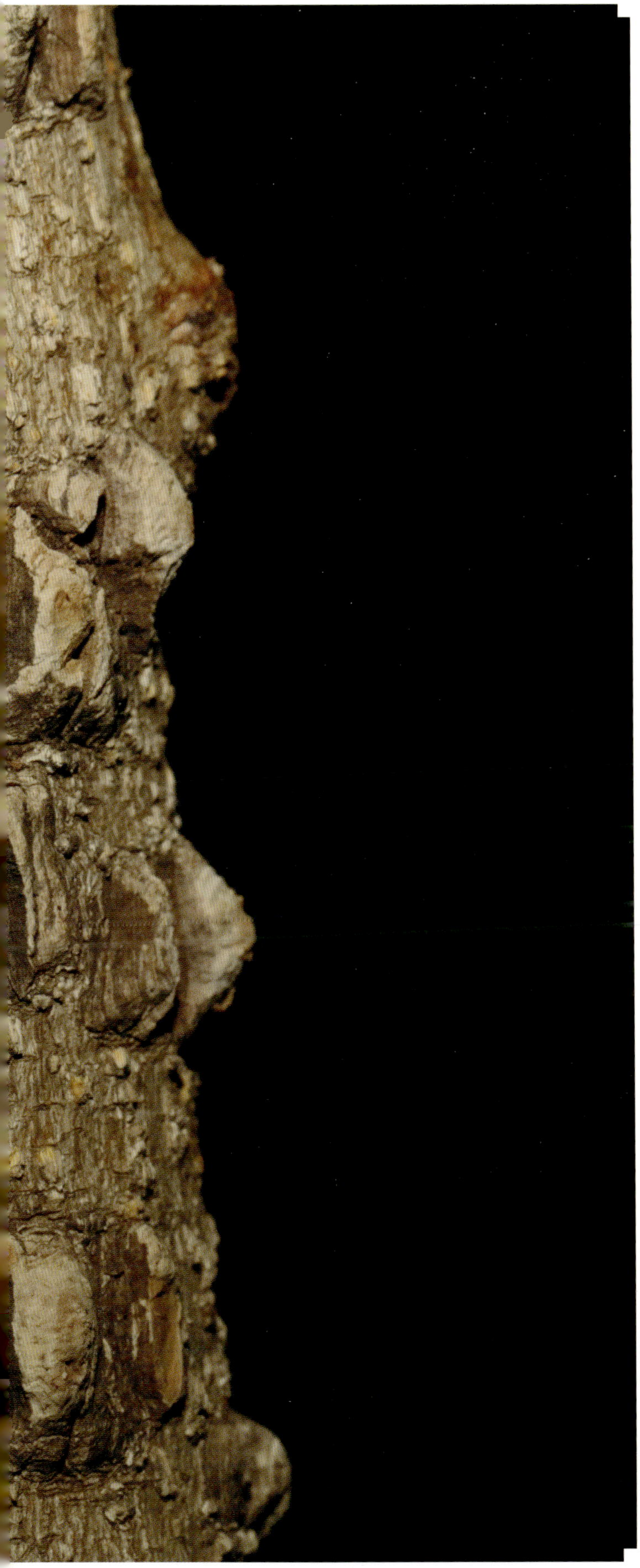

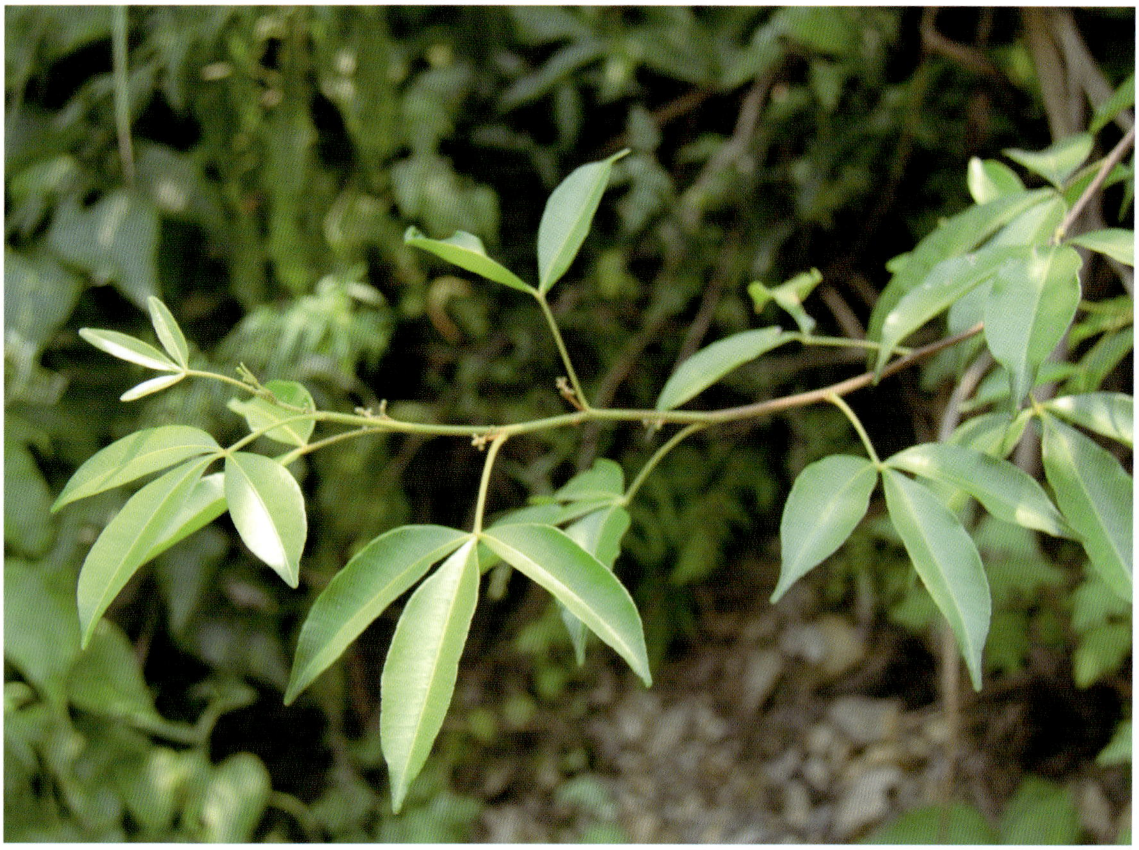

飞龙掌血

识别特征

木质藤本。枝干均密被倒钩刺，老枝褐色，幼枝淡绿色或黄绿色，具白色皮孔。叶互生，具柄，3 出复叶；小叶片椭圆形、倒卵形、长圆形至倒披针形，长 5 ~ 7 cm，宽 1 ~ 2 cm，先端急尖或微尖，基部楔形，边缘具细圆锯齿或皱纹，革质，两面无毛，有隐约的腺点。花单性，白色、青色或黄色。果橙黄色至朱红色；种子肾形，黑色。

生境分布

生长于山坡、路旁，灌木丛中或疏林中。分布于陕西、甘肃、浙江、江西、福建、台湾、湖北、湖南、广西、广东、四川、贵州、云南等省区。

采收加工

全年均可采收，挖根，洗净，鲜用或切段晒干。

药材鉴别

本品干燥根呈棒状，径 2 ~ 3 cm，表面灰棕色，有细纵纹及多数疣状突起；突起处栓皮多脱落，露出鲜黄色或红黄色皮层，质粗糙；剥去皮层，可见木质中柱，纹理平直细密。质硬，不易折断，断面平坦。气微，味淡。

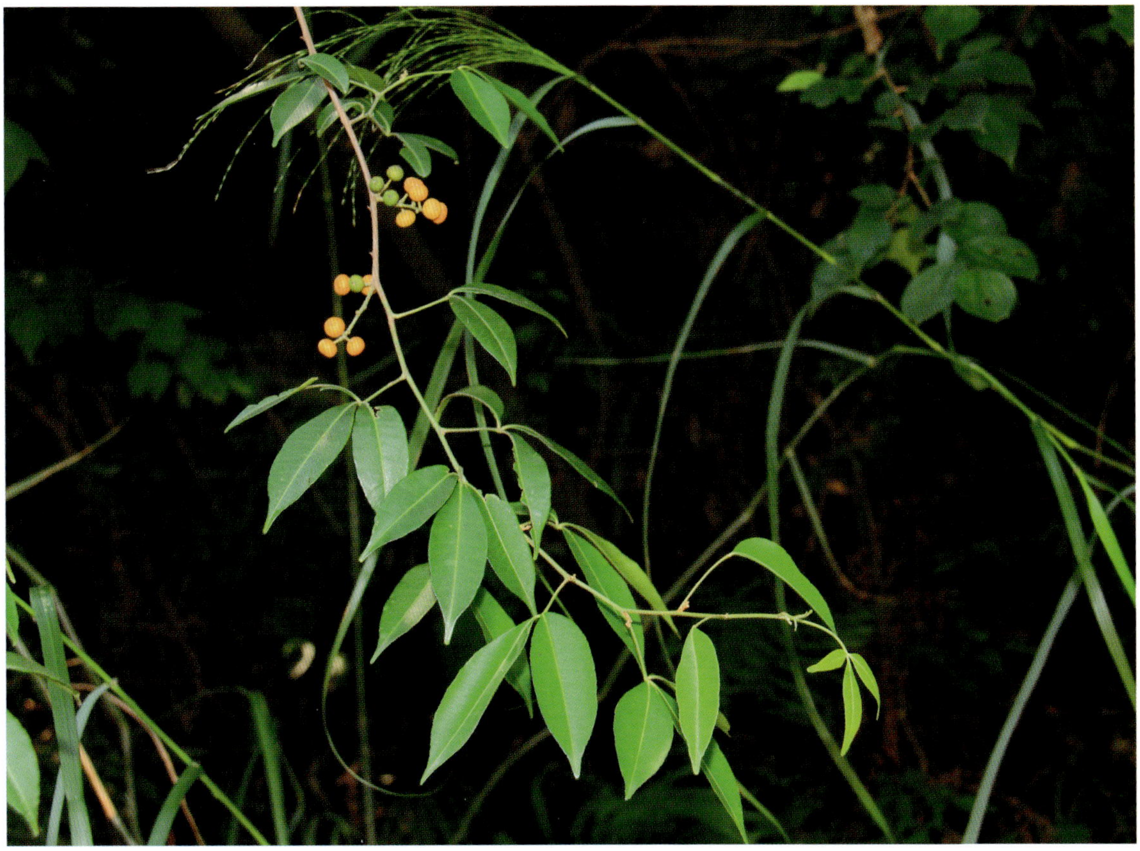

飞龙掌血

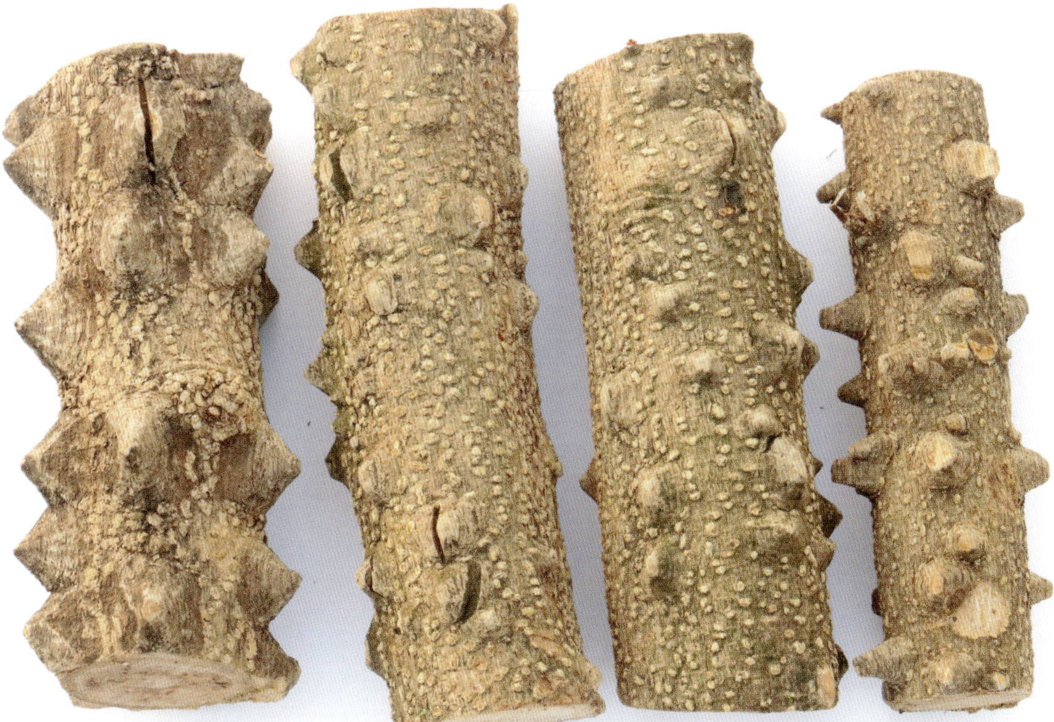

飞龙掌血

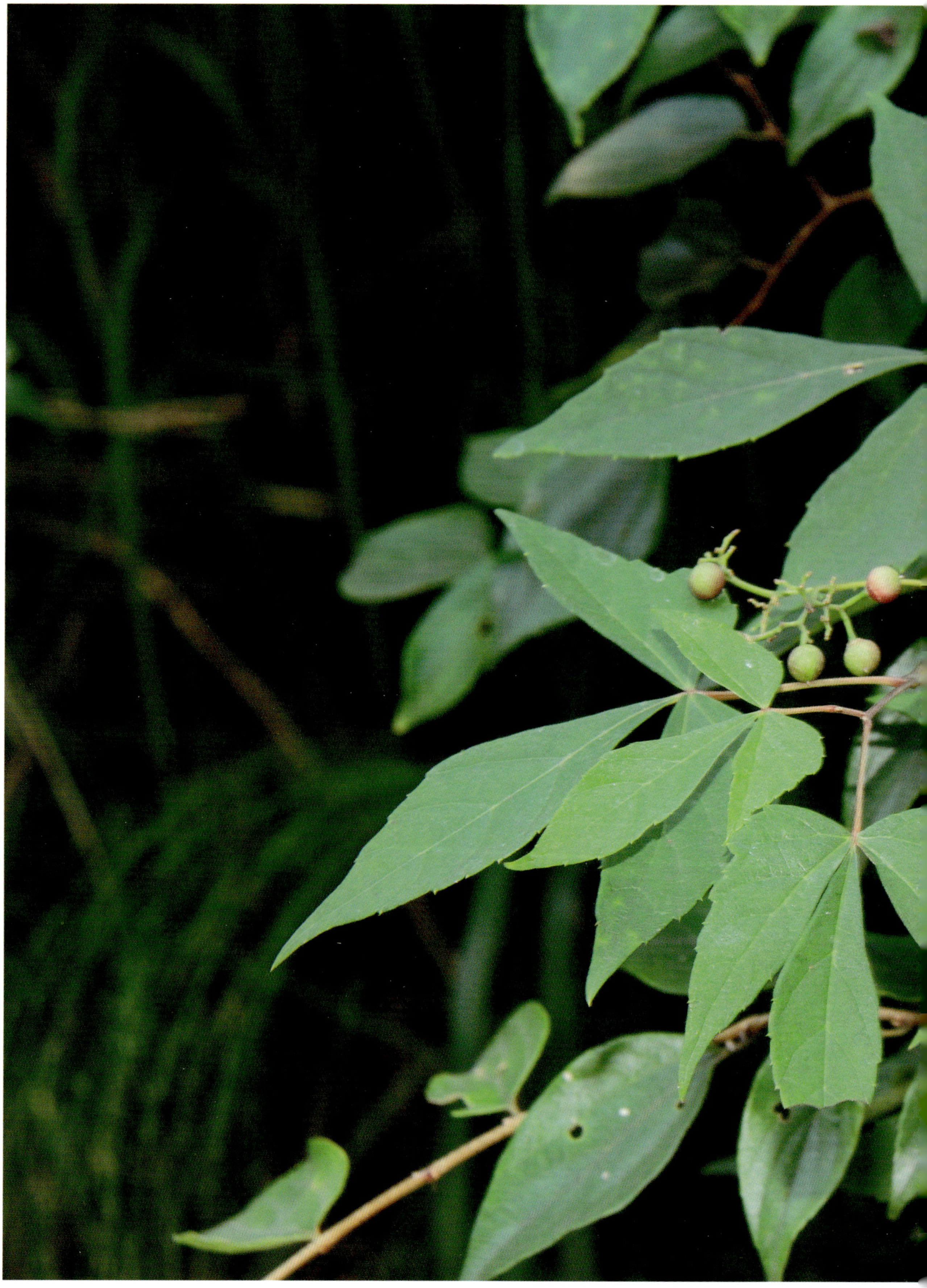

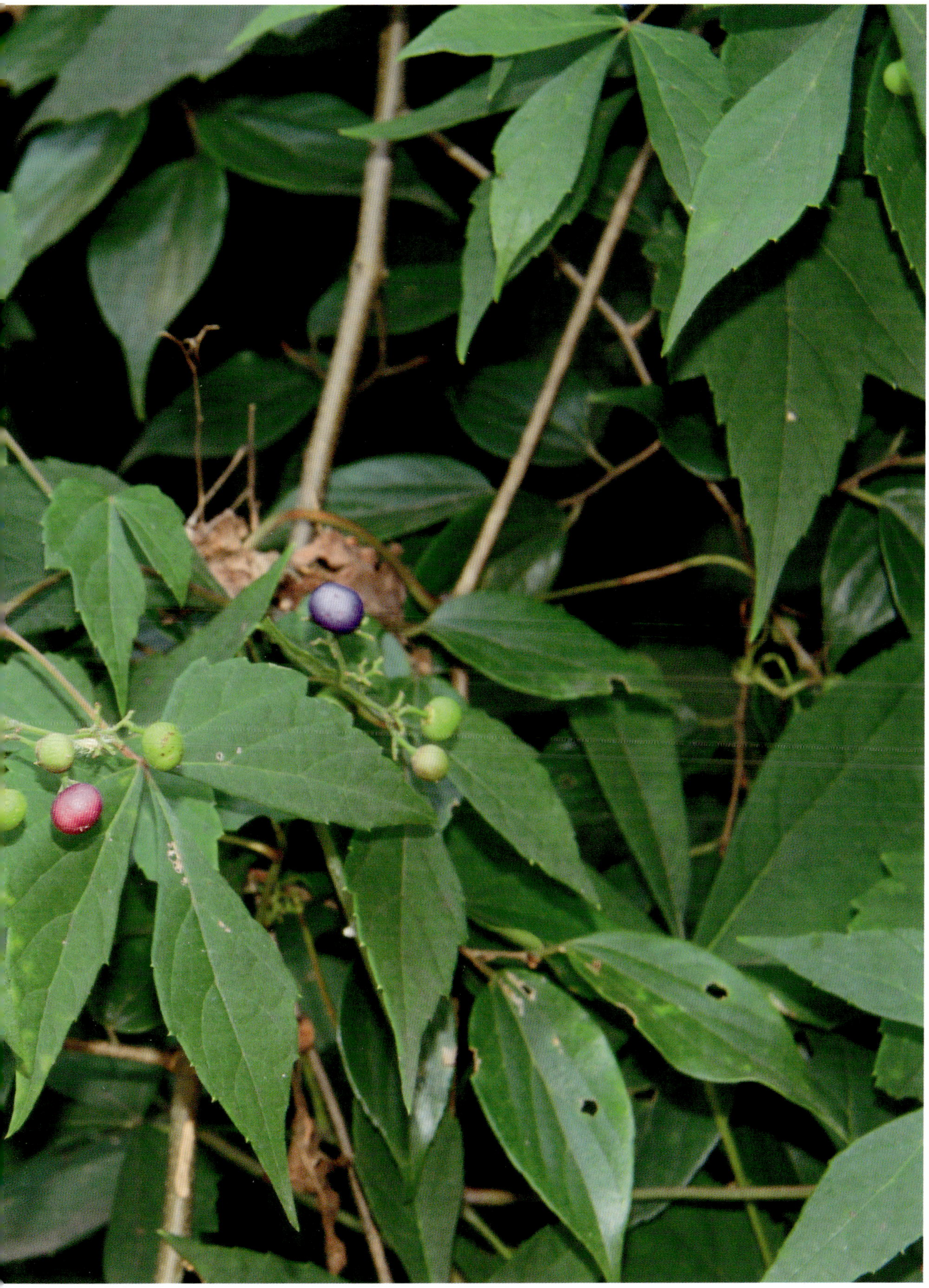

飞龙掌血

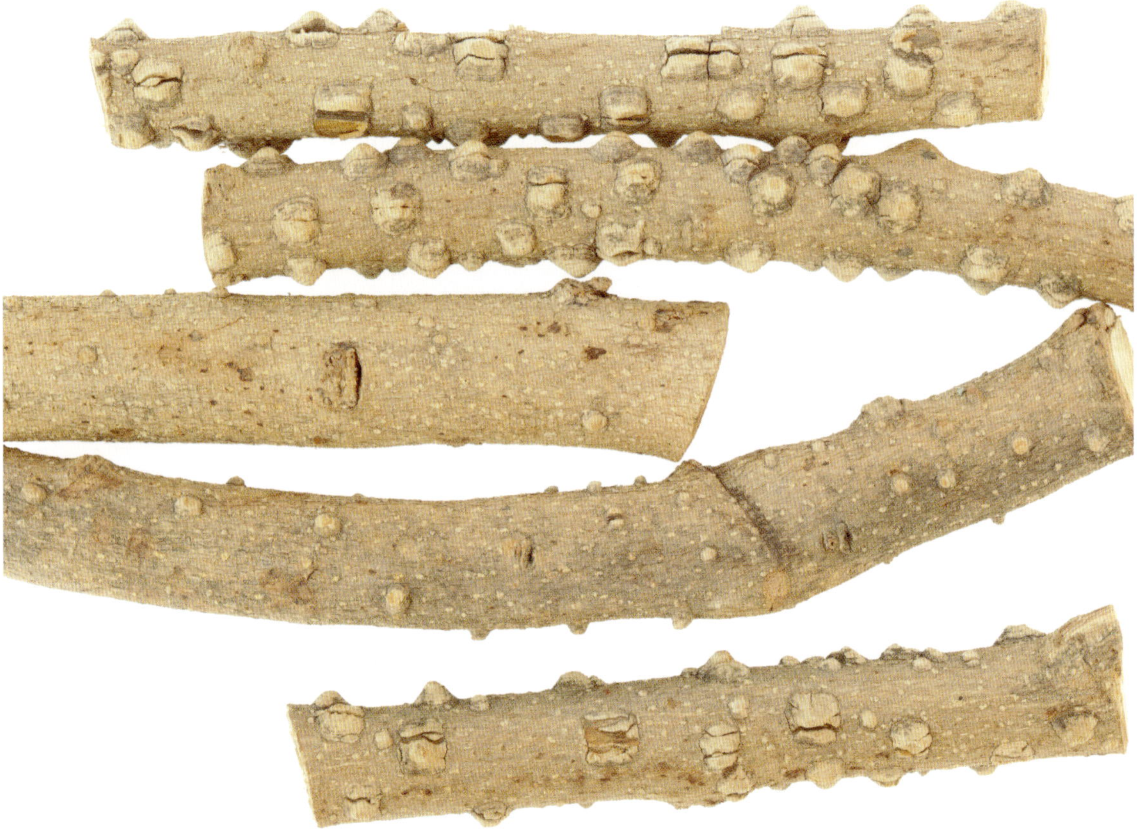

飞龙掌血药材

功效主治

祛风，散瘀，止痛，止血。主治风湿疼痛，胃痛，跌打损伤，吐血，衄血，刀伤出血，经闭，痛经。

用法用量

内服：10 ~ 30 g，煎汤；或泡酒服。外用：研末撒或调敷。

民族药方

1．风湿腰腿痛，骨质增生痛 飞龙掌血、岩马桑、杜仲、川芎、赤胫散、石南藤各15 g，树莓、八角枫各10 g。泡酒1 750 ml，3日后即可服用，每晚服25 ml，不可多服。

2．胃痛，胃出血 飞龙掌血30 g，朱砂莲10 g。水煎服。

3．风湿性关节炎　飞龙掌血、薜荔、鸡血藤、菝葜各 18 g，威灵仙 9 g，白酒 5 000 ml。同浸泡，每次服 50 ~ 100 ml，每日 3 次。

4．吐血、衄血　飞龙掌血 9 g，红白二丸 3 g，白茅根 15 g。共研细末，童便为引，水煎服，每日 1 次。

5．风湿肿痛，外伤疼痛，肋间神经痛　飞龙掌血干根皮 12 ~ 18 g。水煎服；亦可浸酒服。

6．崩漏　飞龙掌血、陈艾各 9 g，陈棕炭、百草霜各 12 g。水煎服，白糖为引。

7．经闭，胃痛　飞龙掌血 9 ~ 15 g。水煎服。

8．跌打损伤　飞龙掌血、牛膝各 9 g，月月红根 6 g。共研末用酒引；如头部损伤，加羌活、藁本各 6 g。

9．接骨　飞龙掌血、大黄、螃蟹各适量。共捣烂包敷。

10．刀伤出血，伤口疼痛　飞龙掌血、冰片各适量。研成细末，混合外敷。

使用注意

孕妇忌用。

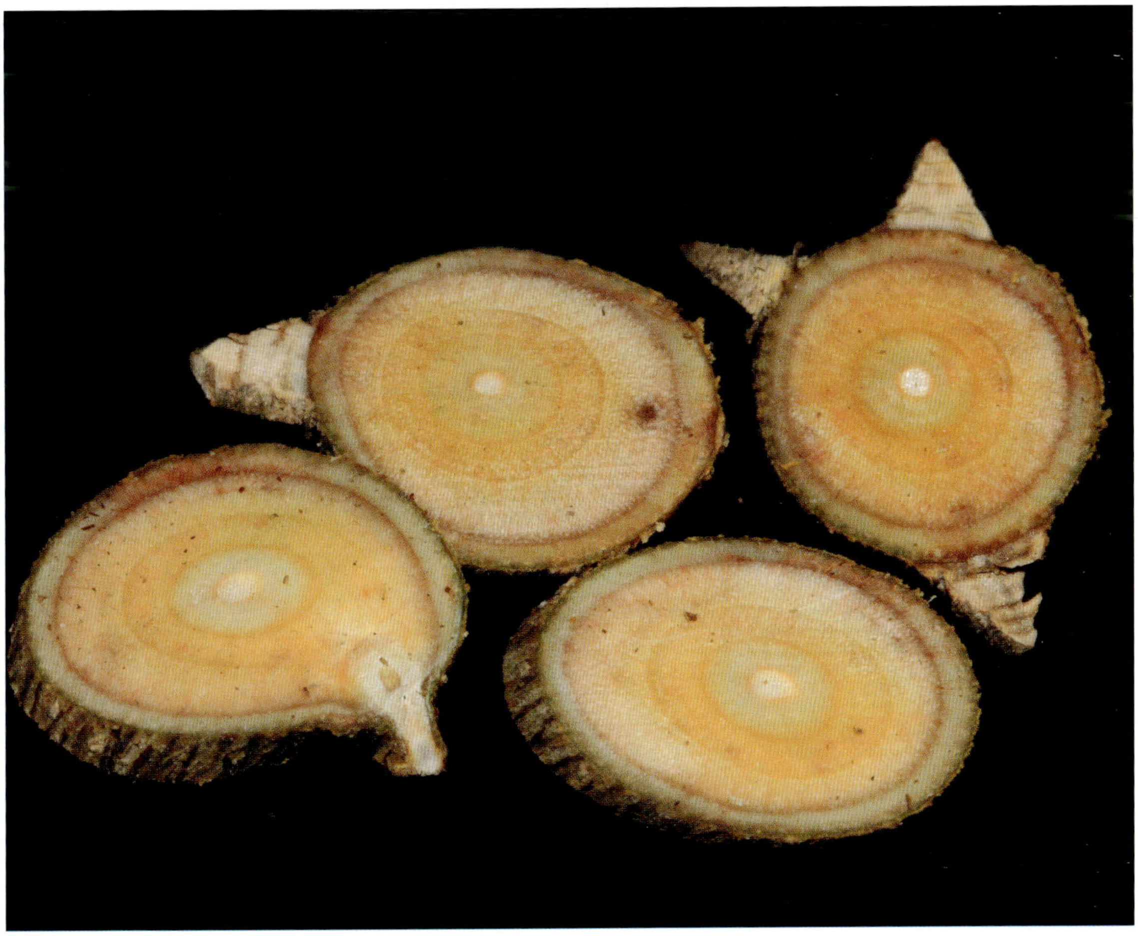

飞龙掌血药材

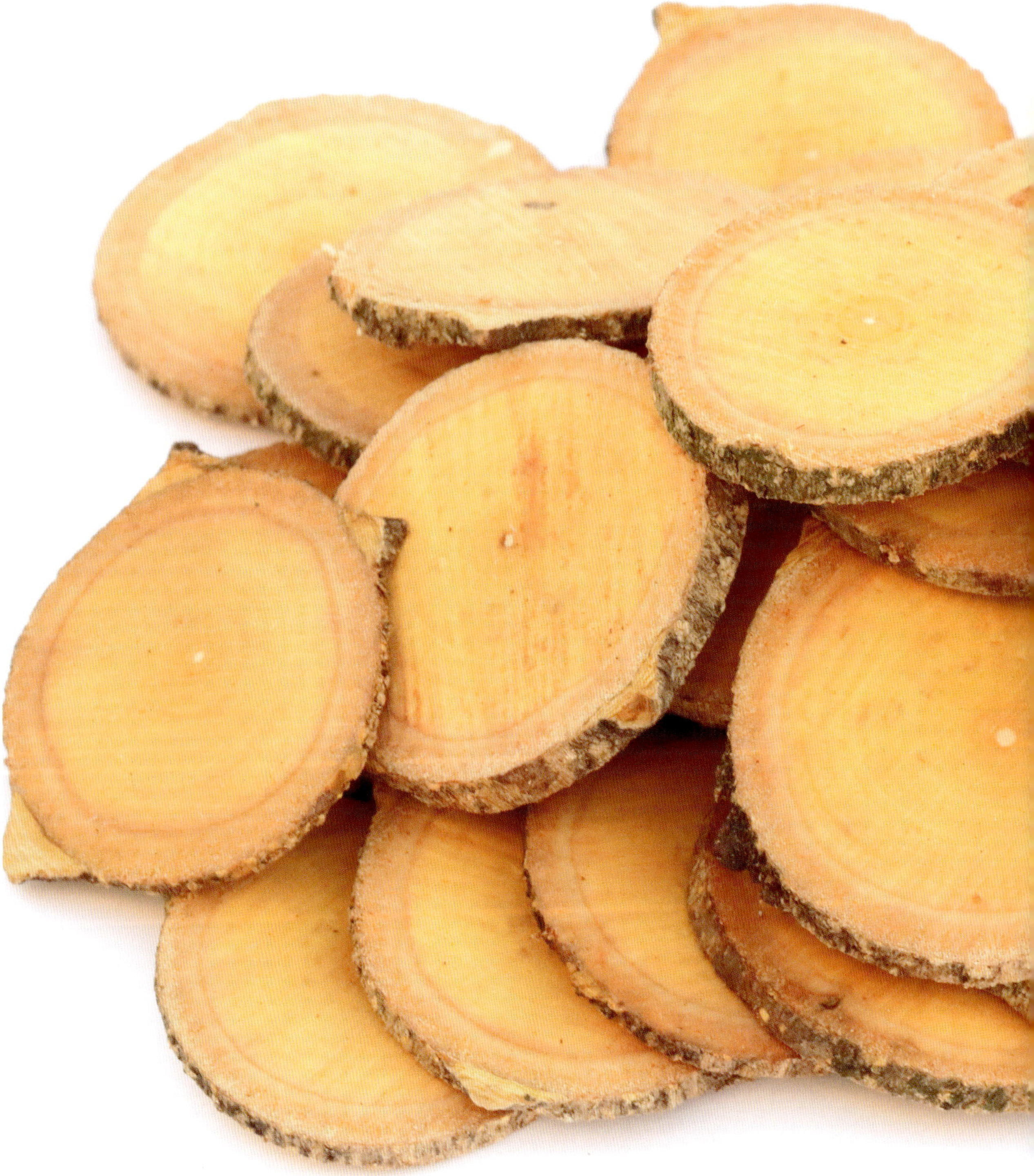

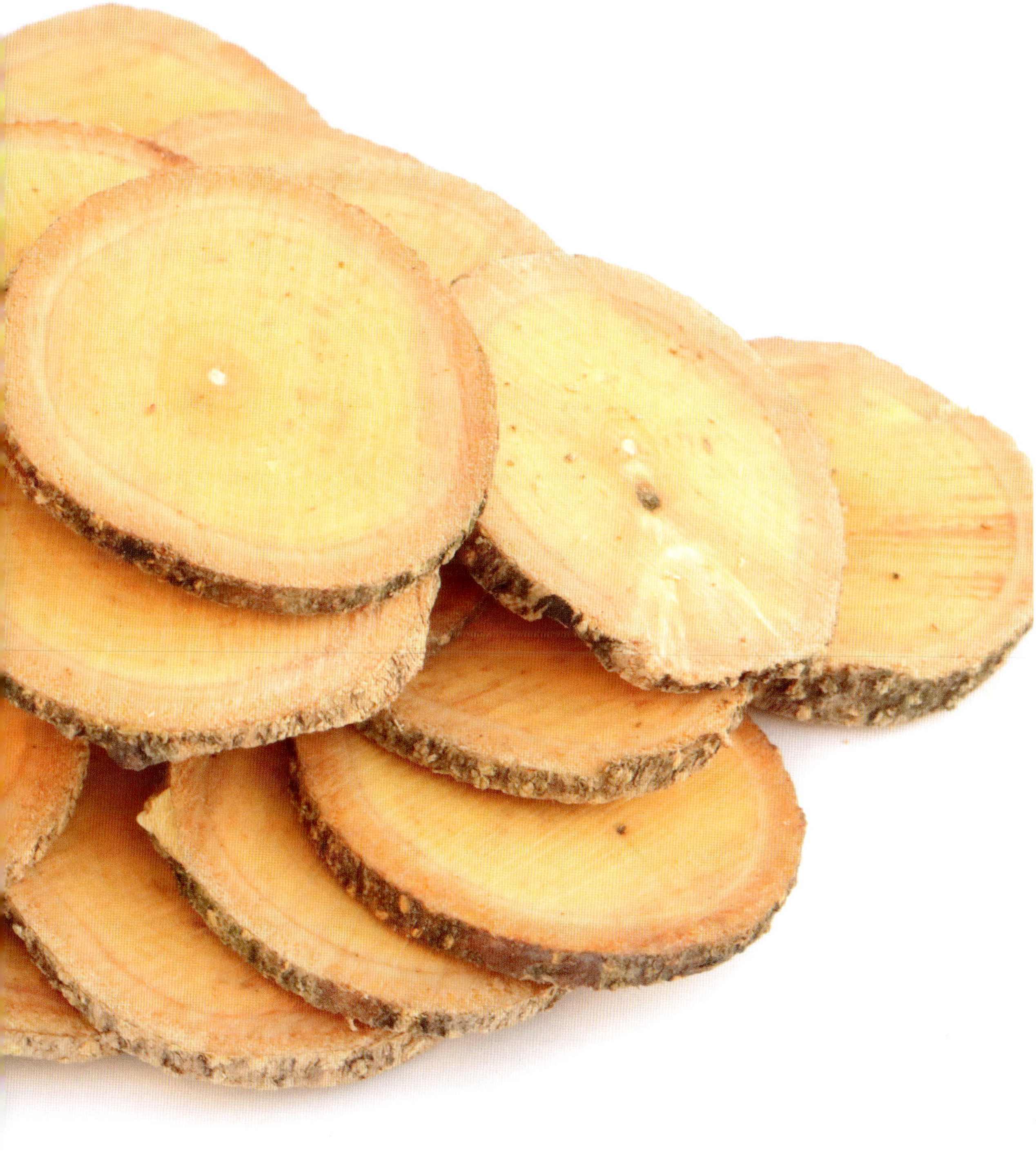

飞龙掌血饮片

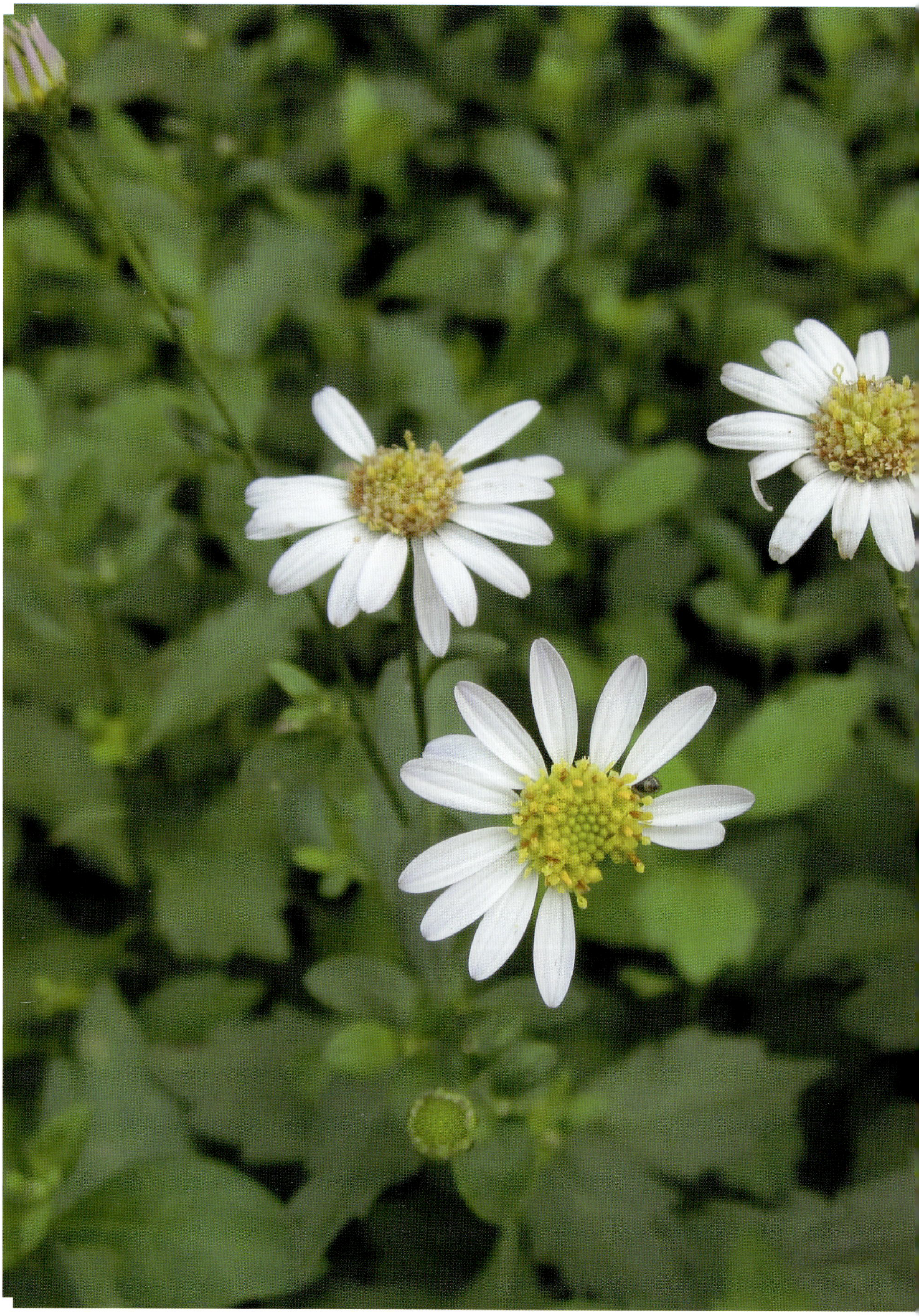

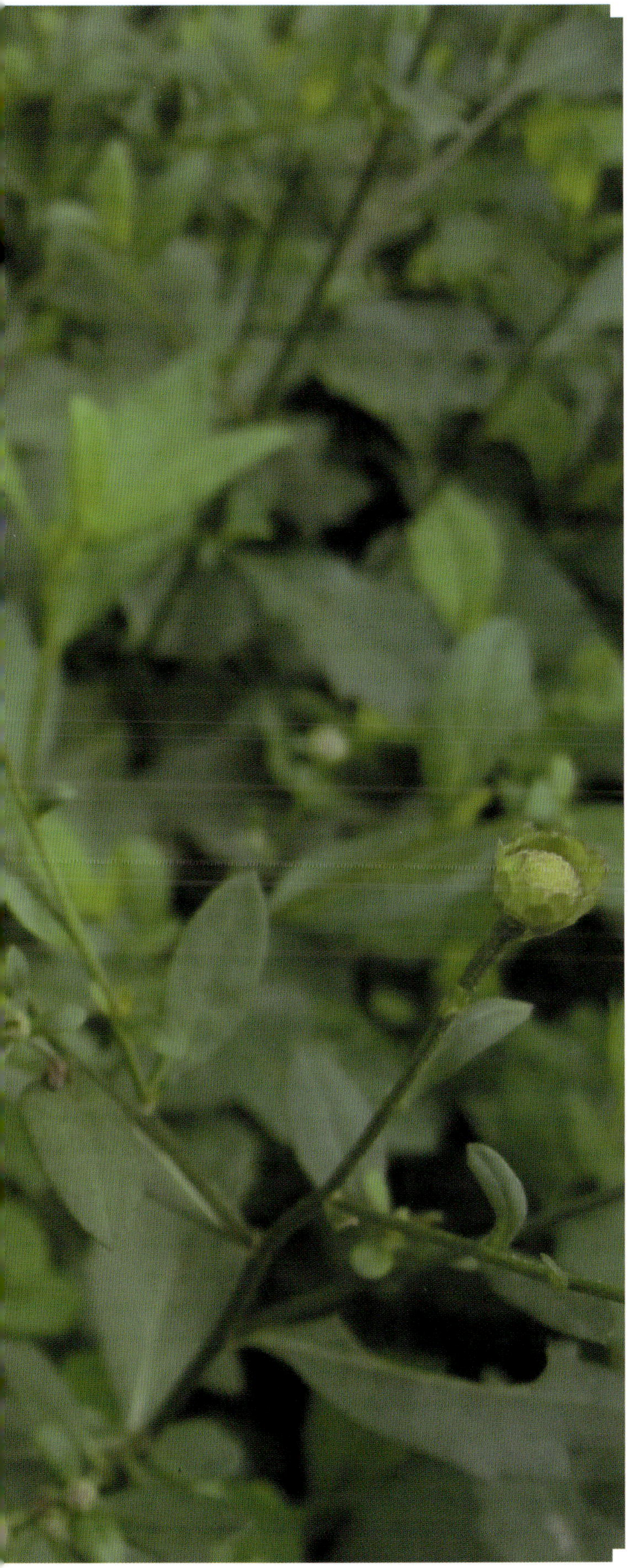

马兰

【水药名】骂大万。

【别　名】路边菊、阶前菊、马兰头、鱼鳅串、红梗菜。

【来　源】本品为菊科植物马兰 *Kalimeris indica* (L.) Schulz -Bip. 的全草及根。

【性味归经】味辛，性凉。归肺、肝、胃、大肠经。

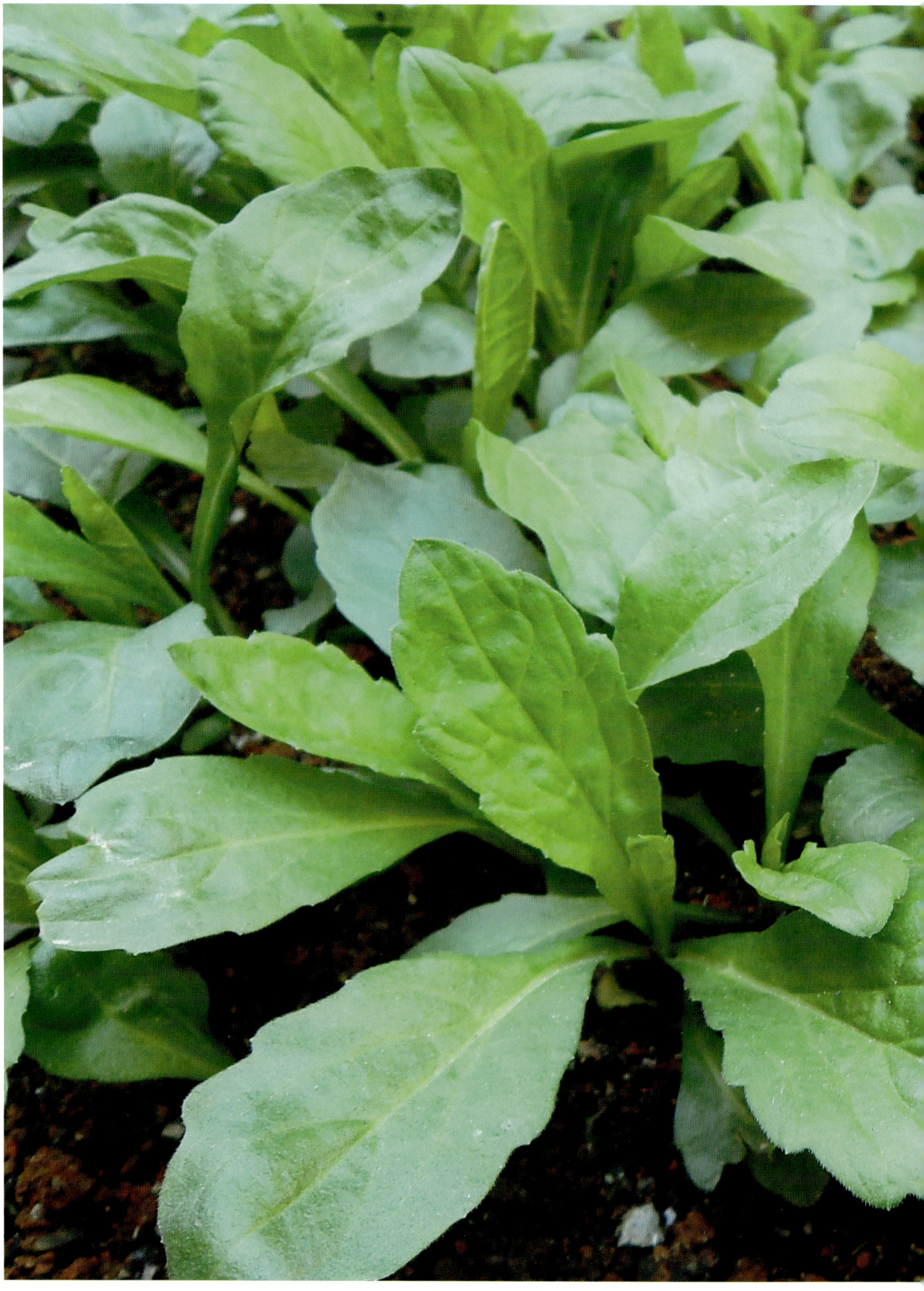

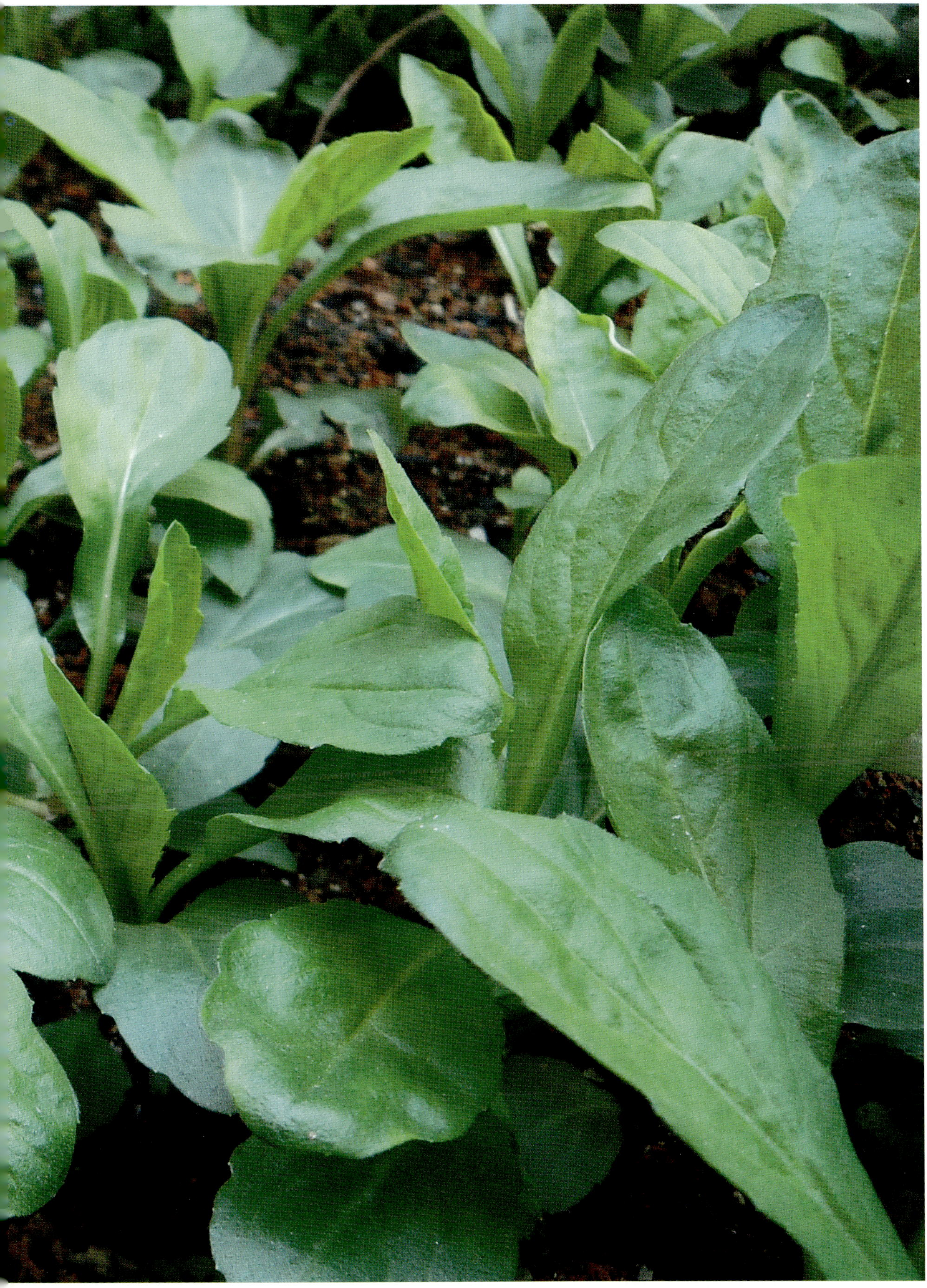

马兰

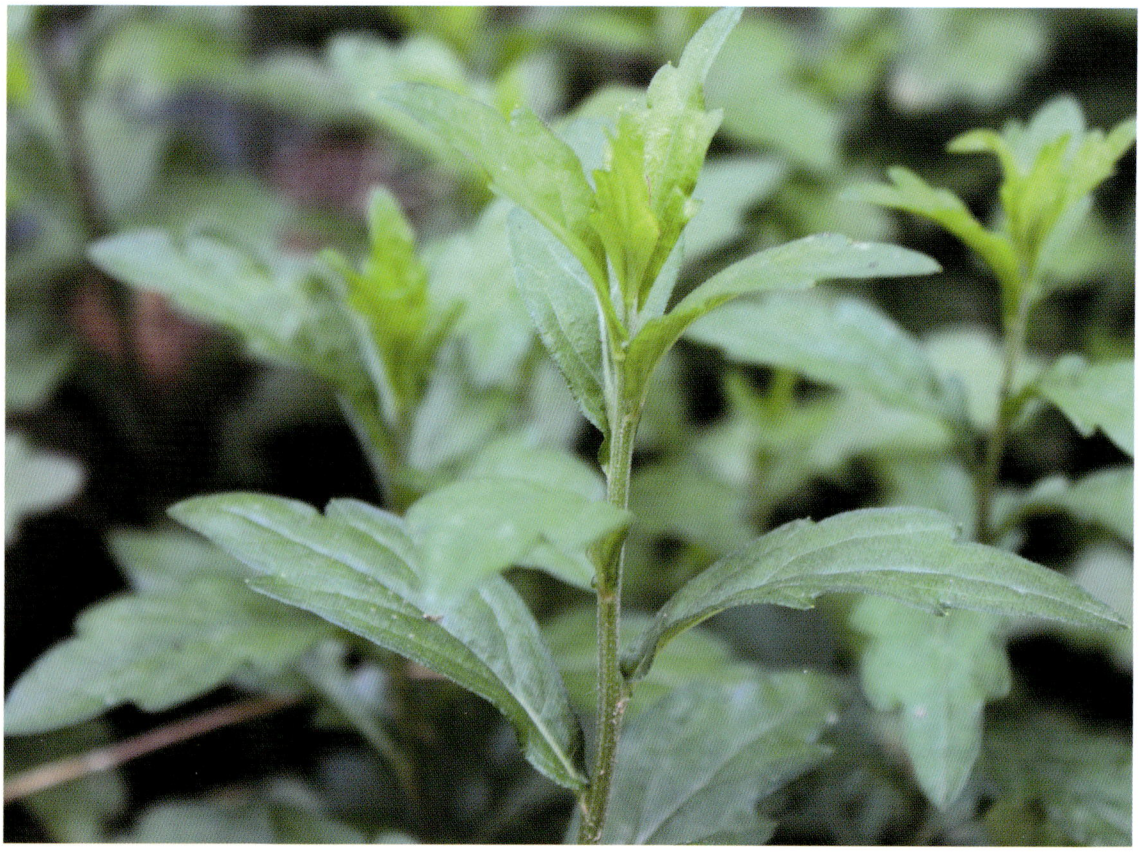

马兰

识别特征

多年生草本，具匍茎。基部叶花后凋落；茎中部叶互生，倒披针状椭圆形，或倒卵状椭圆形，先端尖、渐尖或钝，基部狭窄，下延成短柄，中部以上的边缘具不规则的粗大锯齿，茎上部叶全缘。头状花序，花苞半球形，苞片长圆状线形或披针状线形，淡蓝紫色。瘦果扁平。花期秋季。

生境分布

生长于路边、田野、山坡上。南方各省有分布。

采收加工

夏、秋二季采收，鲜用或晒干。

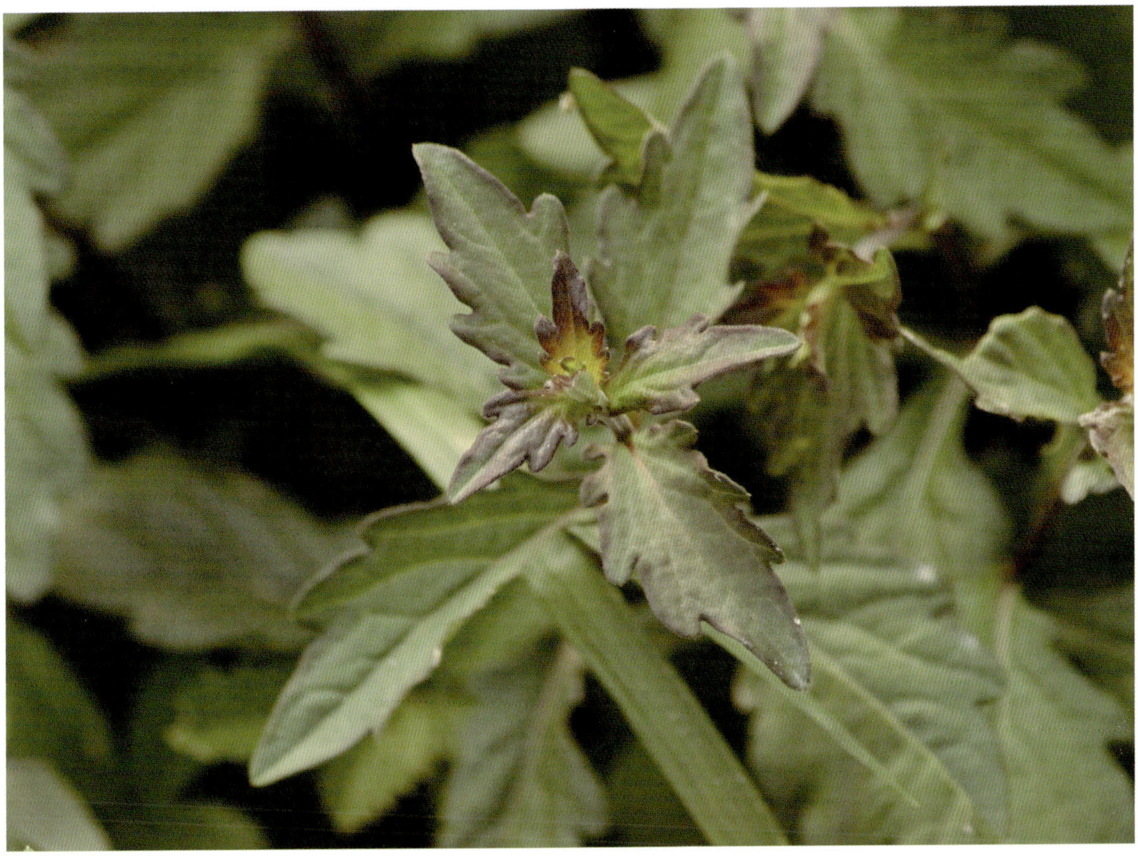

马兰

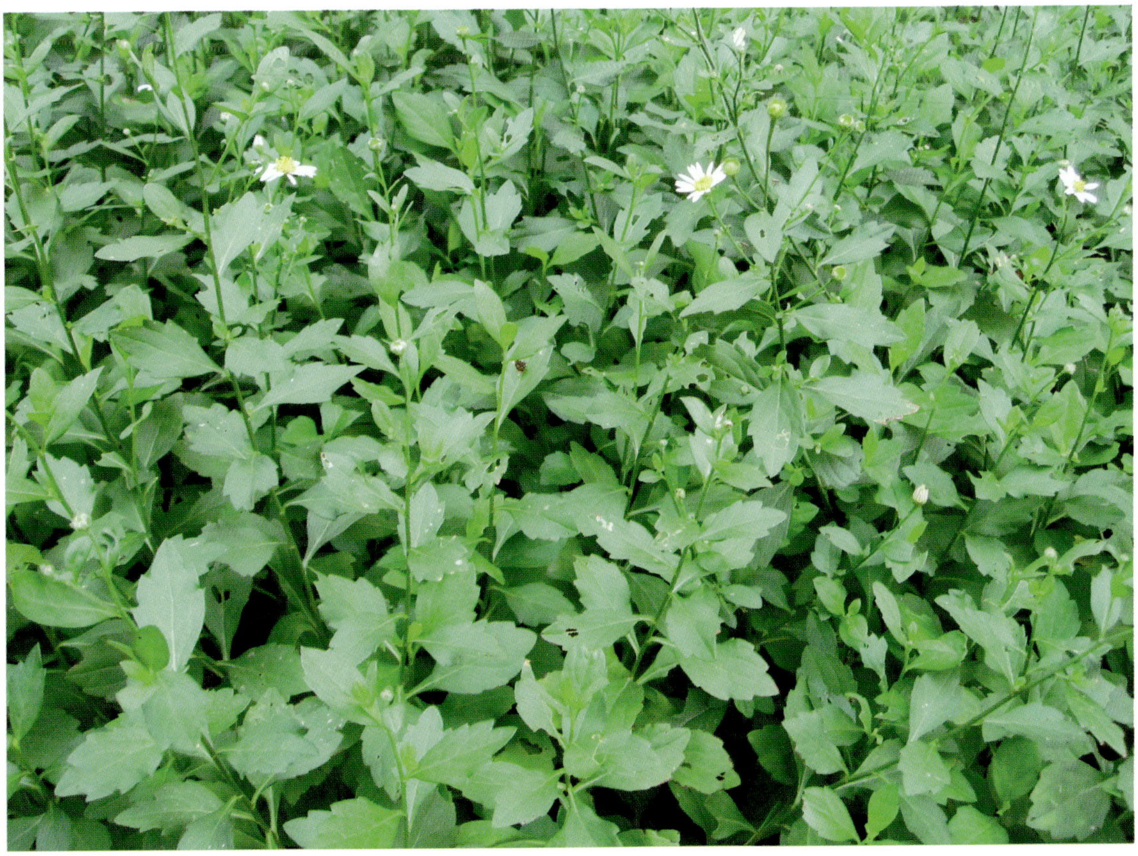

马兰

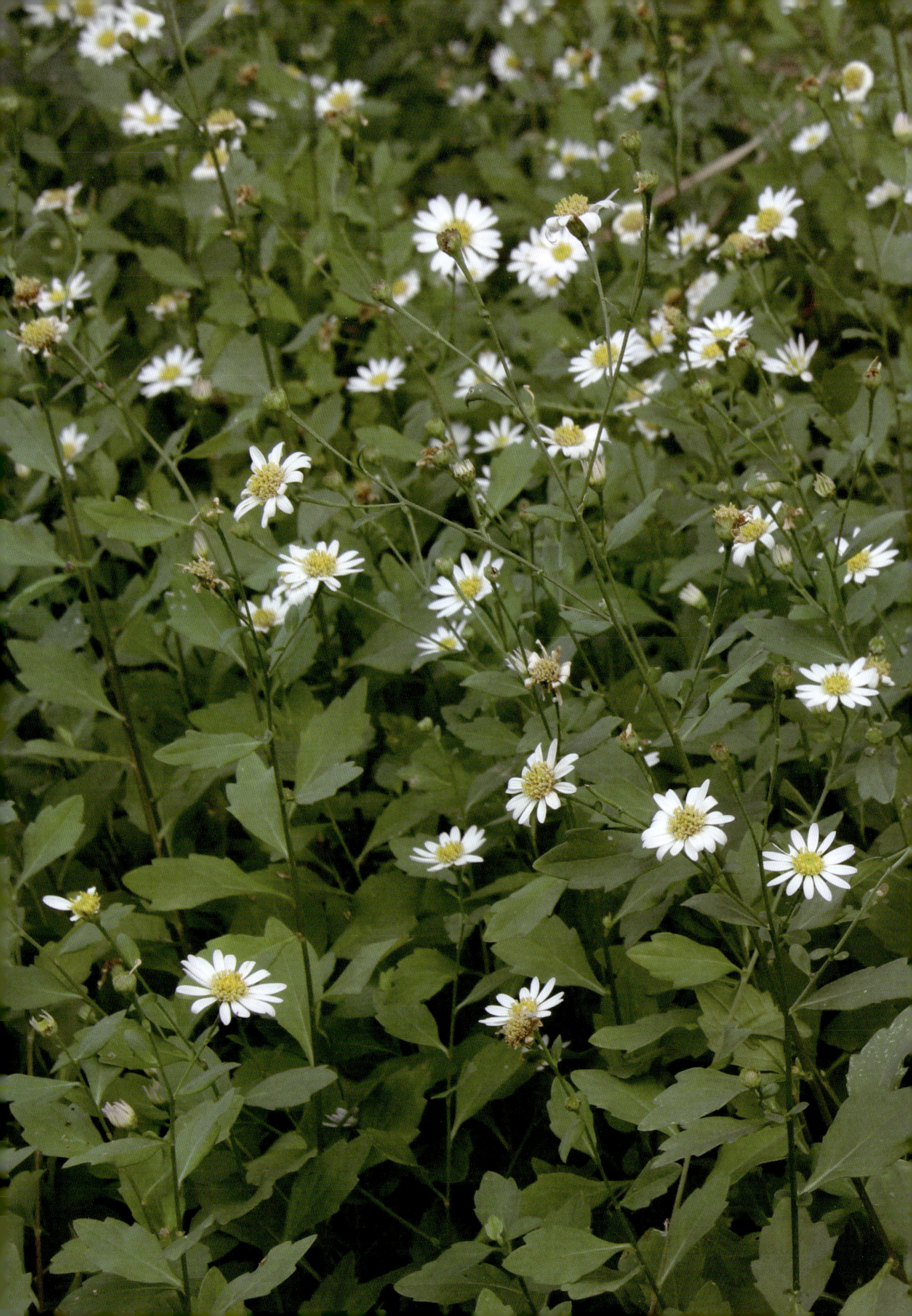

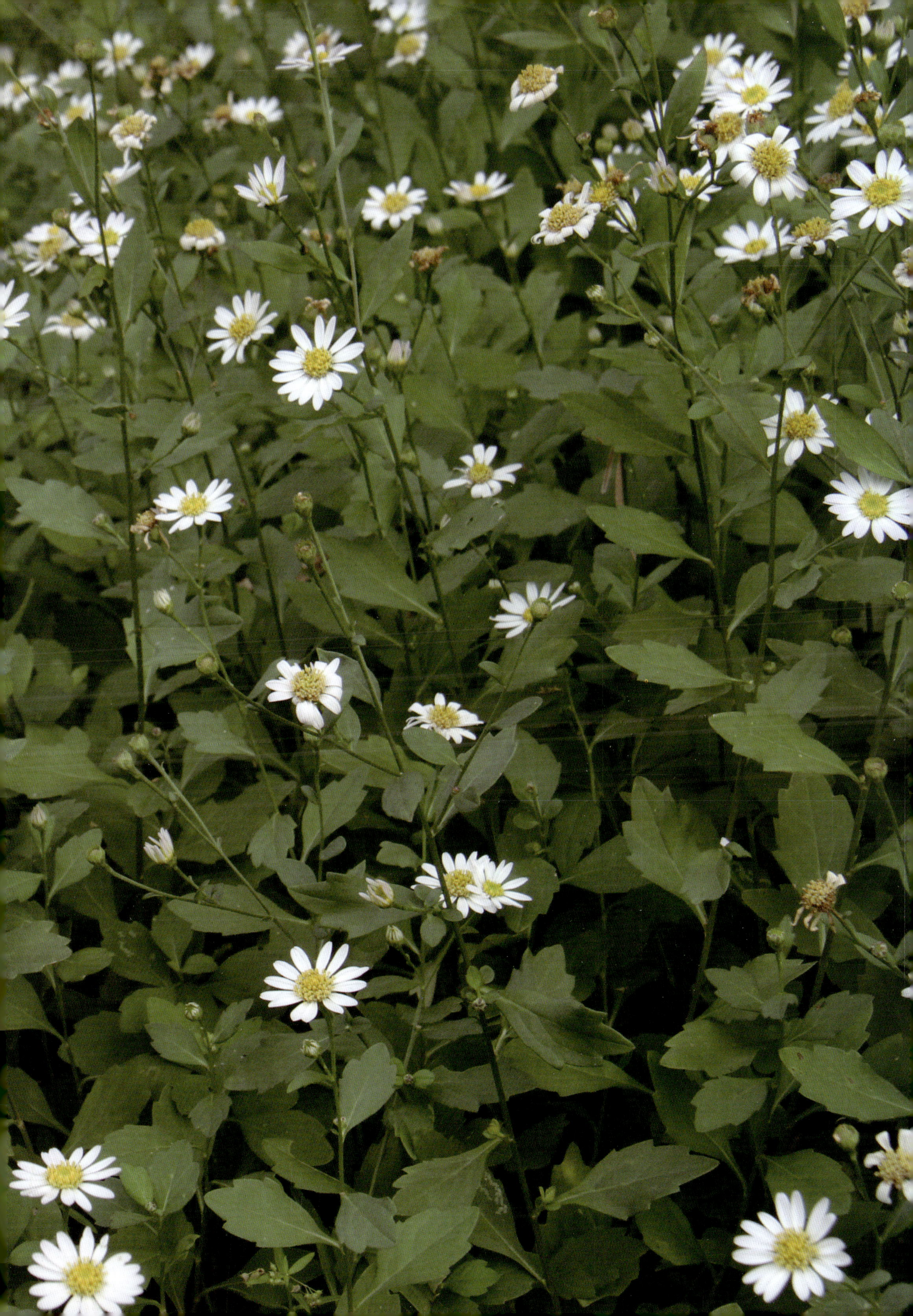

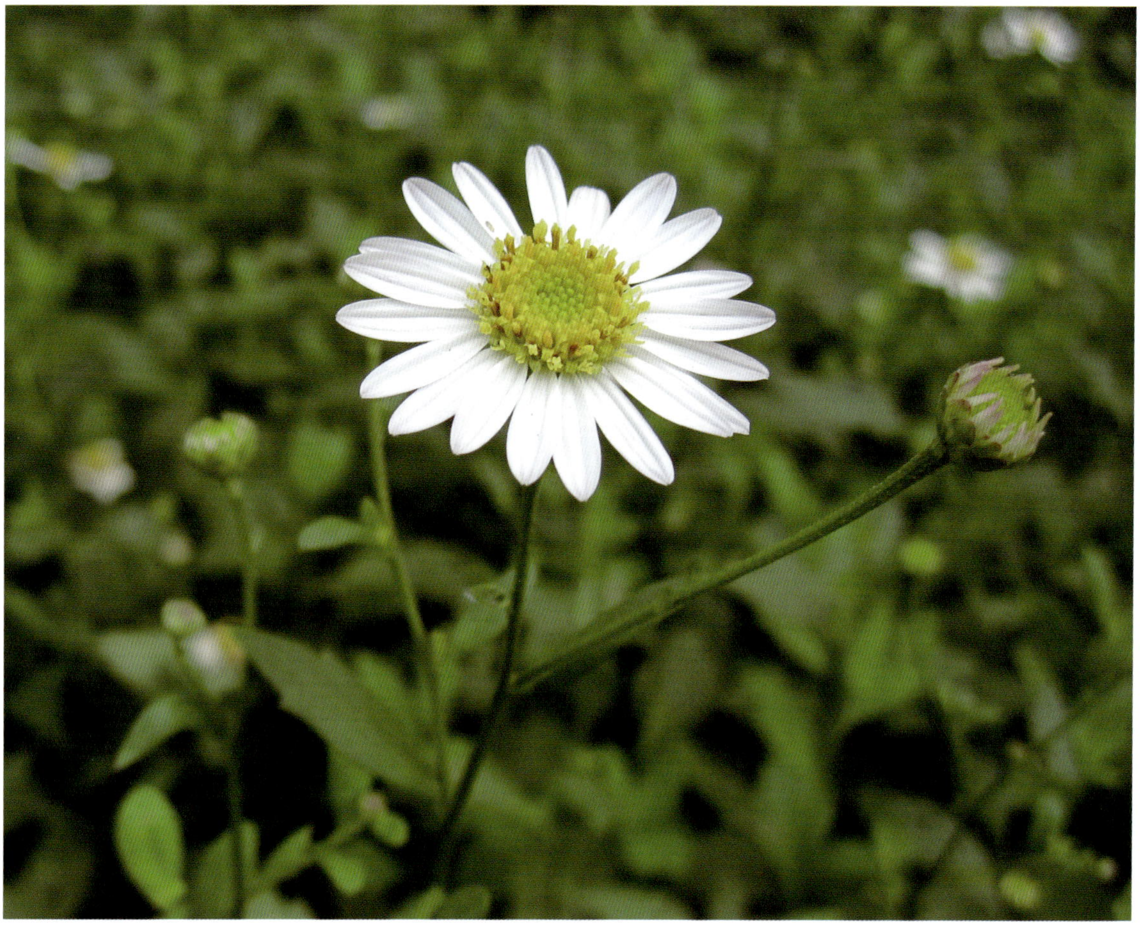

马兰

药材鉴别

本品根茎呈细长圆柱形，着生多数浅细纵纹，质脆，易折断，断面柱形，直径 2 ~ 3 mm，表面黄绿色，有细纵纹，质脆，易折断，断面中央有白色髓。叶互生，叶片皱缩卷曲，多已碎落，完整者展平后呈倒卵形、椭圆形或披针形，被短毛，有的于枝顶可见冠状花序，花淡紫色或已结果。瘦果倒卵状长圆形、扁平，有毛。气微，味淡微涩。

功效主治

凉血，清热，利湿，解毒。主治吐血，衄血，血痢，创伤出血，疟疾，黄疸，水肿，淋浊，咽痛，喉痹，痔肿，丹毒。

药理作用

马兰乙醇提取液，注射于动特有镇咳作用；并有抗惊厥及加强戊巴比妥钠的催眠作用。对小鼠有弱的镇痛作用。

用法用量

内服：10 ~ 20 g，煎汤；或捣汁服。外用：捣敷或煎水洗。

民族药方

1．小儿发热 马兰、车前草、铁灯草各 15 g，薄荷、地星宿各 10 g。水煎服。

2．咽喉疼痛，红肿 马兰、八爪金龙各 15 g。水煎服。

3．外伤出血 鲜马兰适量。捣烂敷局部。

4．流行性腮腺炎 马兰根 60 g（鲜品 90 g）。水煎分 3 次服，每日 1 剂。

5．急性传染性肝炎 马兰、连钱草、白茅根、茵陈各 300 g。研细末，炼蜜为丸，每丸重 5 g，每次服 5 丸，每日 3 次，儿童酌减。

6．胃、十二指肠溃疡 马兰全草（干品）30 g。加水 300 ml，煎至 100 ml，每日 1 次，连服 20 日为 1 个疗程。

使用注意

孕妇慎服。

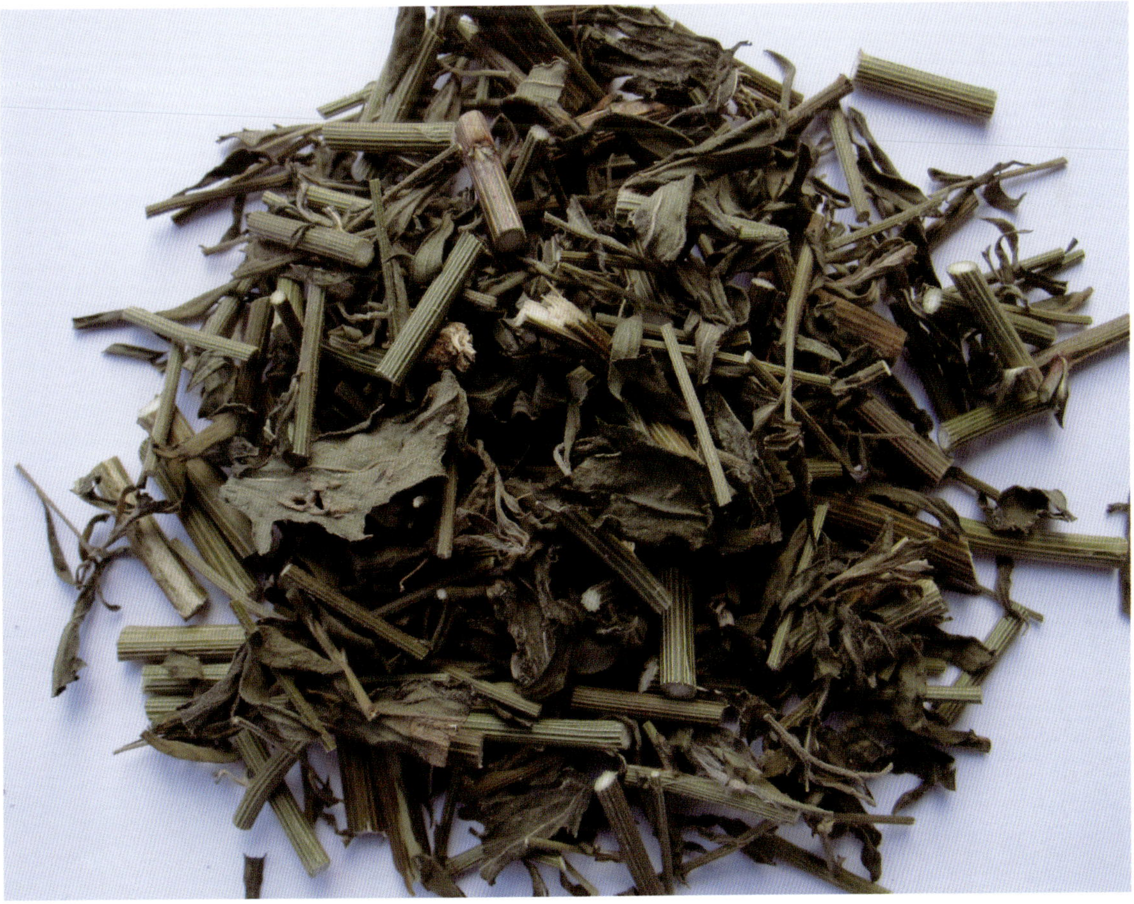

马兰

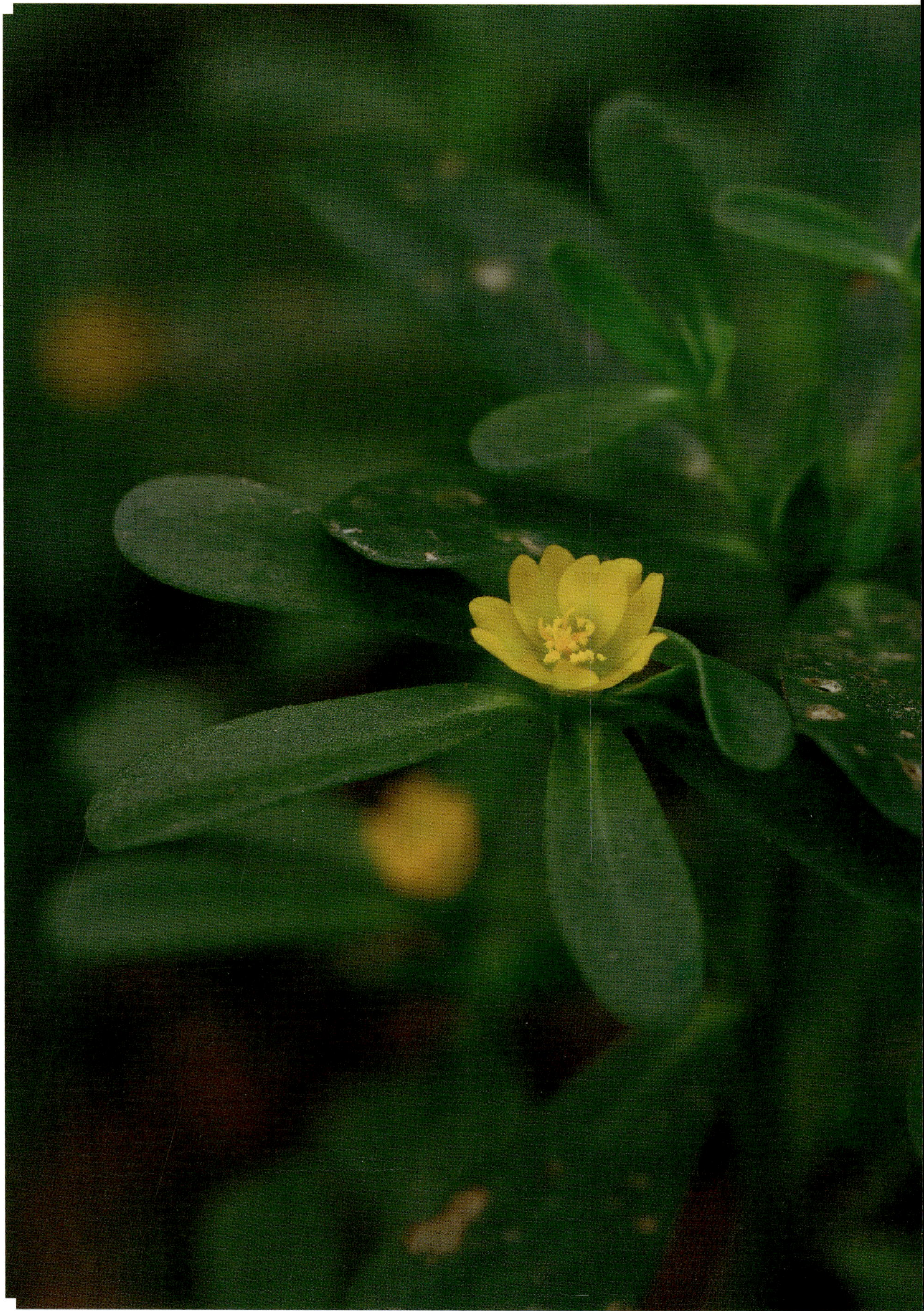

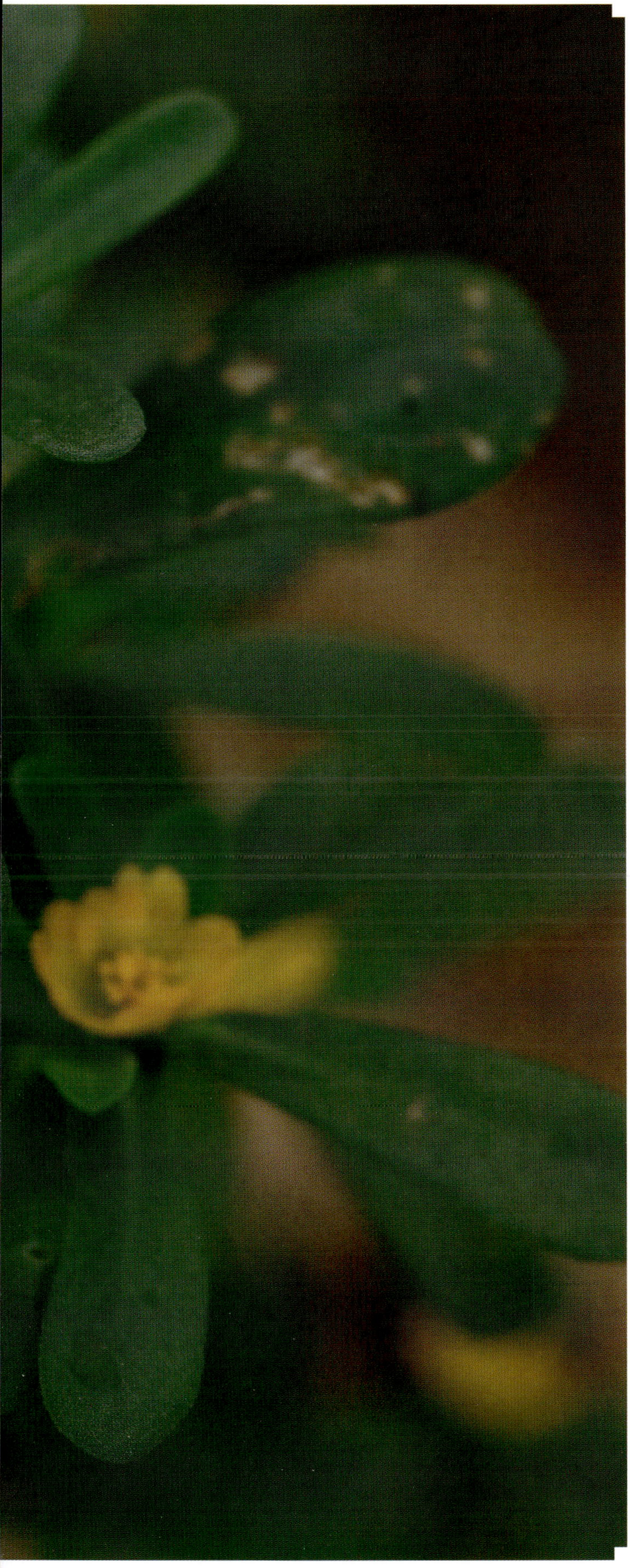

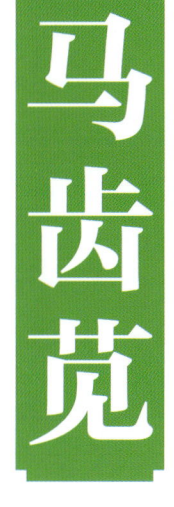

马齿苋

【水药名】骂。

【别　名】豆瓣菜、五行草、长命菜、酸味菜、长寿菜。

【来　源】本品为马齿苋科植物马齿苋 *Portulaca oleracea* L. 的全草。

【性味归经】味酸，性凉。归大肠、肝、脾经。

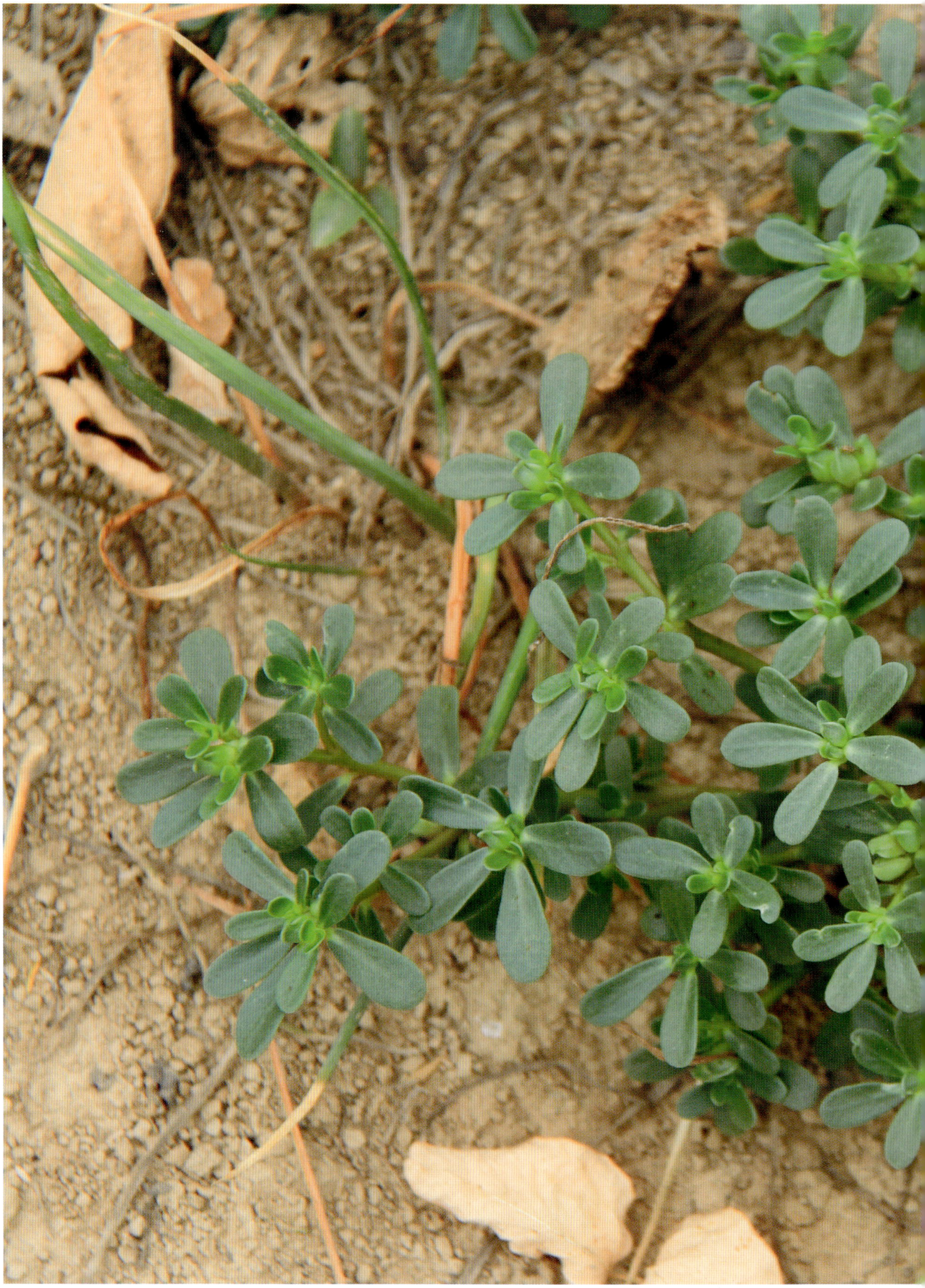

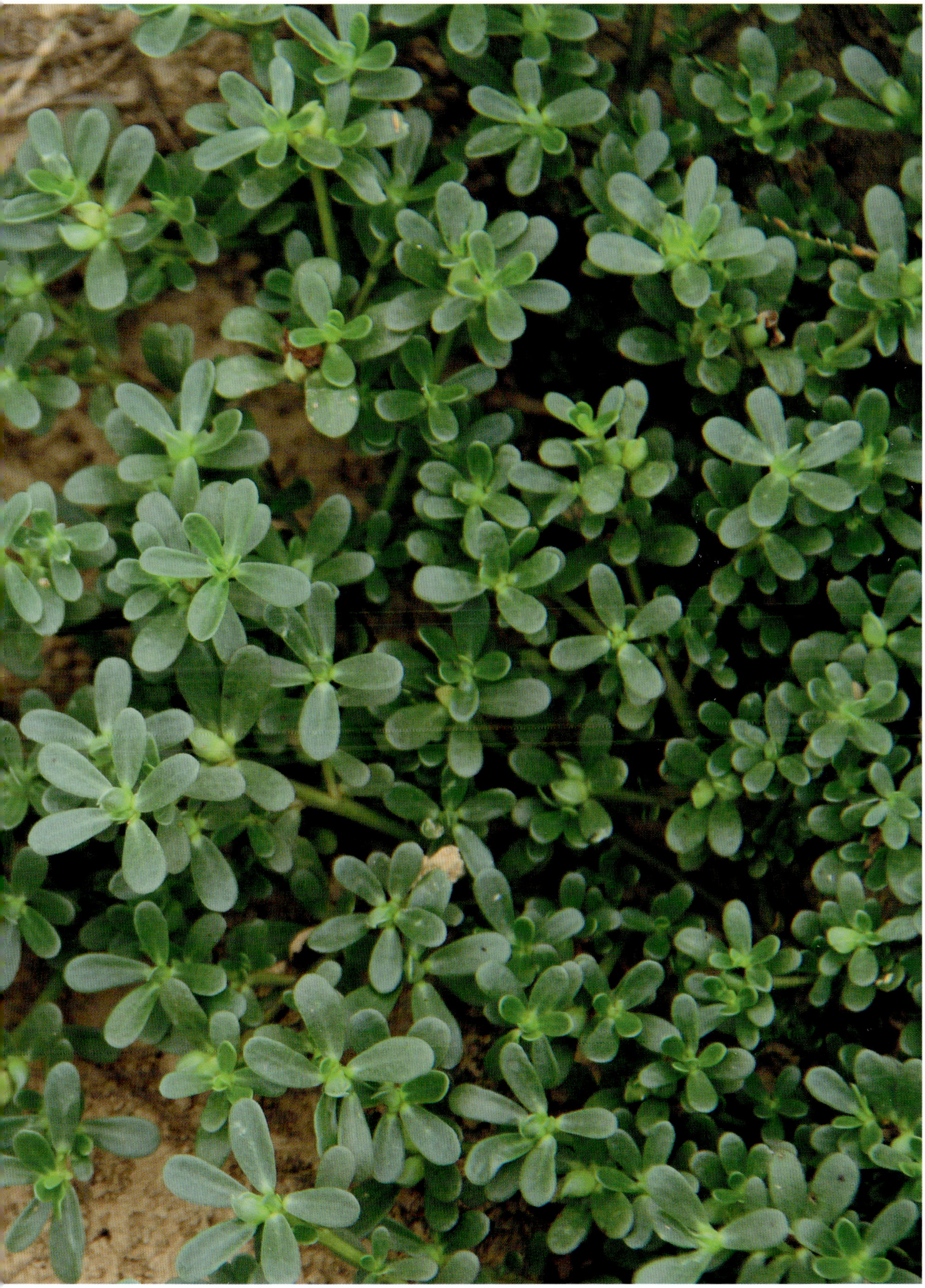

马齿苋

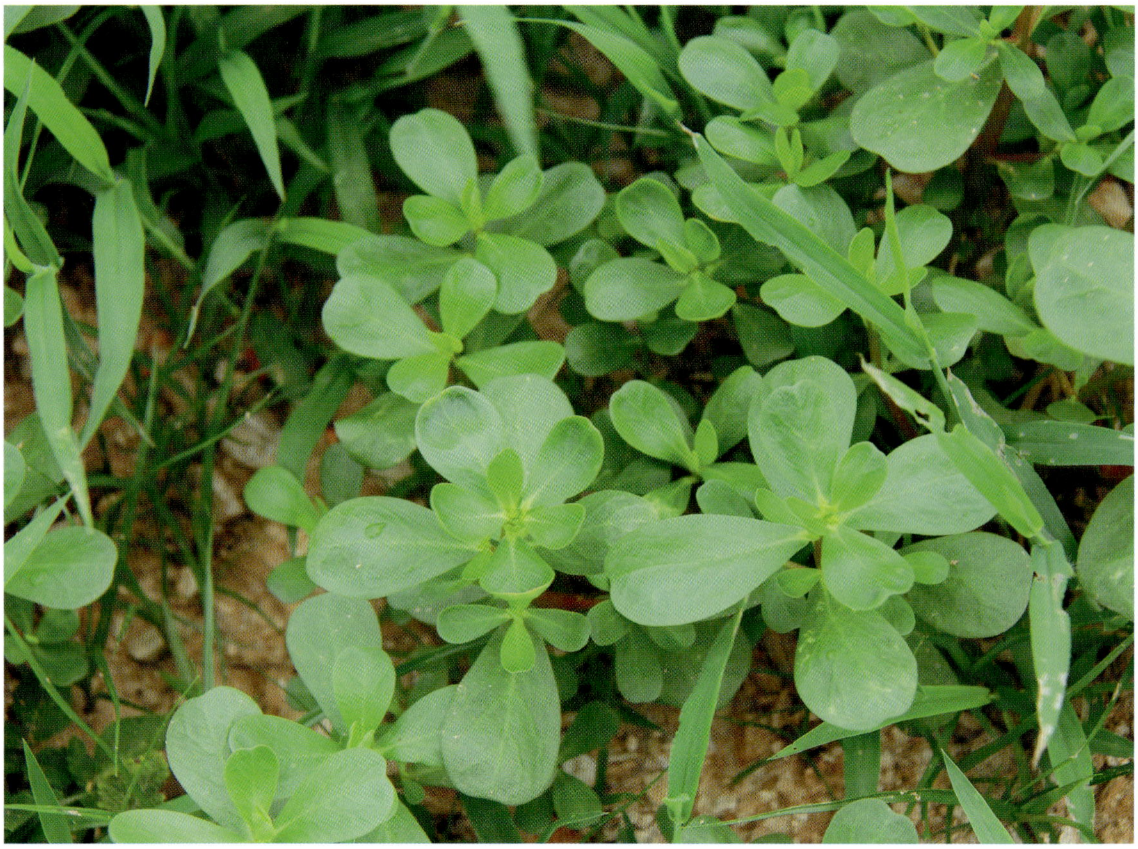

马齿苋

识别特征

一年生肉质草本，全株光滑无毛。茎圆柱形，平卧或斜向上，由基部分歧四散，向阳面常带淡褐红色或紫色。叶互生或对生，叶柄极短，叶片肥厚肉质，倒卵形或匙形，长 1.5 ~ 2.5 cm，宽 0.5 ~ 1.2 cm，先端钝圆，有时微缺，基部阔楔形，全缘。花两性，较小，黄色。蒴果短圆锥形，棕色；种子黑色。花期 5—9 月，果期 6—10 月。

生境分布

生长于田野、荒地及路旁。分布于全国各地。

采收加工

8—9 月割取全草，洗净泥土，拣去杂质，再用开水稍烫（煮）一下或蒸，上气后，取出晒或炕干；亦可鲜用。

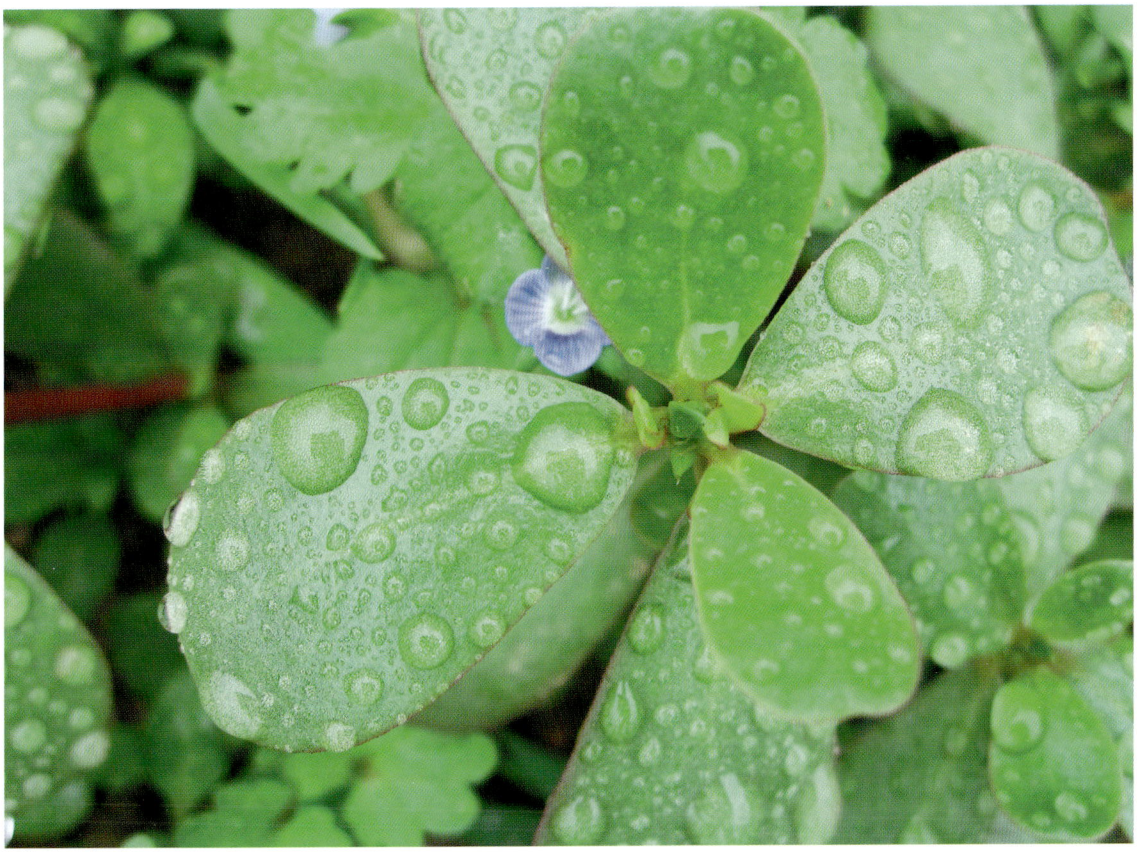

马齿苋

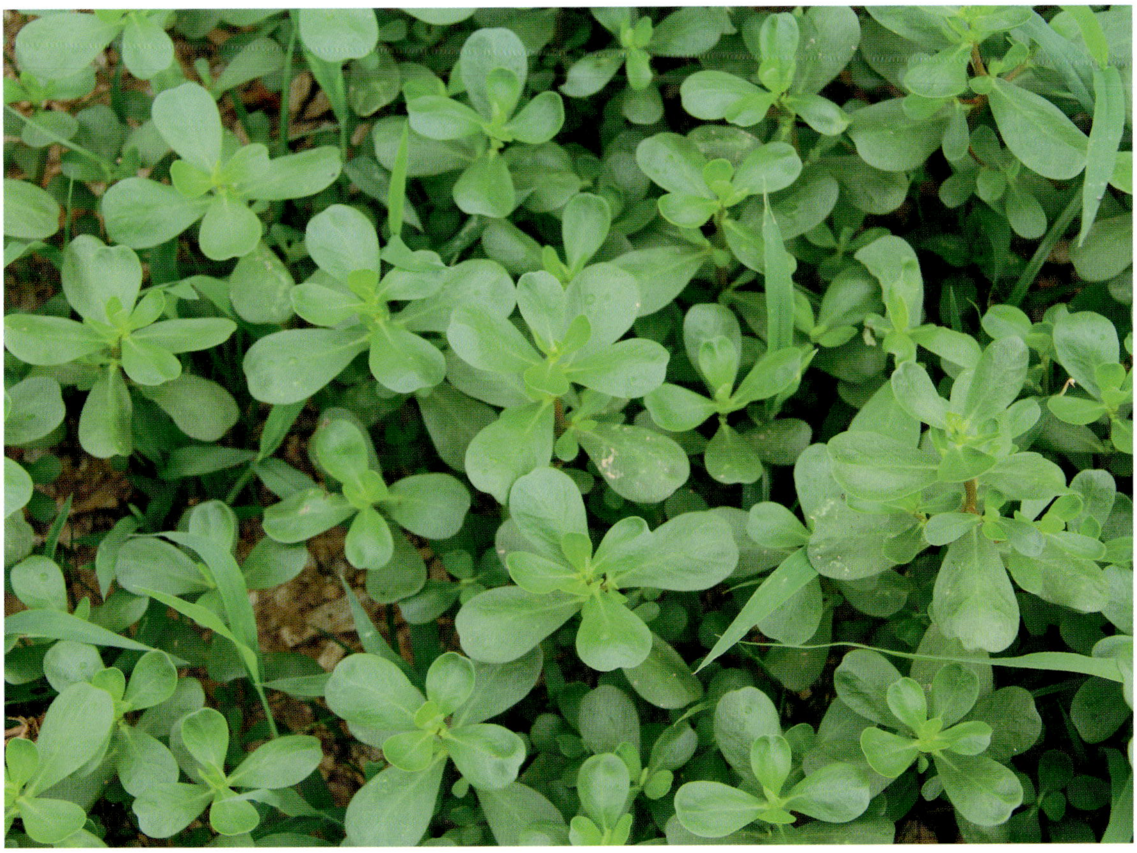

马齿苋

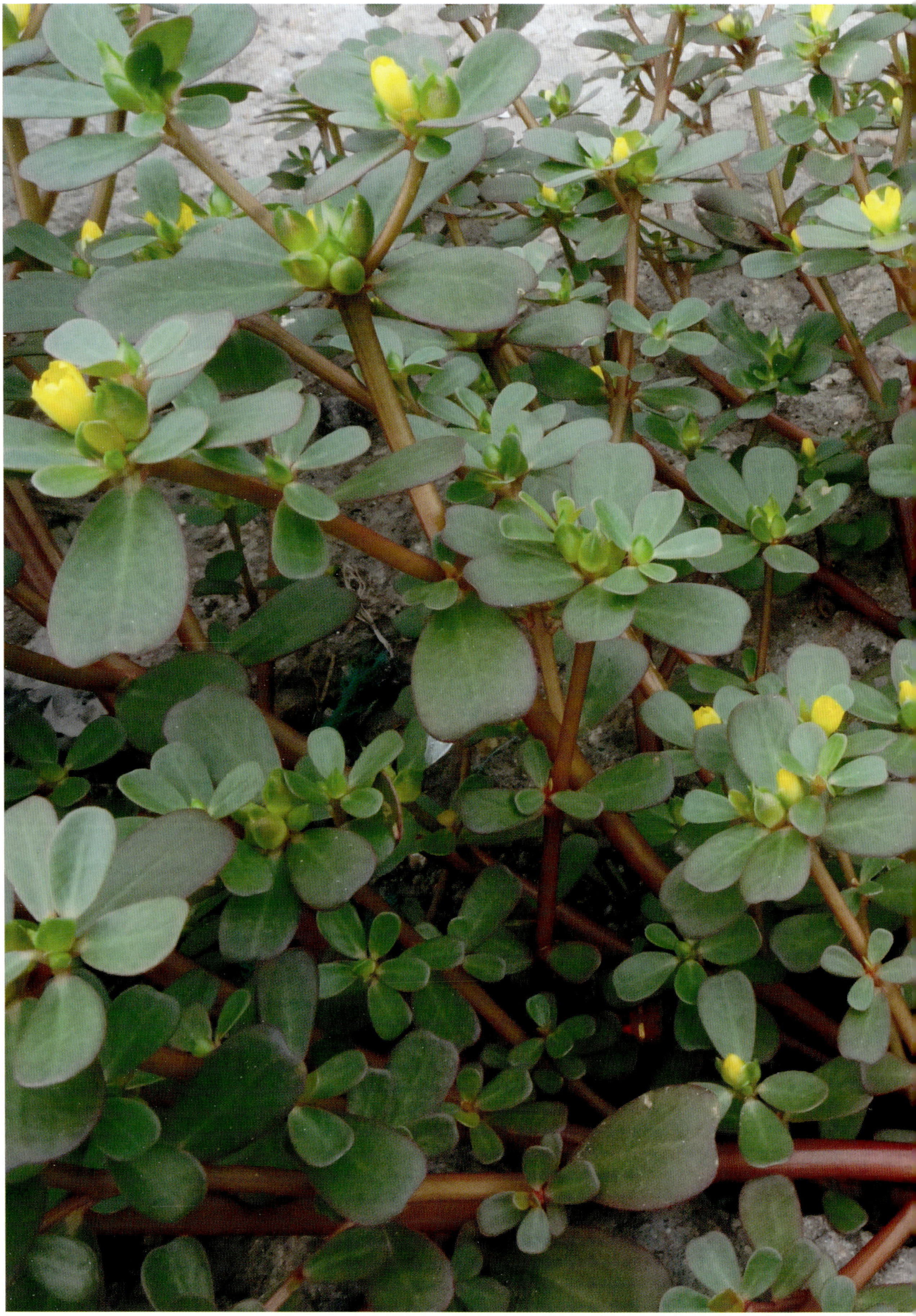

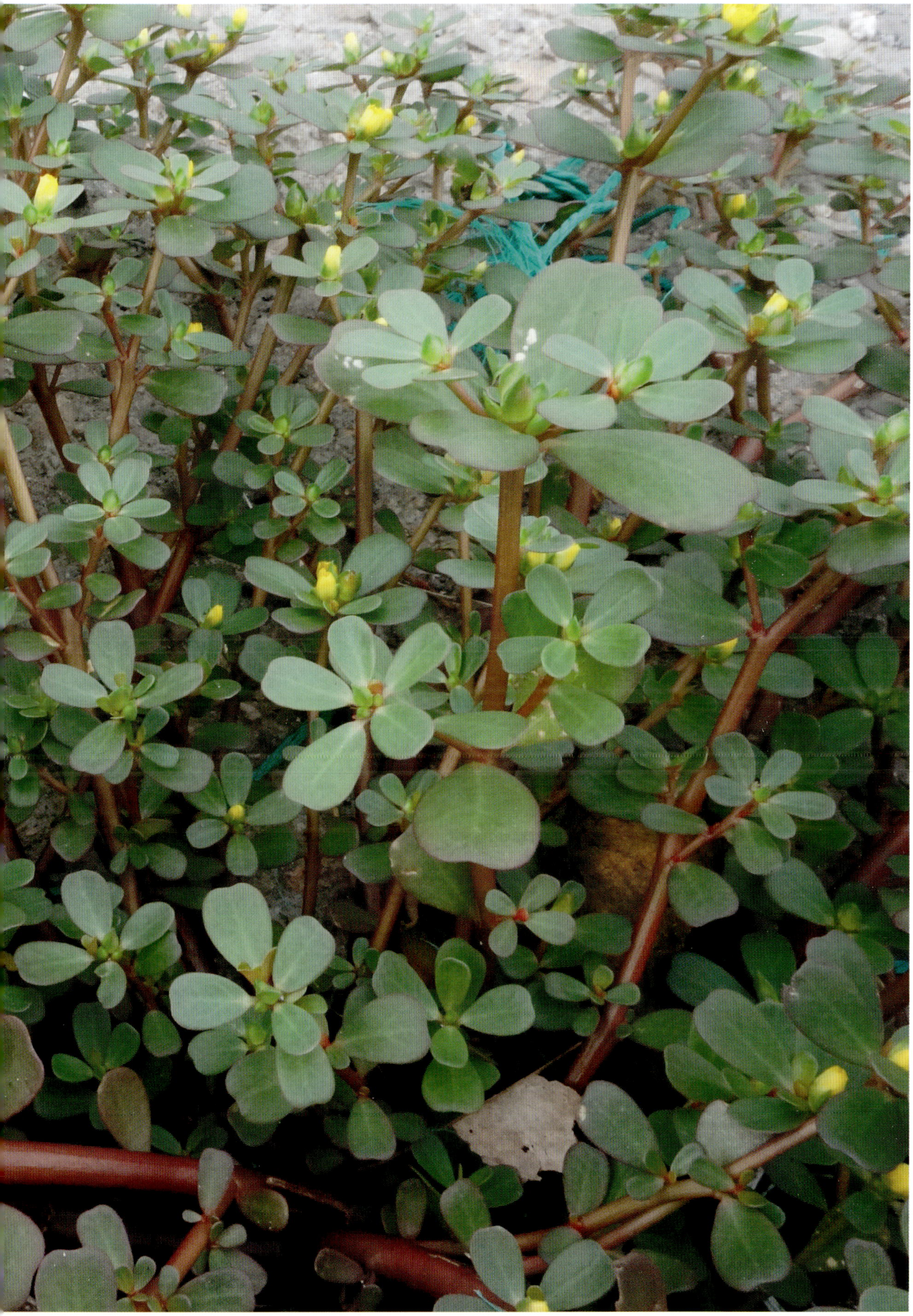

马齿苋

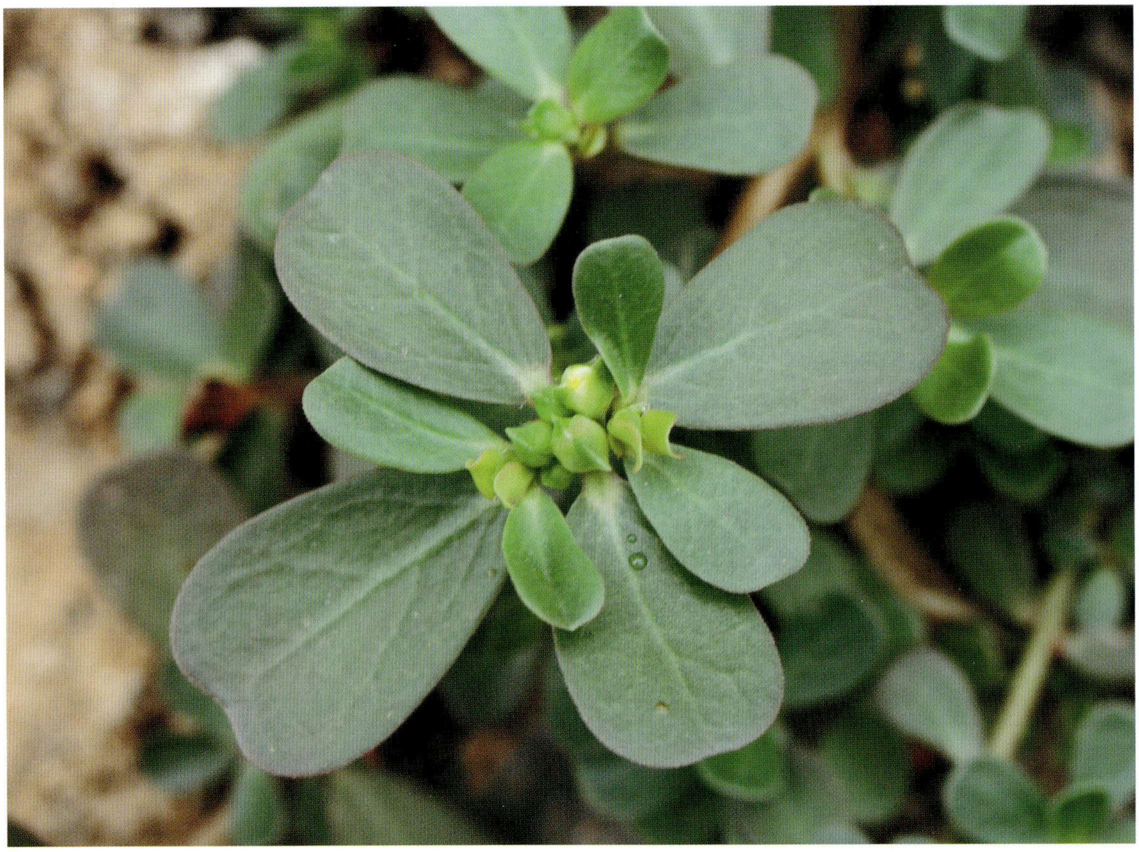

马齿苋

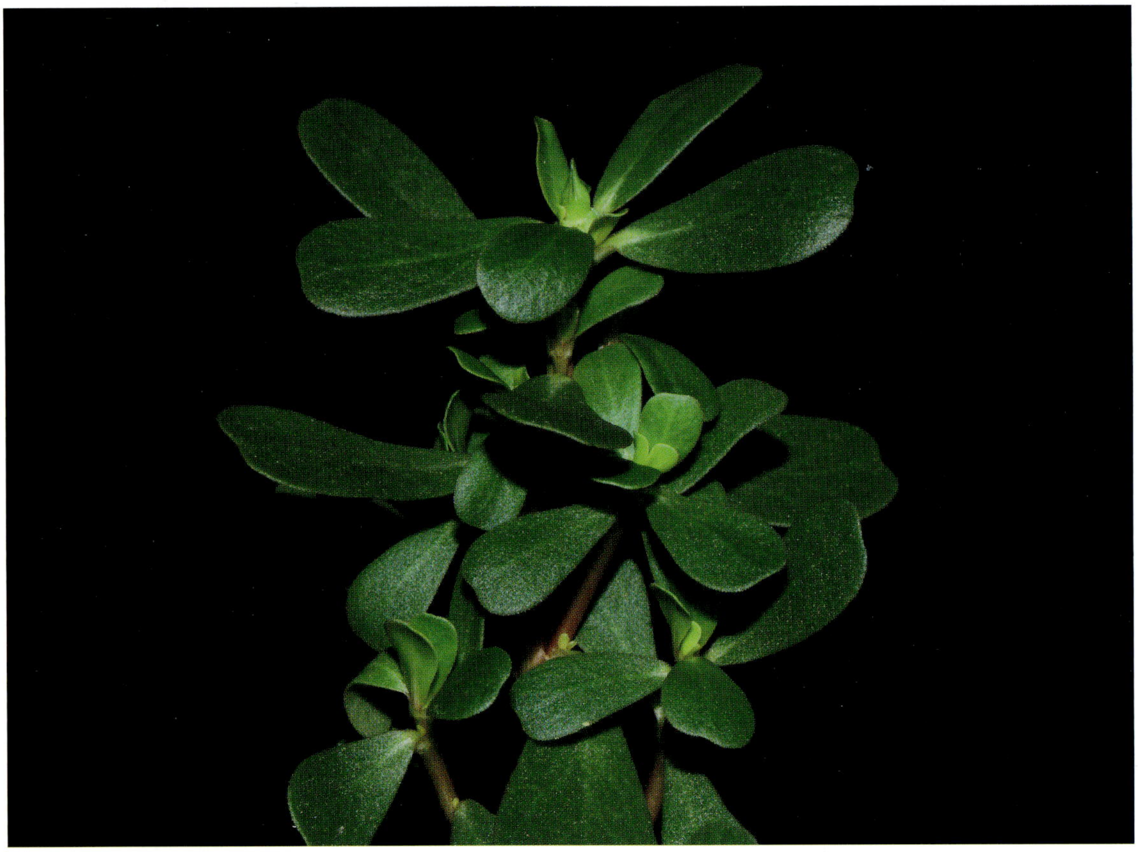

马齿苋

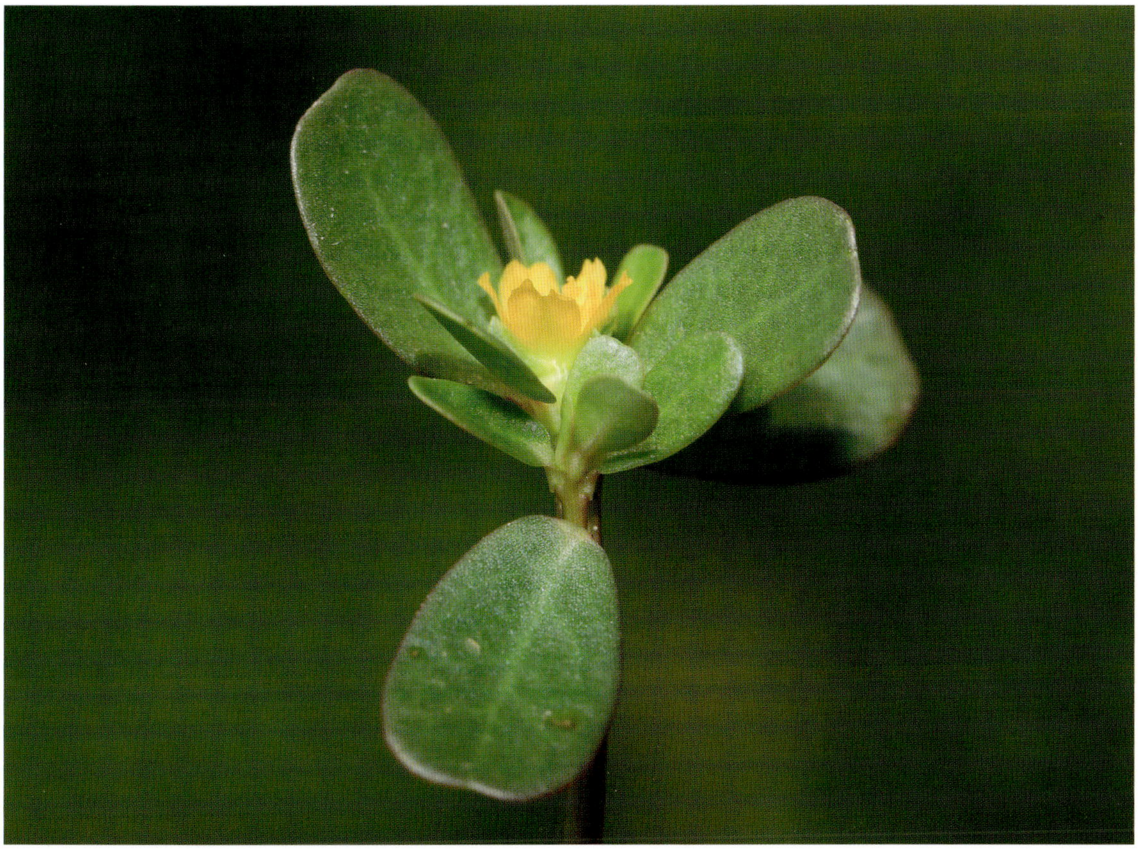

马齿苋

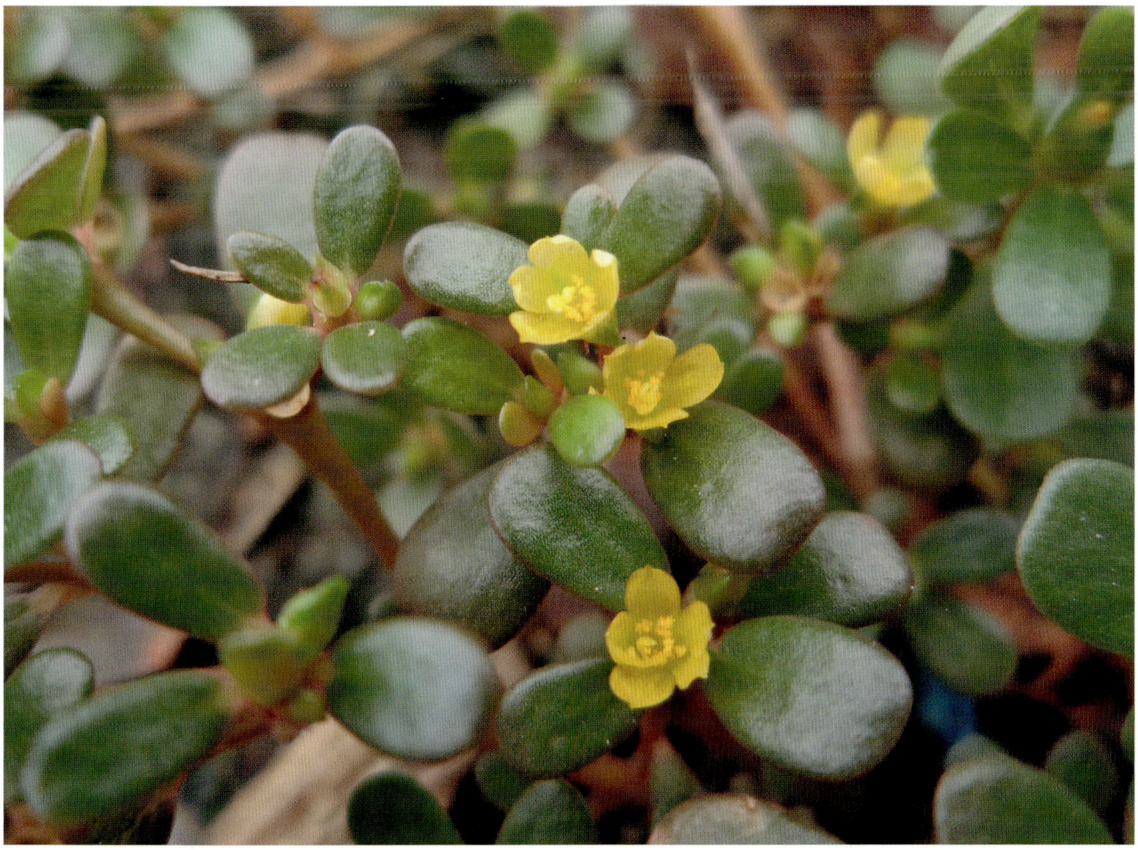

马齿苋

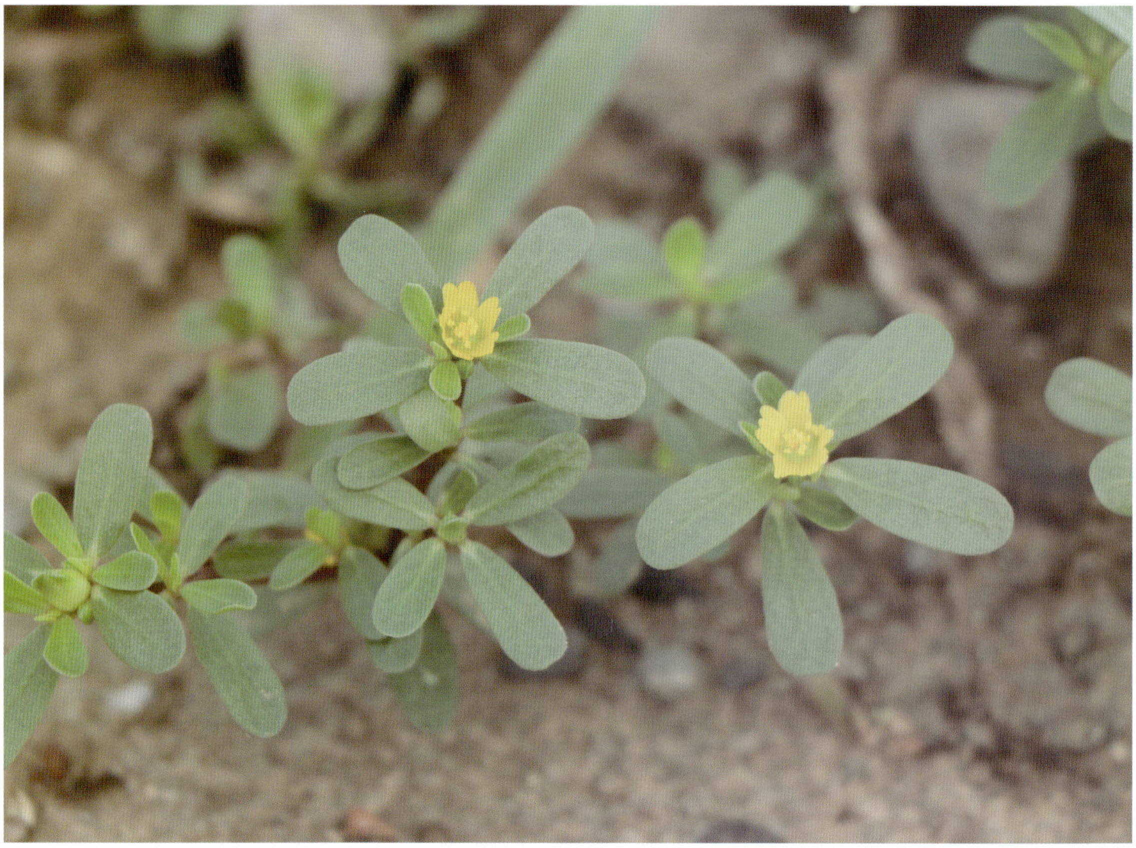

马齿苋

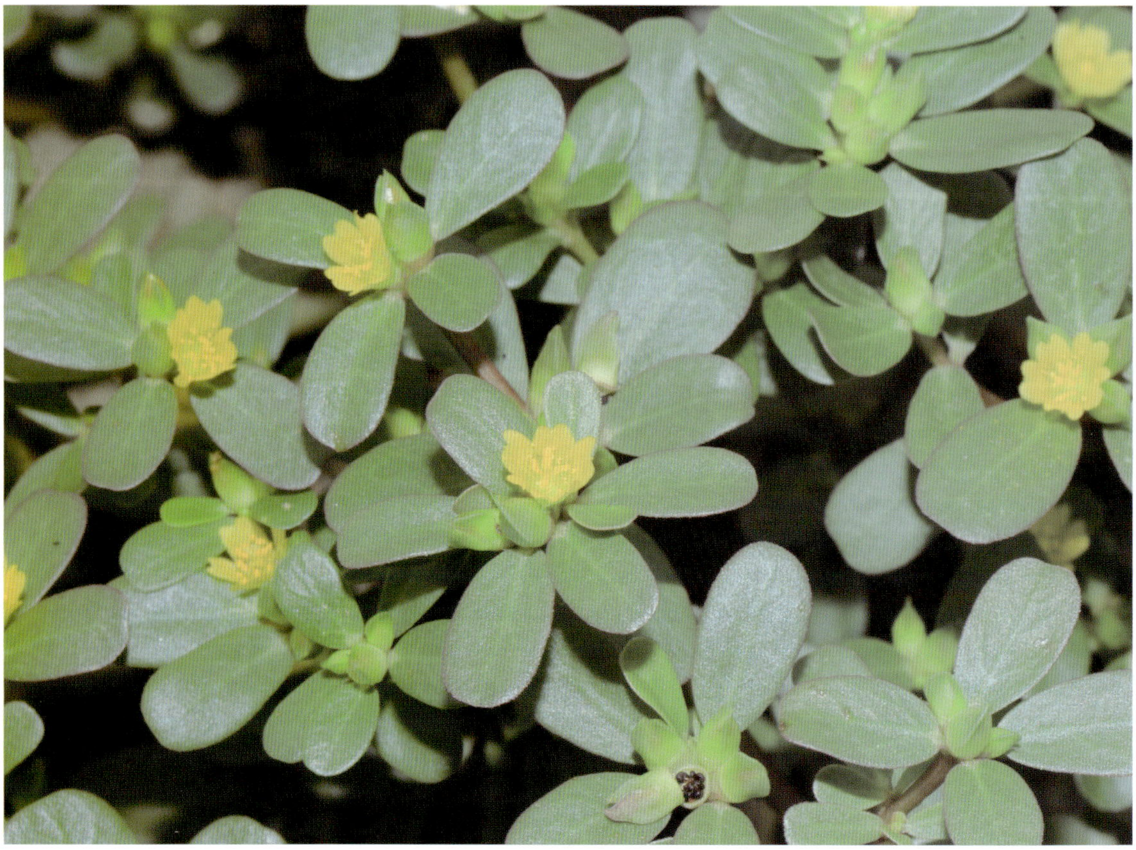

马齿苋

药材鉴别

本品干燥全草皱缩卷曲，常缠结成团。茎细而扭曲，长约 15 cm。表面黄褐色至绿褐色，有明显的纵沟纹。质脆，易折断，折断面中心黄白色。叶多皱缩或破碎，暗绿色或深褐色。枝顶端常有椭圆形蒴果或其裂片残留，果内有多数细小的种子。气微弱而特殊，味微酸而有黏性。以棵小、质嫩、叶多、青绿色者为佳。

功效主治

清热解毒，散血消肿。主治热痢脓血，热淋，血淋，带下，肠炎，细菌性痢疾，痈肿恶疮，丹毒，瘰疬，腮腺炎。

用法用量

内服：10 ~ 30 g，煎汤；或捣汁饮。外用：捣敷或煎水洗。

民族药方

1. 肠炎，细菌性痢疾 鲜马齿苋 150 g。捣烂绞汁服；或煎水服。

2. 多年恶疮 马齿苋适量。捣烂外敷。

3. 急性阑尾炎 马齿苋、蒲公英各 60 g。水煎 2 次，浓缩为 200 ml，2 次分服。

4. 钩虫病 鲜马齿苋 150 g。水煎，浓缩成流浸膏，加米醋 50 ml 顿服，每日 1 次，3 日为 1 个疗程。如需进行第二个疗程时，每疗程间隔 10 ~ 14 日。

使用注意

凡脾胃虚寒，肠滑作泄者勿用。

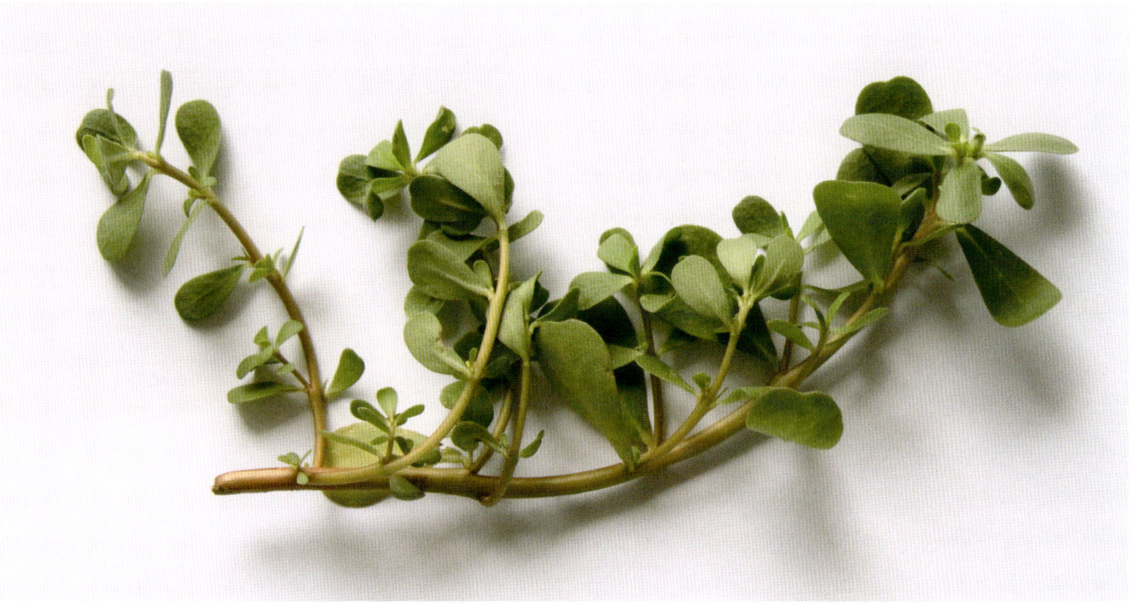

马齿苋药材

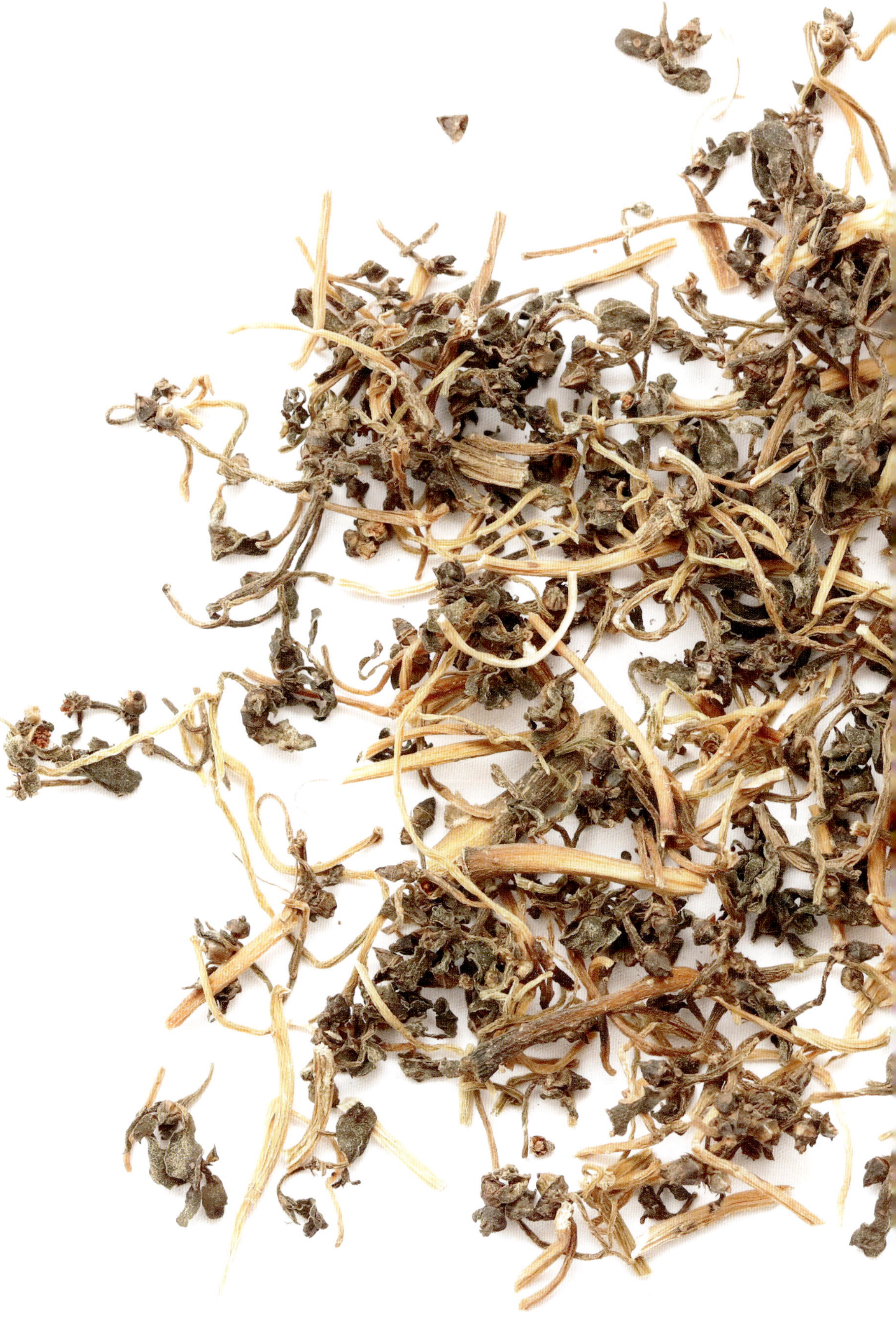

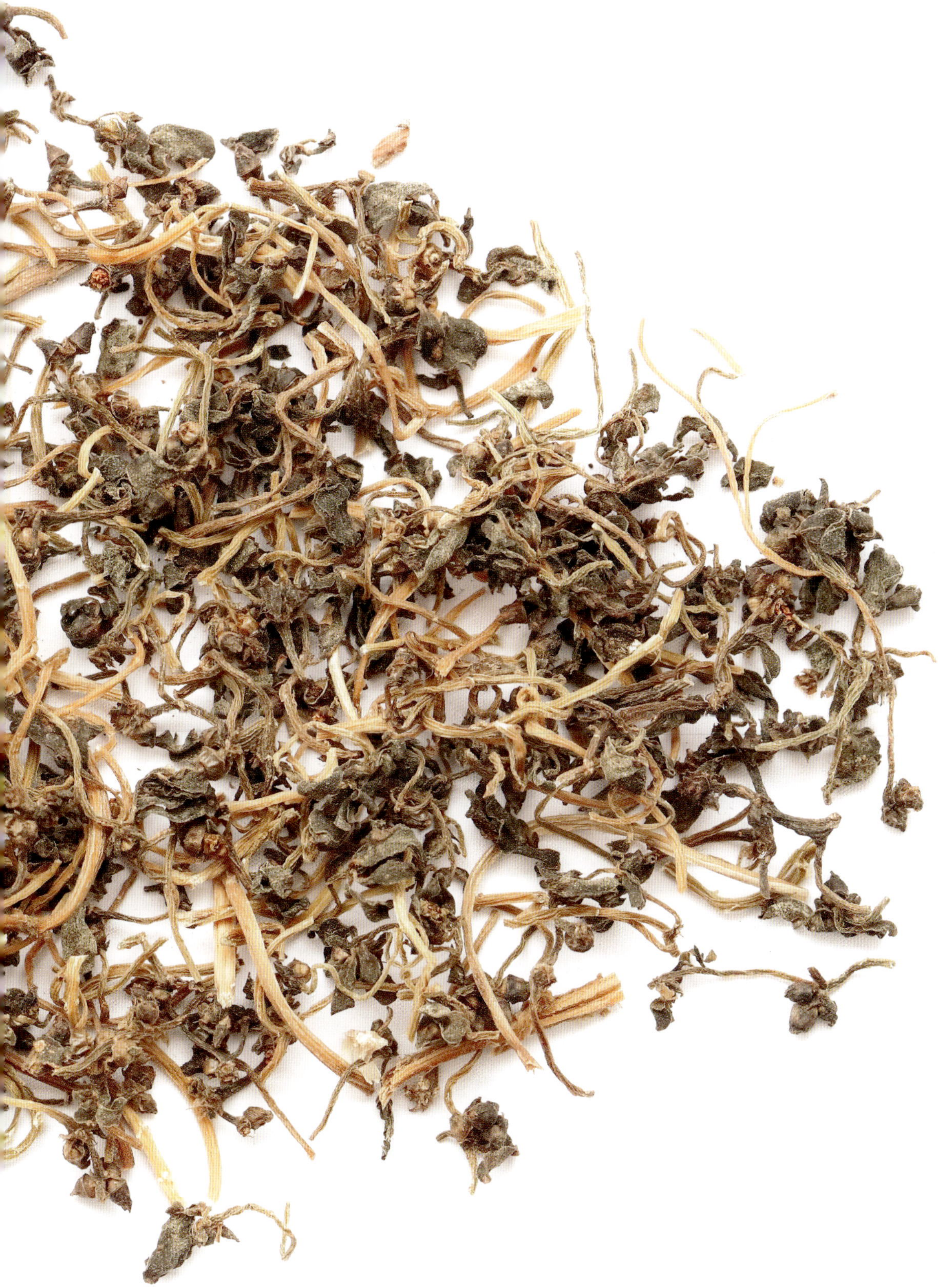

马齿苋饮片

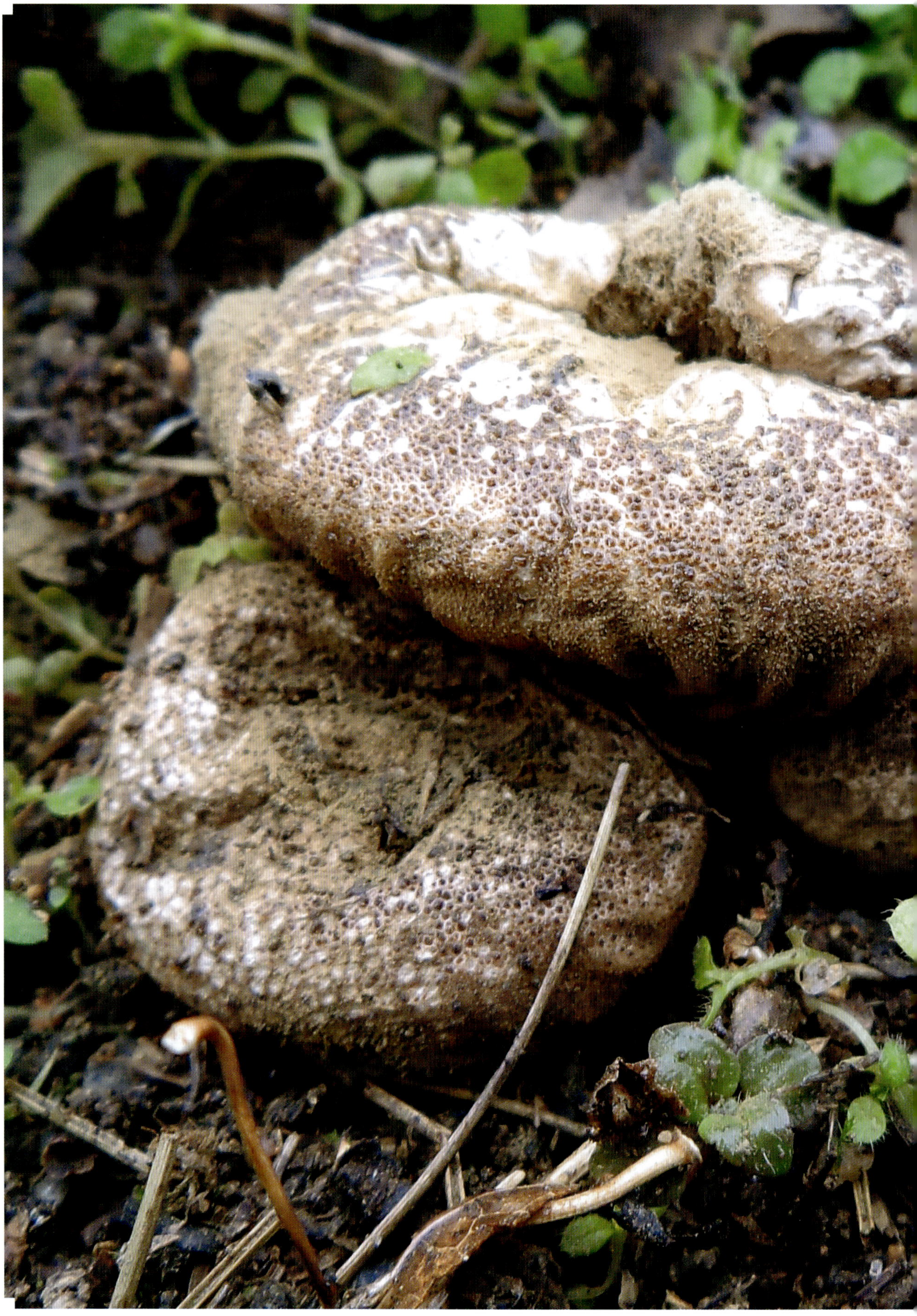

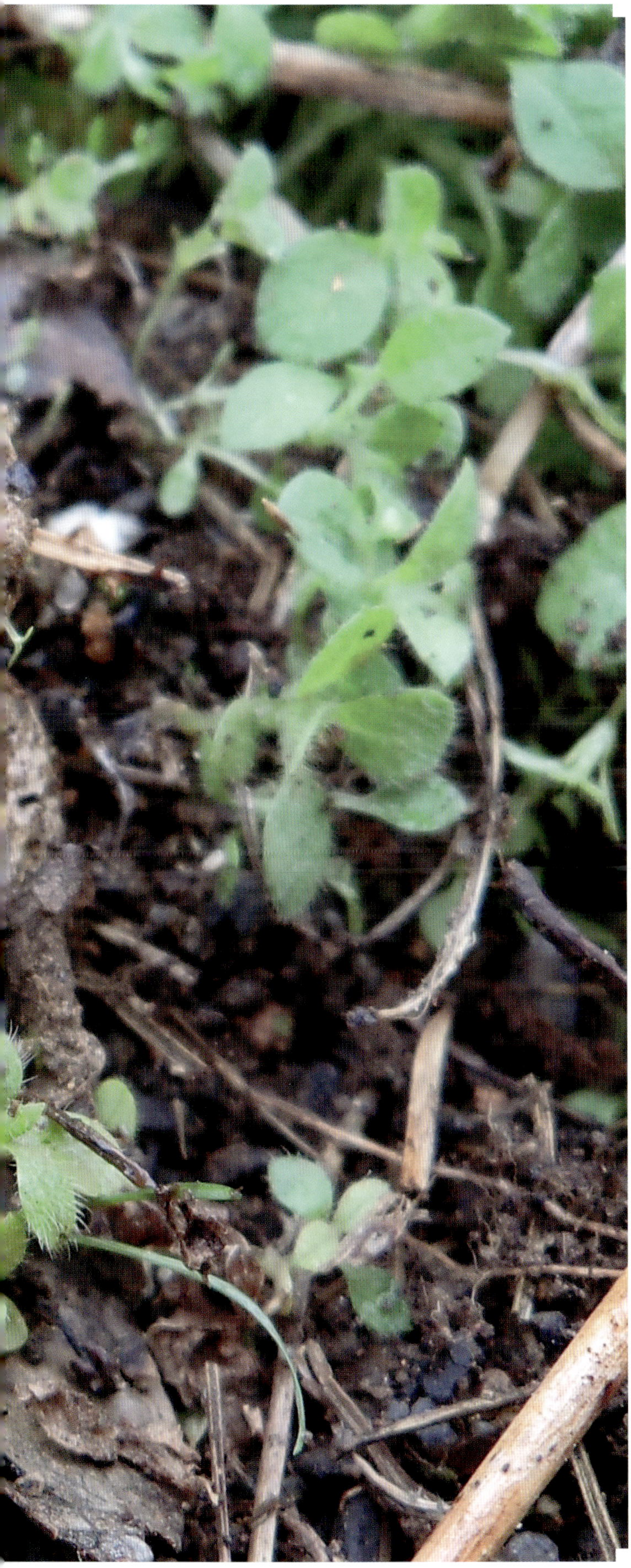

马勃

【水药名】嘎给。

【别　名】灰菇、马屁包、牛屎菇、灰包菌。

【来　源】本品为灰包科真菌脱皮马勃 *Lasiosphaera fenzlii* Reich. 的干燥子实体。

【性味归经】味辛，性平。归肺经。

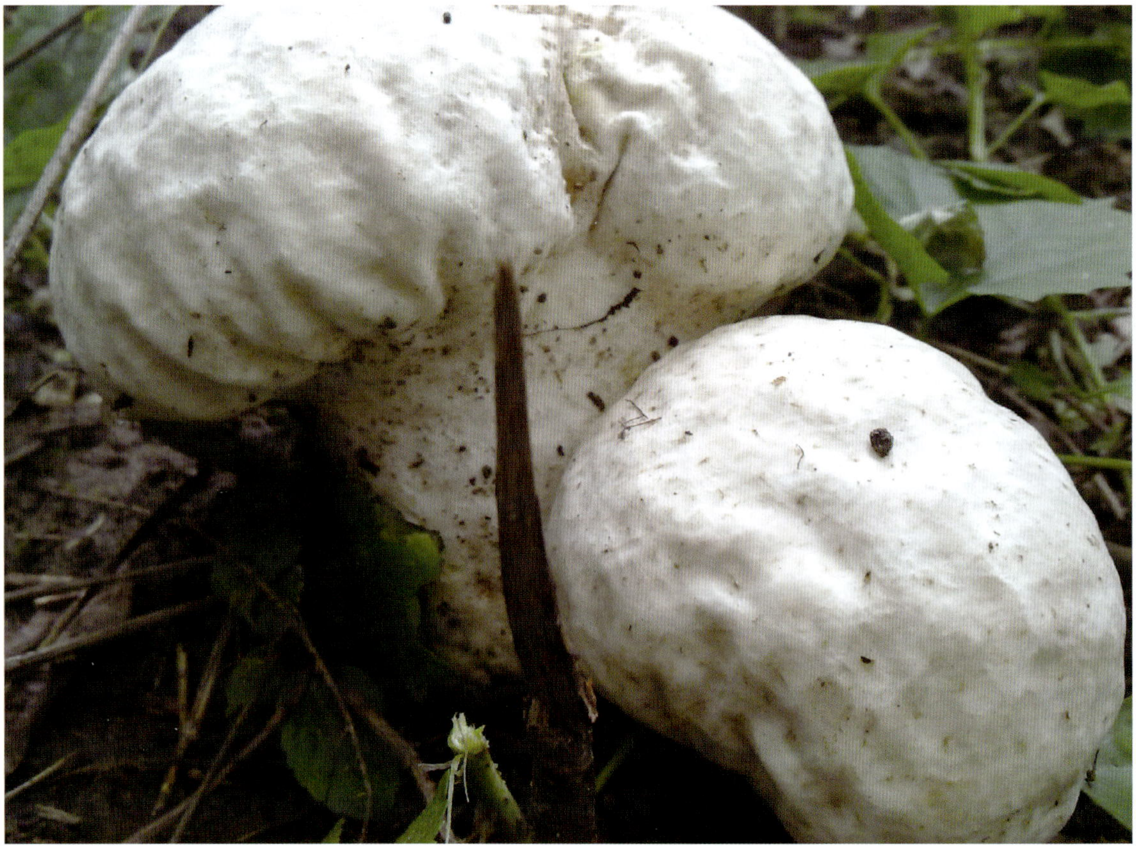

马勃

识别特征

子实体近球形至长圆形，直径 15 ~ 20 cm。包被薄，易消失，外包被成块，与内包被脱离，内包被纸状，浅烟色，成熟后全部消失，遗留成团的孢体随风滚动。孢体紧密，有弹性，灰褐色，渐退成浅烟色，由孢丝及孢子组成。孢丝长，分枝，相互交织，浅褐色。孢子褐色，球形，有小刺或无。

生境分布

生长于草地、旷野岩隙泥土上。分布于辽宁、河北、山西、内蒙古、甘肃、新疆、安徽、湖北、湖南、贵州等省区。

采收加工

夏、秋二季子实体成熟时及时采收，除去泥沙，干燥。

药材鉴别

本品子实体呈扁球形或类球形，直径 15 ~ 18 cm 或更大，无不孕基部，包被灰棕色或褐黄色，纸质，菲薄，大部分已脱落，留下少部分包皮；孢体黄棕或棕褐色。体轻泡，柔软，有弹性，呈棉絮状，轻轻捻动即有孢子飞扬，手捻有细腻感。气味微弱。以个大、饱满、松泡有弹性者为佳。

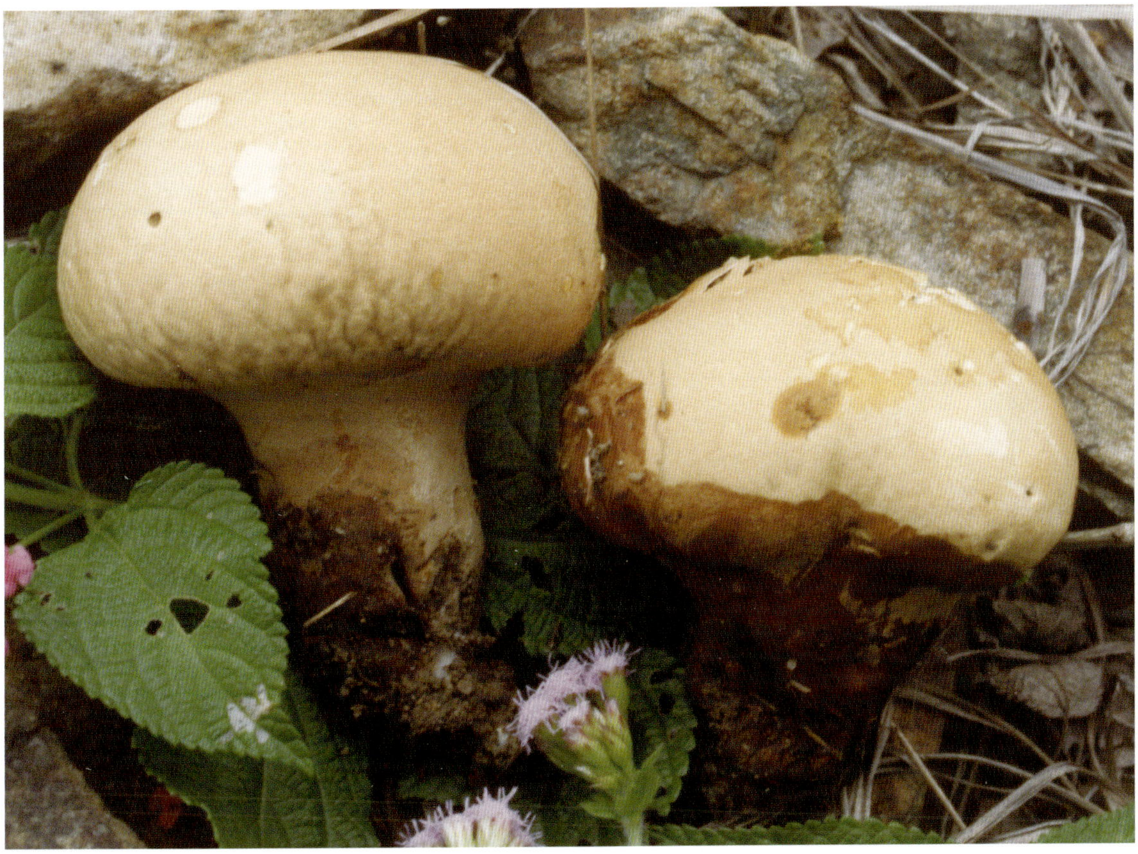

马勃

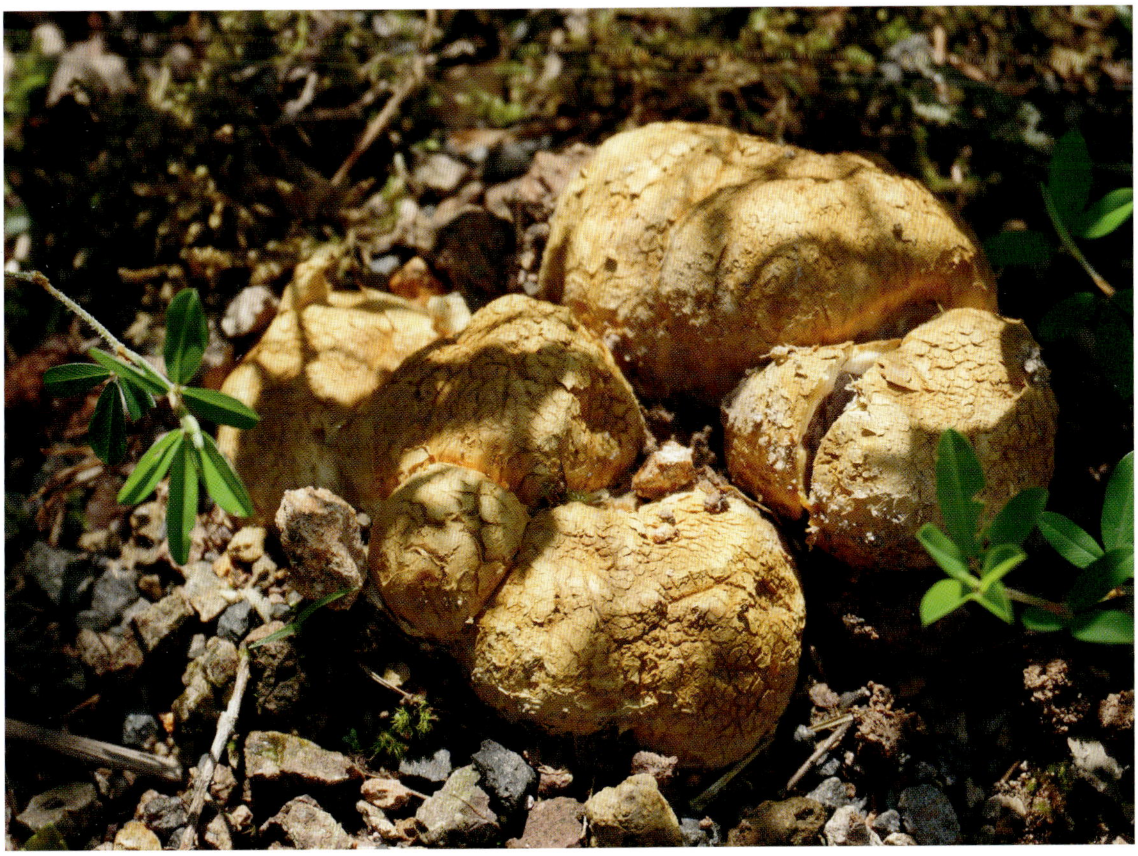

马勃

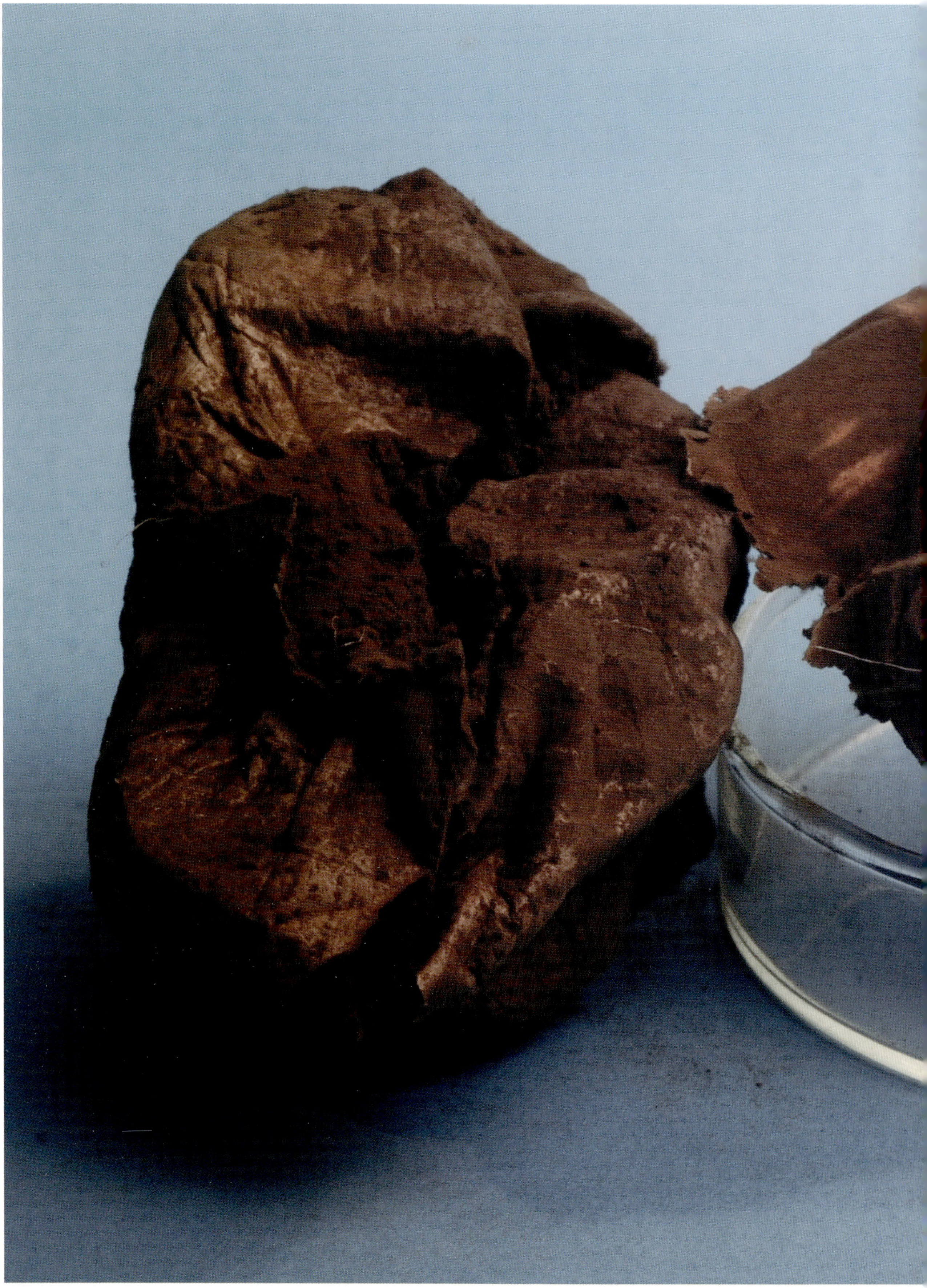

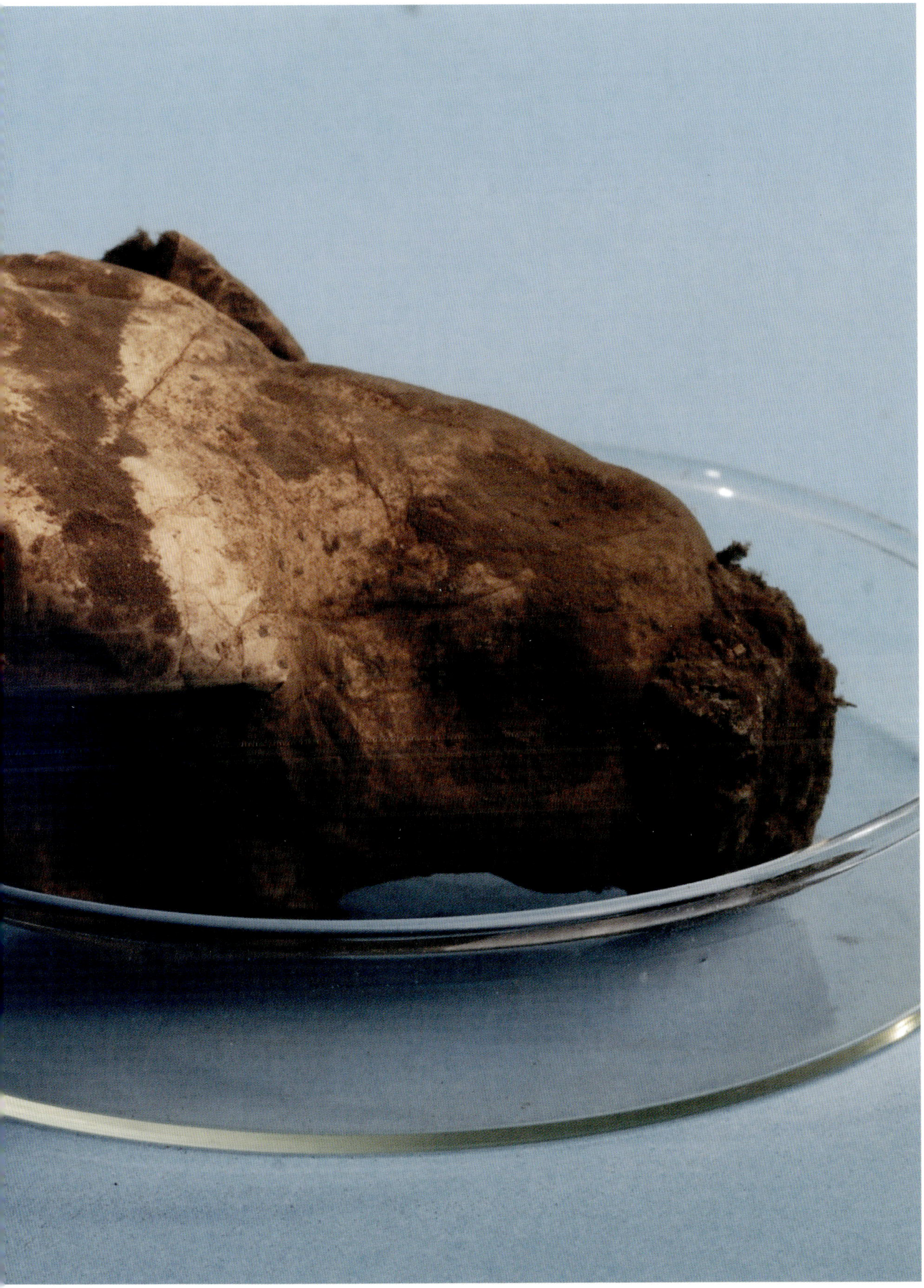

马勃

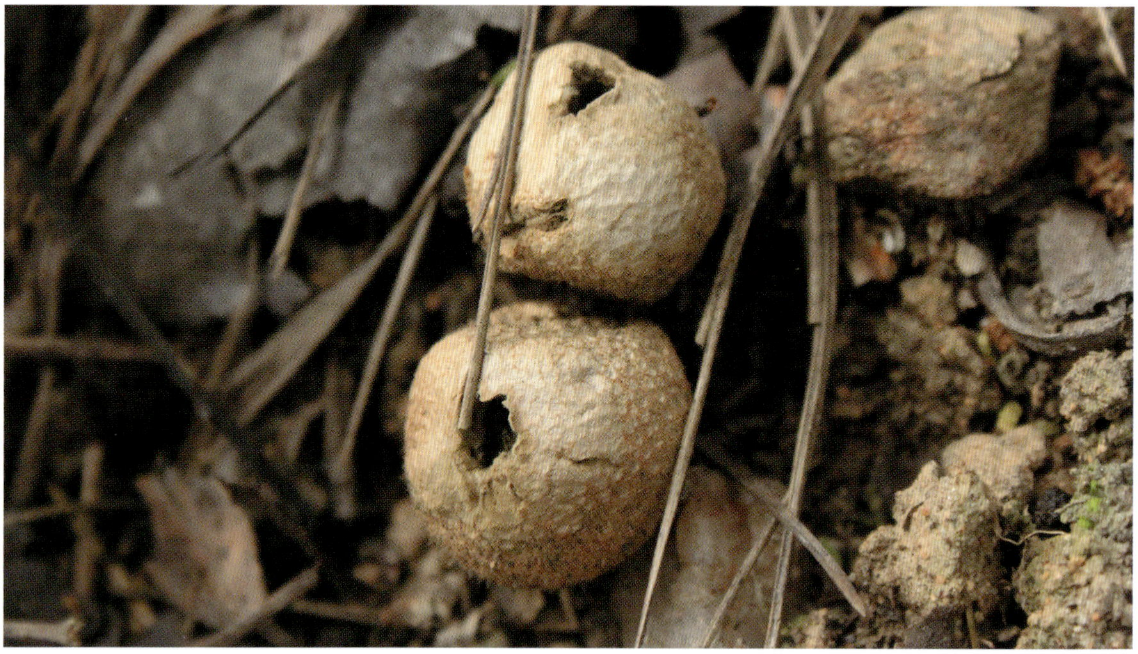

马勃

功效主治

清肺利咽，解毒，止血。主治喉痹咽痛，咳嗽失音，吐血，衄血，外伤出血。

药理作用

本品有机械性止血作用，对口腔出血有明显的止血作用，疗效不亚于淀粉海绵或明胶海绵，其缺点是不被组织吸收，故不宜作组织内留存止血或无效腔填塞用。马勃的水浸剂对奥杜盎氏小芽孢癣菌、铁锈色小芽孢癣菌等皮肤真菌均有不同程度的抑制作用。

用法用量

内服：10 ~ 30 g，煎汤；或研末，入丸、散服。外用：研末撒或调敷。

民族药方

1．喉痹咽痛，失音 马勃皮、百两金各 10 g。水煎服。

2．咽炎 马勃 3 g。用布包煎，开水冲泡，加盖 30 min 后即可服用，每日 1 次，味道淡后可以更换，每日更换 2 次即可。

3．手脚干裂 马勃 50 g，熟猪油（或凡士林）100 g。马勃研细末，将熟猪油（或凡士林）加热熔化后，加入马勃末调匀，冷却成膏状，瓷罐存贮备用，用时外涂患处，每日 3 次，连续使用至愈。

使用注意

风寒劳咳失音者忌用。

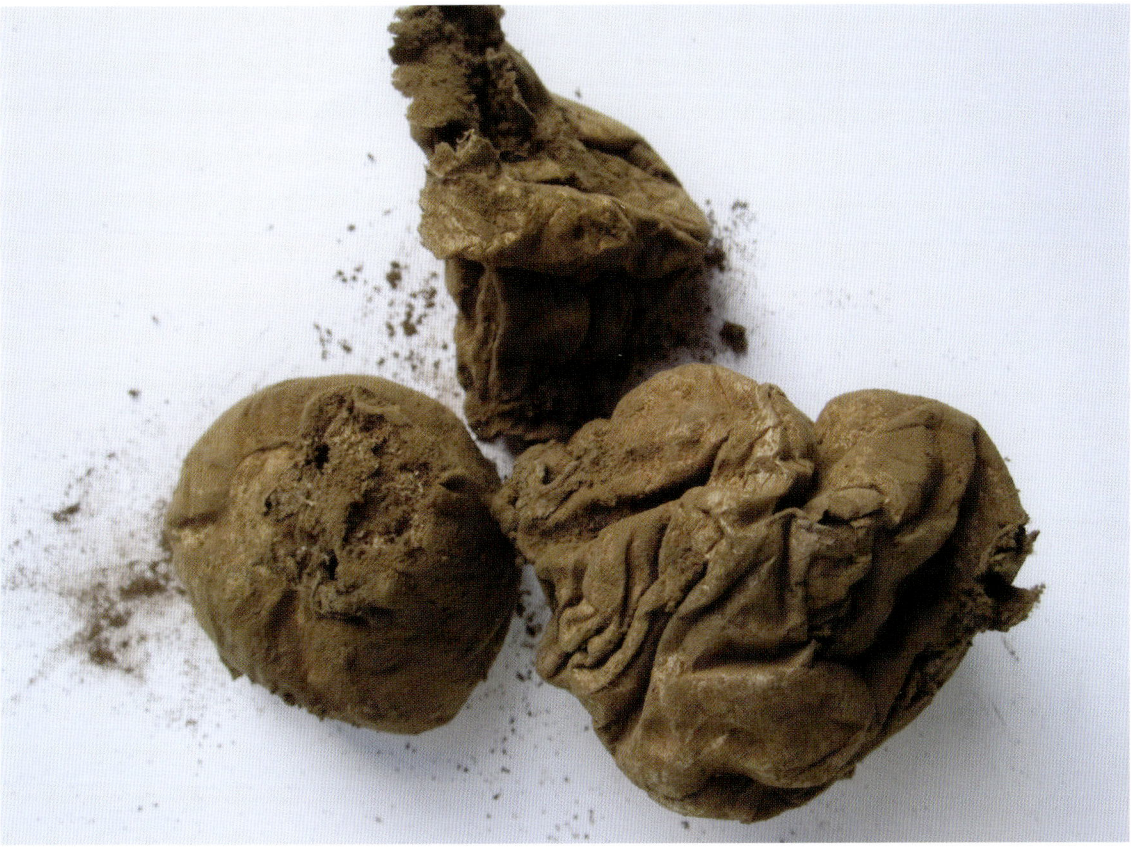

马勃药材

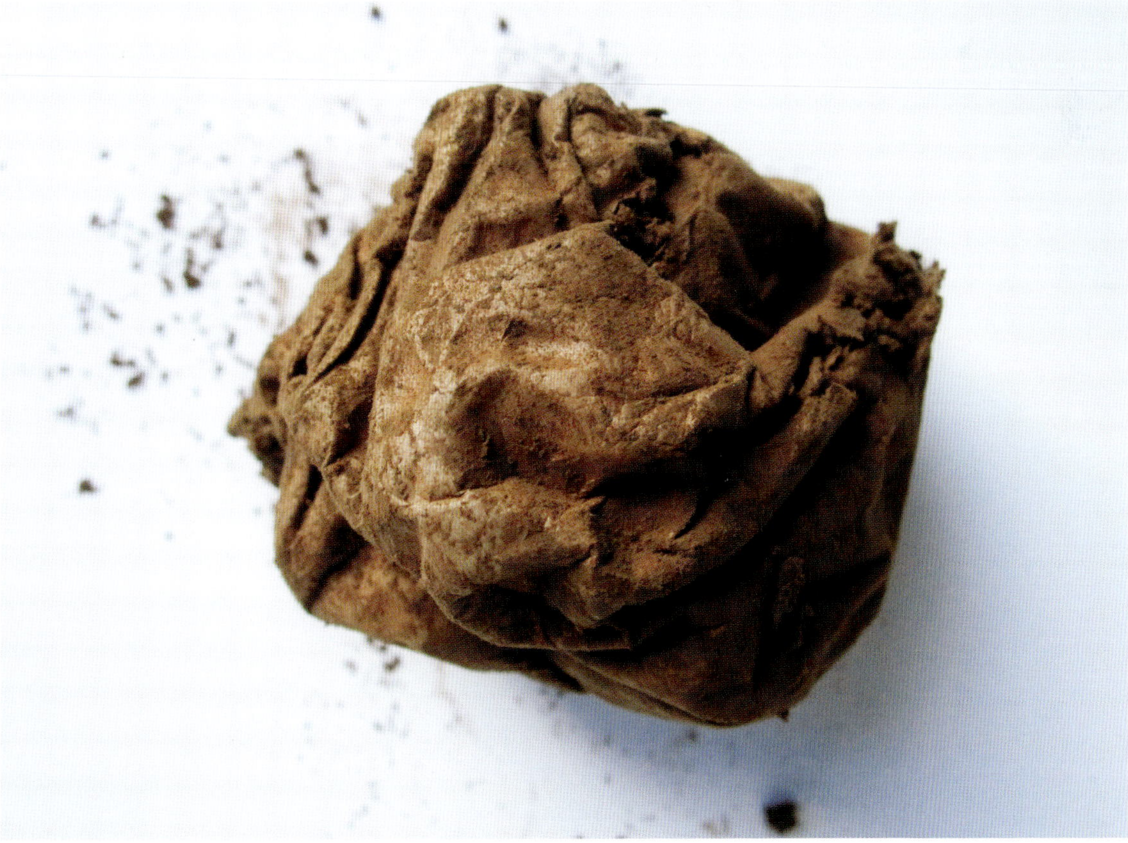

马勃药材

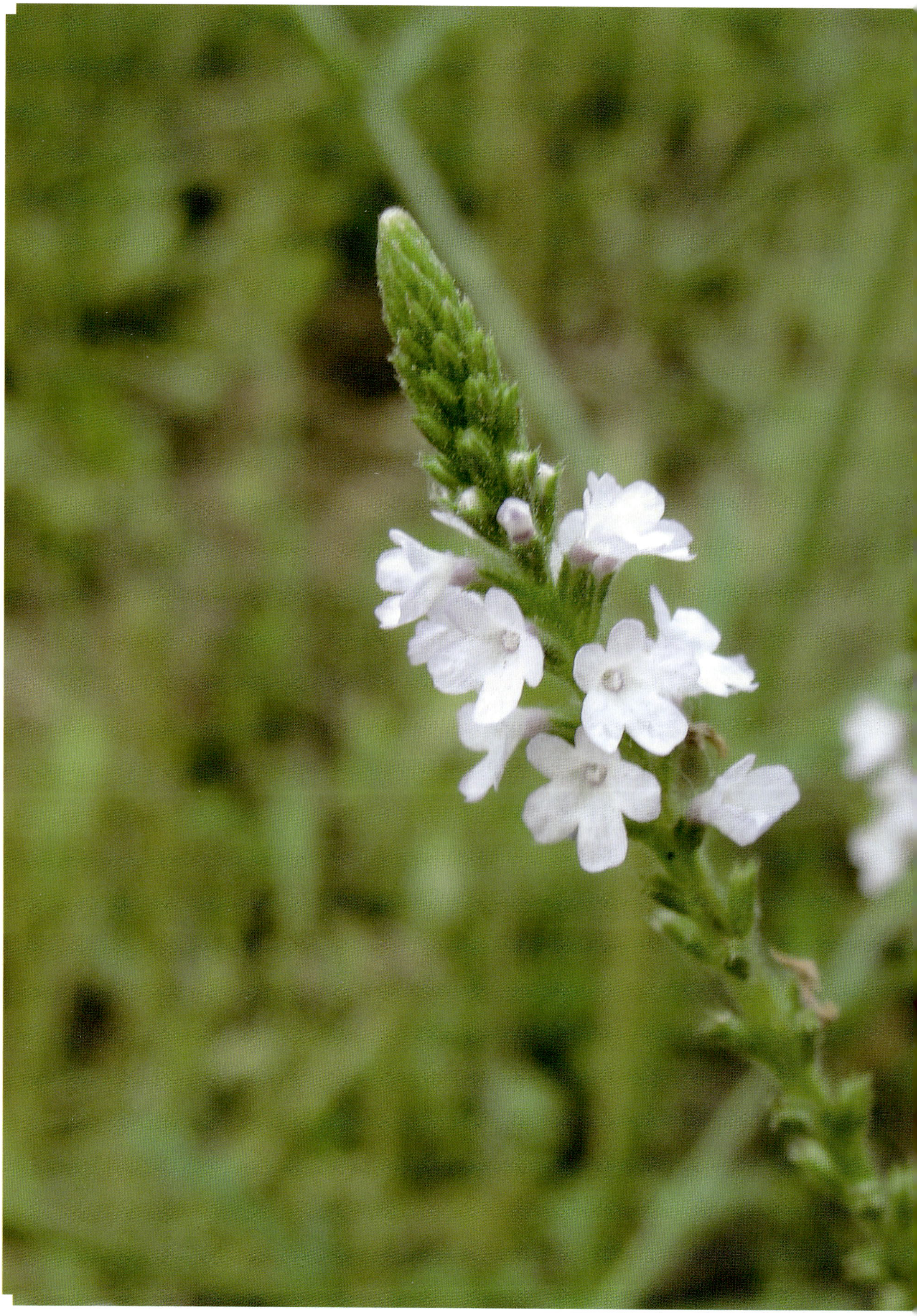

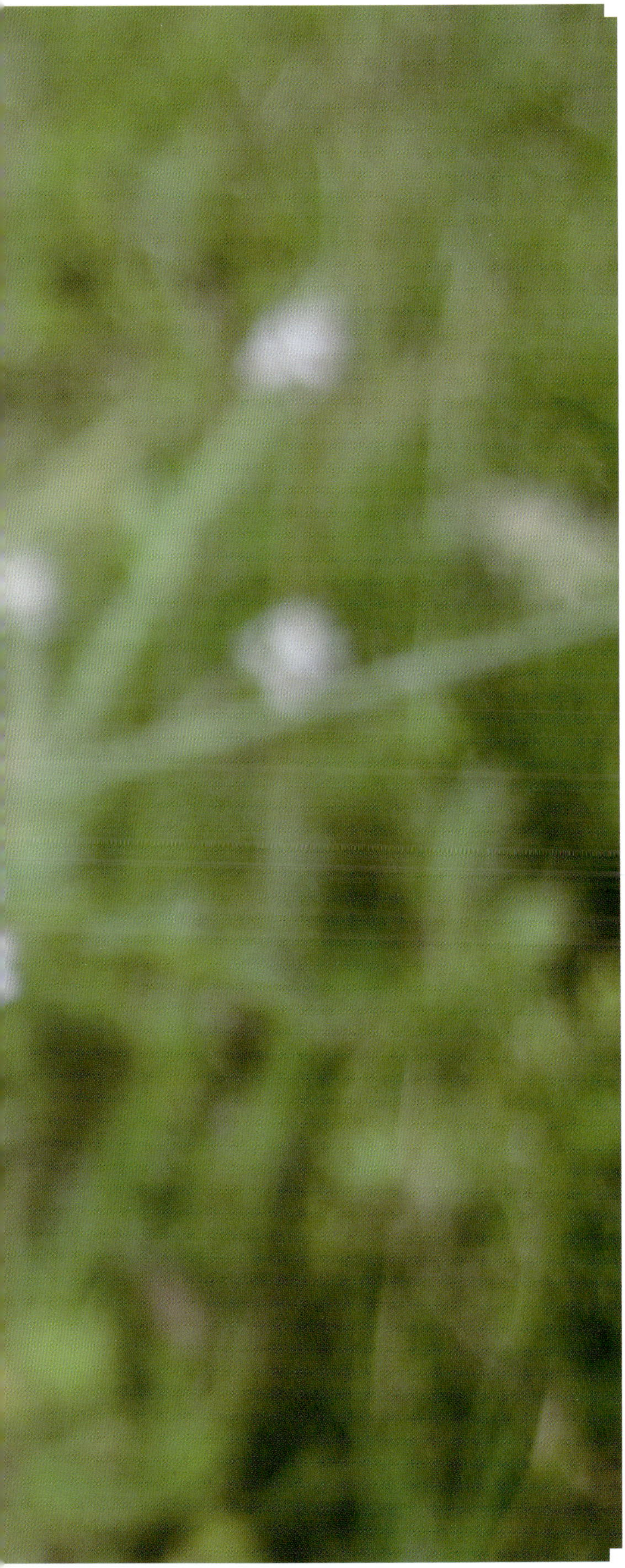

马鞭草

【水药名】音奴衣。

【别　名】马鞭稍、铁马鞭、紫顶龙芽草、野荆芥。

【来　源】本品为马鞭草科植物马鞭草 *Verbena officinalis* L. 的全草。

【性味归经】味苦，性凉。归肝、脾经。

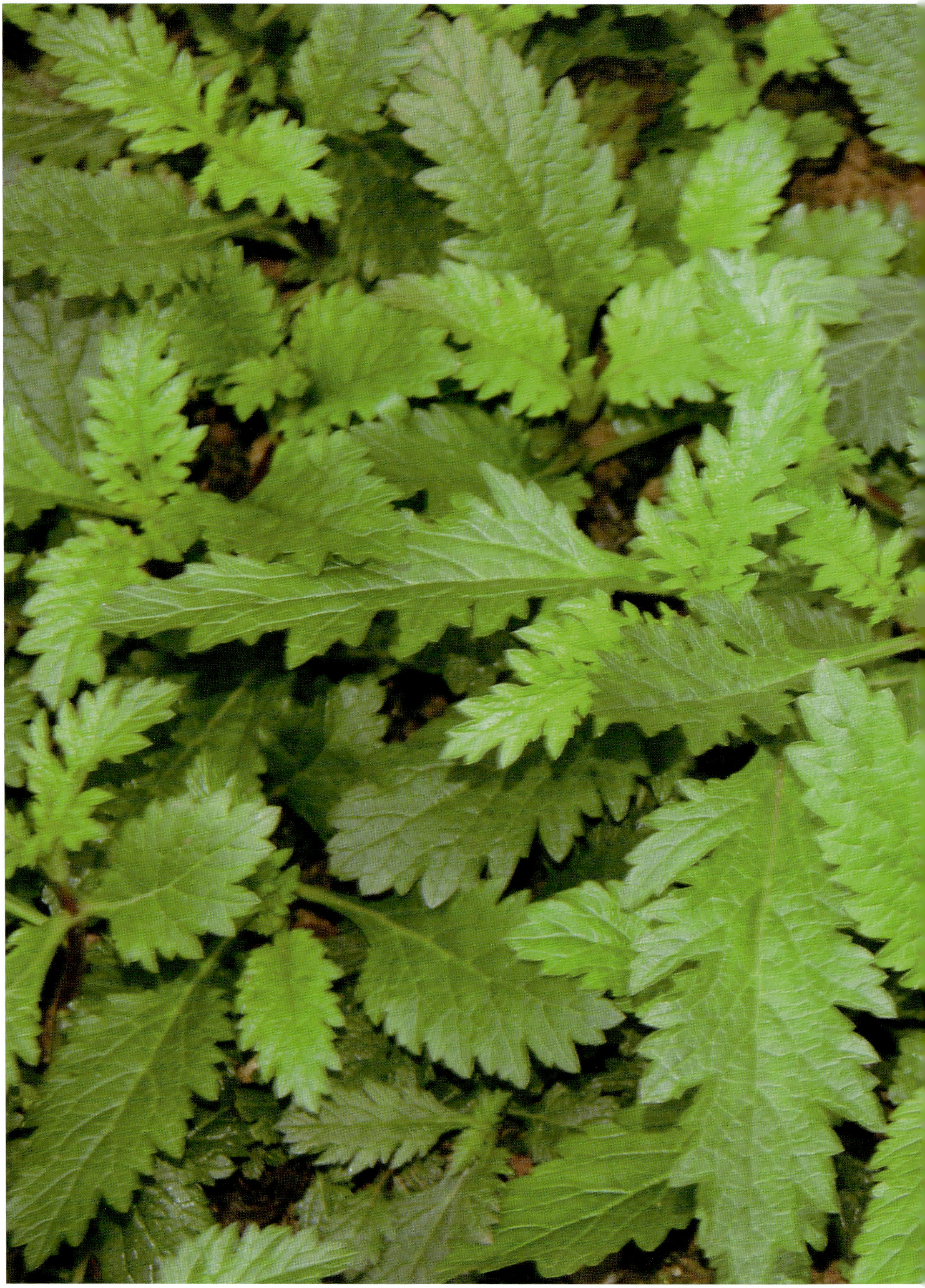

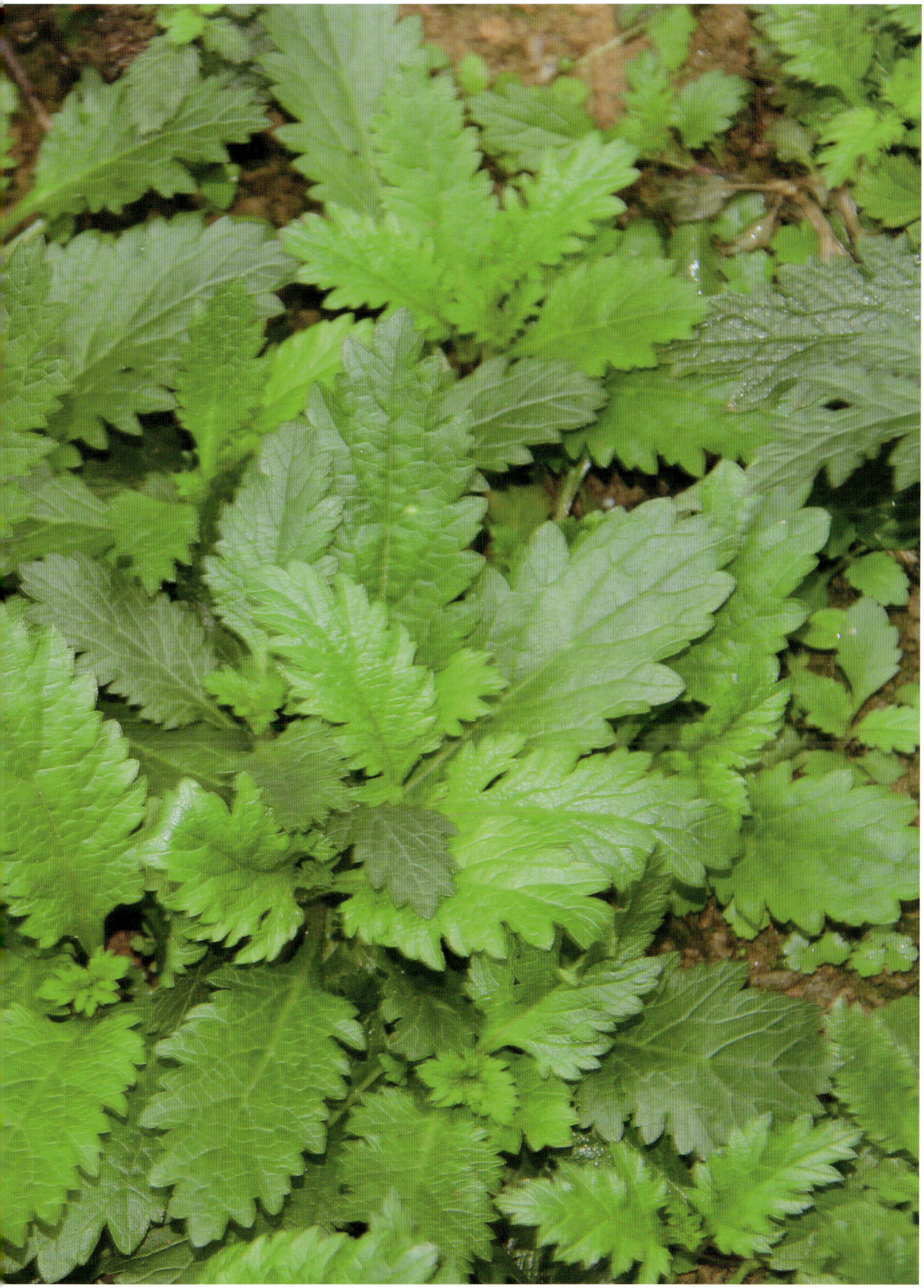

马鞭草

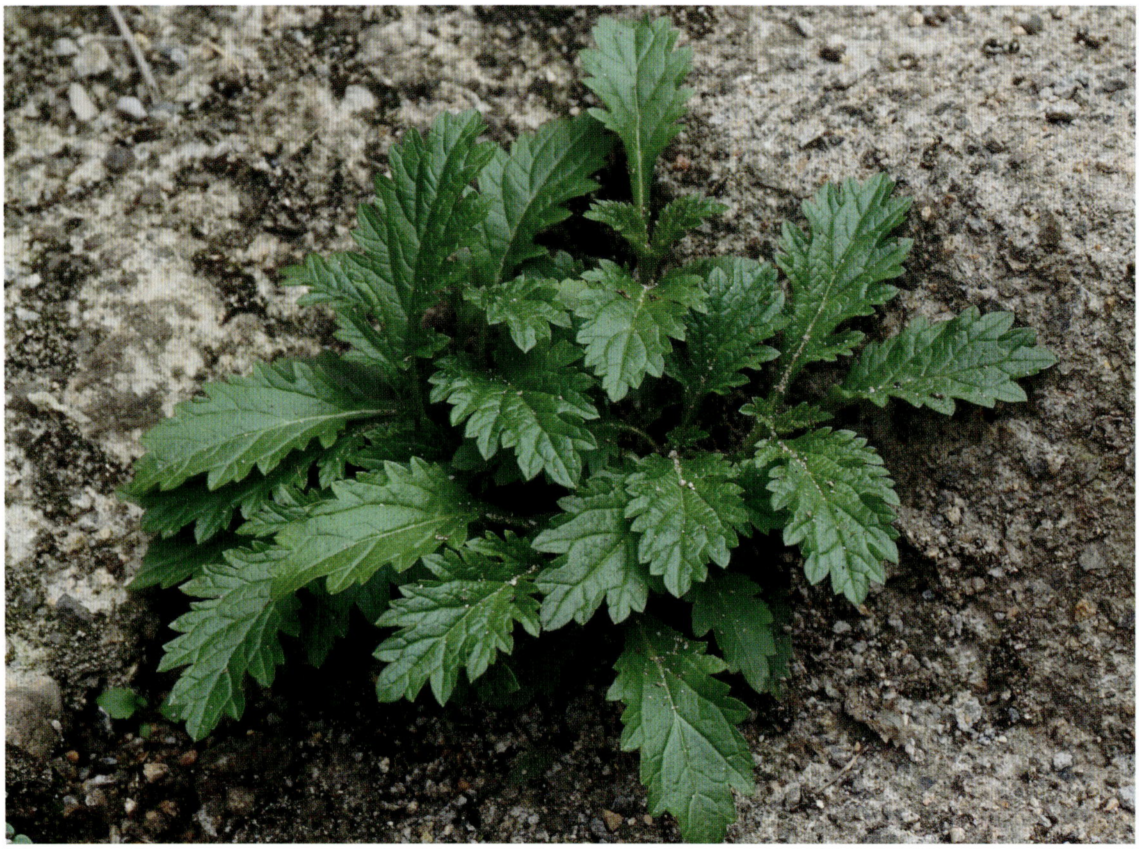

马鞭草

识别特征

多年生草本，高达 1 m 以上。茎直立，基部木质化，上部有分枝，四棱形，棱及节上疏生硬毛，叶对生；茎生叶近无柄；叶片倒卵形或长椭圆形，长 3 ~ 5 cm，宽 2 ~ 3 cm，先端尖，基部楔形，羽状深裂，裂片上疏生粗锯齿，两面均有硬毛。穗状花序顶生或腋生，长 16 ~ 30 cm；花小，紫蓝色；花萼管状，长约 2 mm，先端 5 浅裂，外面及顶端具硬毛；花冠唇形，下唇较上唇为大，上唇 2 裂，下唇 3 裂，喉部有白色长毛；雄蕊 4，着生花冠筒内，不外露；雌蕊 1，子房上位，4 室，花柱顶生，柱头 2 裂。蒴果长方形，成熟时分裂为 4 个小坚果。花期 6—8 月，果期 7—10 月。

生境分布

生长于河岸草地、荒地、路边、田边及草坡等处。全国各地有分布。

采收加工

6—8 月花开放时采收，除去泥土，晒干。

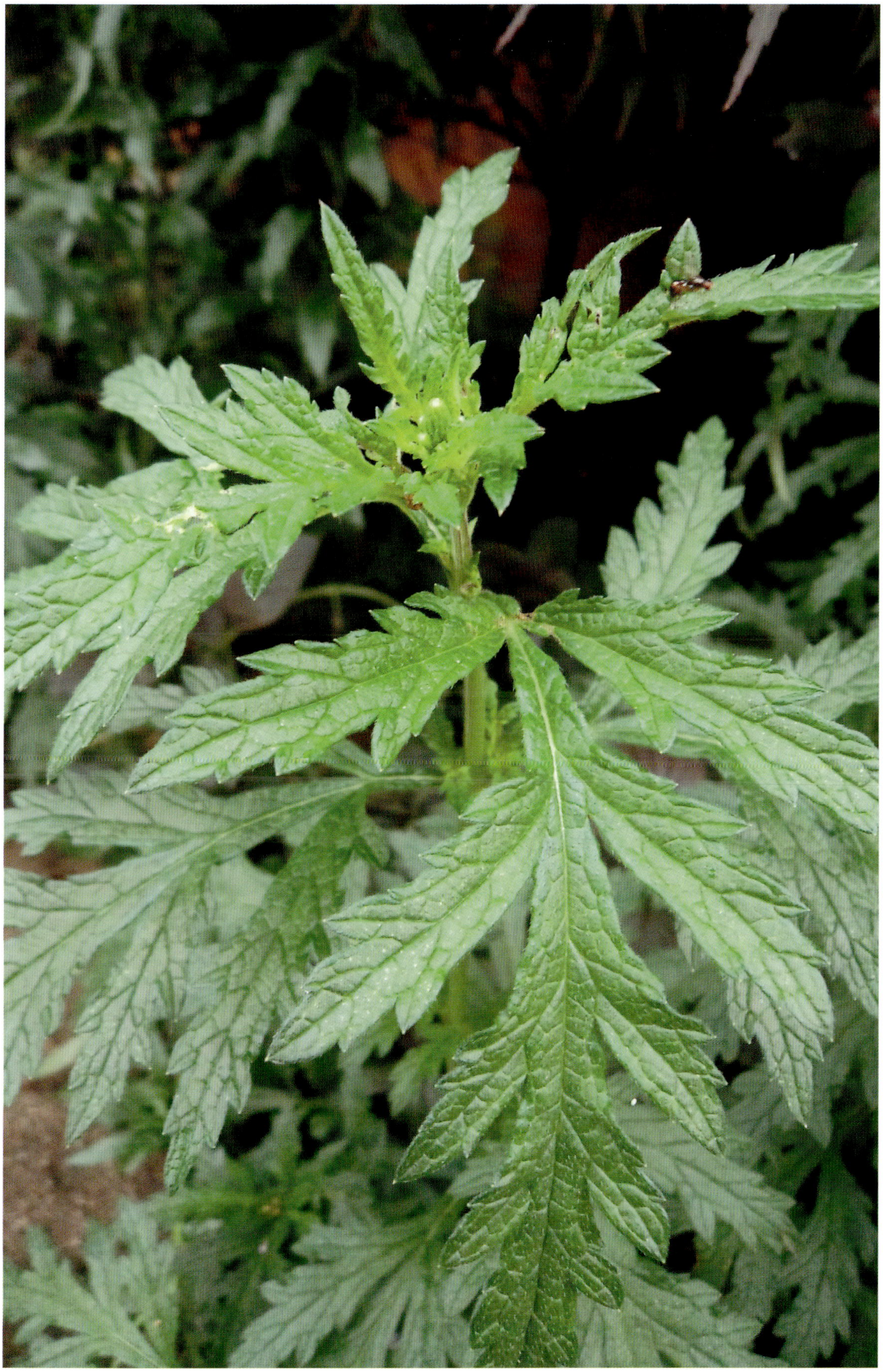

马鞭草

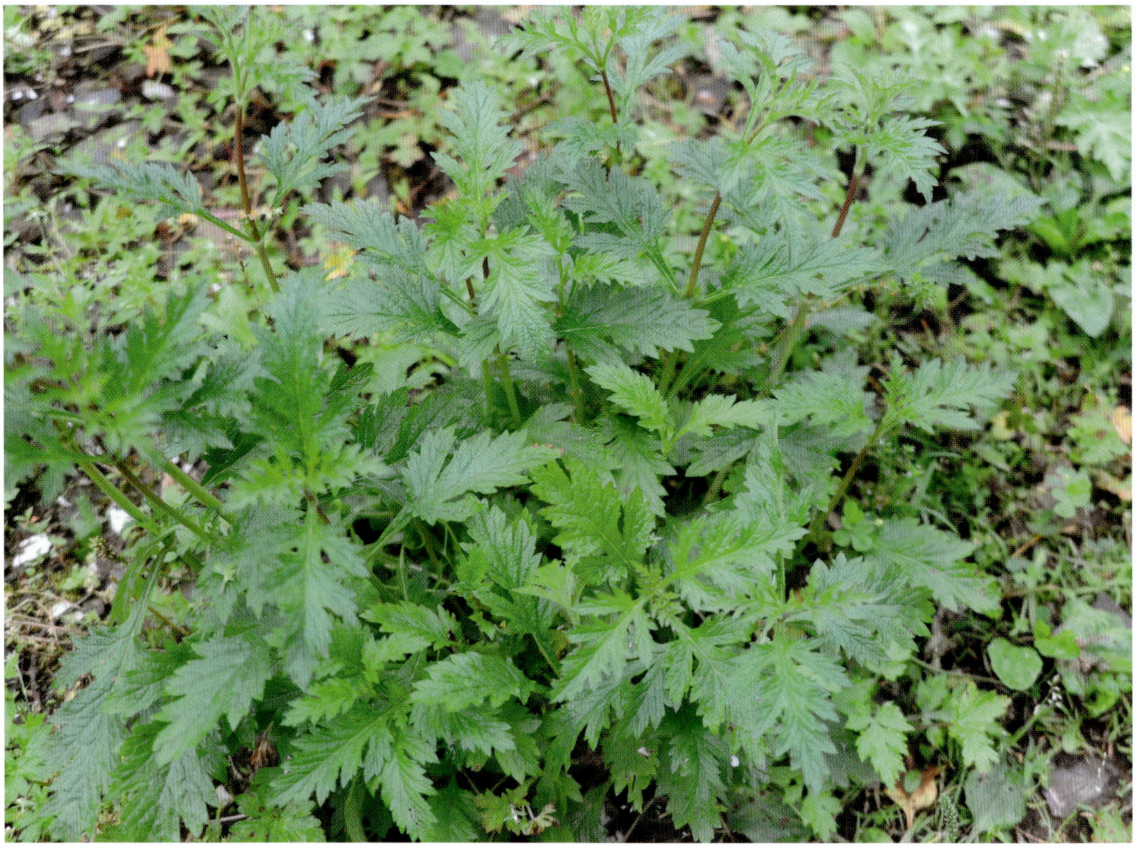

马鞭草

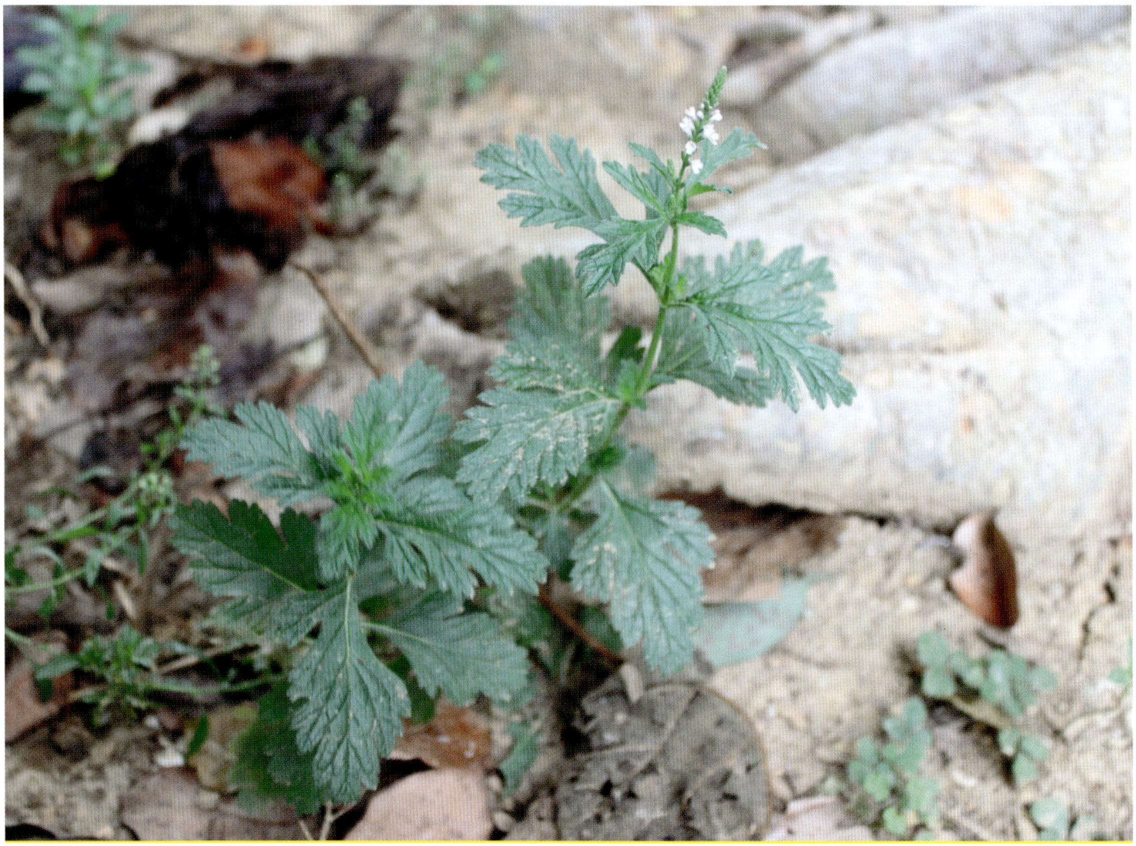

马鞭草

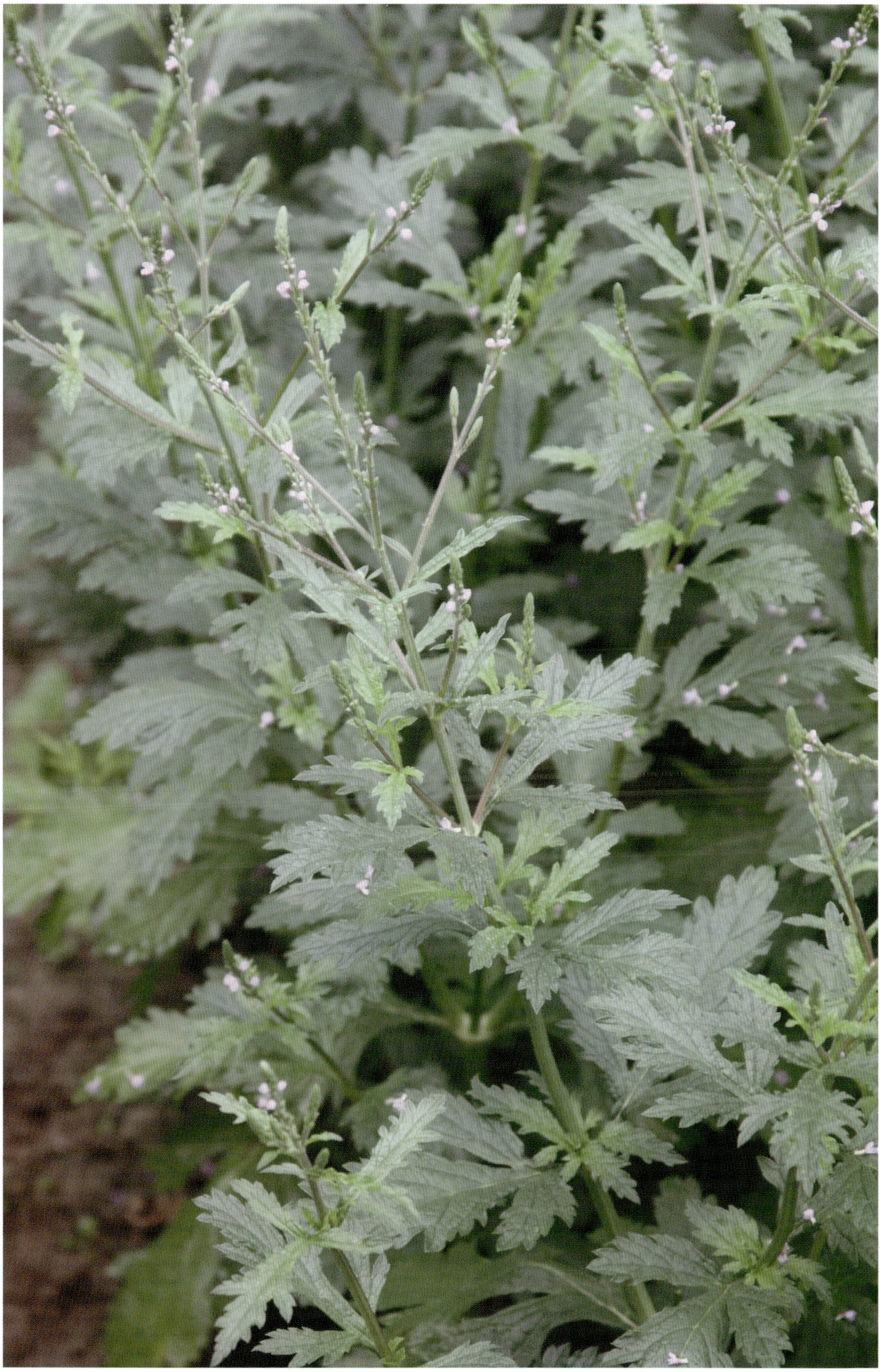

马鞭草

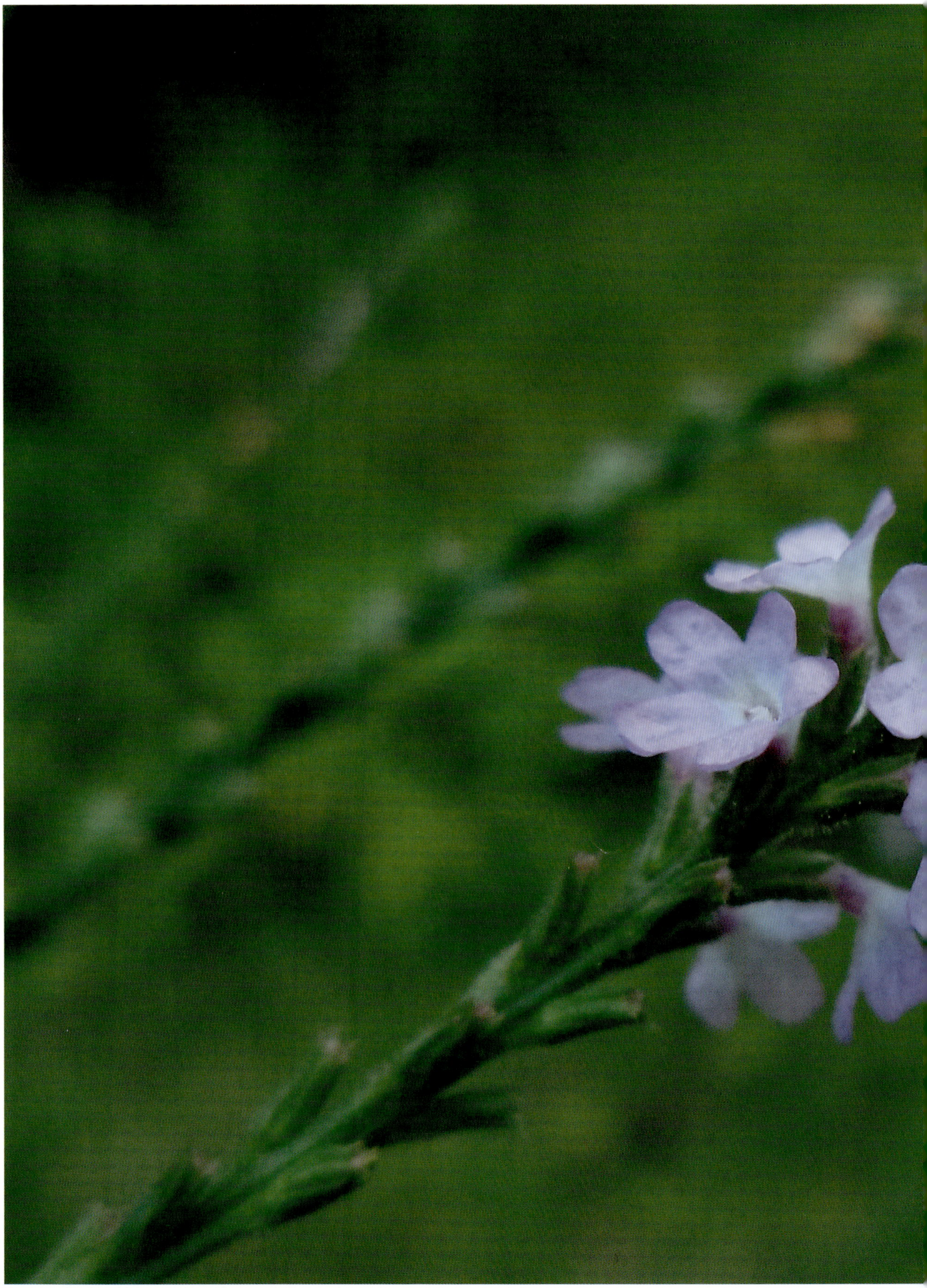

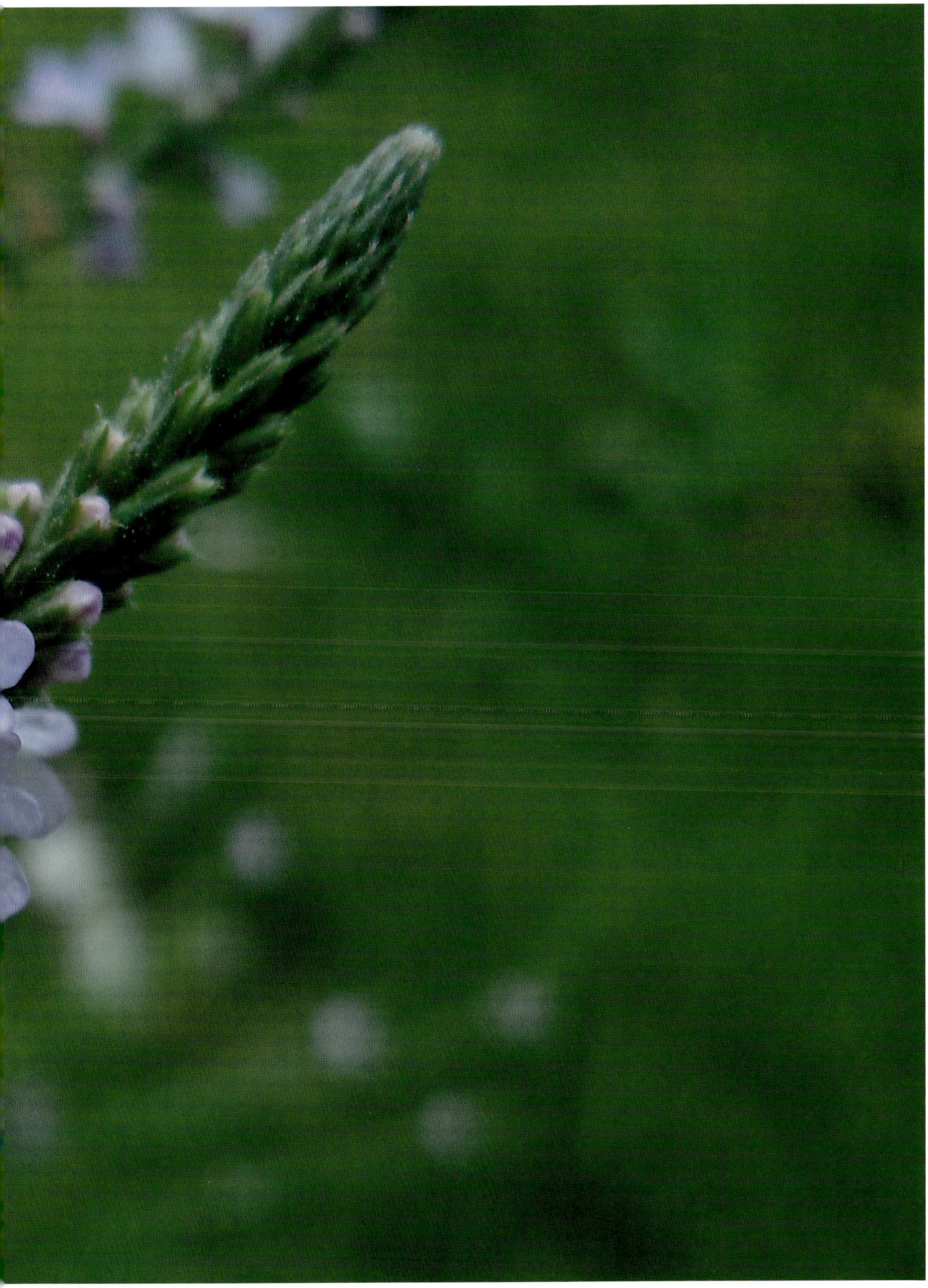

马鞭草

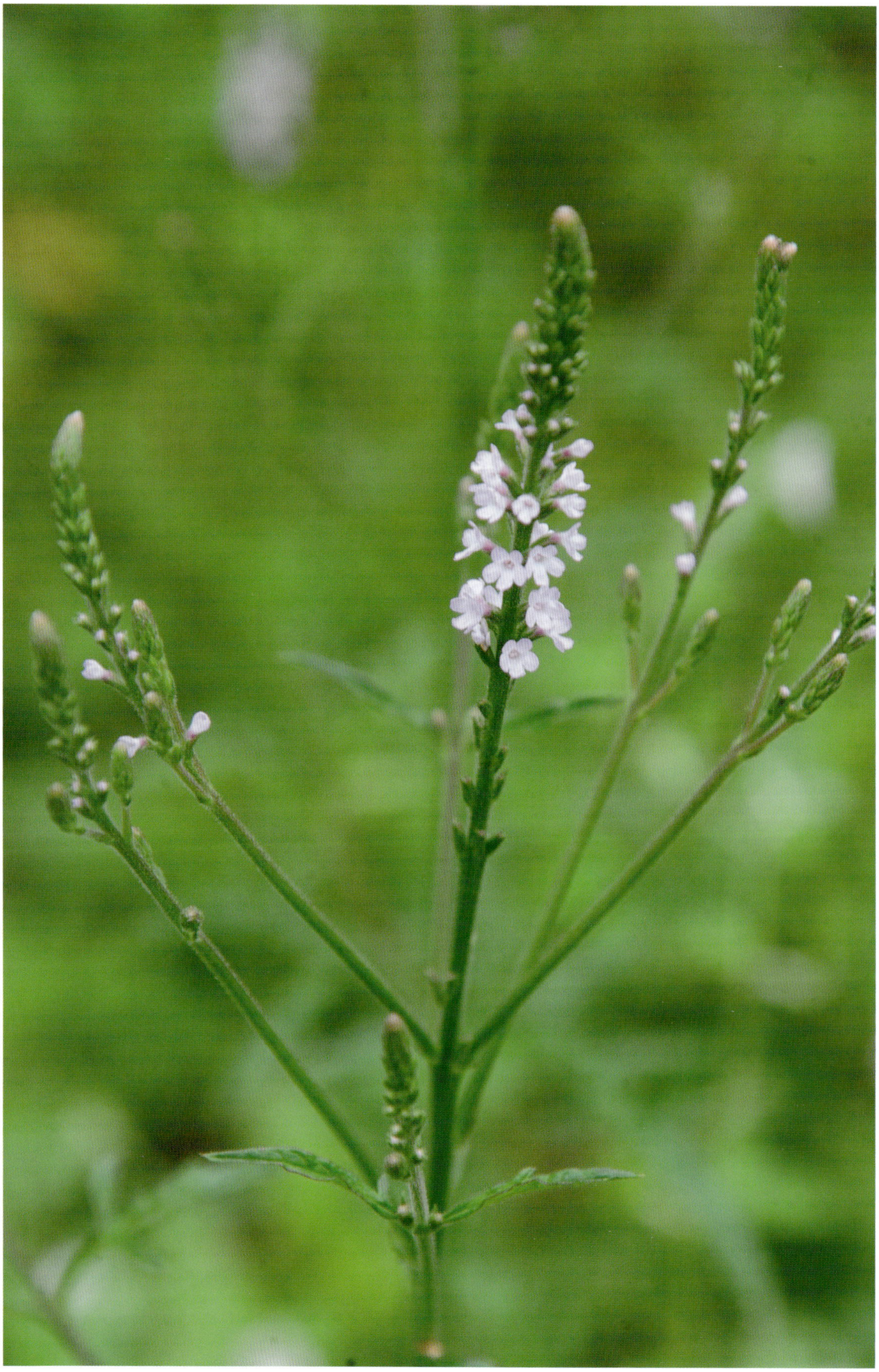

马鞭草

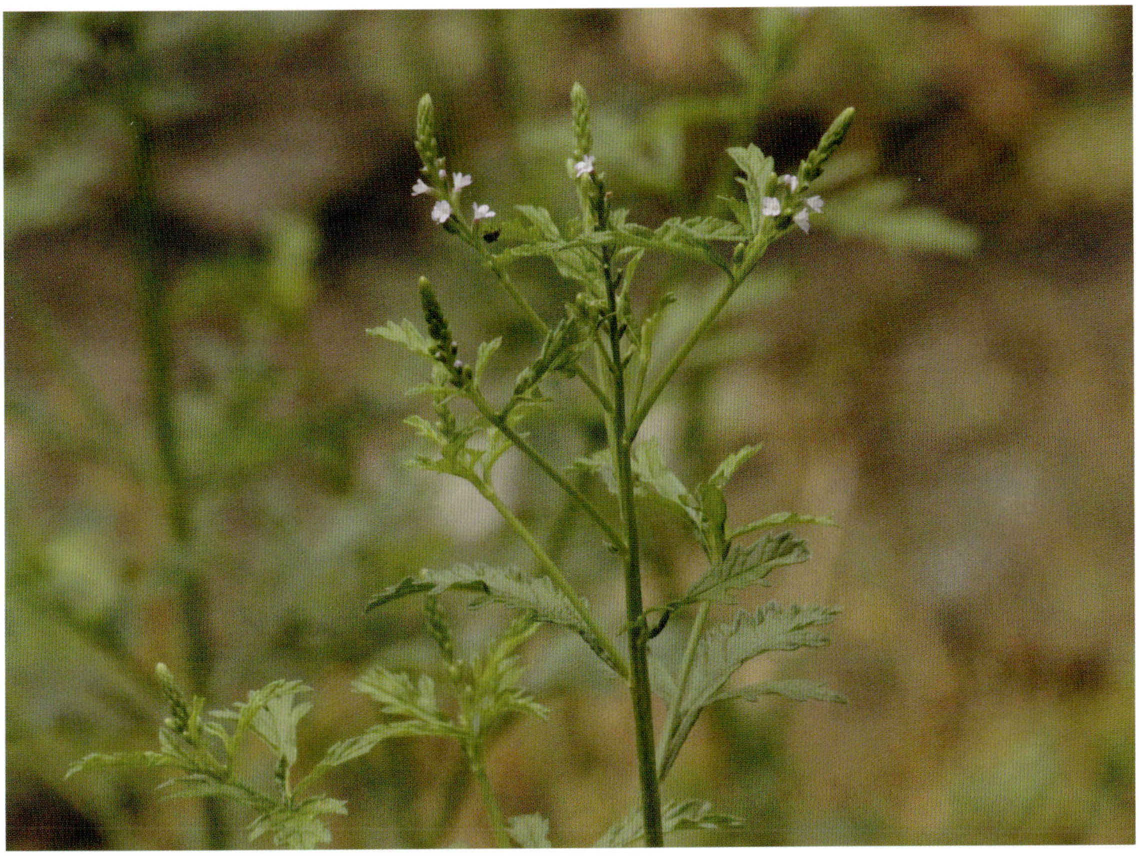

马鞭草

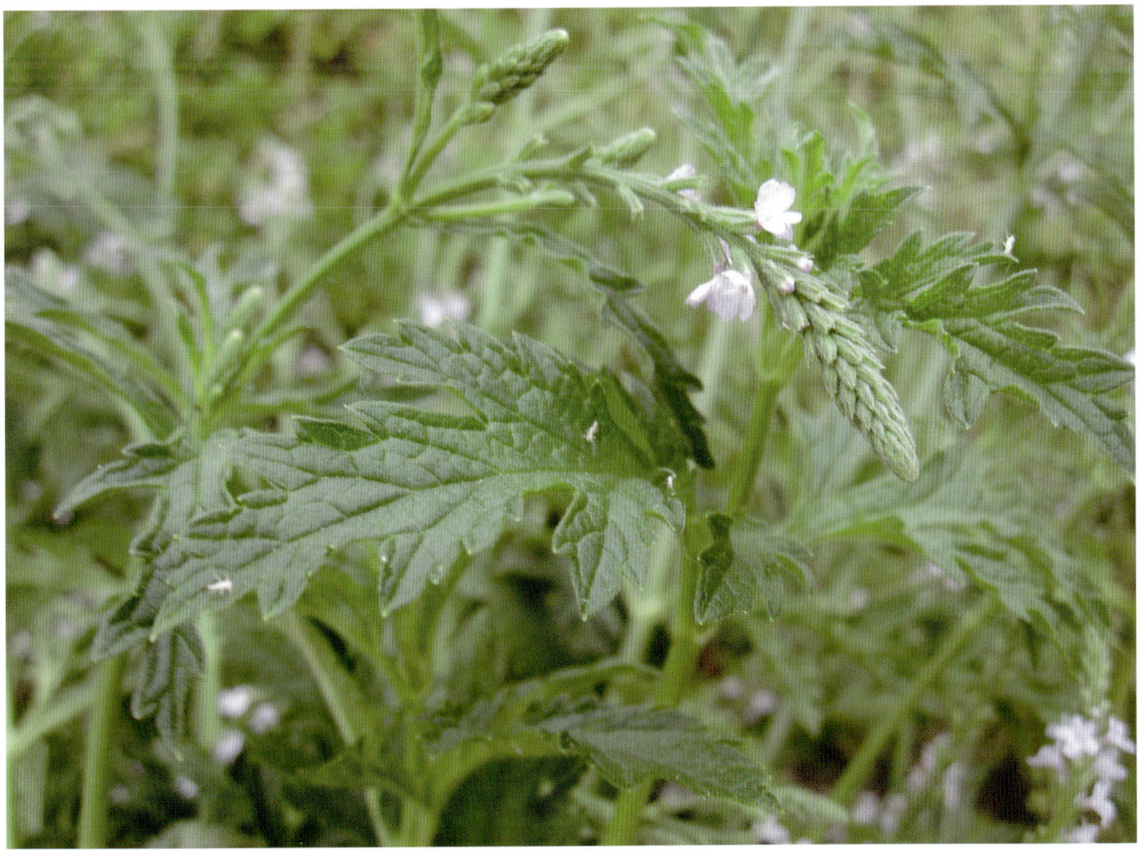

马鞭草

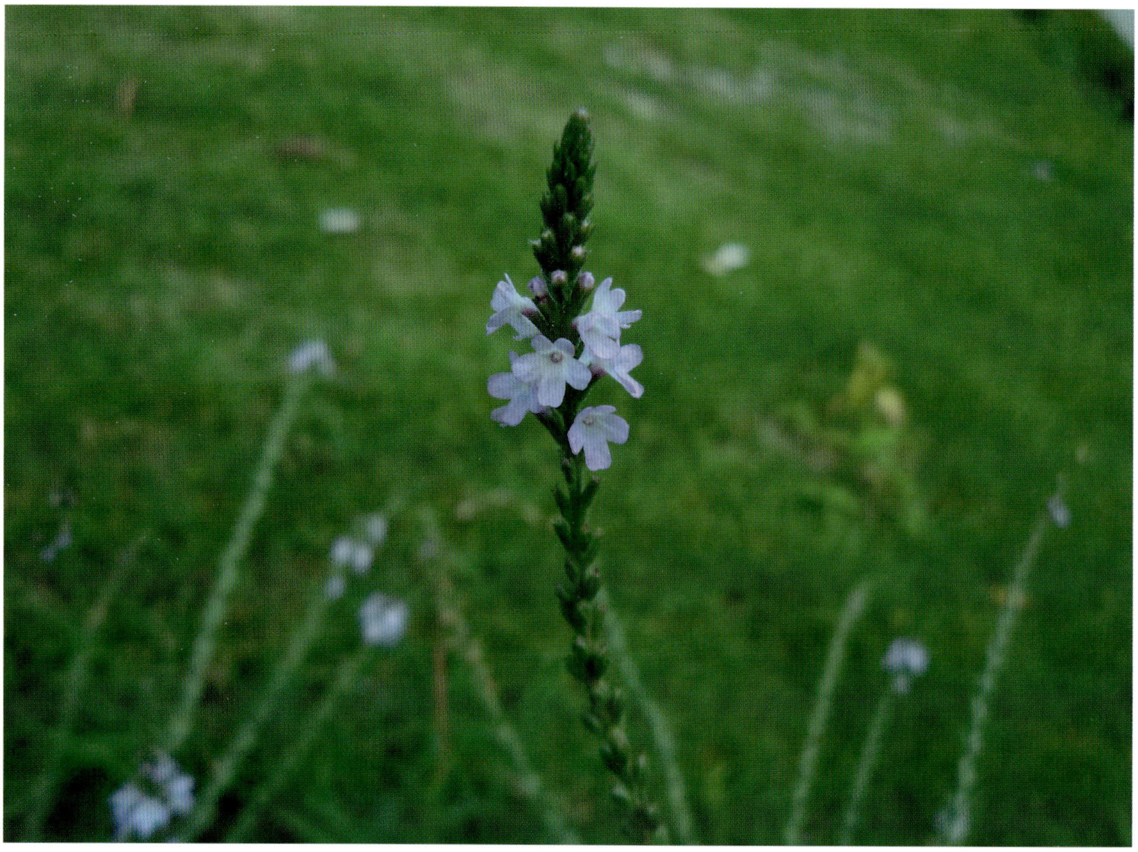

马鞭草

药材鉴别

本品为干燥全草或带根全草，根茎圆柱形，长 1 ~ 2 cm，表面土黄色，周围着生多数的根及须根。茎四棱形，灰绿色或黄绿色，有纵沟，具稀疏的毛；质硬、易折断，断面纤维状，中央有白色的髓，或已成空洞。叶片灰绿色或棕黄色，质脆，多皱缩破碎，具毛。顶端具花穗，可见黄棕色的花瓣；有时已成果穗，果实宿存灰绿色的萼片，萼片脱落后，则见灰黄色的 4 个小坚果。气微，味微苦。以干燥、色青绿、带花穗、无根及杂质者为佳。

功效主治

清热解毒，活血散瘀，利水消肿。主治外感发热，湿热黄疸，水肿，痢疾，疟疾，白喉，喉痹，淋病，经闭，癥瘕，痈肿疮毒，风火牙痛、牙疳。

药理作用

本品针剂在控制疟疾症状和抑杀疟原虫方面效果较好，控制症状，宜在发作前 2 ~ 3 h 注射，它能使疟原虫变形。马鞭草的水及醇提取物对家兔结膜囊滴入芥子油而引起的炎症有消炎作用。本品水提取物给家兔作齿髓电刺激法实验证明有镇痛作用，醇性水溶液的镇痛作用更持久。

用法用量

内服：10 ~ 30 g，煎汤；或研末，作丸、散服。

民族药方

1．伤风感冒，流行性感冒 鲜马鞭草 45 g，羌活 15 g，青蒿 50 g。上药煎汤 2 小碗，每日 2 次分服，连服 2 ~ 3 日；咽痛加鲜桔梗 15 g。

2．痢疾 马鞭草 60 g，土牛膝 15 g。水煎服，每日 1 剂，连服 2 ~ 5 剂。

3．乳痈肿痛 马鞭草 1 握，酒 1 碗，生姜 1 块。擂汁服，渣敷患处。

4．牙周炎，牙髓炎，牙槽脓肿 马鞭草 30 g。切碎晒干备用，水煎服，每日 1 剂。

5．黄疸 马鞭草 60 g。水煎调糖服；肝肿痛者加山楂根或山楂 9 g。

使用注意

孕妇慎服。

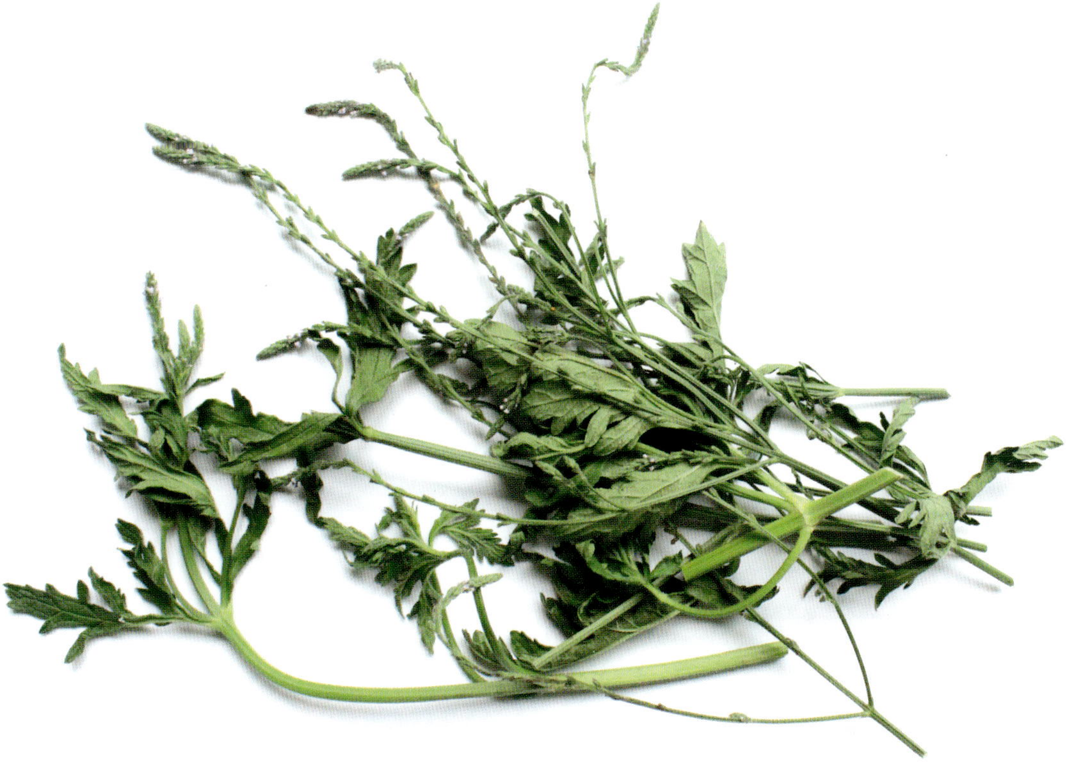

马鞭草药材

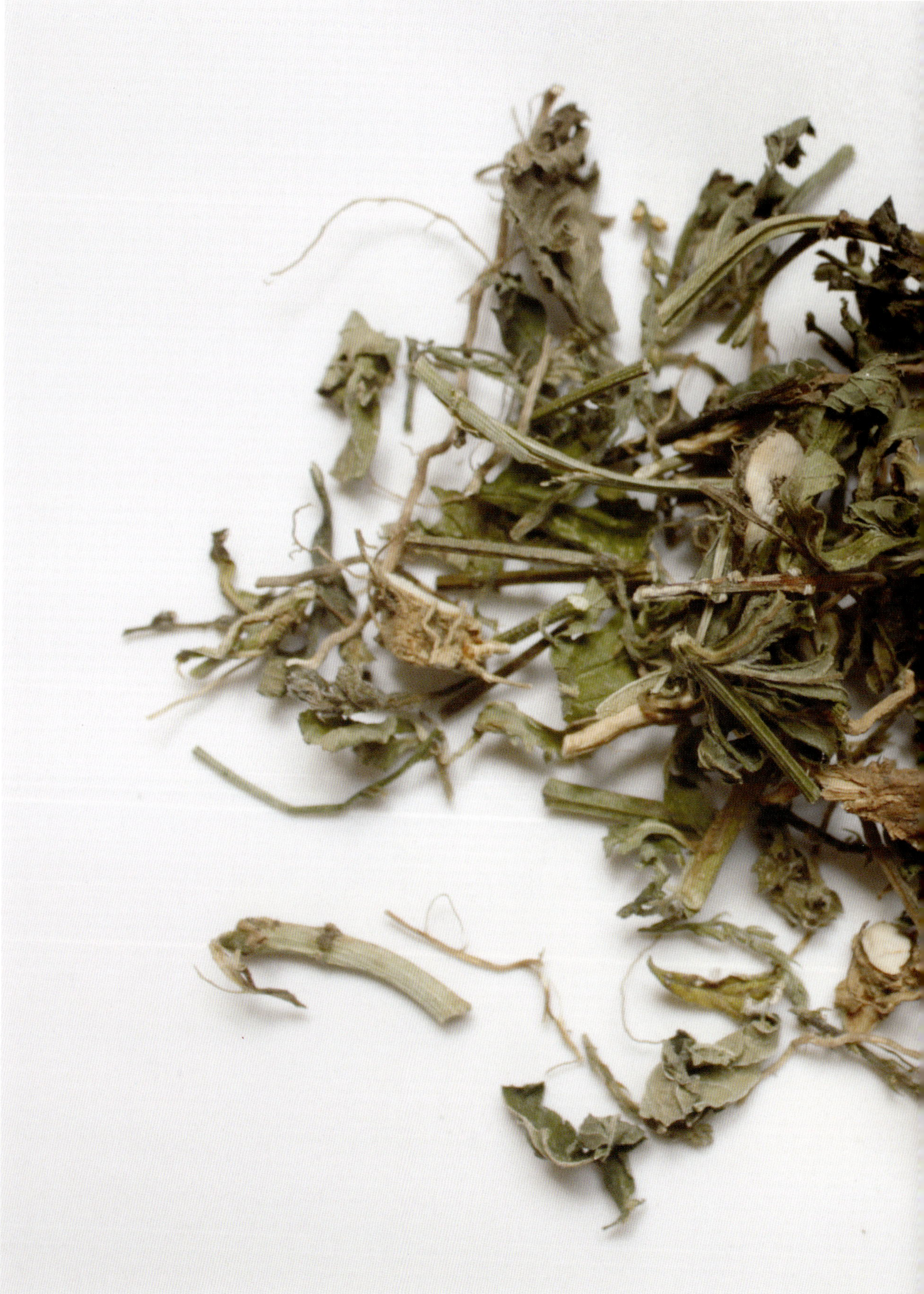

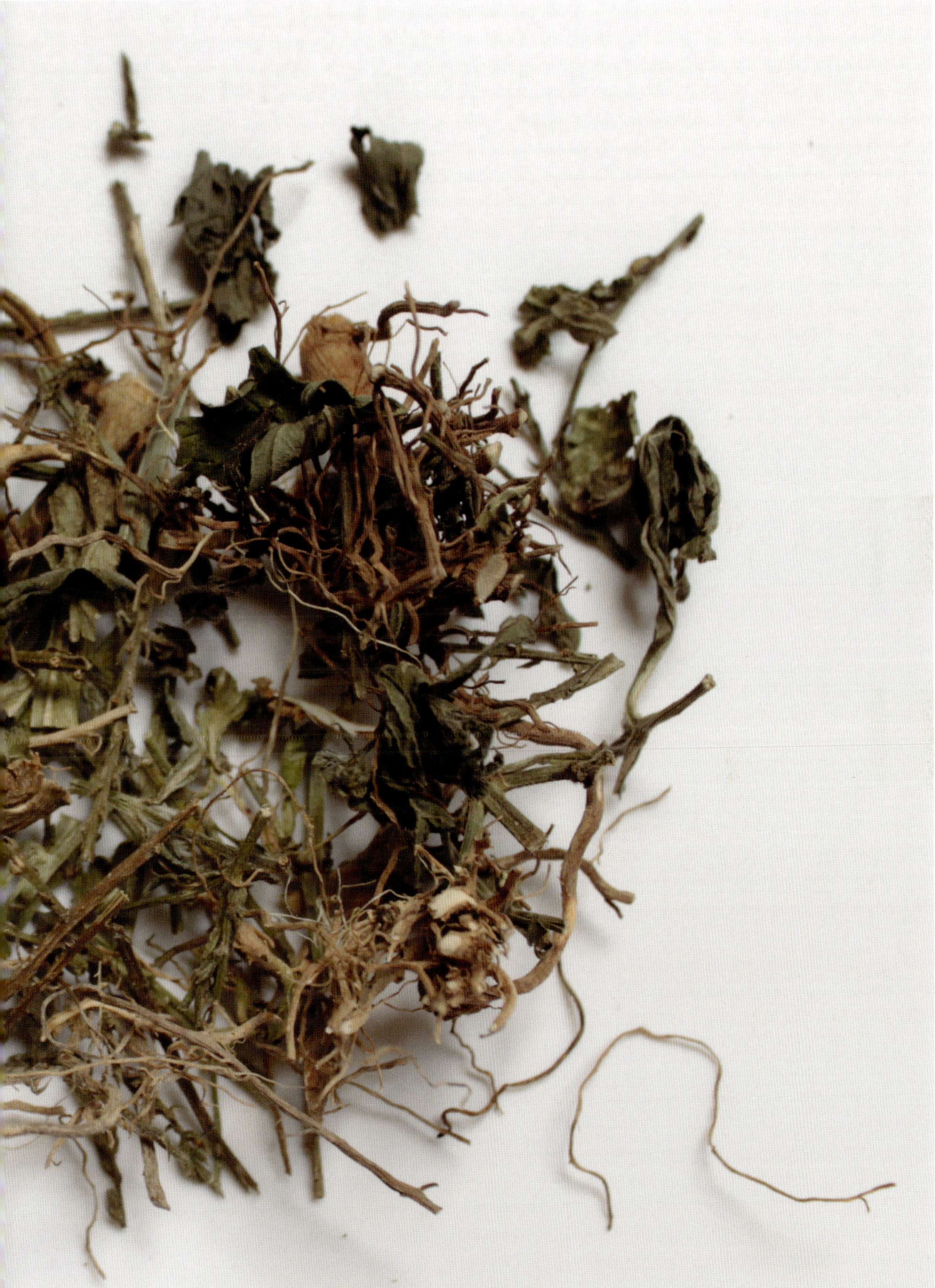
马鞭草饮片

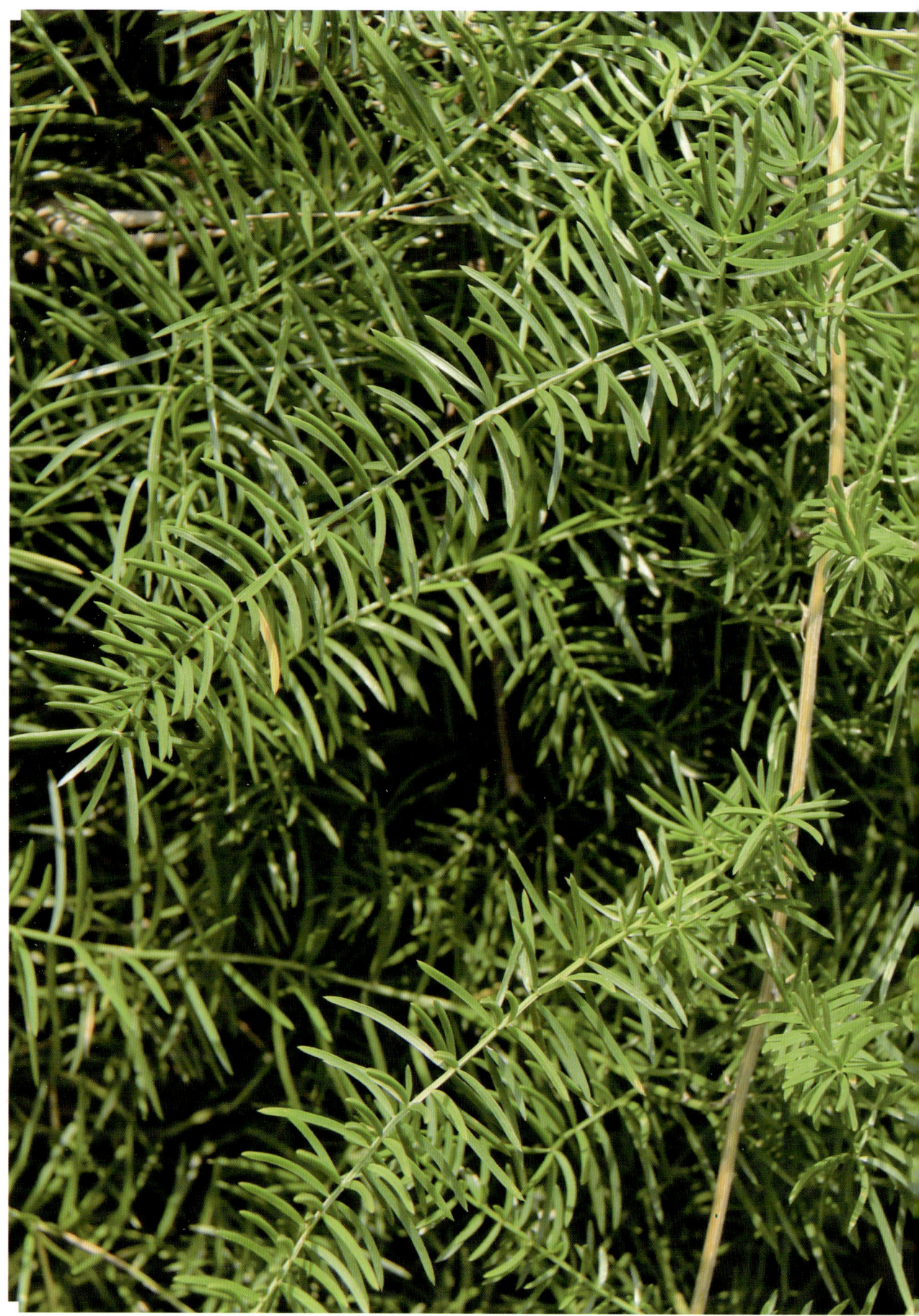

天冬

【水药名】八百仔。

【别　名】天冬、万岁藤、天棘、白罗杉、多儿母、八百崽。

【来　源】本品为百合科植物天冬 *Asparagus cochinchinensis* (Lour.) Merr. 的块根。

【性味归经】味甘、苦，性寒。归肺、肾经。

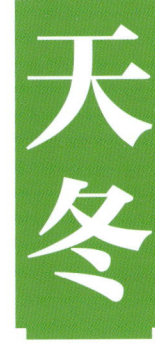

天冬

识别特征

攀缘状多年生草本。块根肉质，簇生，长椭圆形或纺锤形，灰黄色。茎细，长可达 2 m，有丝槽纹。叶状枝 2～3 枚束生叶腋，线形，扁平；长 1～2.5 cm，宽 1 mm 左右，稍弯曲，先端锐尖。叶退化为鳞片，主茎上的鳞状叶常变为下弯的短刺。花 1～3 朵簇生叶腋，黄白色或白色，下垂；花被 6，排成 2 轮，长卵形或卵状椭圆形，长约 2 mm；雄蕊 6，花药呈丁字形；雌蕊 1，子房 3 室，柱头 3 歧。浆果球形，熟时红色。花期 5—6 月，果期 8—9 月。

生境分布

生长于山野的岩脚、沟旁及灌丛中。分布于我国中部、西北、长江流域及南方各地。

采收加工

秋、冬二季采挖，但以冬季采者质量较好。挖出后洗净泥土，除去须根，按大小分开，入沸水中煮或蒸至外皮易剥落时为度。捞出浸入清水中，趁热除去外皮，洗净，微火烘干或用硫黄熏后再烘干。

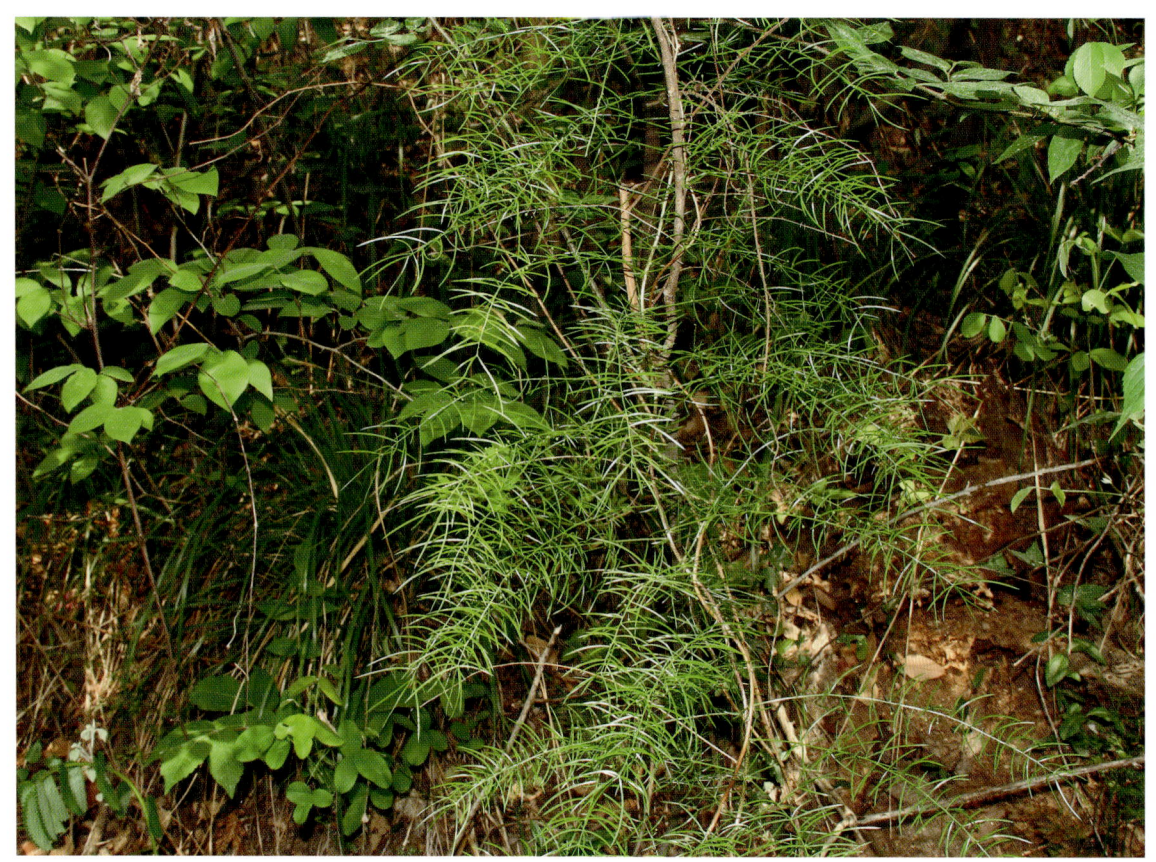

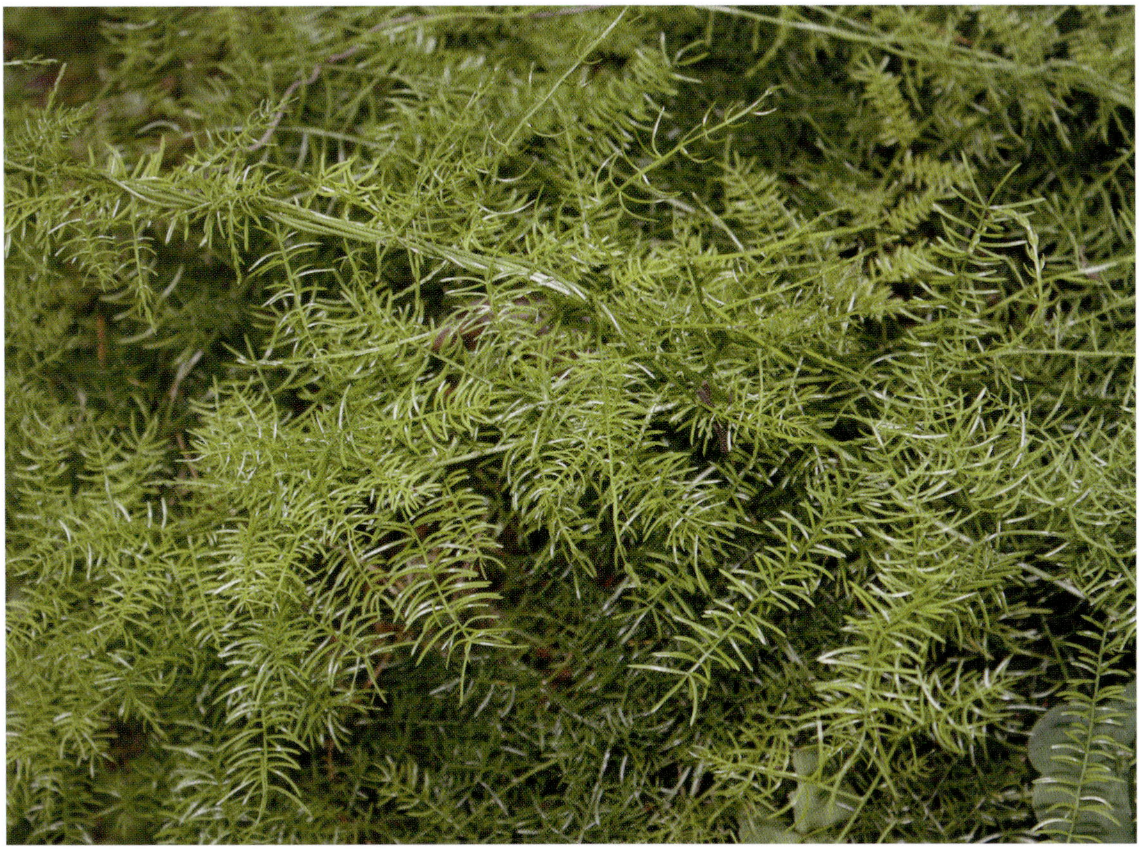

天冬

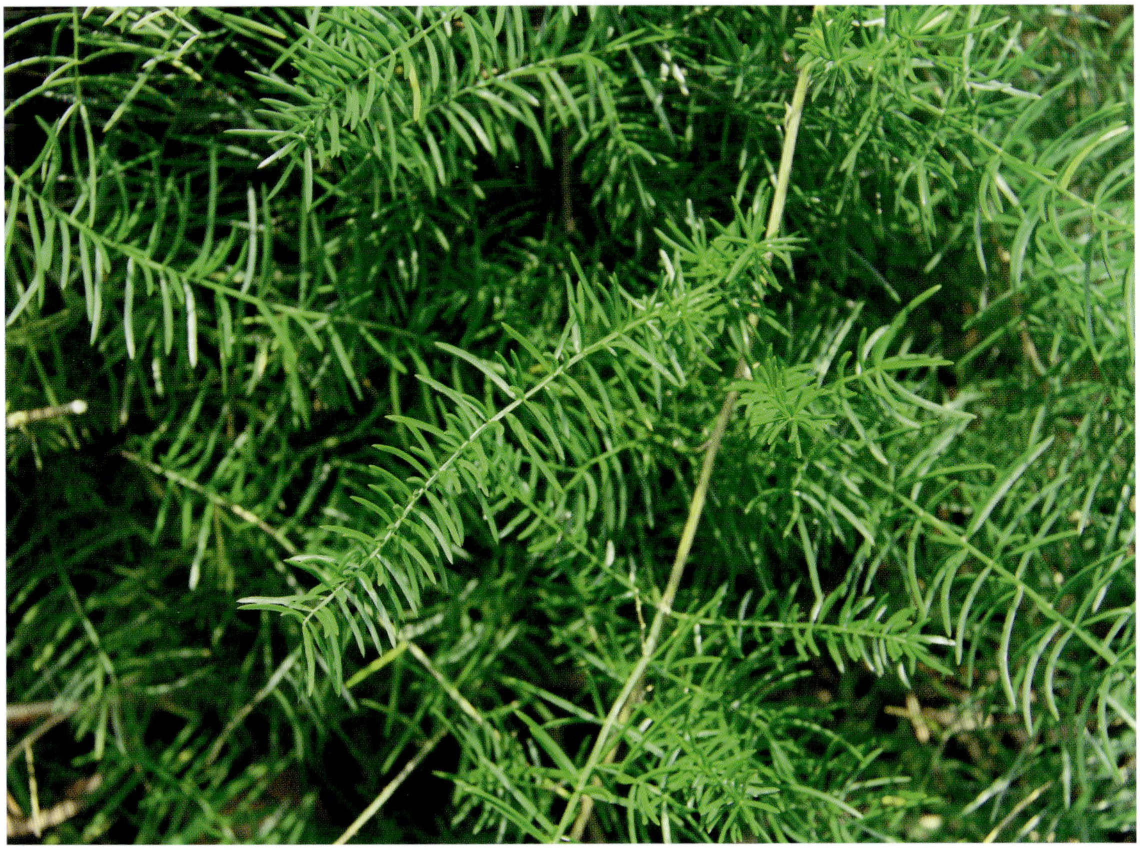

天冬

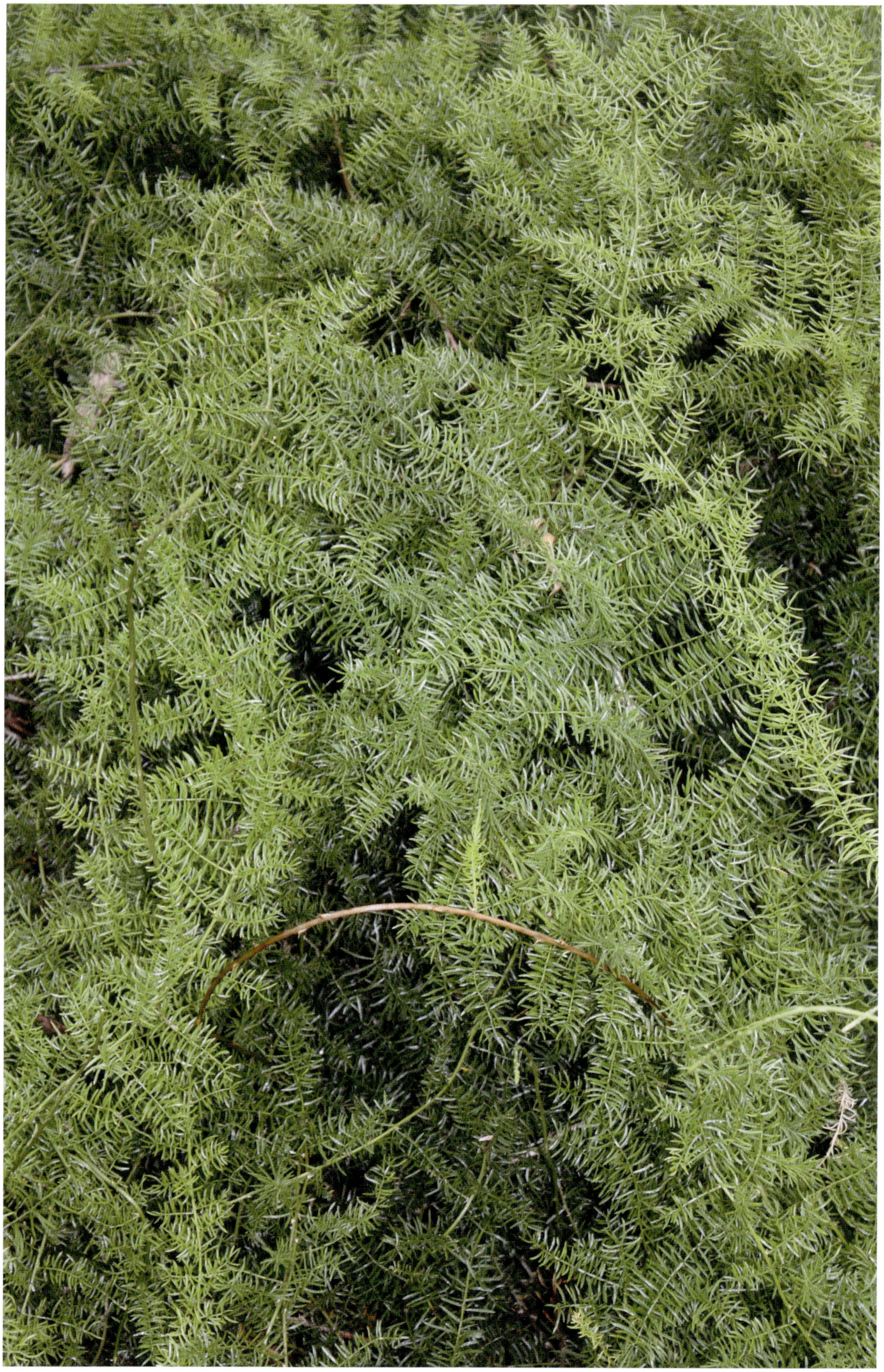

天冬

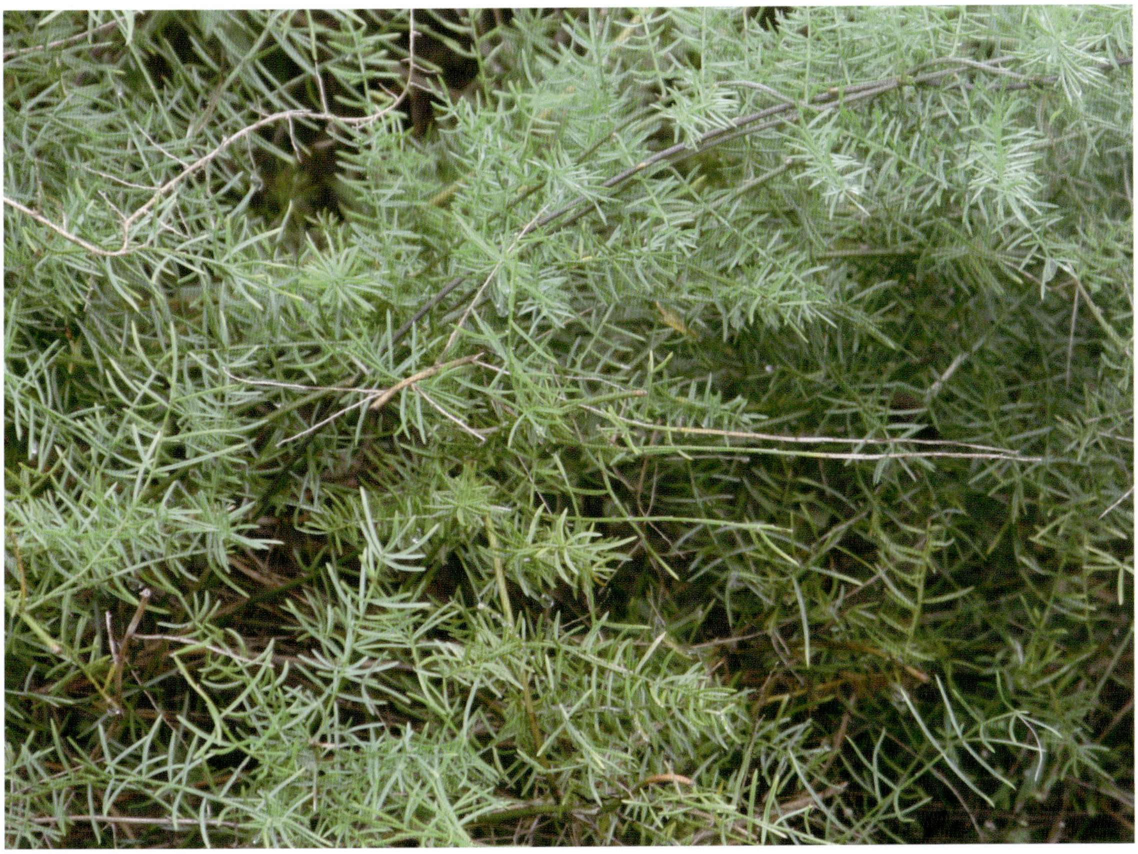

天冬

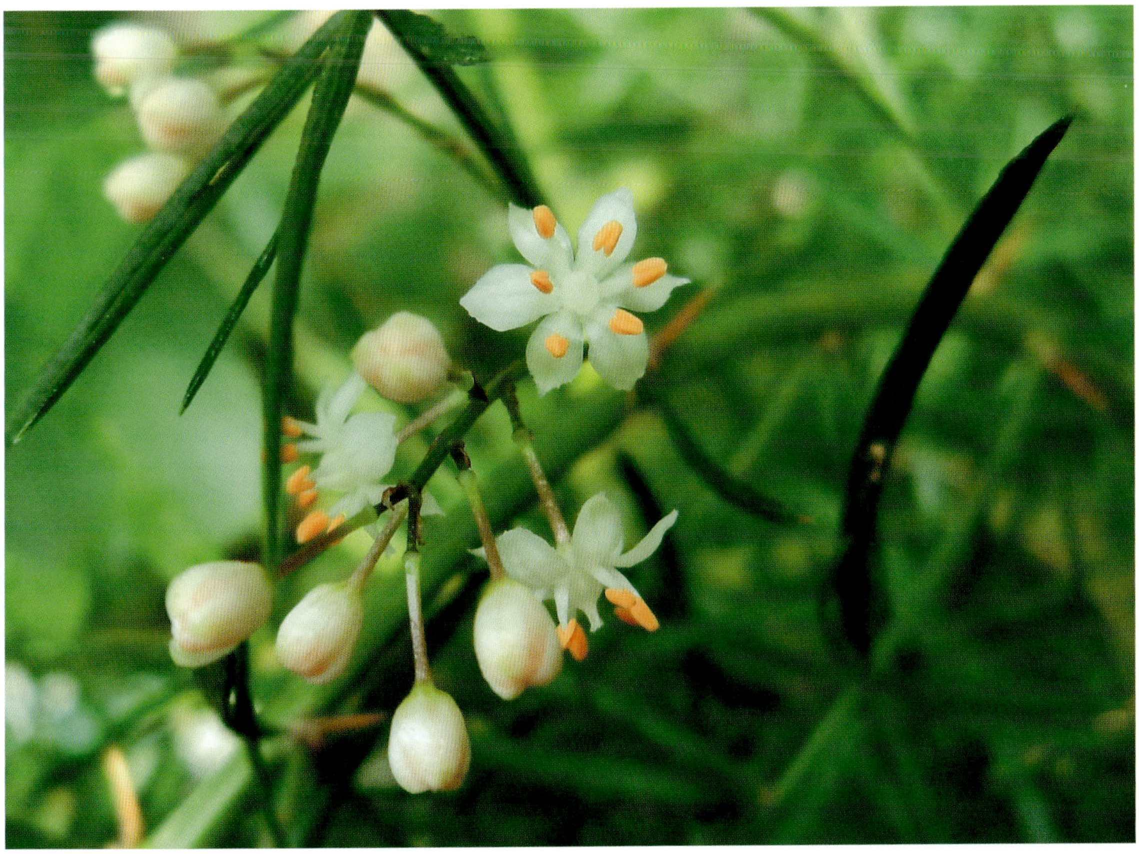

天冬

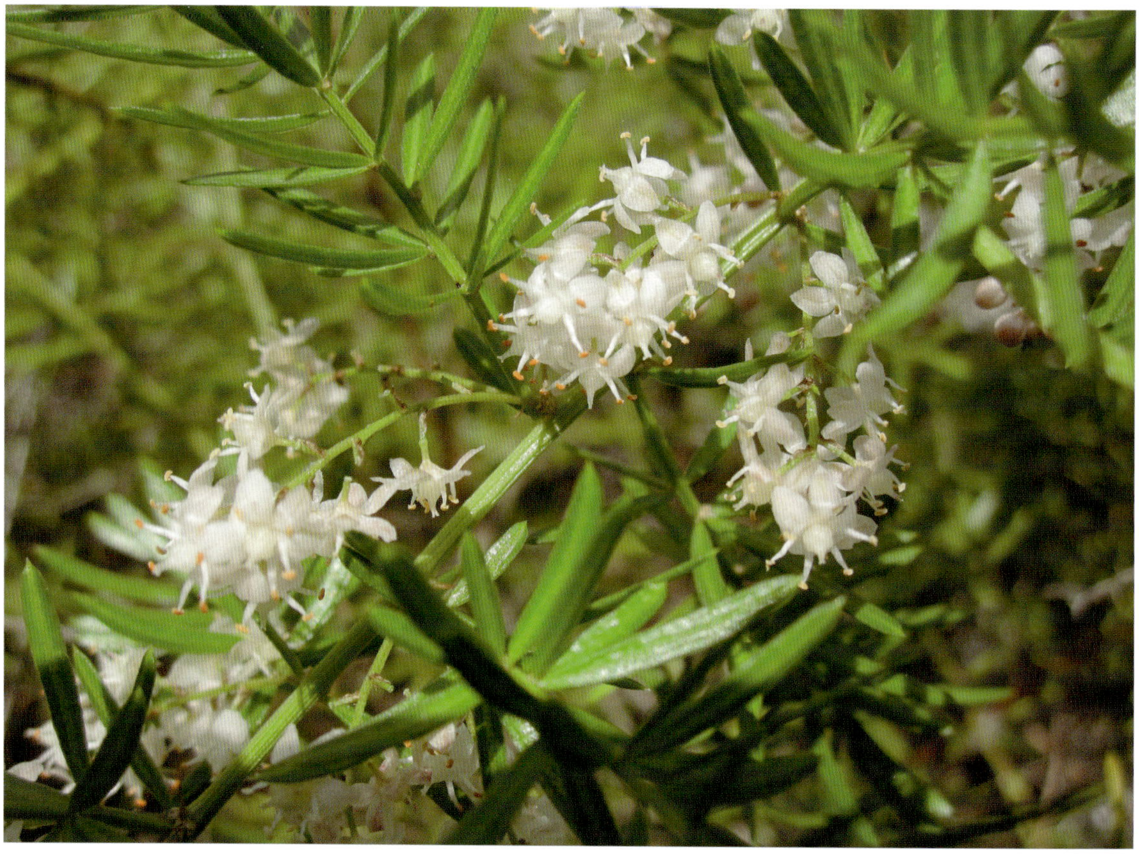

天冬

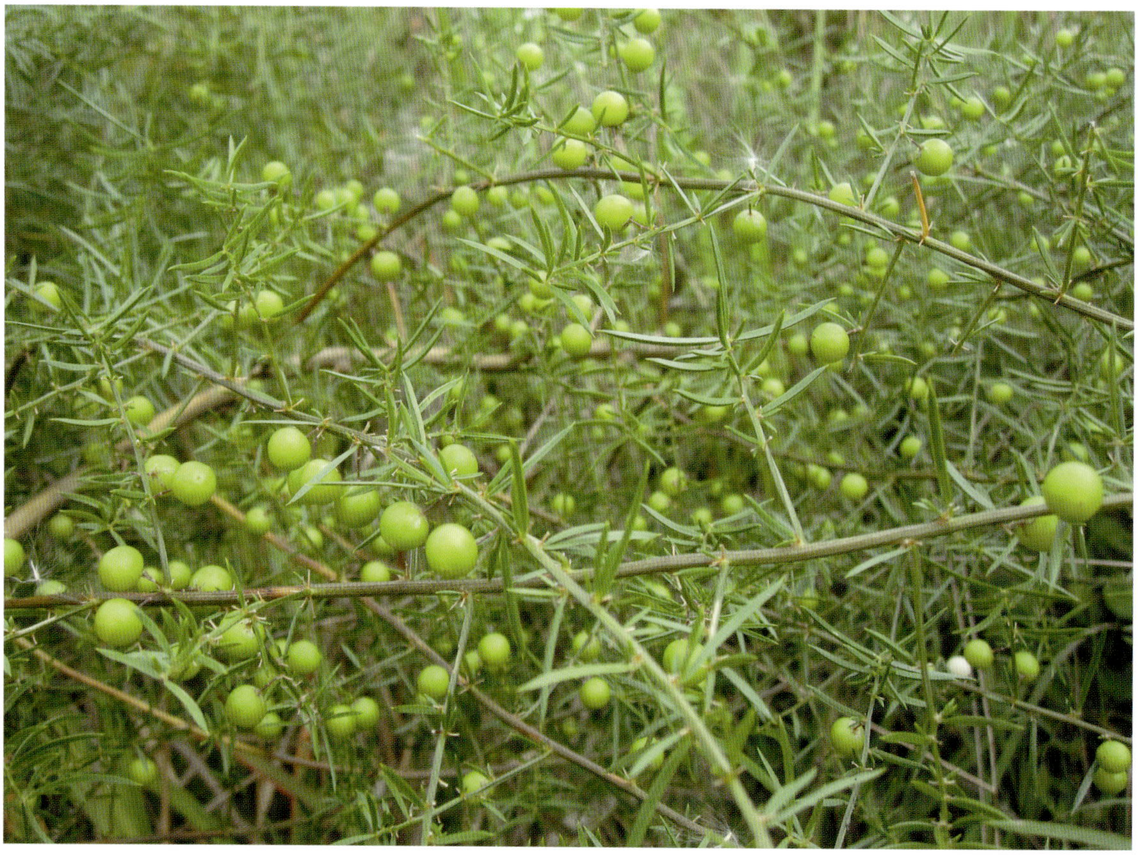

天冬

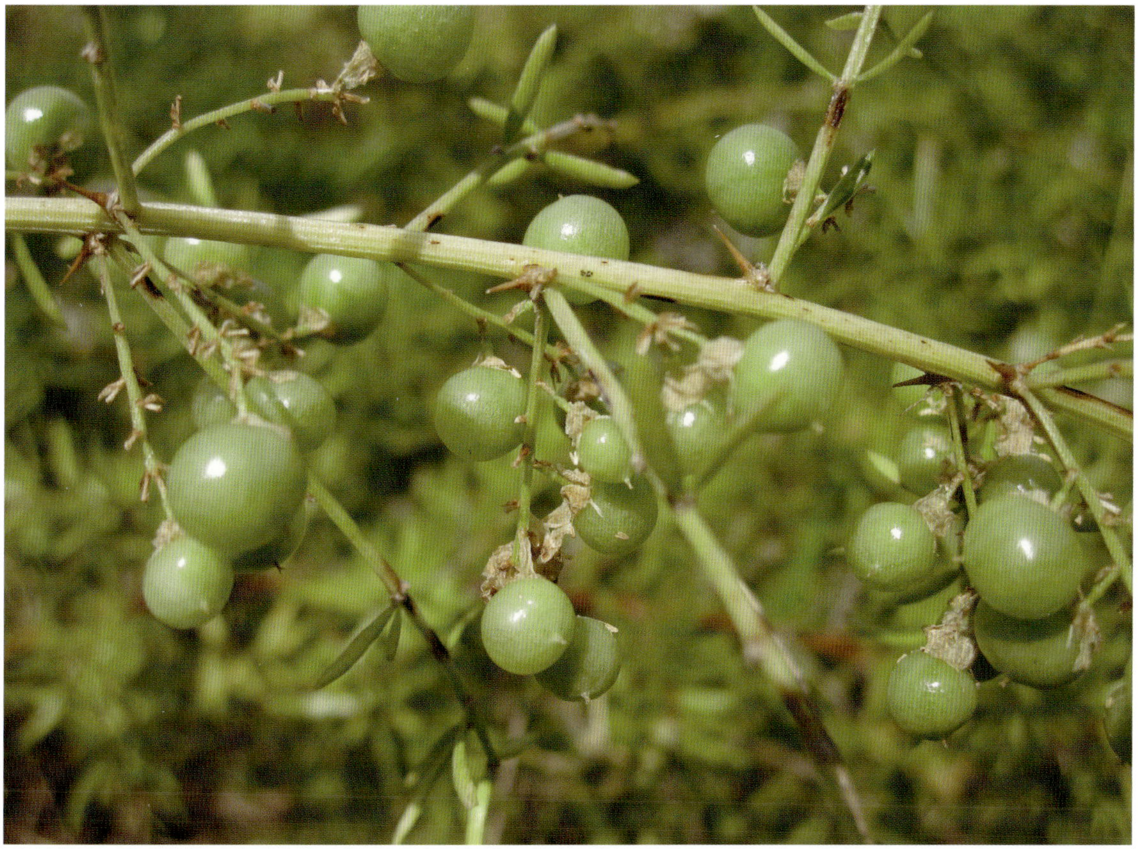

天冬

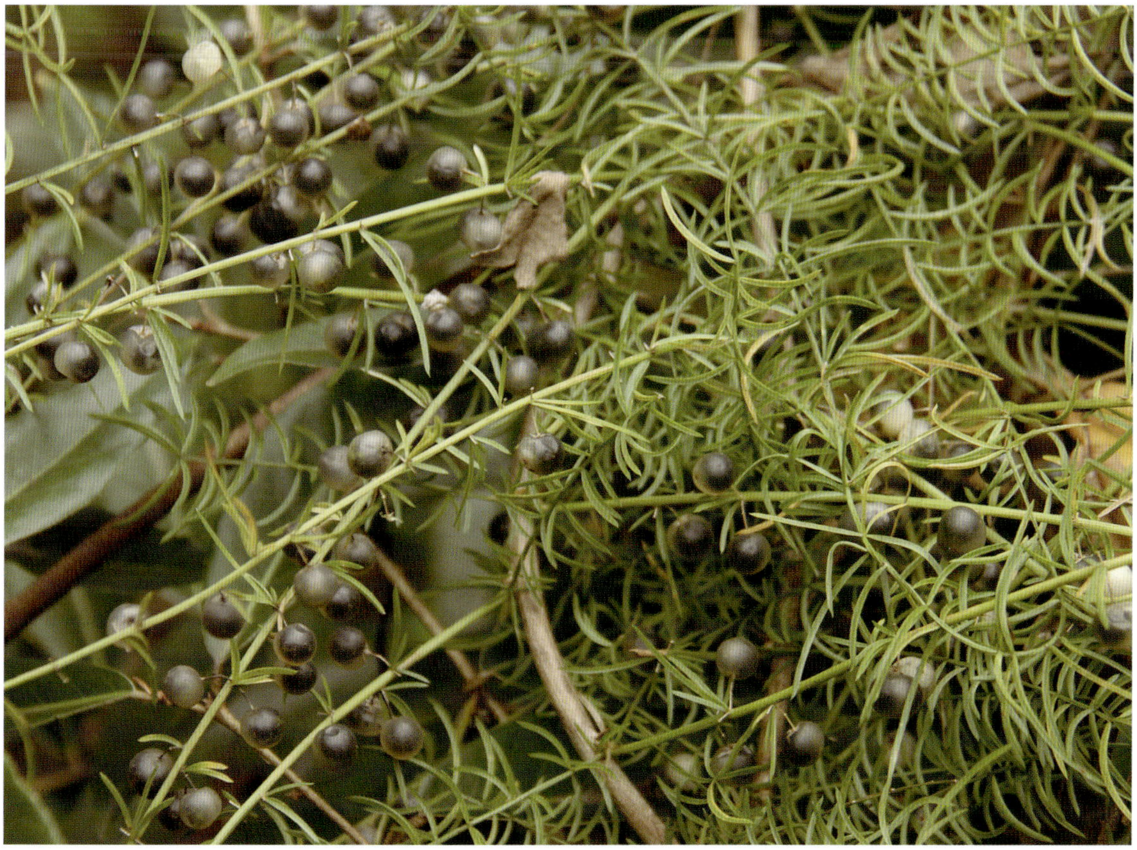

天冬

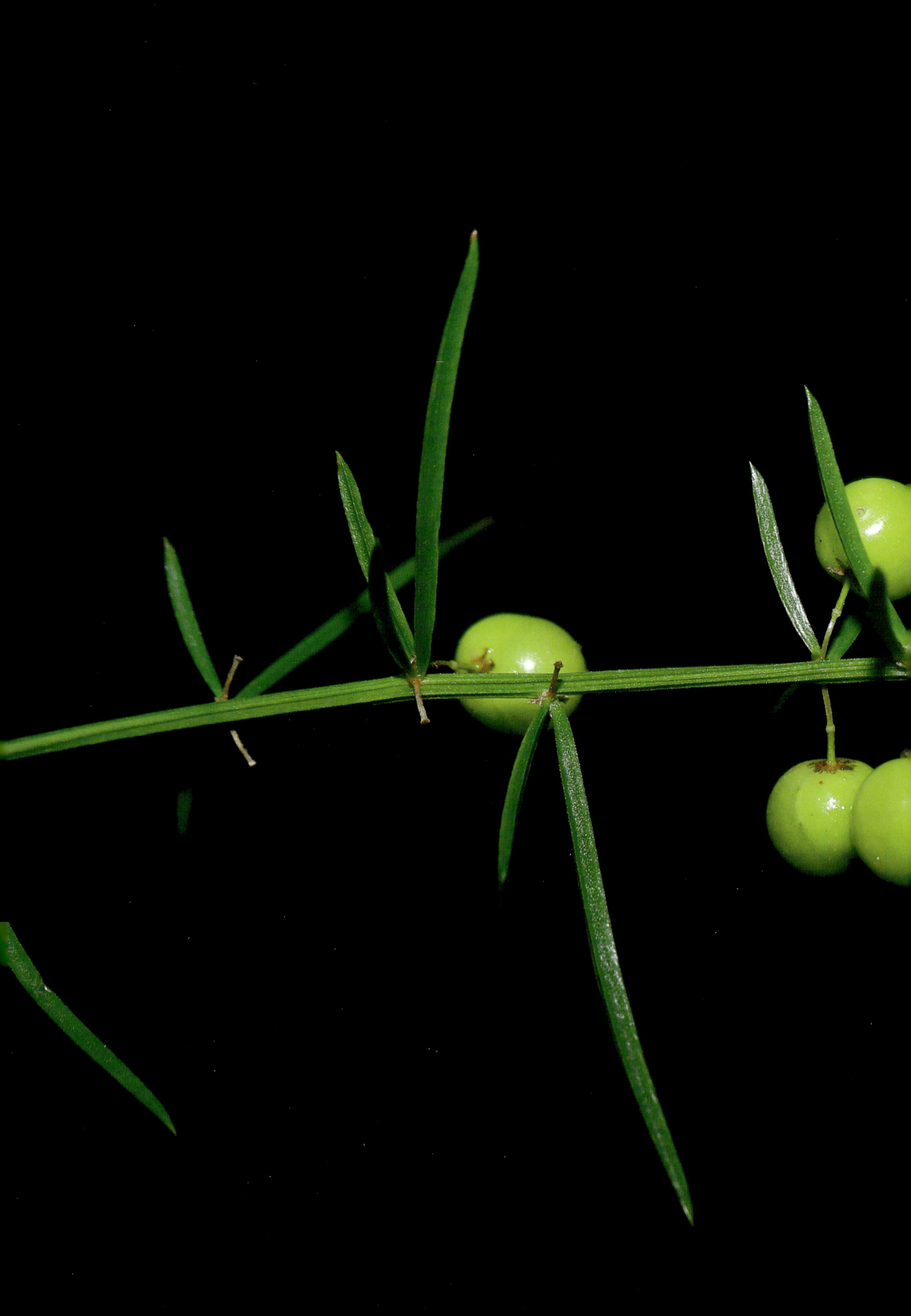

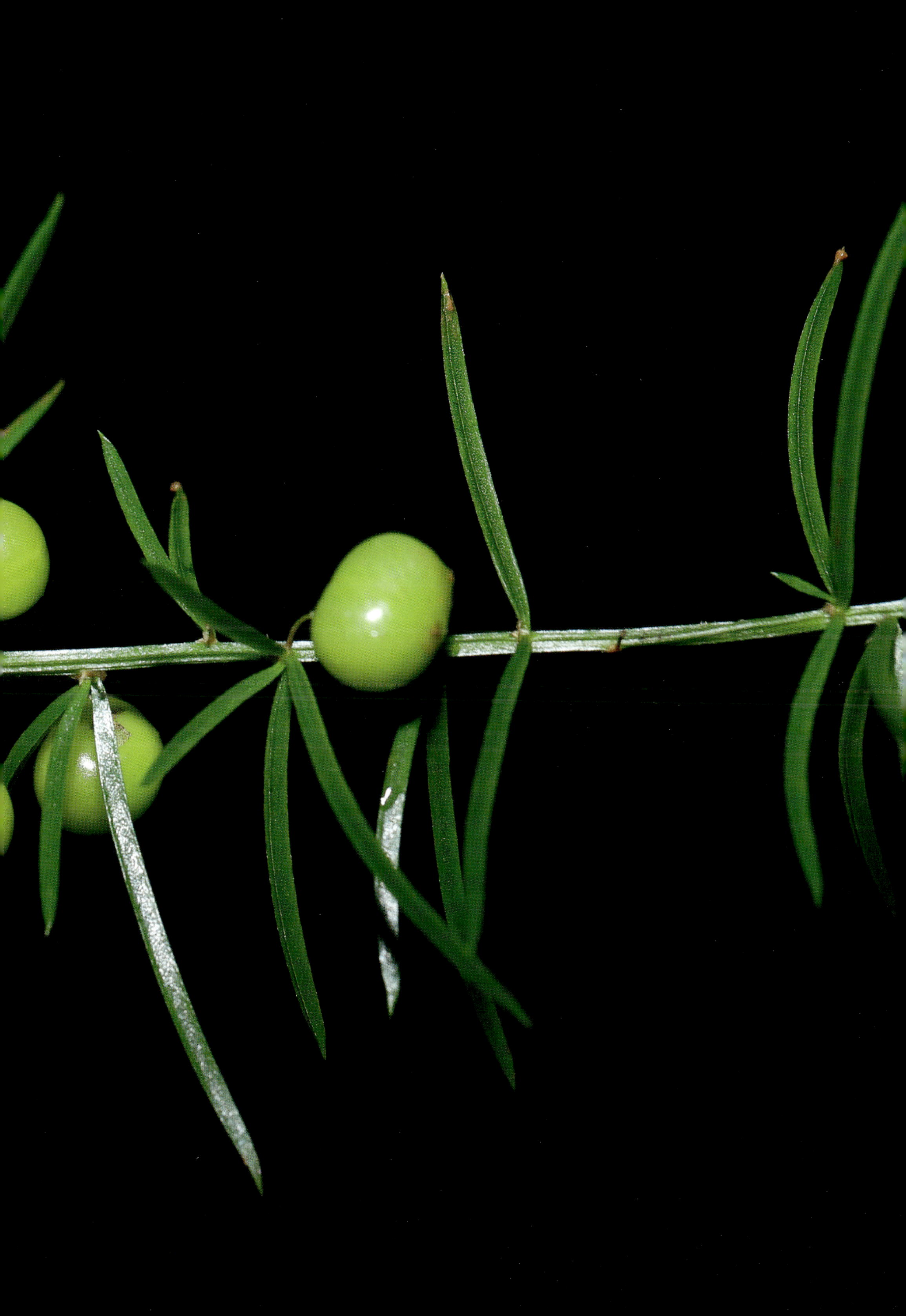

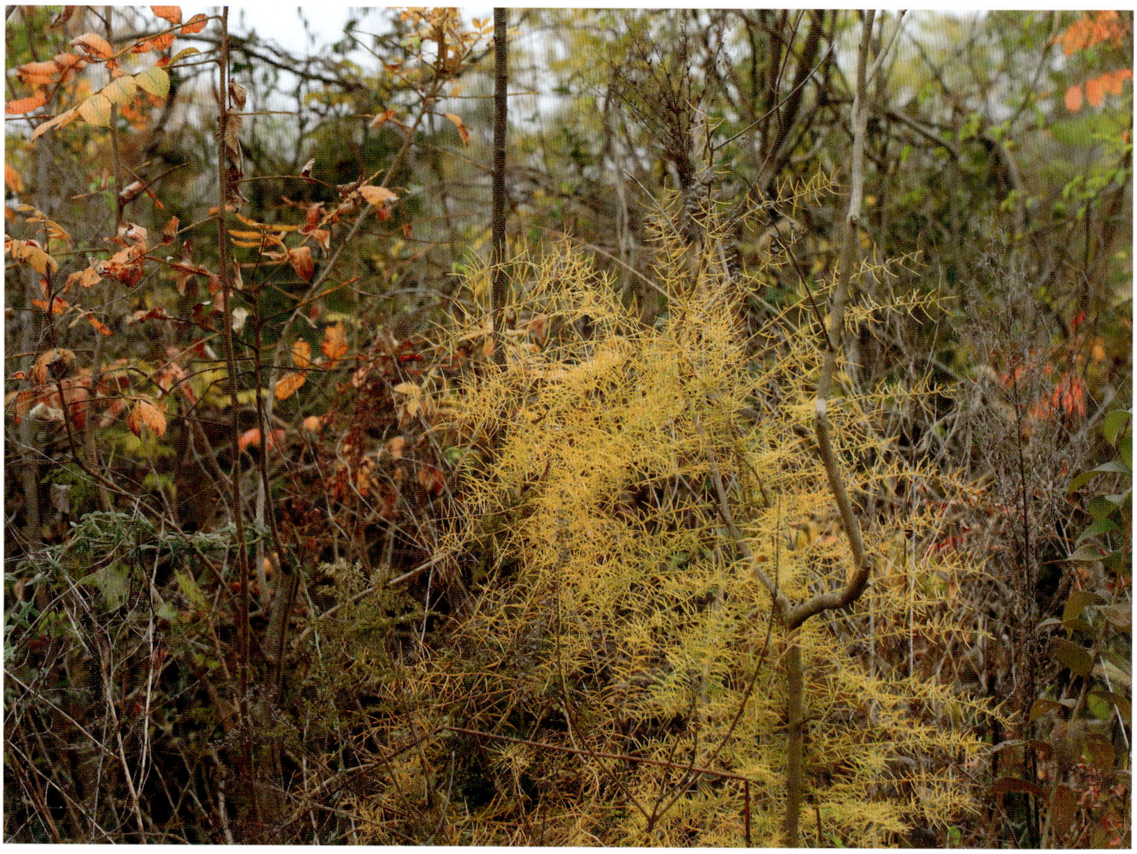

天冬

药材鉴别

本品干燥的块根呈长圆纺锤形，中部肥满，两端渐细而钝，长 6 ~ 20 cm，中部直径 0.5 ~ 2 cm。表面黄白色或浅黄棕色，呈油润半透明状，有时有细纵纹或纵沟，偶有未除净的黄棕色外皮。干透者质坚硬而脆，未干透者质柔软，有黏性，断面蜡质样，黄白色，半透明，中间有不透明白心。臭微，味甘微苦。以肥满、致密、黄白色、半透明者为佳。条瘦长、色黄褐、不明亮者质次。

功效主治

滋阴，滋燥，清肺，降火。主治阴虚发热，咳嗽吐血，肺痿，肺痈，咽喉肿痛，消渴，便秘。

用法用量

内服：10 ~ 30 g，煎汤；或熬膏；或研末，入丸、散服。

民族药方

1．结核病，咳嗽，盗汗，潮热，心烦　天冬、麦冬、岩茶、石串莲各 15 g，十大功劳叶、白及、鹿含草、生甘草各 10 g。水煎服。

2．催乳　天冬 60 g，猪肉适量。同炖服。

3．扁桃体炎，咽喉肿痛　天冬、麦冬、板蓝根、桔梗、山豆根各 9 g，甘草 6 g。水煎服。

4．老人大肠燥结不通　天冬 240 g，麦冬、当归、麻子仁、生地黄各 120 g。熬膏，炼蜜收，每日早、晚白汤调服 10 茶匙。

5．疝气　鲜天冬（去皮）15 ~ 30 g。水煎，点酒为引内服。

使用注意

虚寒泄泻及外感风寒致嗽者皆忌服。

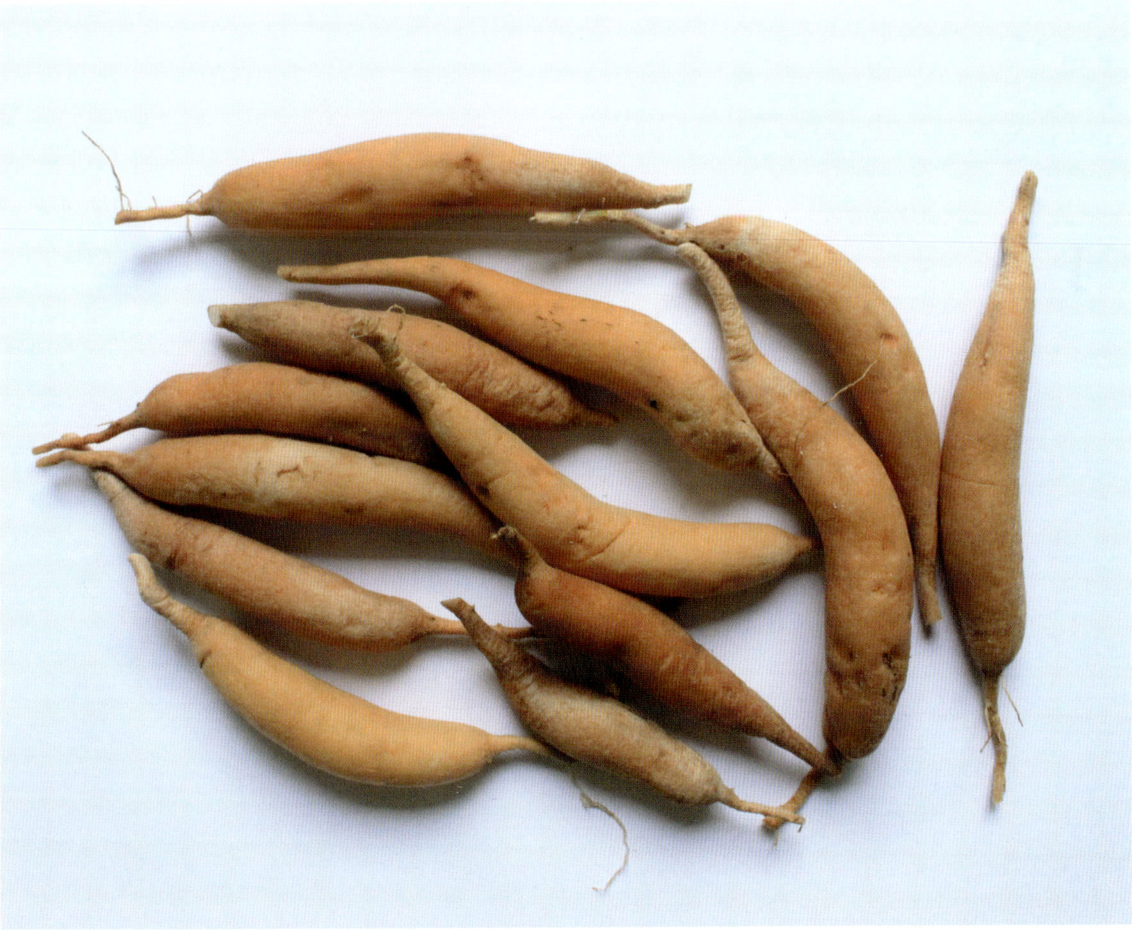

天冬药材

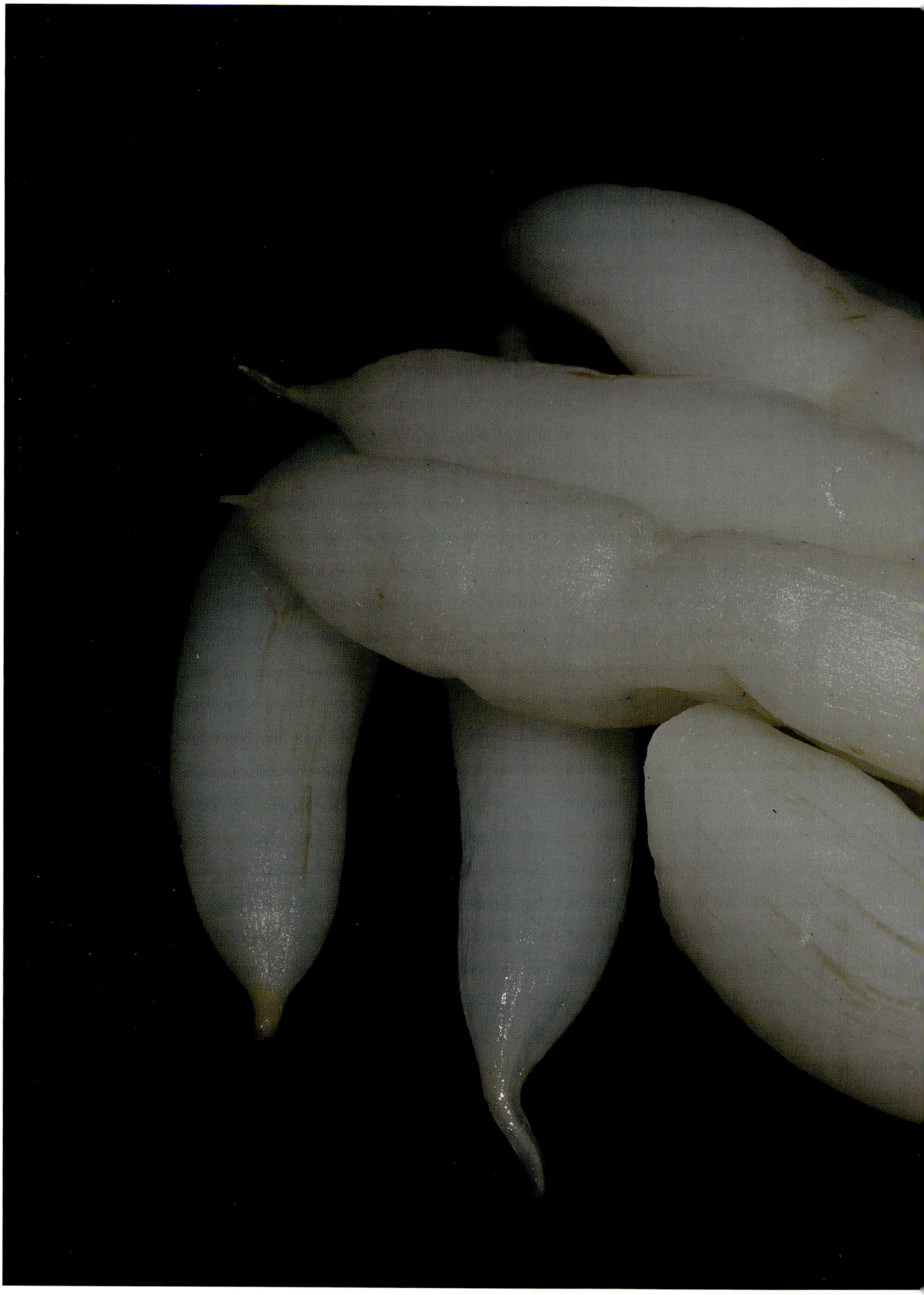

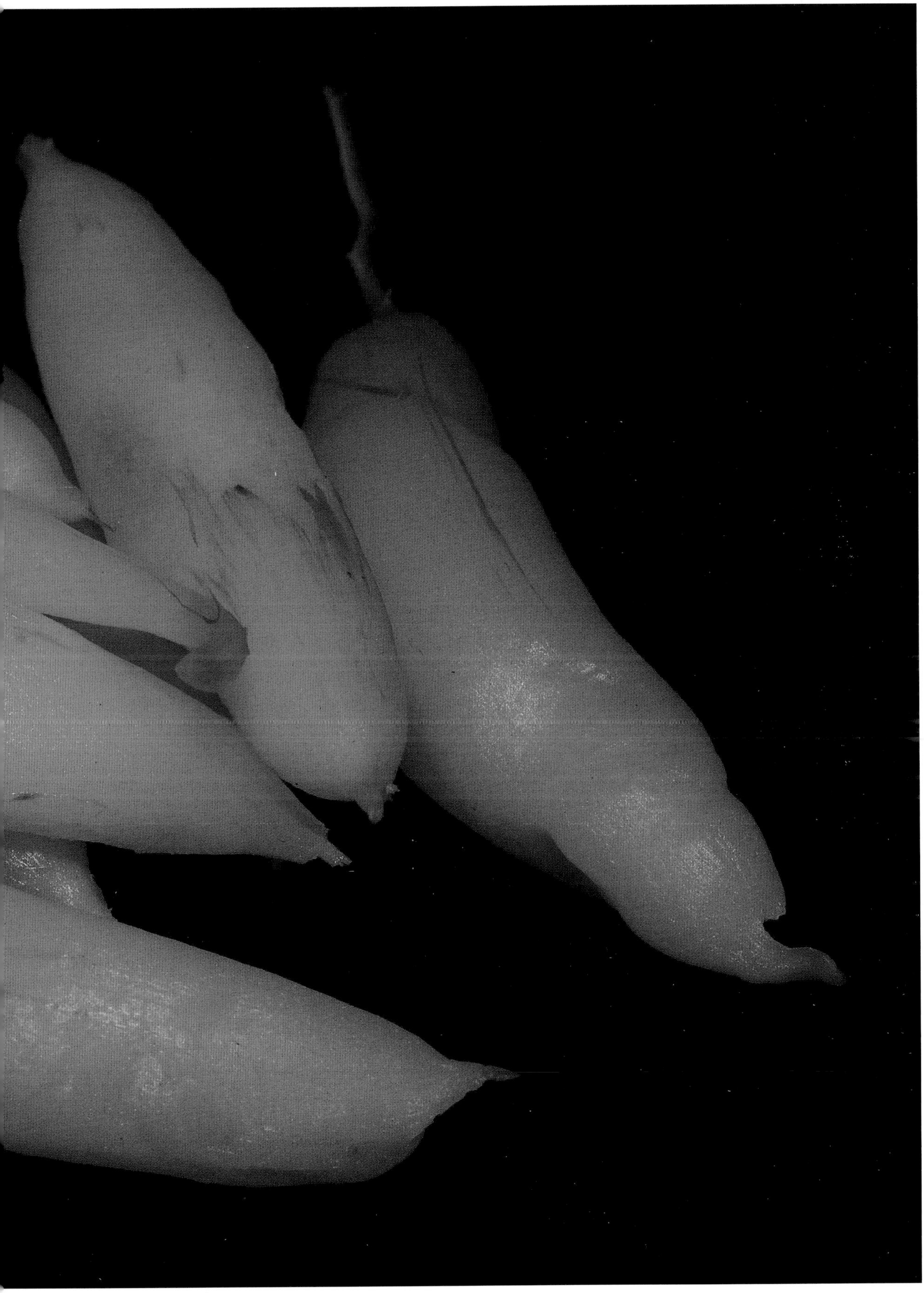

天冬药材

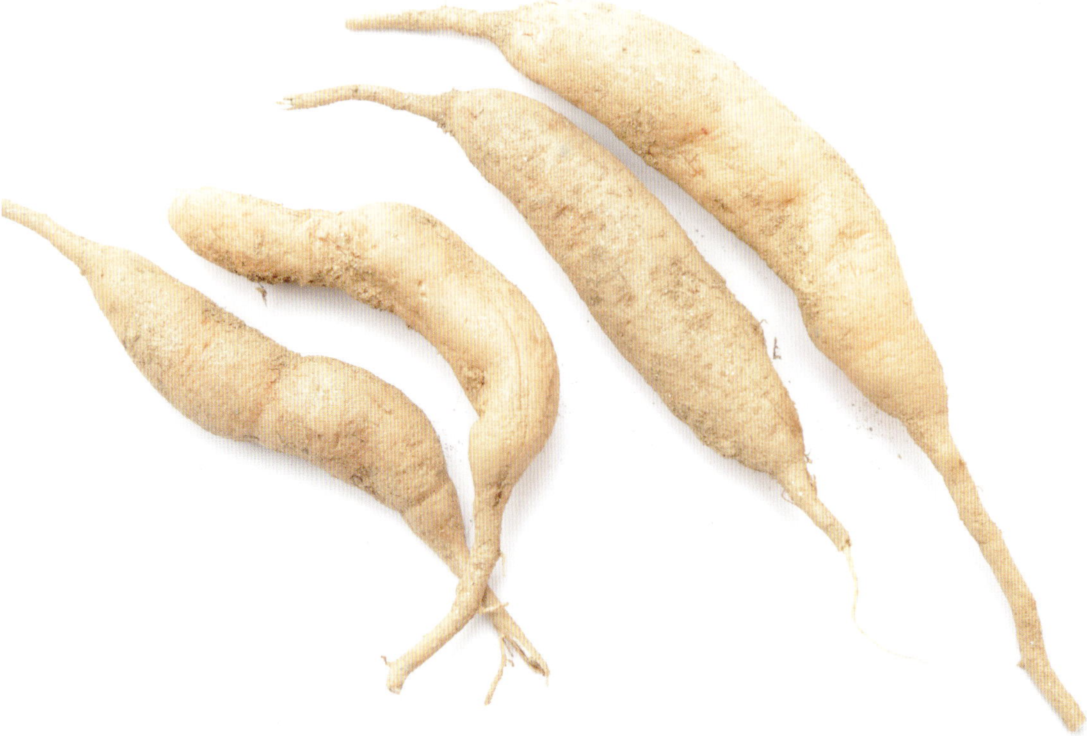

天冬药材

天冬药材

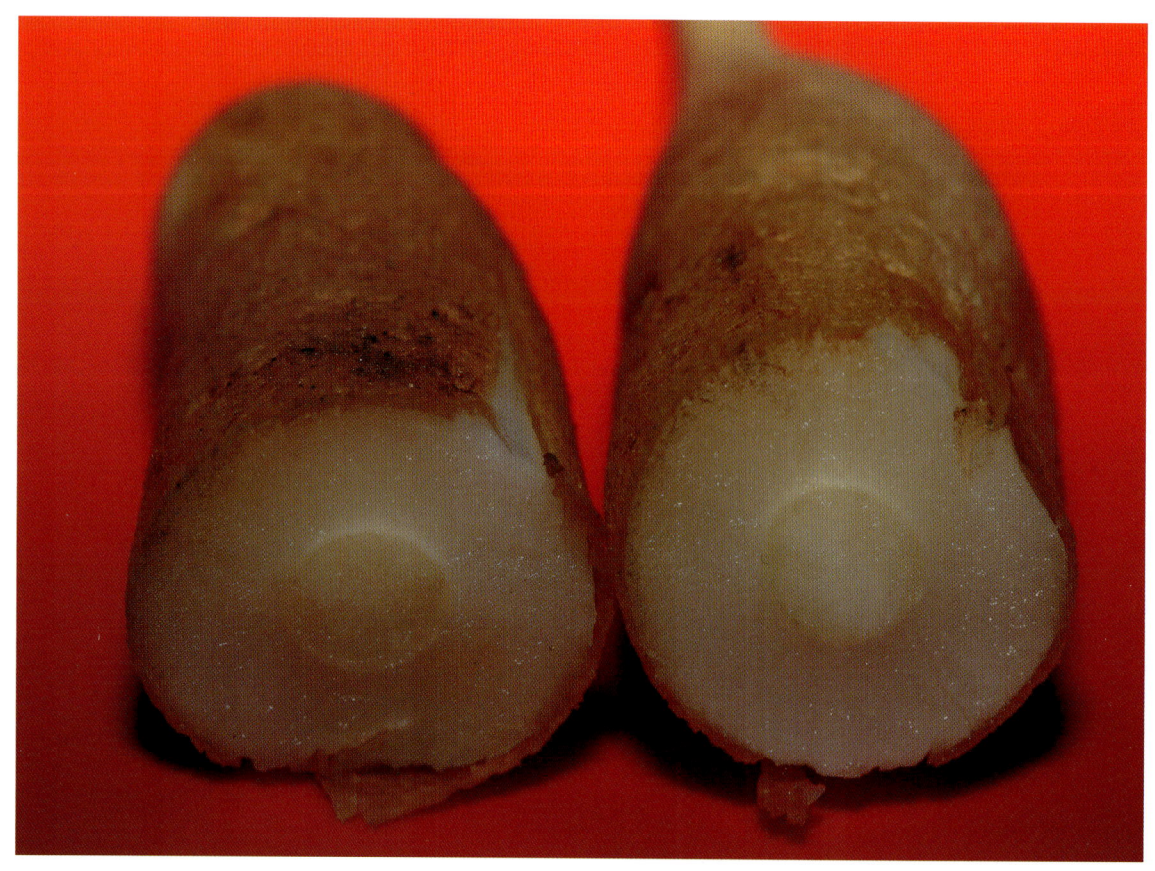

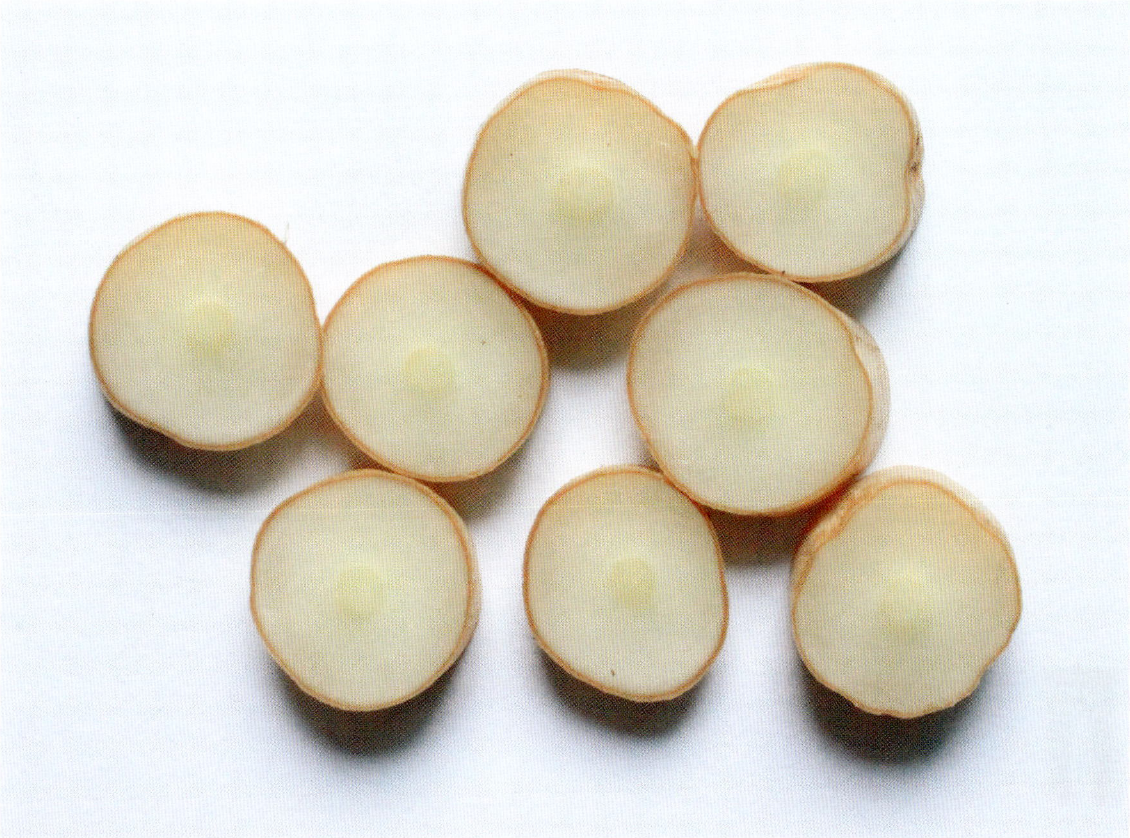

天冬药材

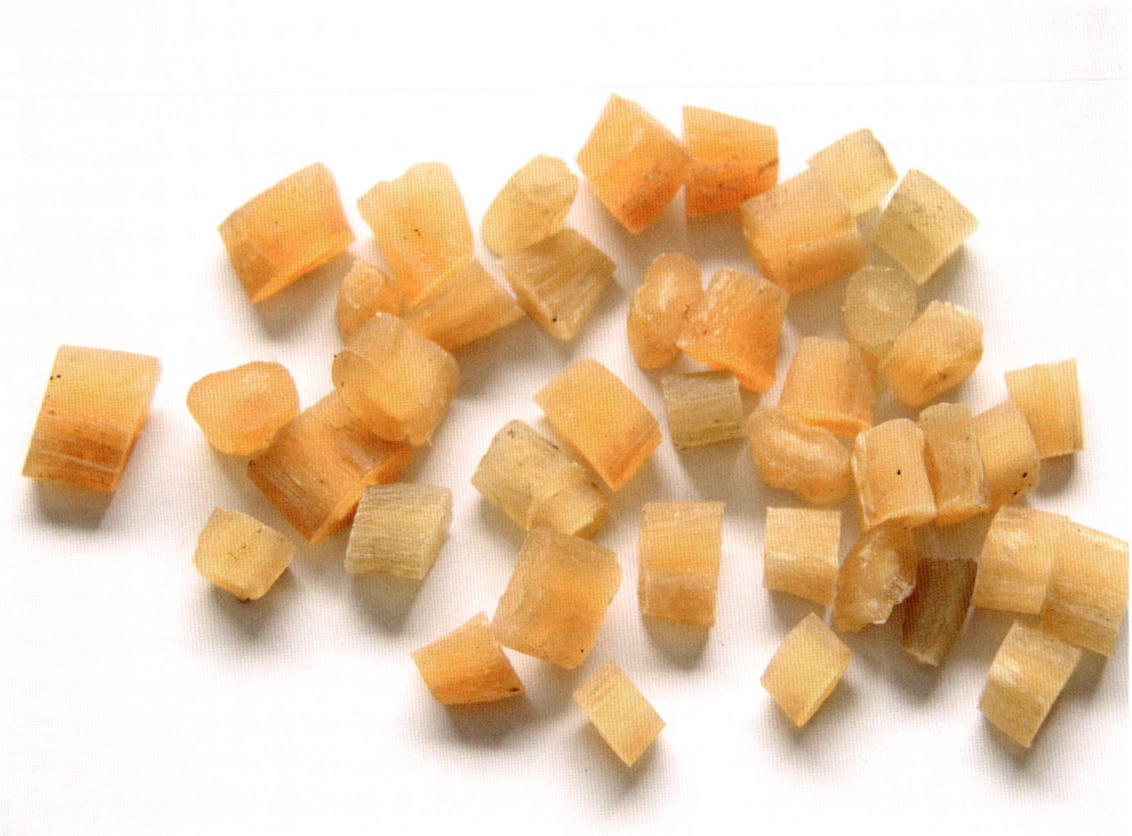

天冬饮片

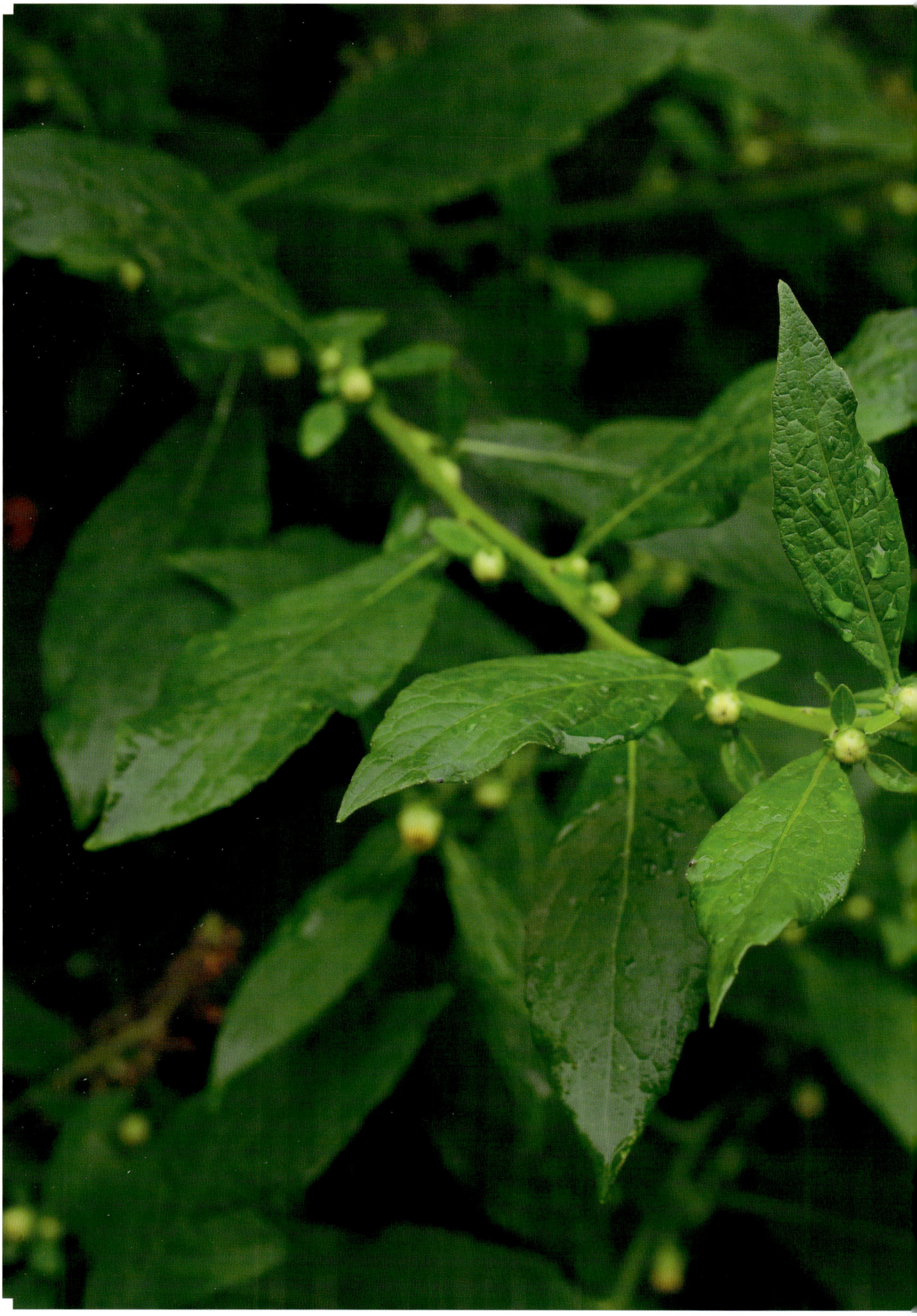

天名精

【水药名】燕夏。

【别　名】皱面草、鹤虱草、野烟、山烟、野叶子烟、挖耳草、癞格宝草、天名精。

【来　源】本品为菊科植物天名精 *Carpesium abrotanoides* L. 的全草。

【性味归经】味辛，性寒。归肝、肺经。

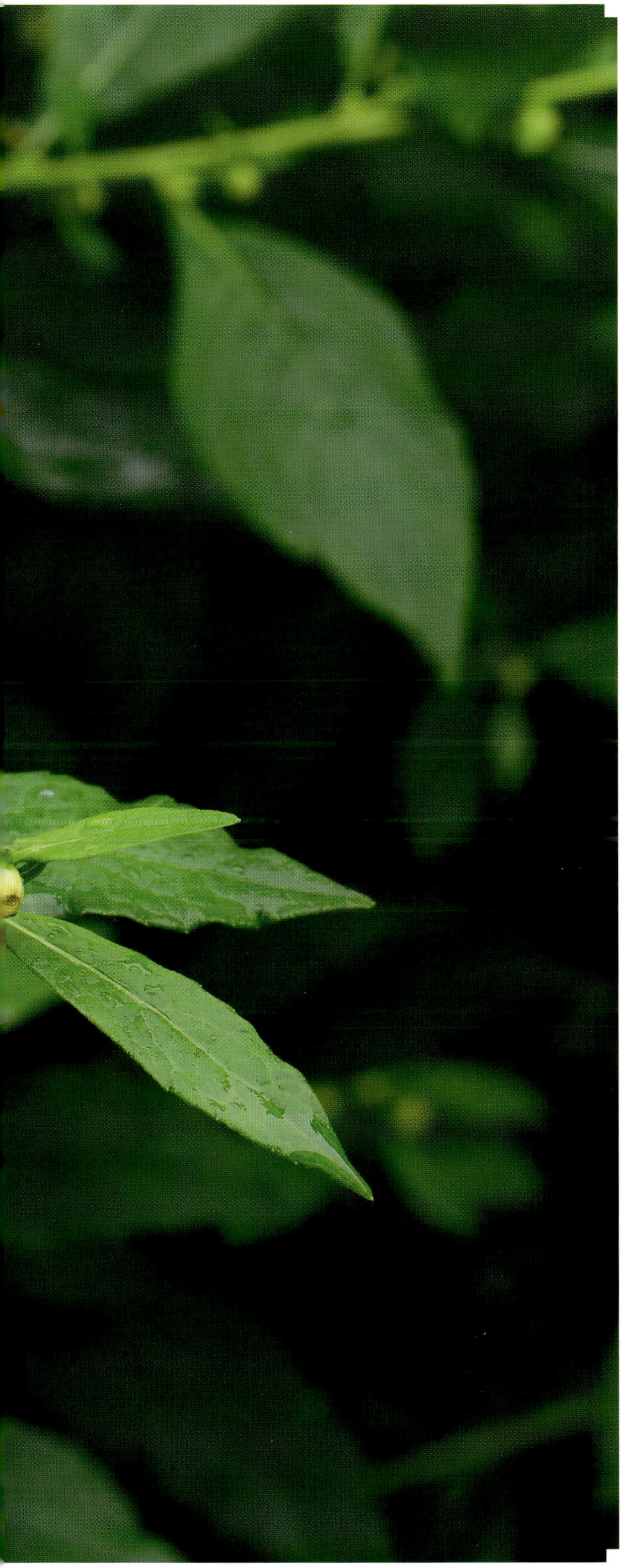

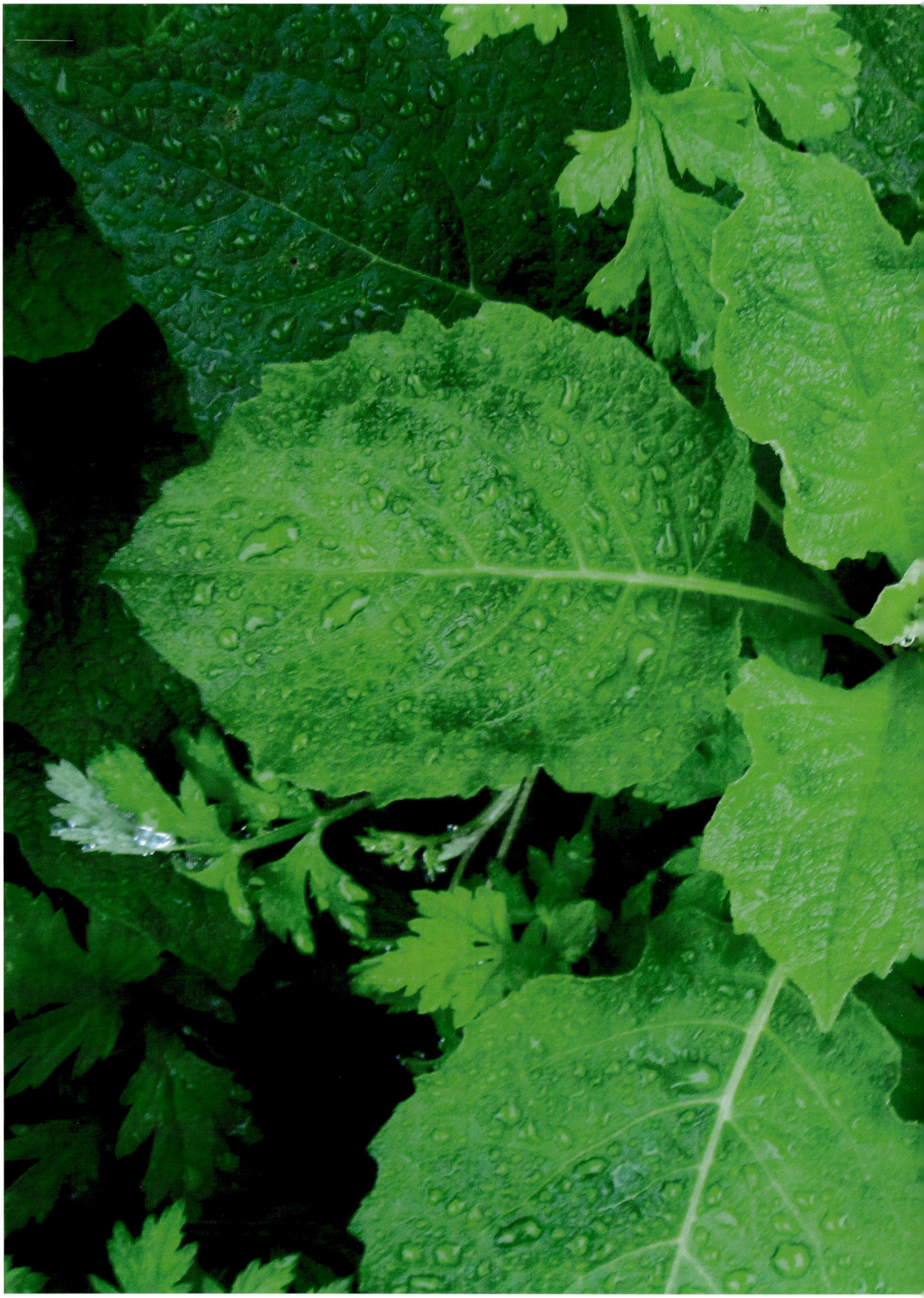

天名精

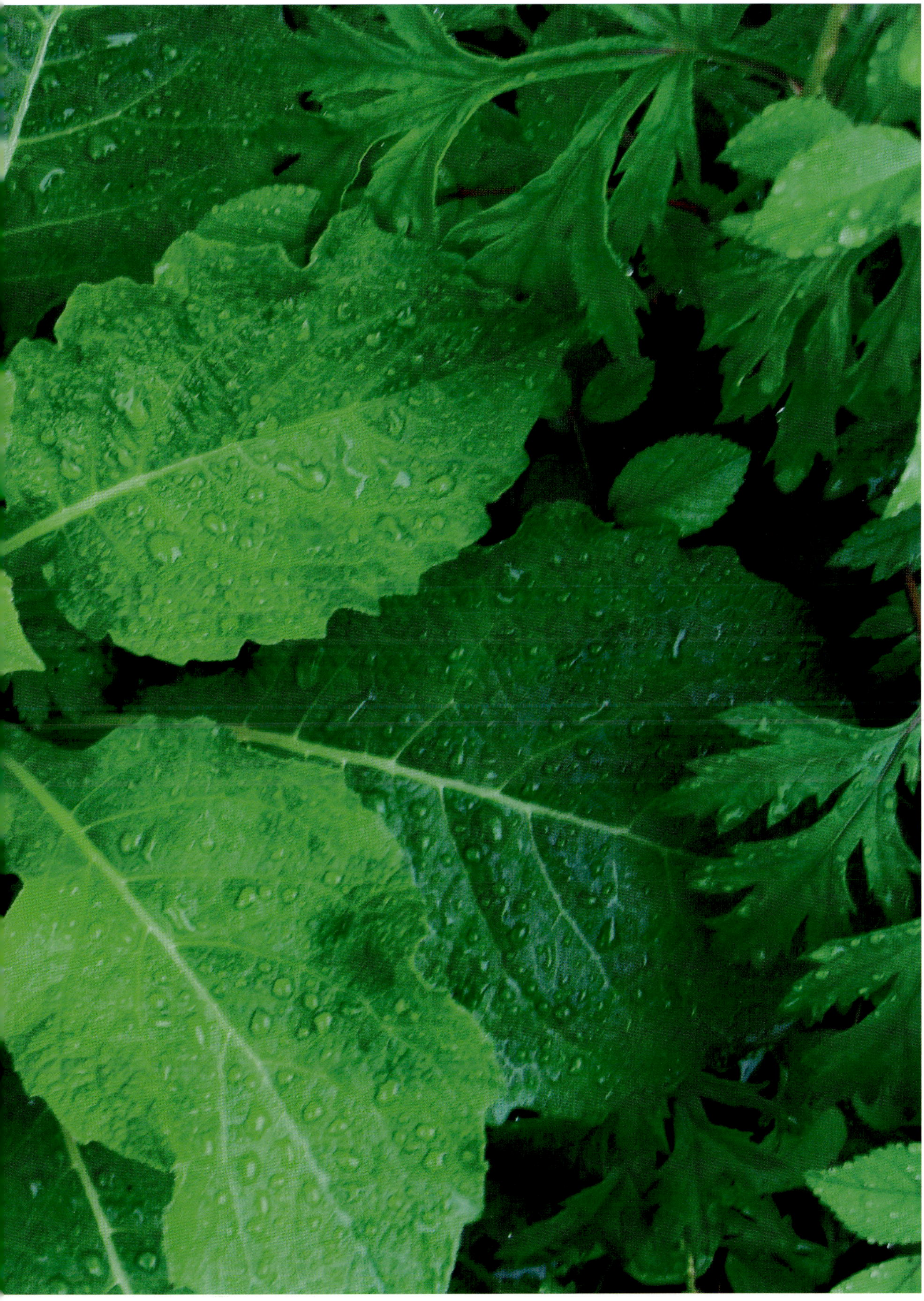

天名精

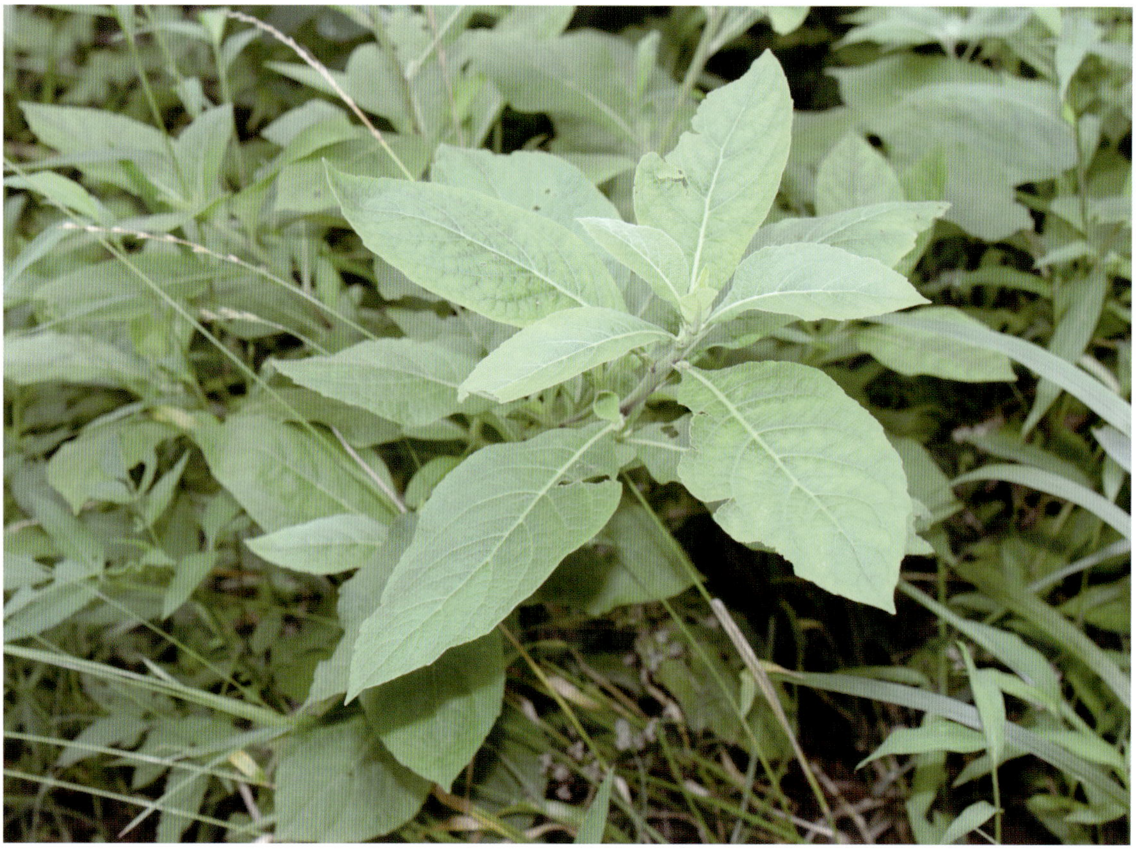

天名精

识别特征

多年生草本，高 30 ~ 100 cm，有臭味。茎直立，上部多分枝，有细软毛。茎下部叶互生，稍有柄，叶片广椭圆形或长椭圆形，先端尖或钝，全缘，或有不规则锯齿，上面绿色较深，光滑，下面有细软毛和腺点。茎上部近于无柄，长椭圆形，向上逐渐变小。头状花序多数，腋生，近乎无柄，有时下垂。花序中全为管状花，黄色。瘦果顶端有线形短喙。花期 6—8 月，果期 9—10 月。

生境分布

生长于山野、路边。分布于河南、湖南、湖北、四川、云南、江苏、浙江、福建、台湾、江西、贵州、陕西等省。

采收加工

7—8 月采收，洗净，鲜用或晒干。

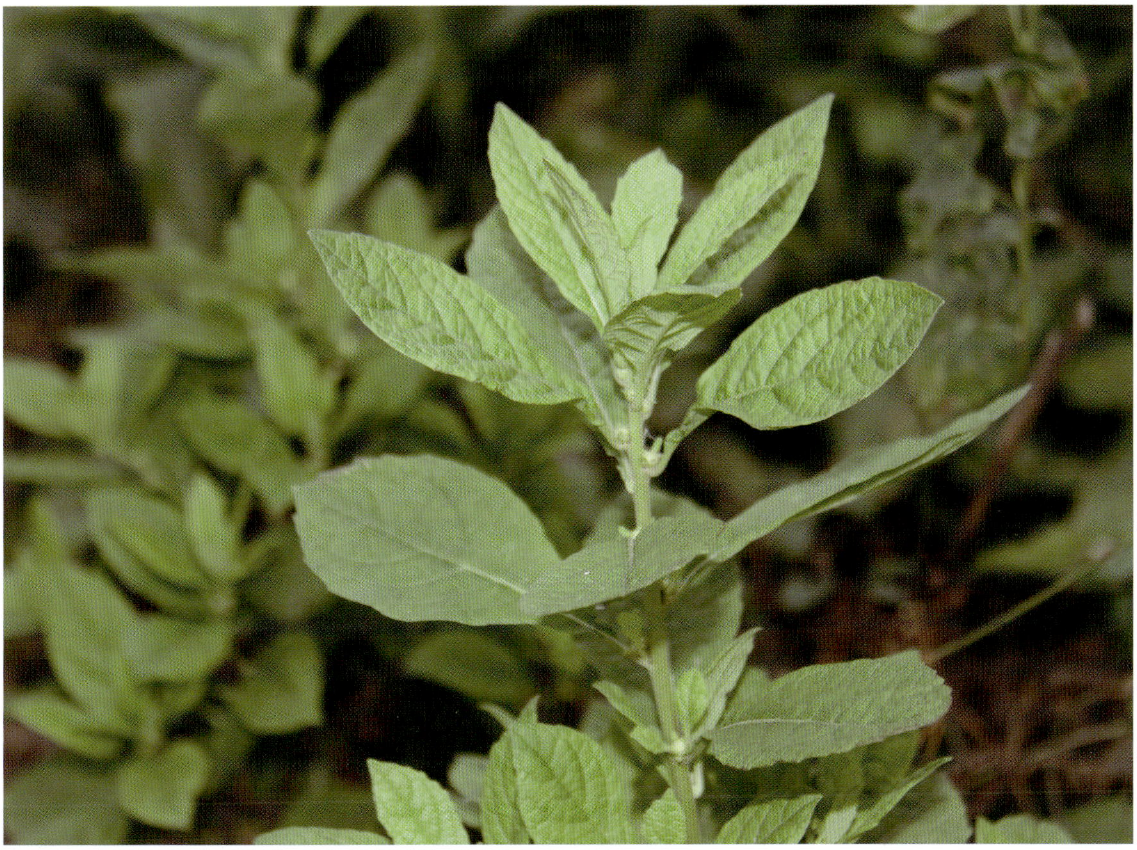

天名精

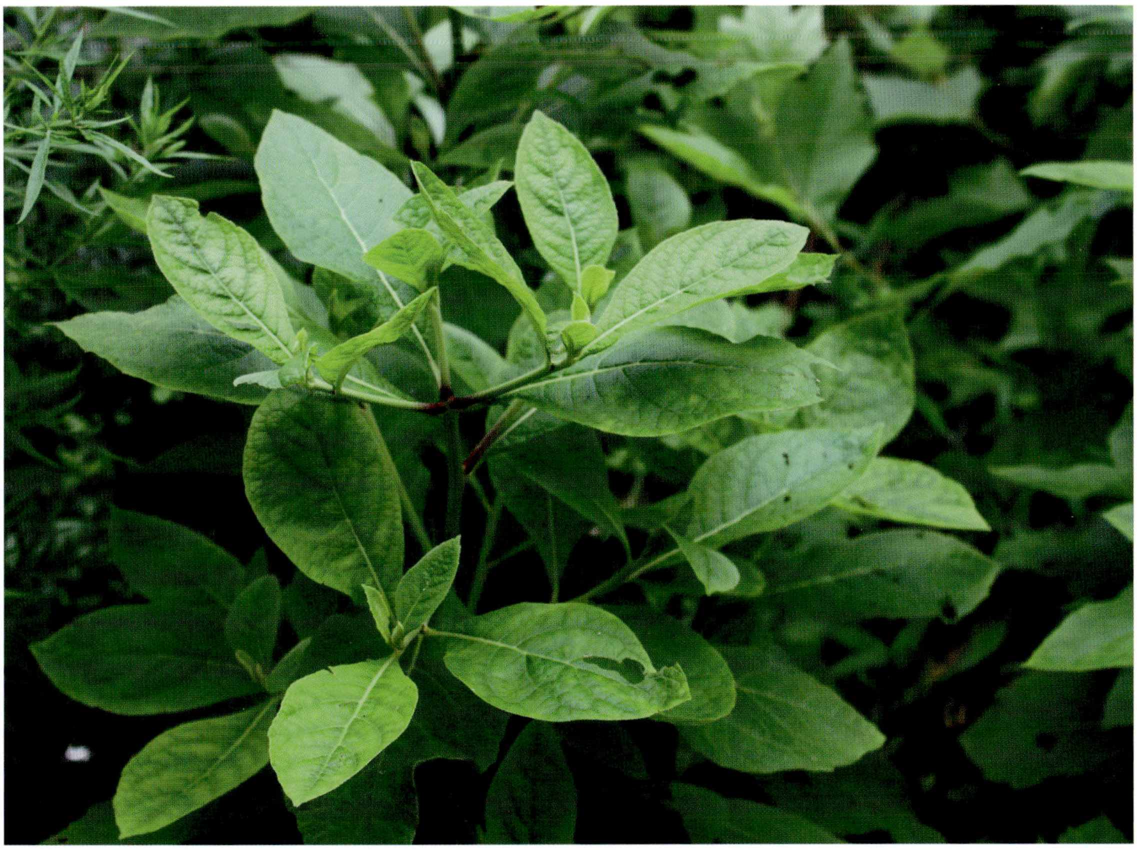

天名精

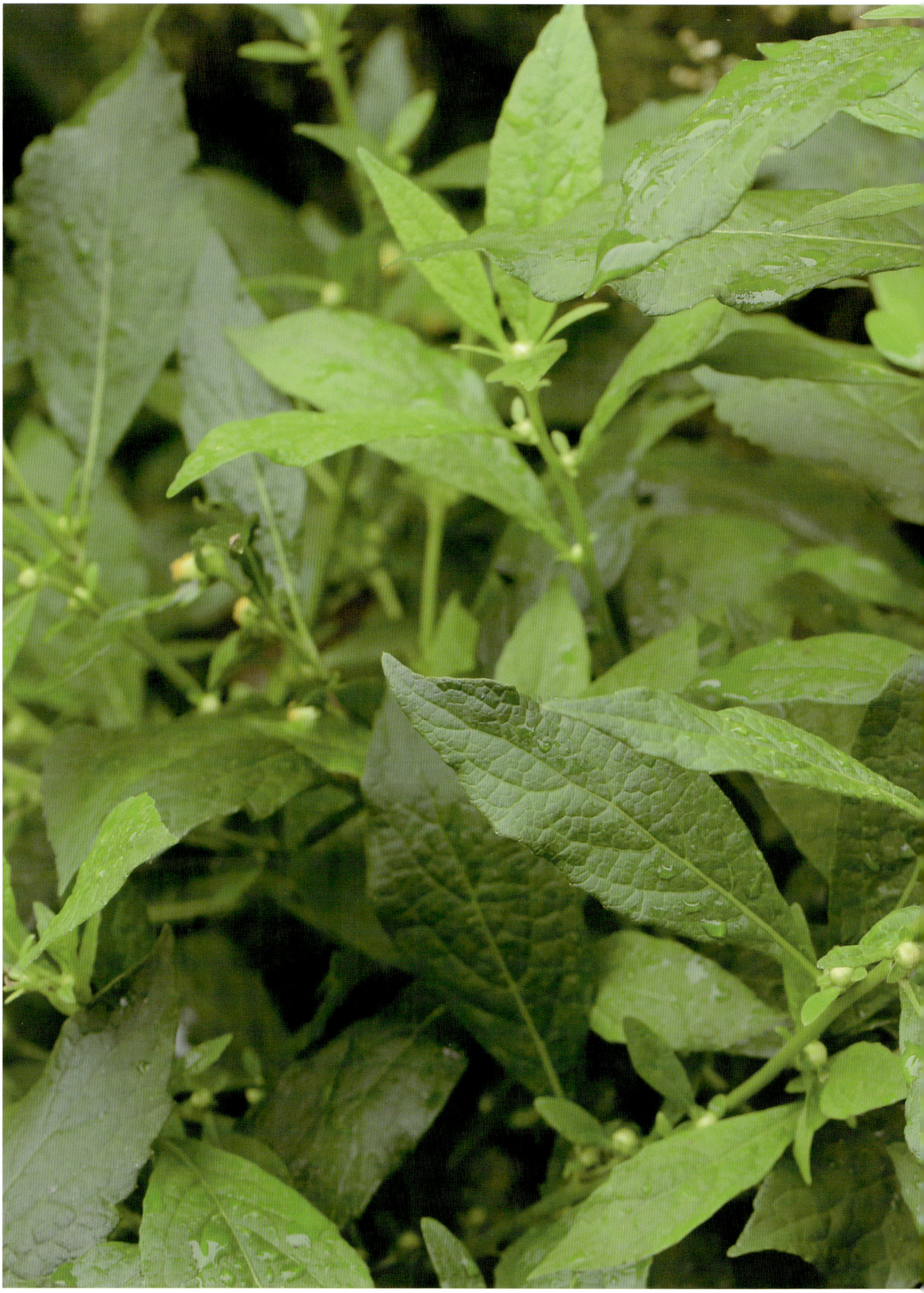

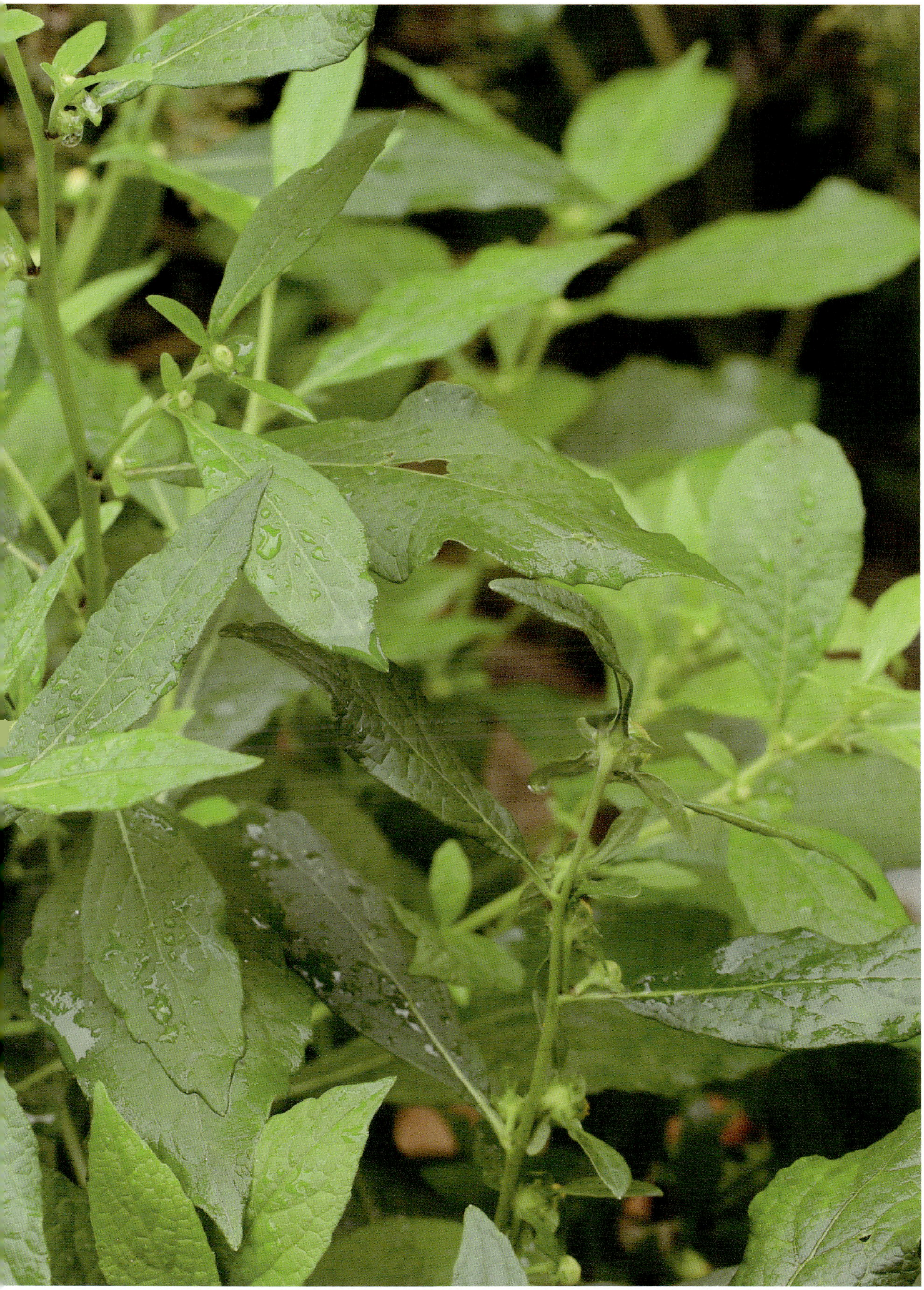

天名精

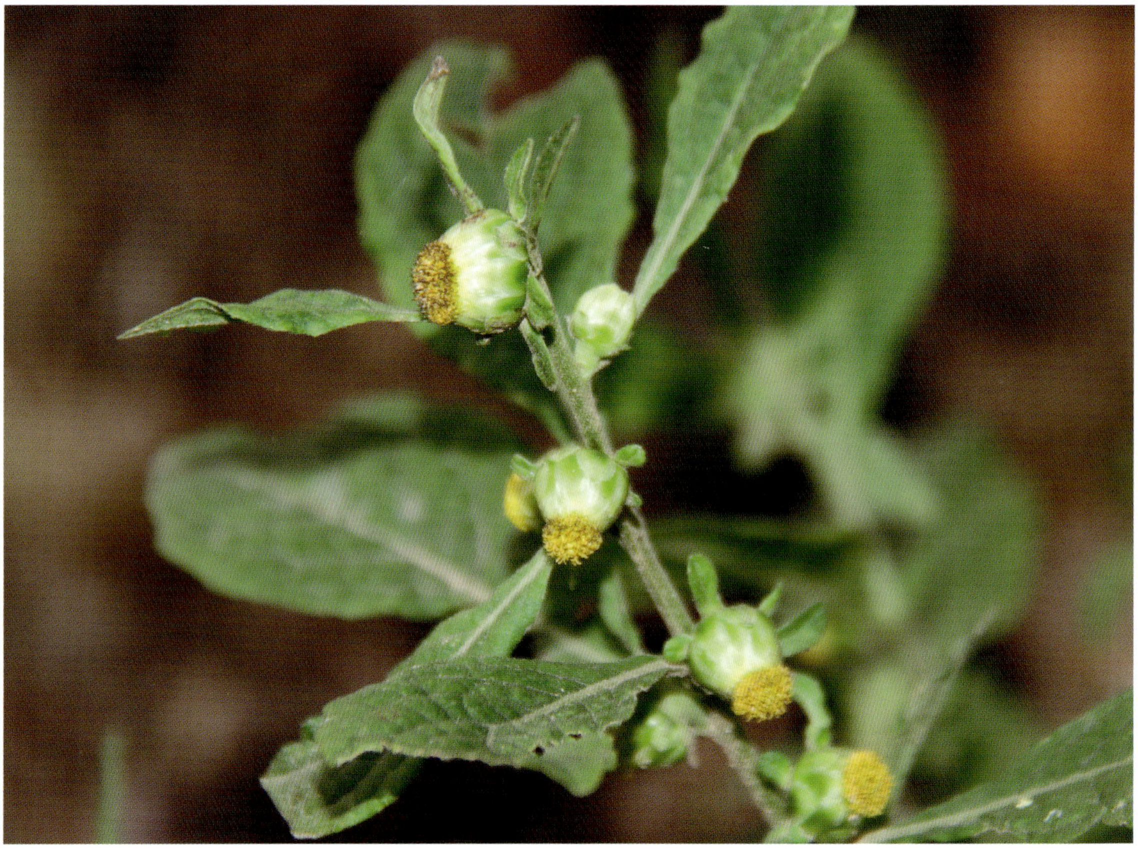

天名精

天名精饮片

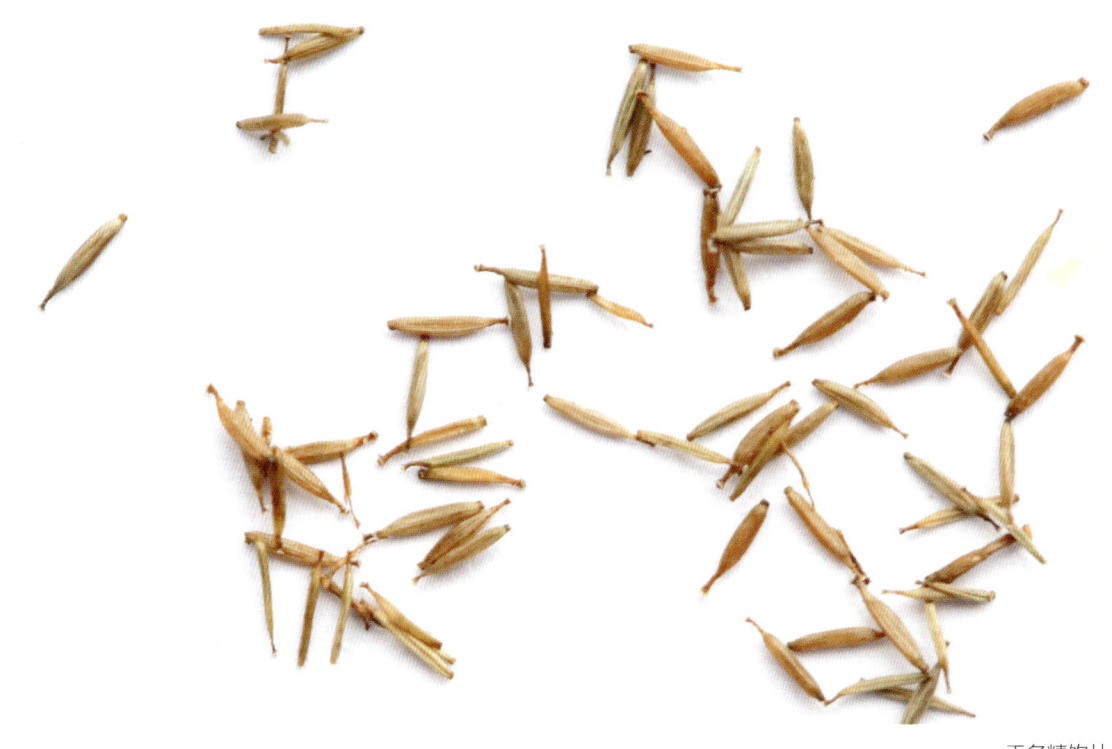

药材鉴别

本品根茎不明显，有多数细长的棕色须根。茎表面黄绿色或黄棕色，有纵条纹，上部多分枝；质较硬，易折断，断面类白色，髓白色、疏松。叶多皱缩或脱落，完整叶片卵状椭圆形或长椭圆形，长 10 ~ 15 cm，宽 5 ~ 8 cm，先端尖或钝，基部狭成具翅的短柄，边缘有不规则锯齿或全缘，上面有贴生短毛，下面有短柔毛或腺点；质脆易碎。头状花序多数，腋生，花序梗极短，花黄色。气特异，味淡微辛。

功效主治

祛痰，清热，破血，止血，解毒，杀虫。主治乳蛾，喉痹，疟疾，虫积，血瘕，衄血，血淋，疔疮肿毒，皮肤痒疹。

用法用量

内服：10 ~ 15 g，煎汤；或研末入丸、散服。外用：捣敷或煎洗。

民族药方

1．虫积　天名精、苦楝皮各 10 g。水煎服。

2．急性扁桃体炎　天名精 80 g，甜酒 20 ml。洗净捣烂入甜酒，绞出药汁，分次服。

3．神经性皮炎　鲜天名精、50% 乙醇各适量。取鲜药置乙醇中浸泡 1 周后，外搽患处，每日 3 ~ 5 次。

4．创伤性出血，疔疮肿毒　天名精、金银花叶各 15 g，麦冬 12 g。水煎服。

5．蛇虫咬伤　鲜天名精、鲜半边莲各 30 g。洗净捣烂，外敷伤处；若为蛇咬伤，须留开伤口保持毒水流出通畅。

6．支气管炎　鲜天名精适量。捣烂绞汁，加醋少许，再加开水，分次含吞。

7．虫咬皮炎　鲜天名精适量。捣汁外涂。

使用注意

脾胃寒薄，性不喜食冷，易泄无渴者勿服。

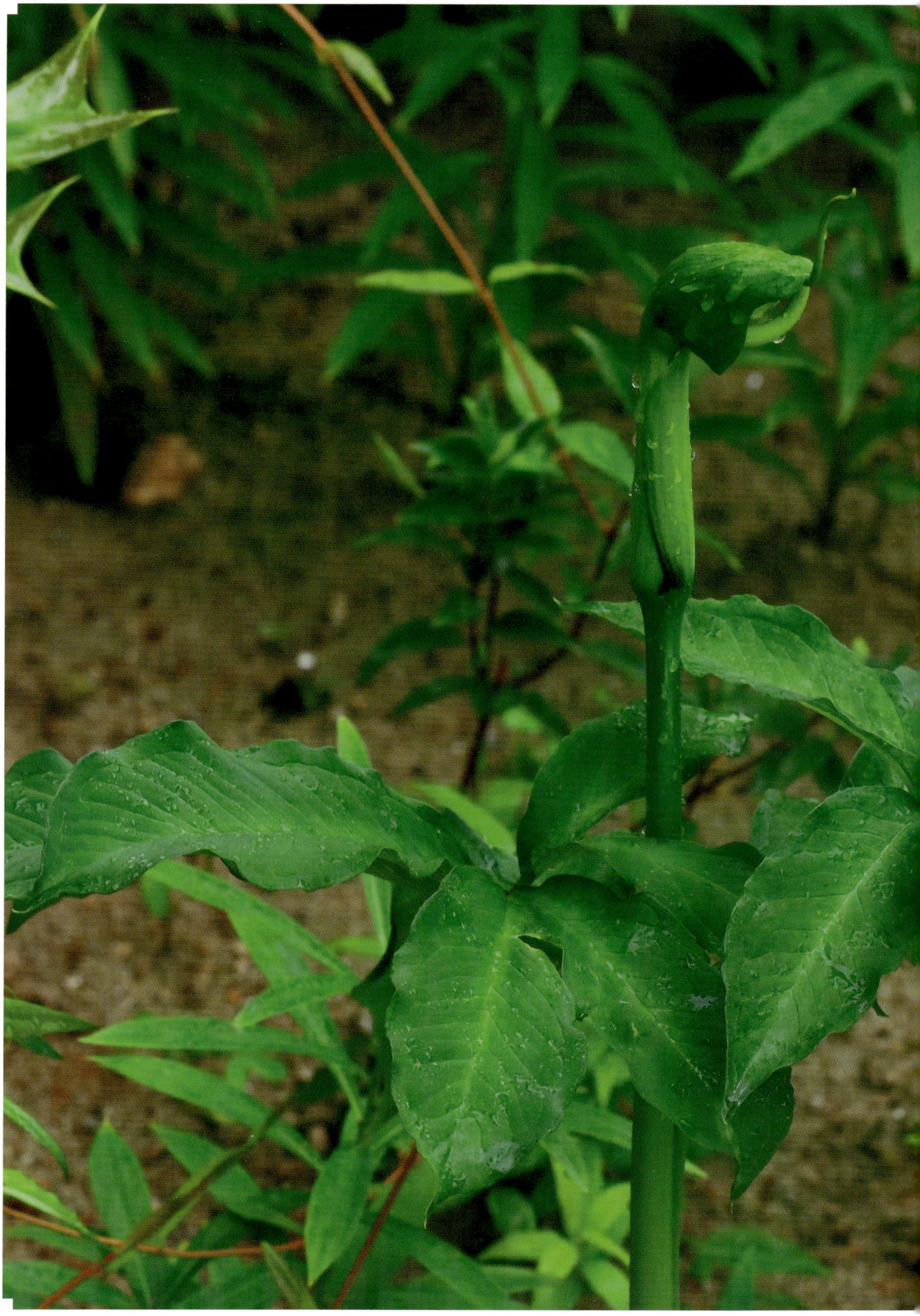

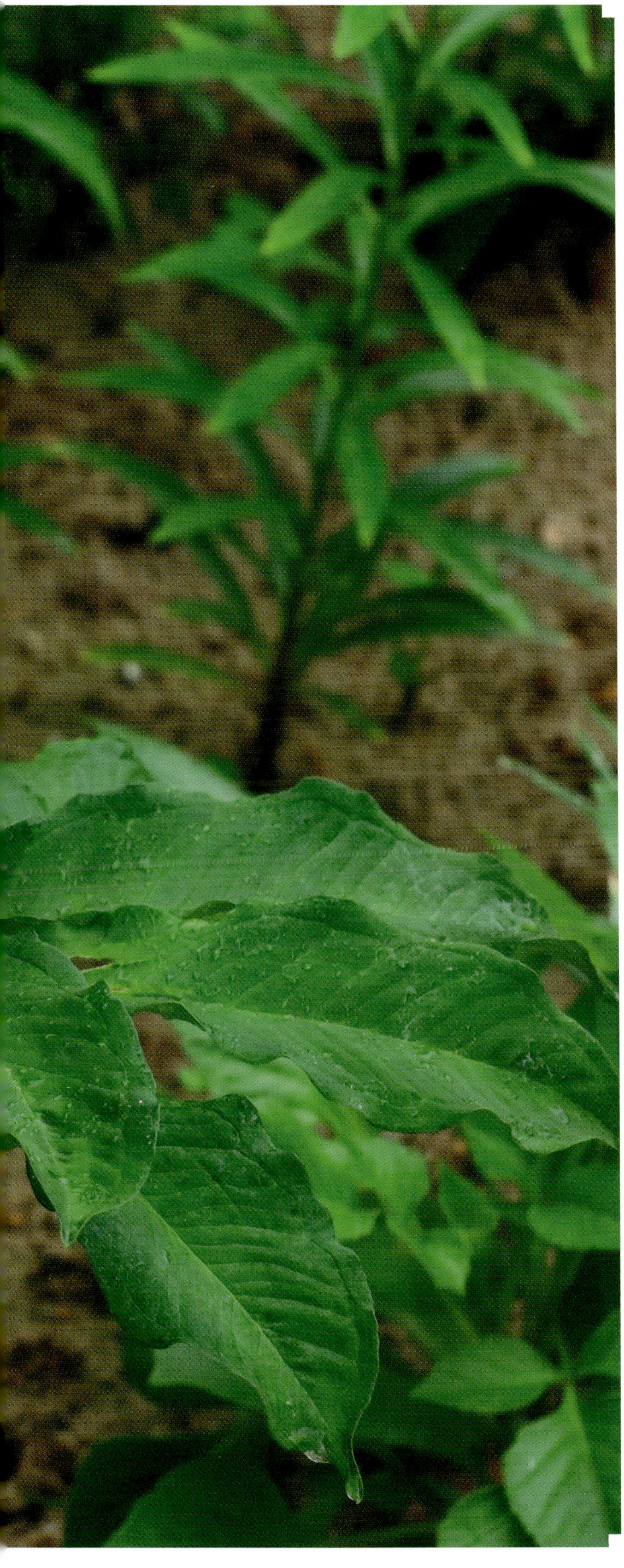

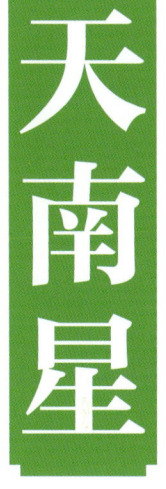

天南星

【水药名】骂大万。

【别　名】虎掌、虎掌南星、蛇芋、半夏精、蛇包谷。

【来　源】本品为天南星科植物天南星 *Arisaema erubescens*(Wall.)Schott 的块茎。

【性味归经】味苦、辛，性温，有毒。归肺、肝、脾经。

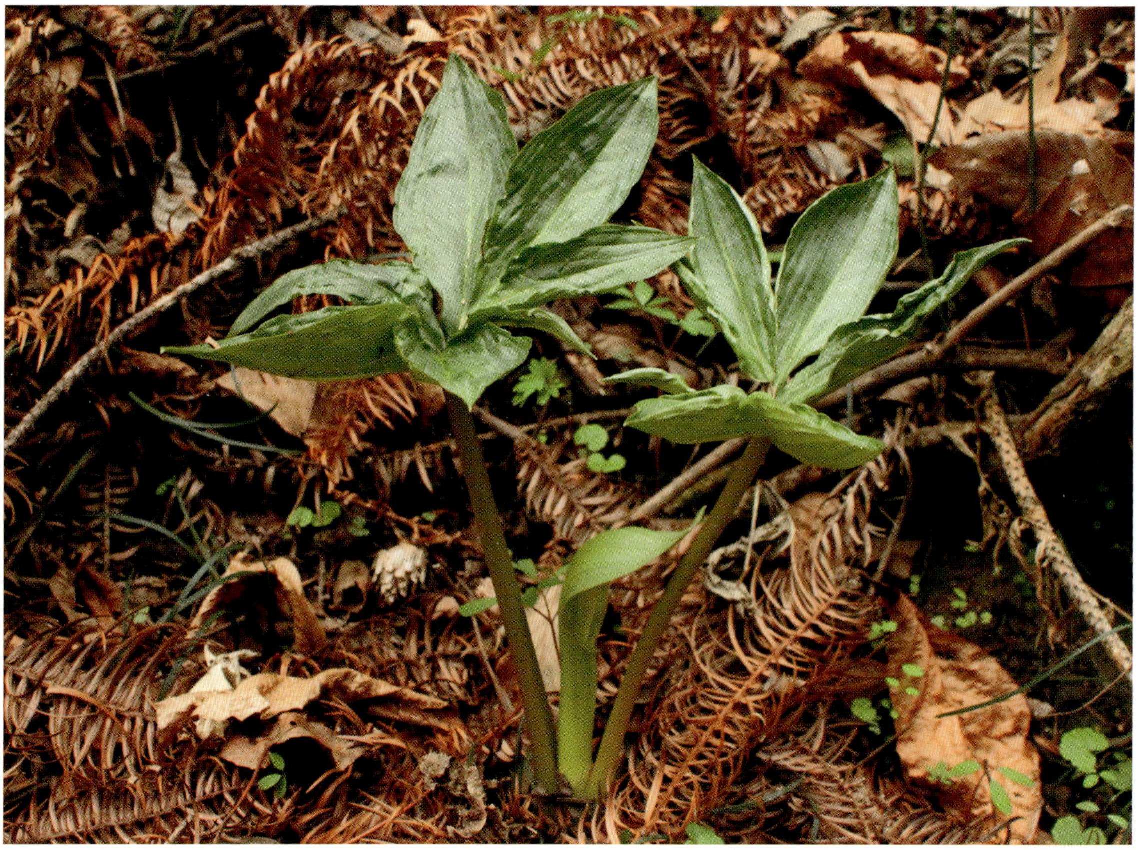

天南星

识别特征

多年生草本，高 40 ~ 90 cm。块根扁球形，外皮黄褐色。叶 1 片，基生，叶柄肉质，圆柱形，直立，白绿色或散生污紫色斑点；叶片全裂成小叶片状，颇似掌状复叶，披针形至长披针形，先端渐尖至末端呈芒状，基部狭楔形，全缘，两面光滑无毛。肉穗花序，佛焰苞绿色。浆果红色。

生境分布

生长于阴坡较阴湿的树林下。分布于四川、河南、贵州、云南、广西等省区。

采收加工

秋、冬二季茎叶枯萎时采挖，除去须根及外皮，干燥。

药材鉴别

本品为干燥的块茎，呈扁圆形块状。直径 2 ~ 7 cm，厚 1 ~ 2 cm。表面乳白色或棕色，皱缩或较光滑，茎基处有凹入痕迹，周围有麻点状须根痕。块茎的周围具球状侧芽的，习称“虎掌南星”，亦有不带侧芽的。质坚硬，不易破碎，断面不平坦，色白，粉性。微有辛气，味辣而麻。以体大、色白、粉性足、有侧芽者为佳。未去外皮者不宜入药。

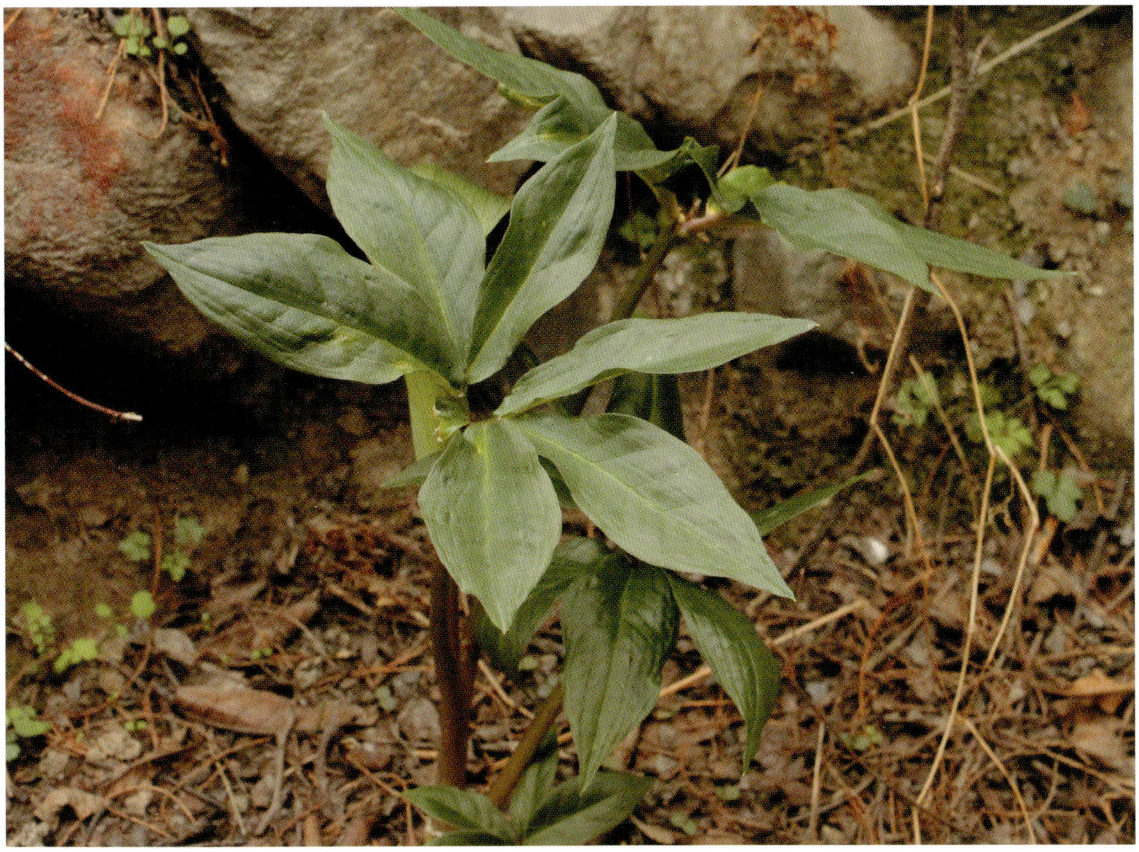

天南星

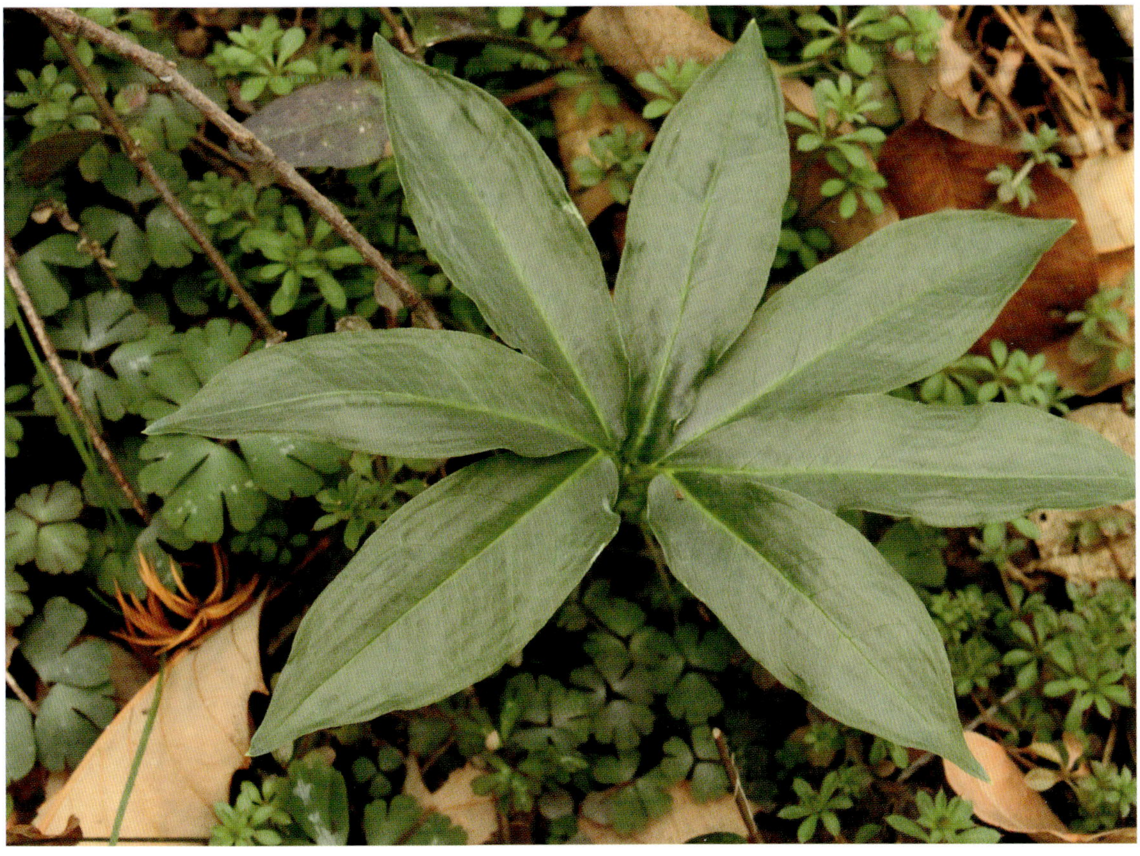

天南星

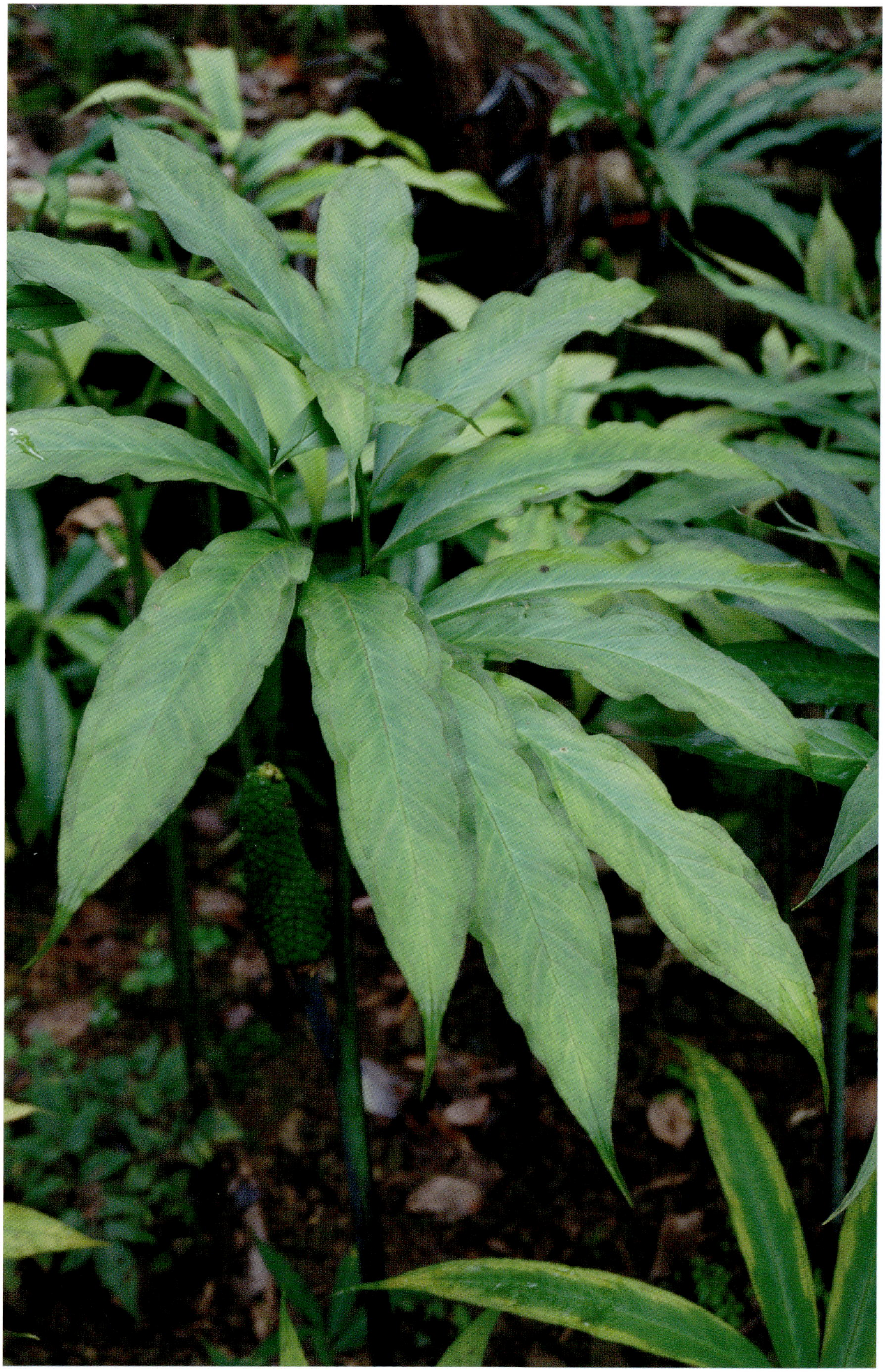

天南星

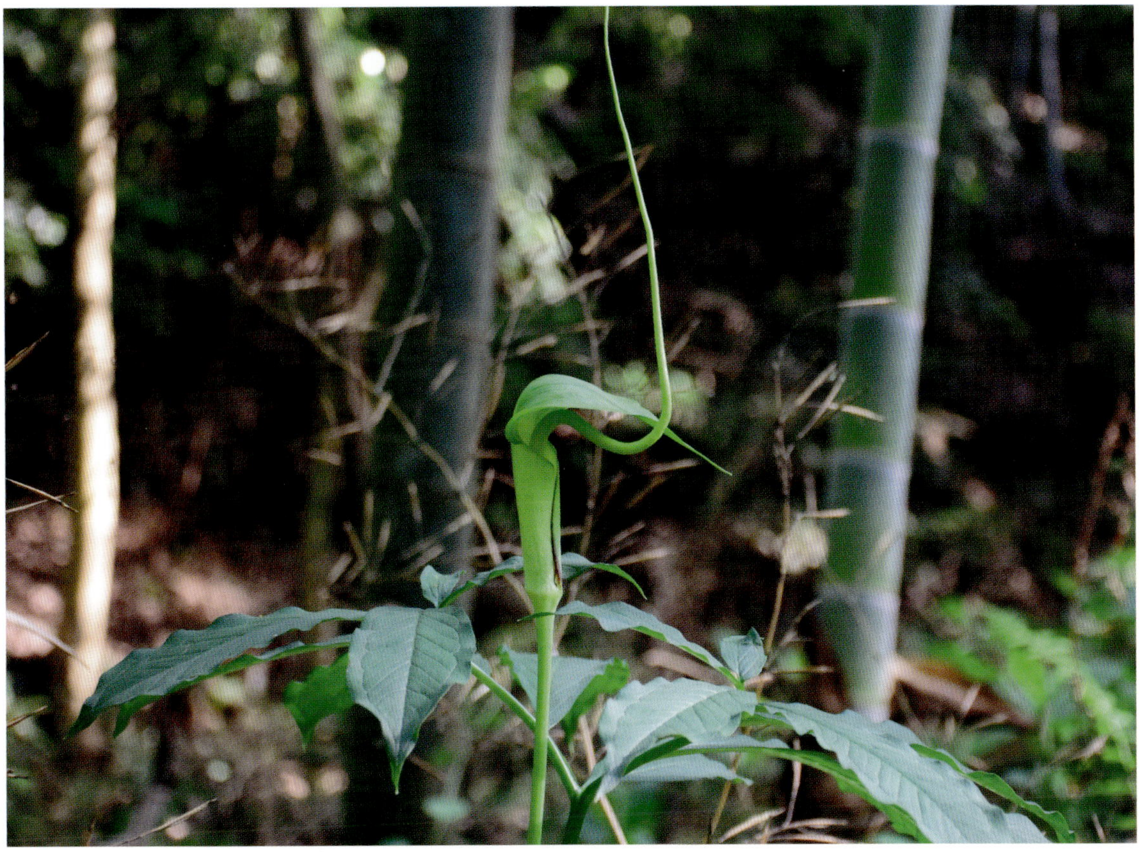

天南星

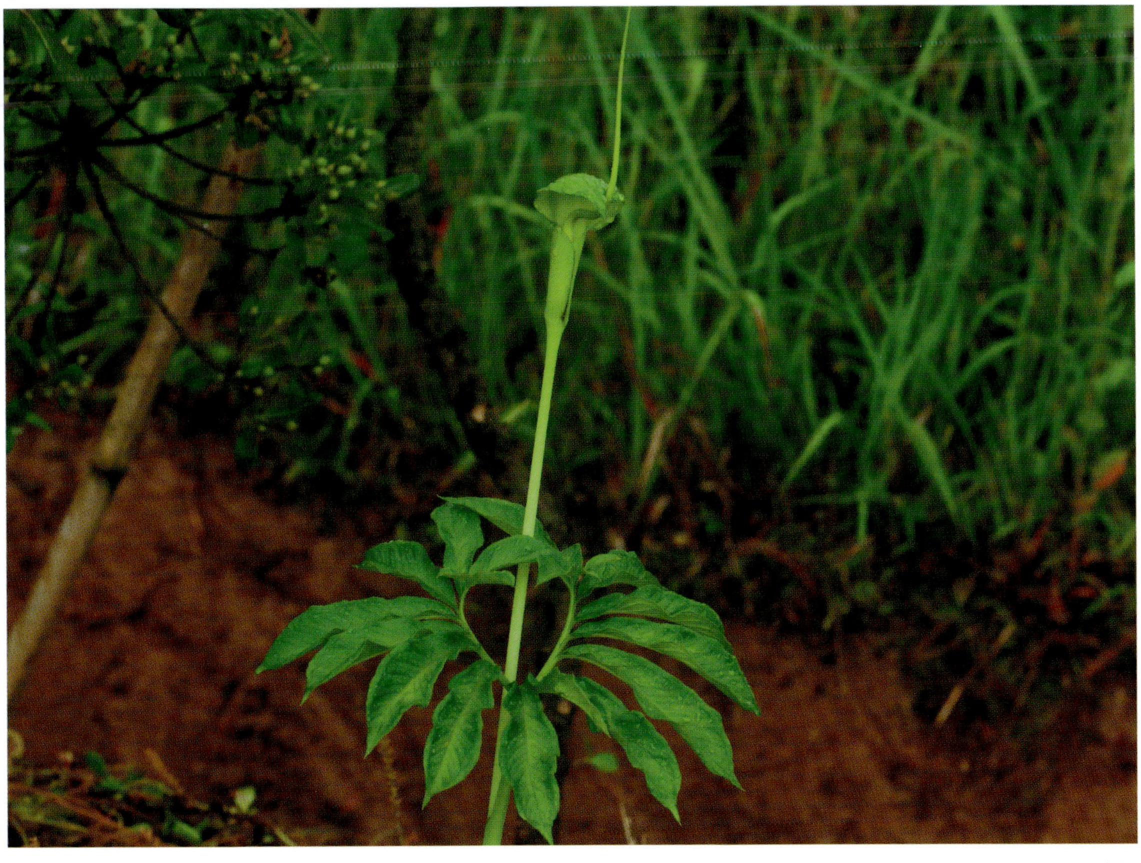

天南星

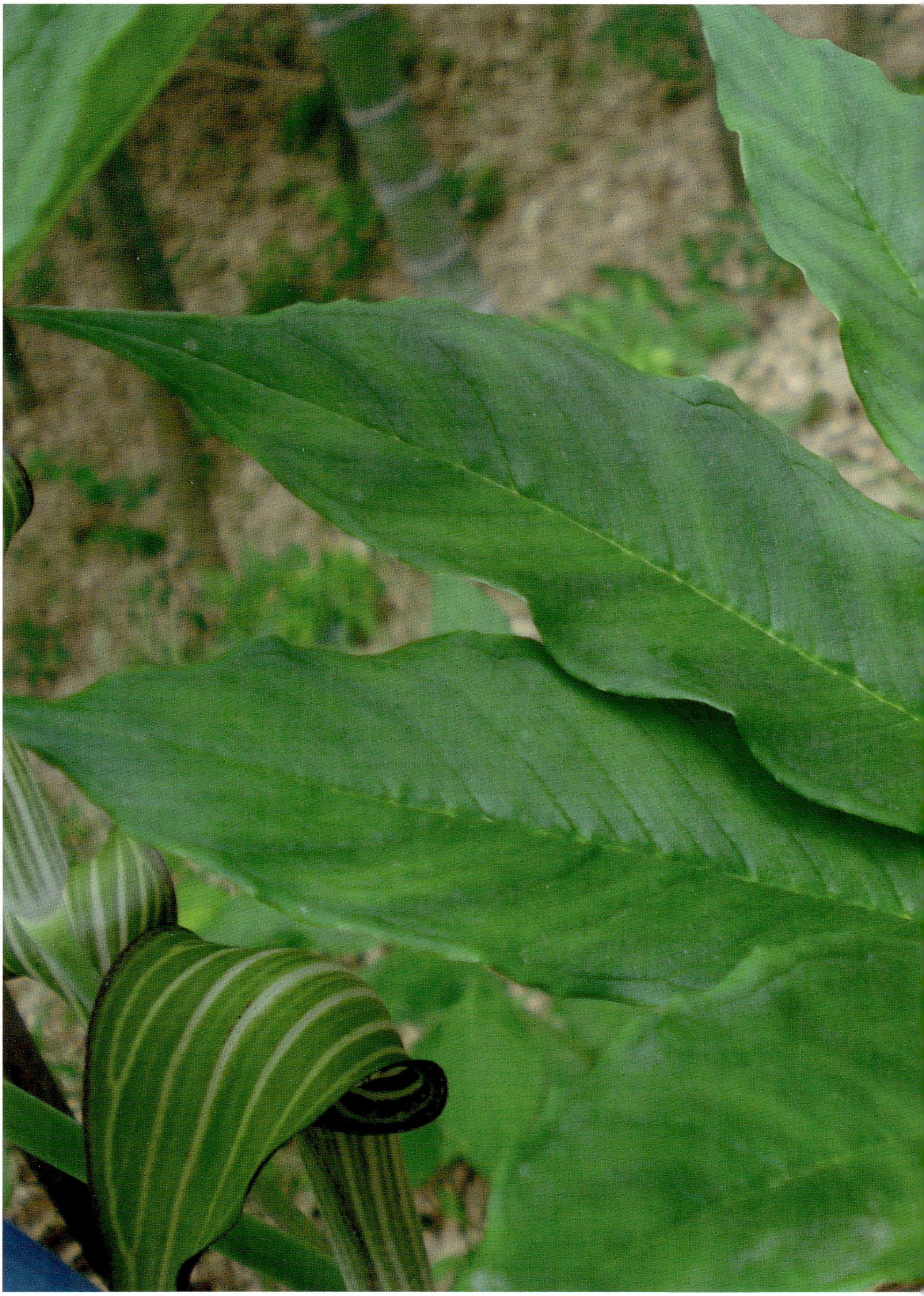

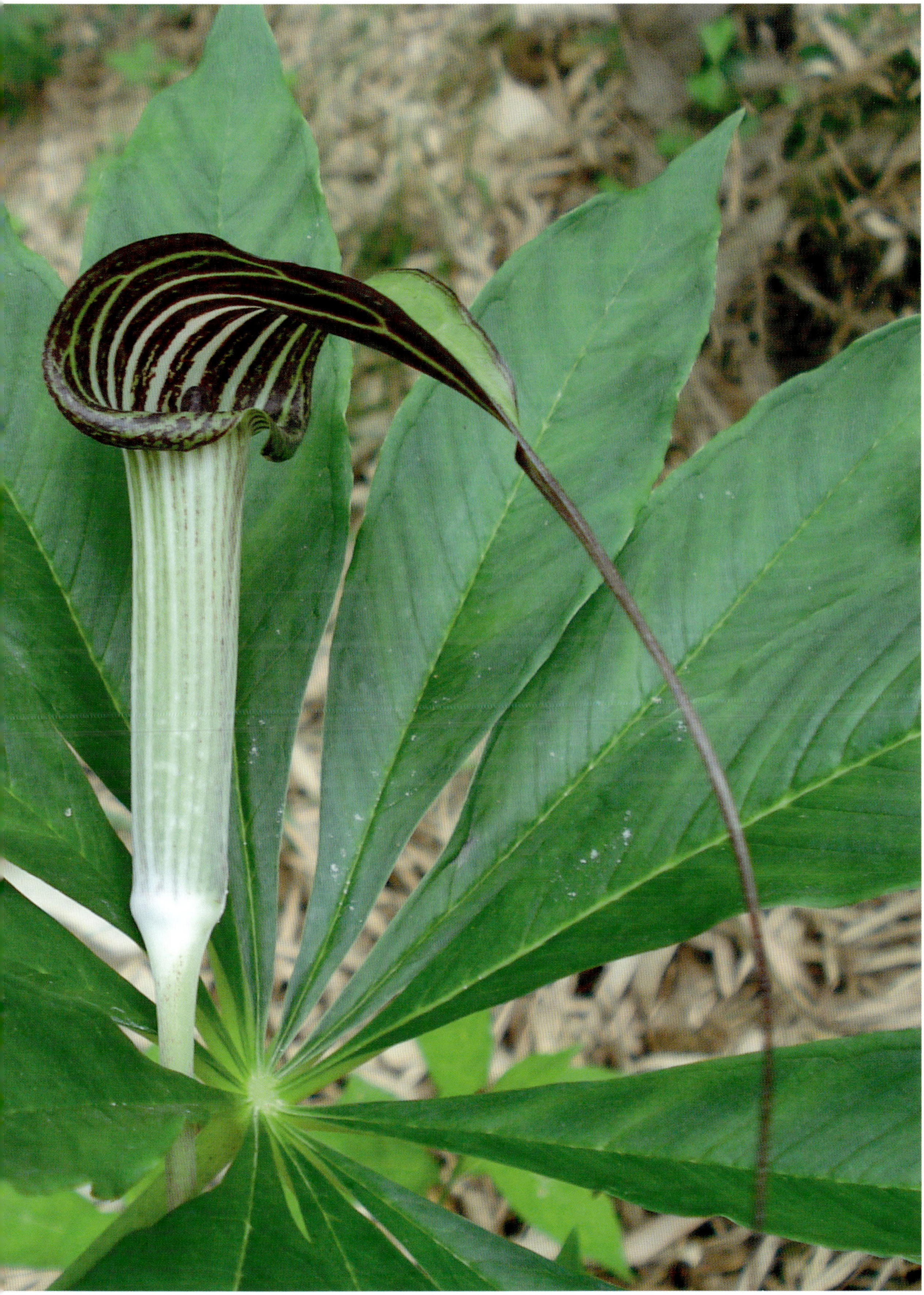

天南星

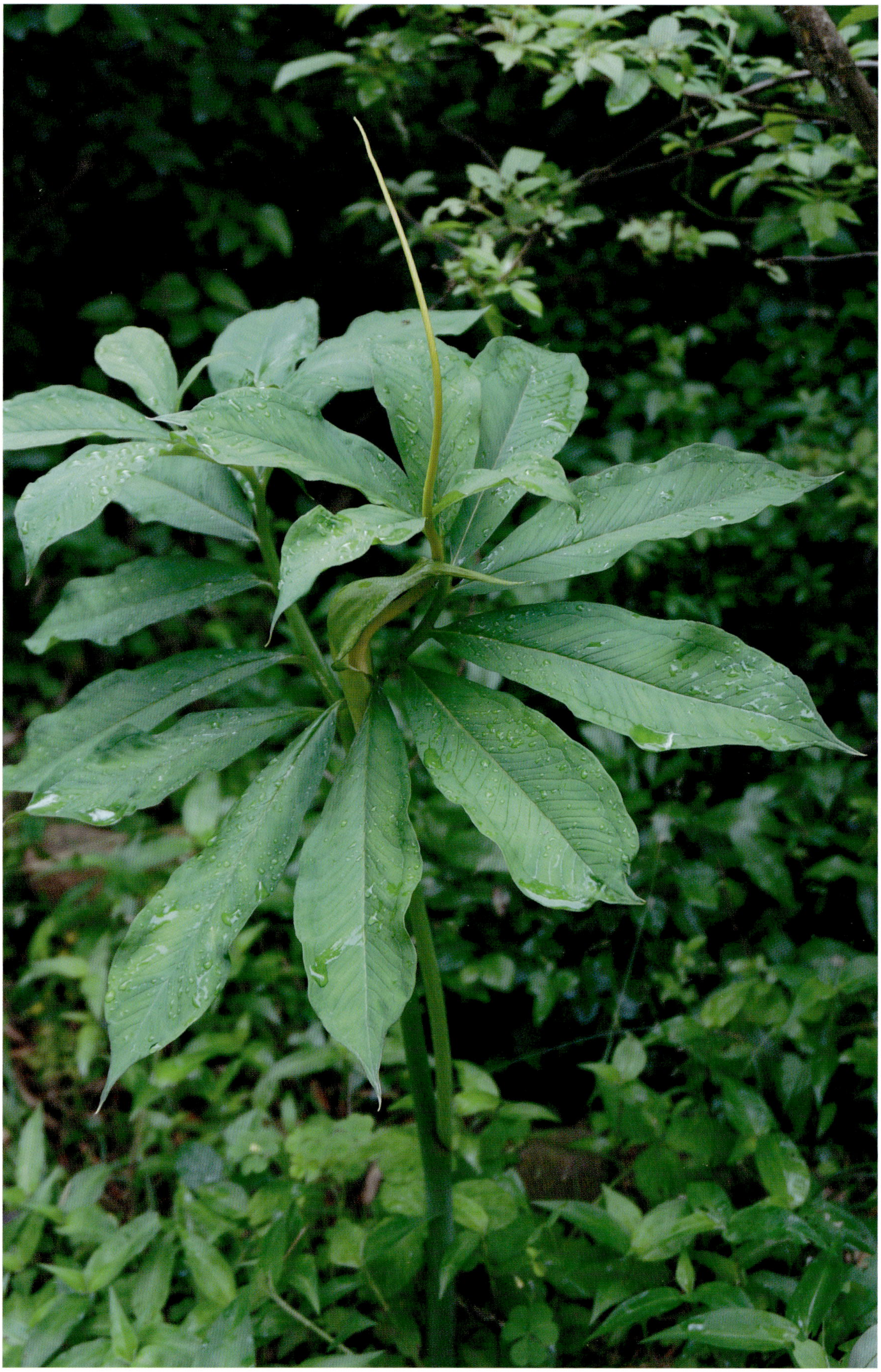

天南星

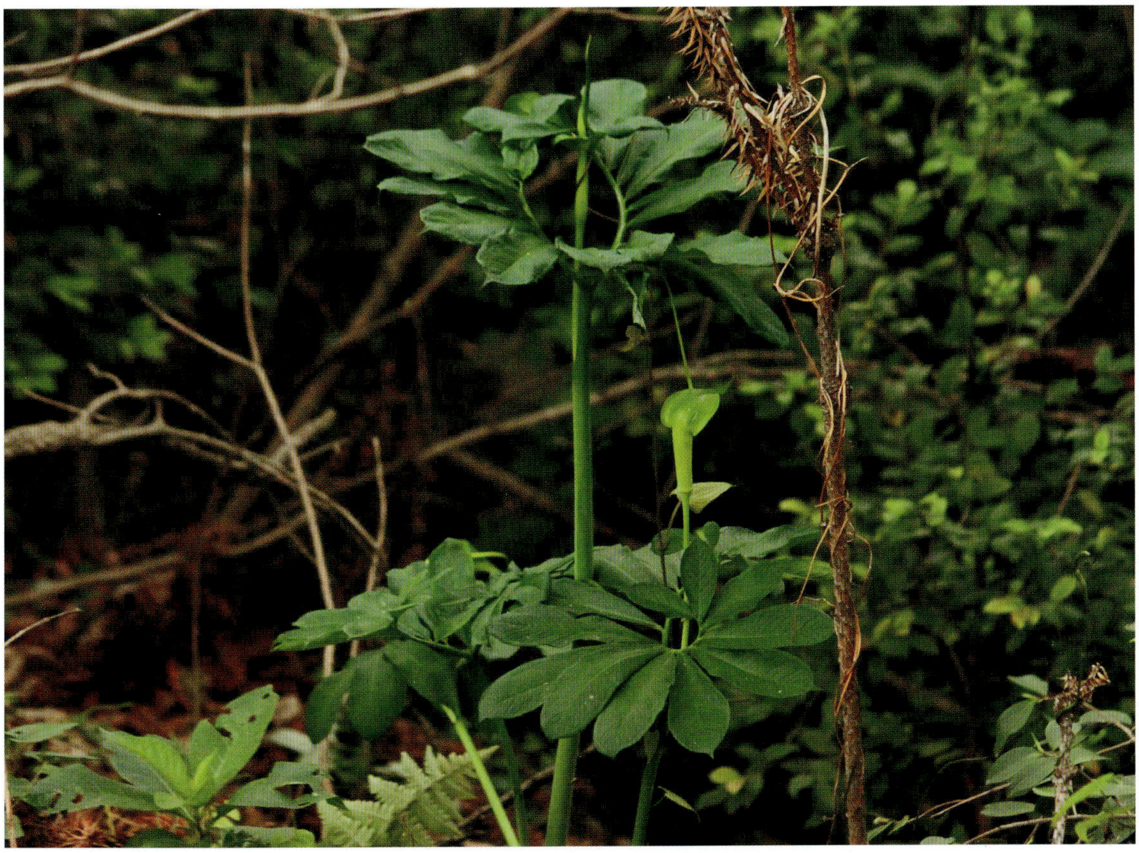

天南星

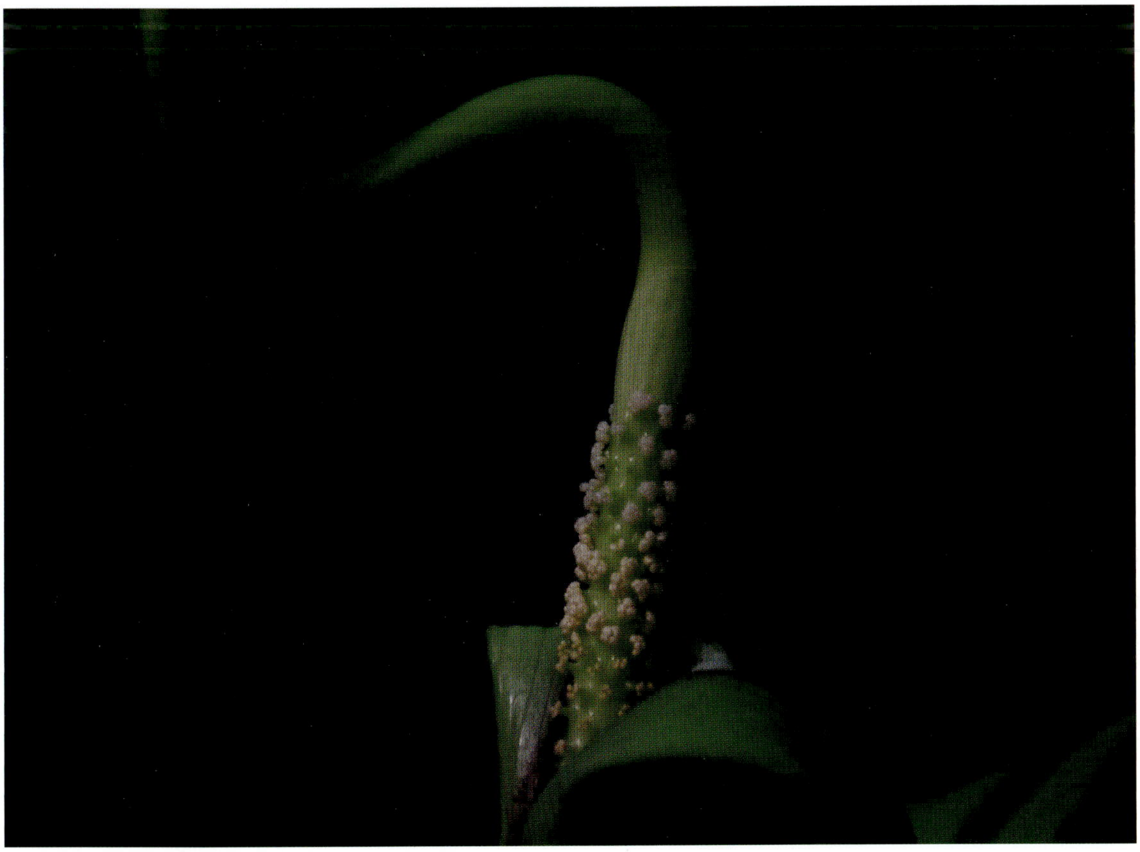

天南星

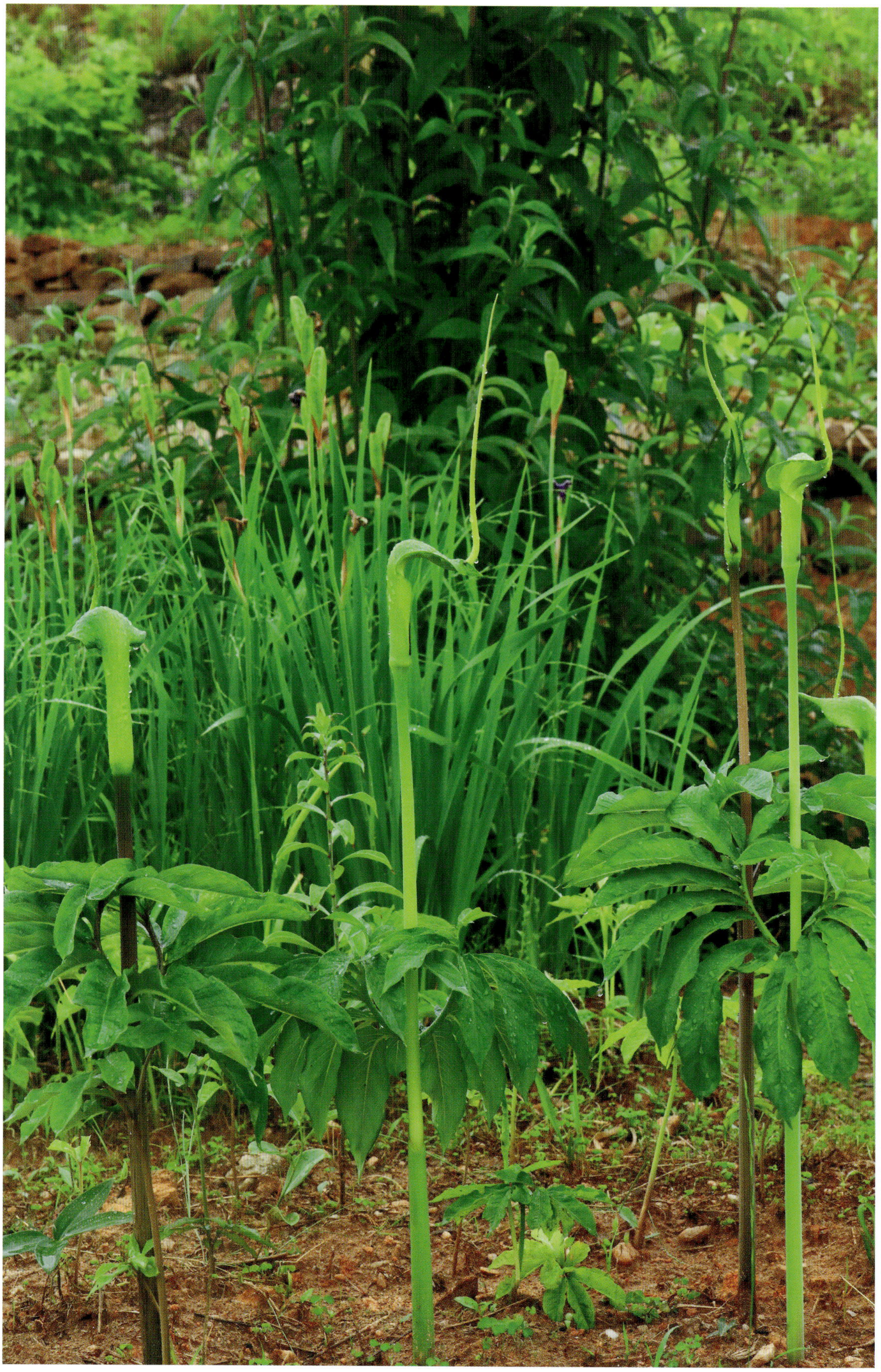

天南星

功效主治

燥湿化痰，祛风定惊，消肿散结。主治中风痰壅，口眼㖞斜，半身不遂，癫痫，惊风，破伤风，风痰眩晕，喉痹，蛇虫咬伤。

用法用量

内服：2 ~ 5 g，煎汤；或入丸、散服。外用：研末撒或调敷。

民族药方

1. 卒中昏不知人，口眼㖞斜，半身不遂，咽喉作声，痰气上壅 天南星（生用）30 g，木香 3 g，川乌（去皮）、附子（去皮）各 15 g。均切细，每用 15 g，水 500 ml，姜 15 片，煎取 40 ml，去渣温服。

2. 风痫 天南星（九蒸九晒）适量。研为细末，姜汁糊丸，梧子大，煎人参、菖蒲或麦冬汤下 20 丸。

使用注意

孕妇慎用。本品有毒，需炙过方可常用。制法：①生天南星。除去杂质，洗净，干燥。②制天南星（姜南星）。取净天南星，按大小分别用水浸泡，每日换水 2 ~ 3 次，如起白沫时，换水后加白矾（每 100 kg 天南星，加白矾 2 kg），泡 1 日后，再进行换水，至切开口尝微有麻舌感时取出天南星，用生姜、白矾各 12.5 kg。

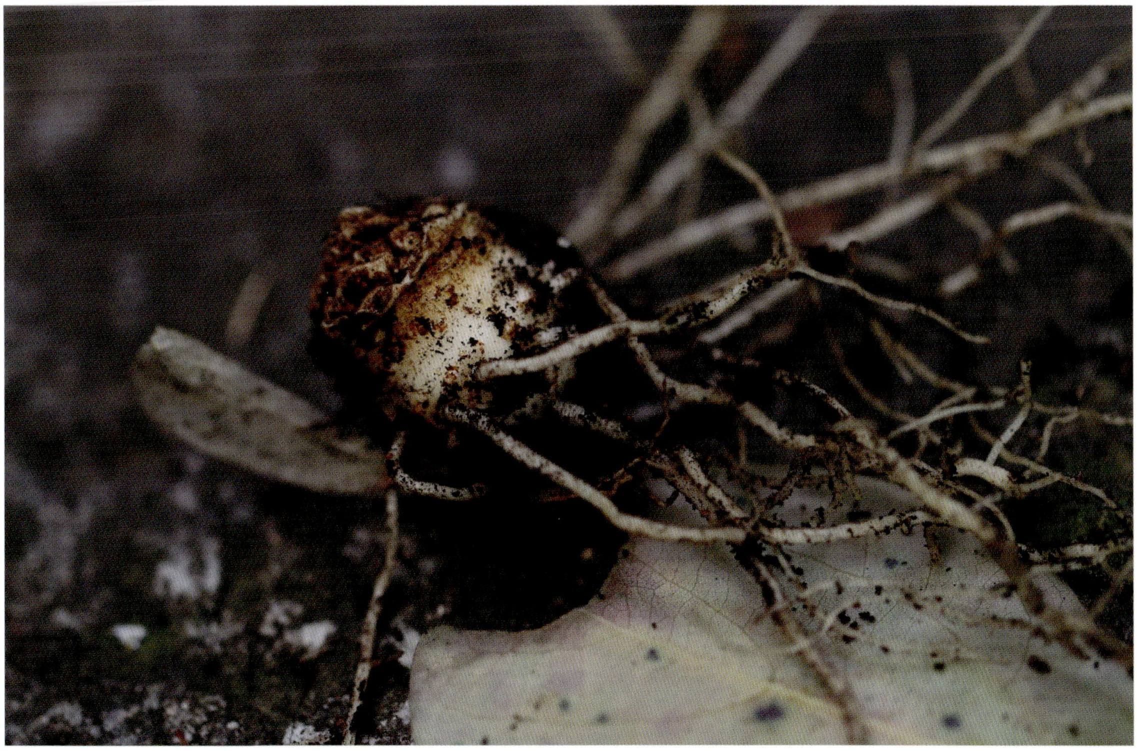

天南星

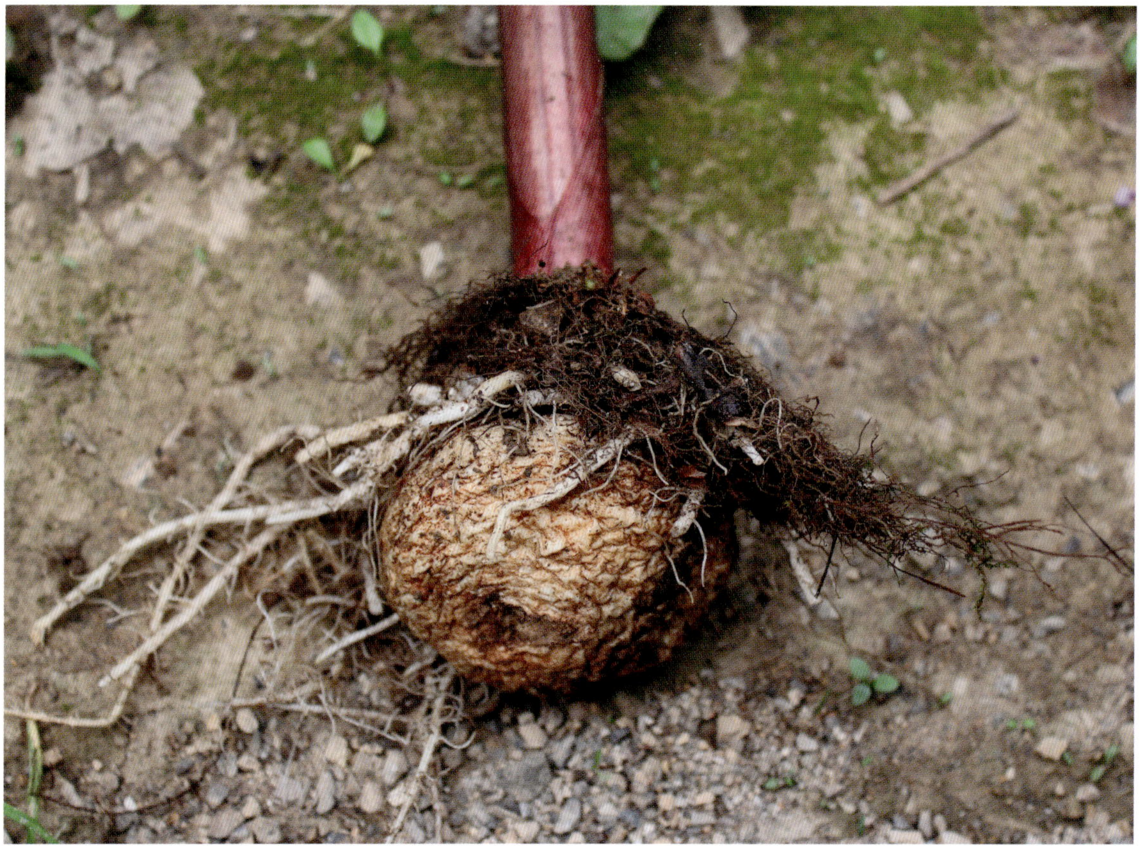

天南星

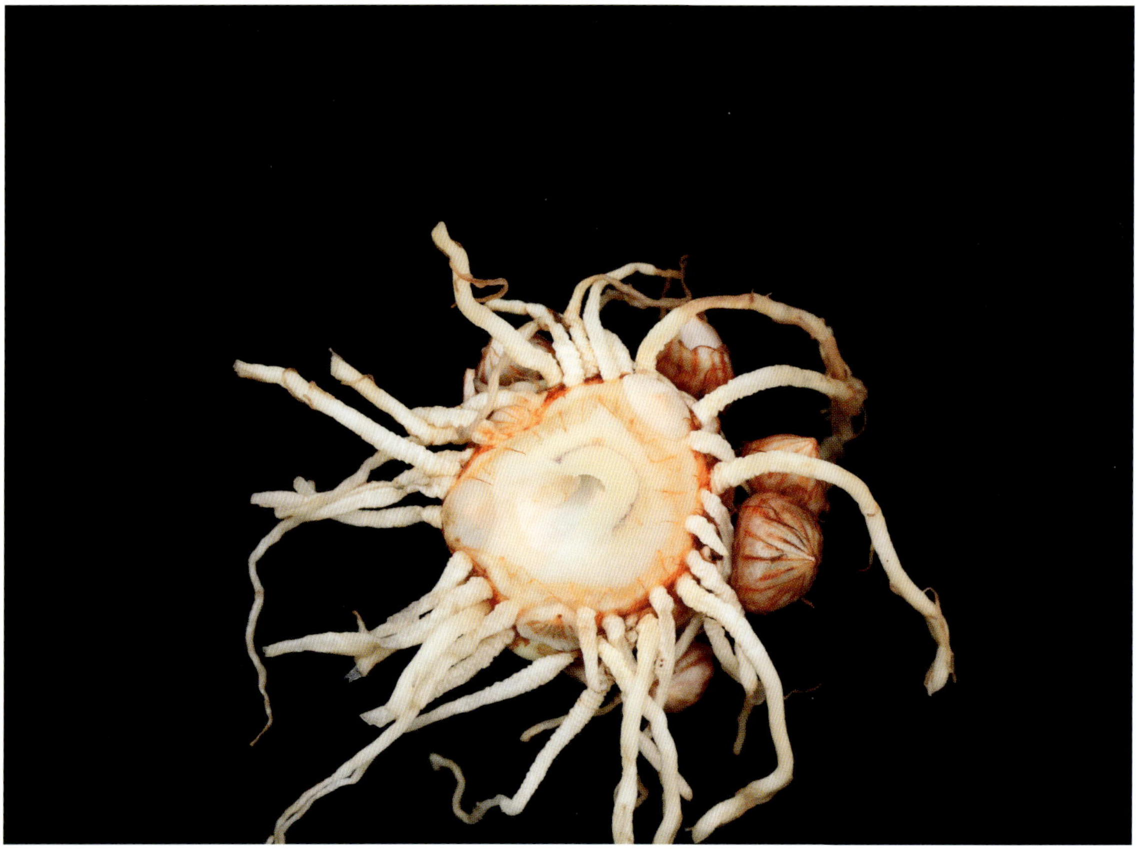

天南星

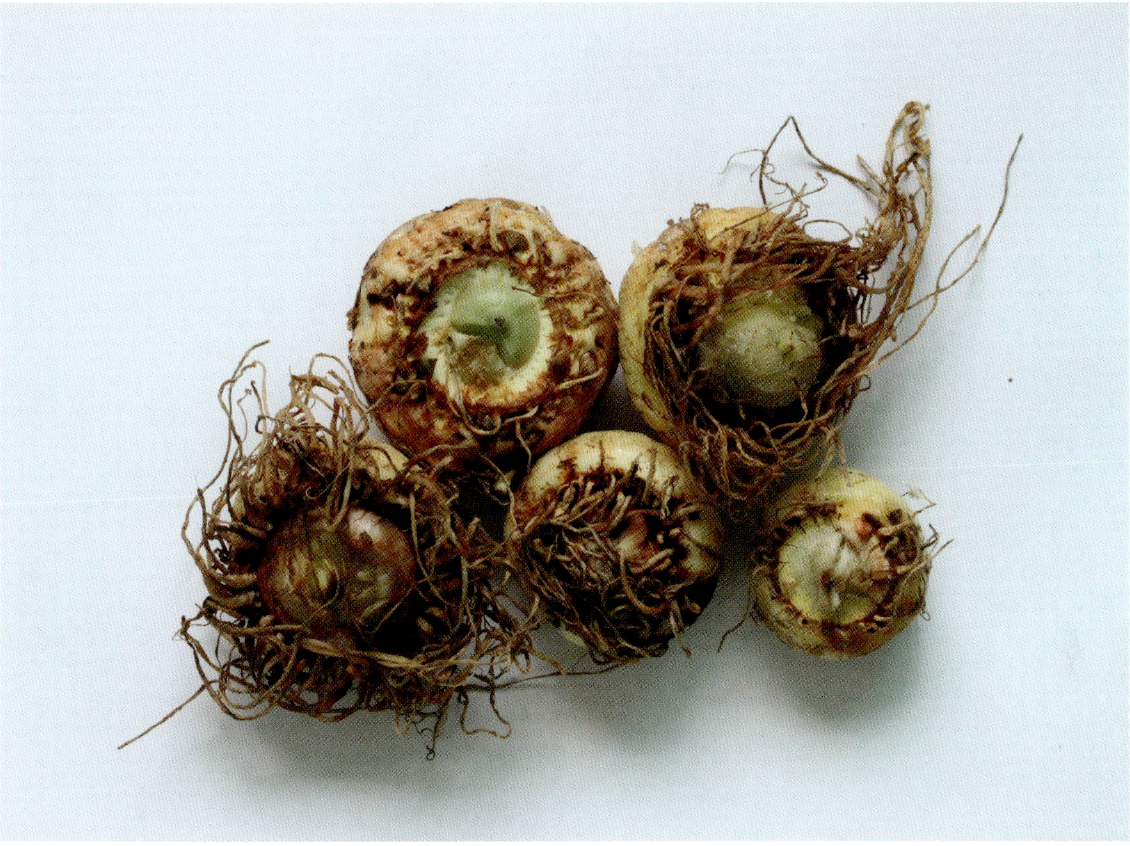

天南星

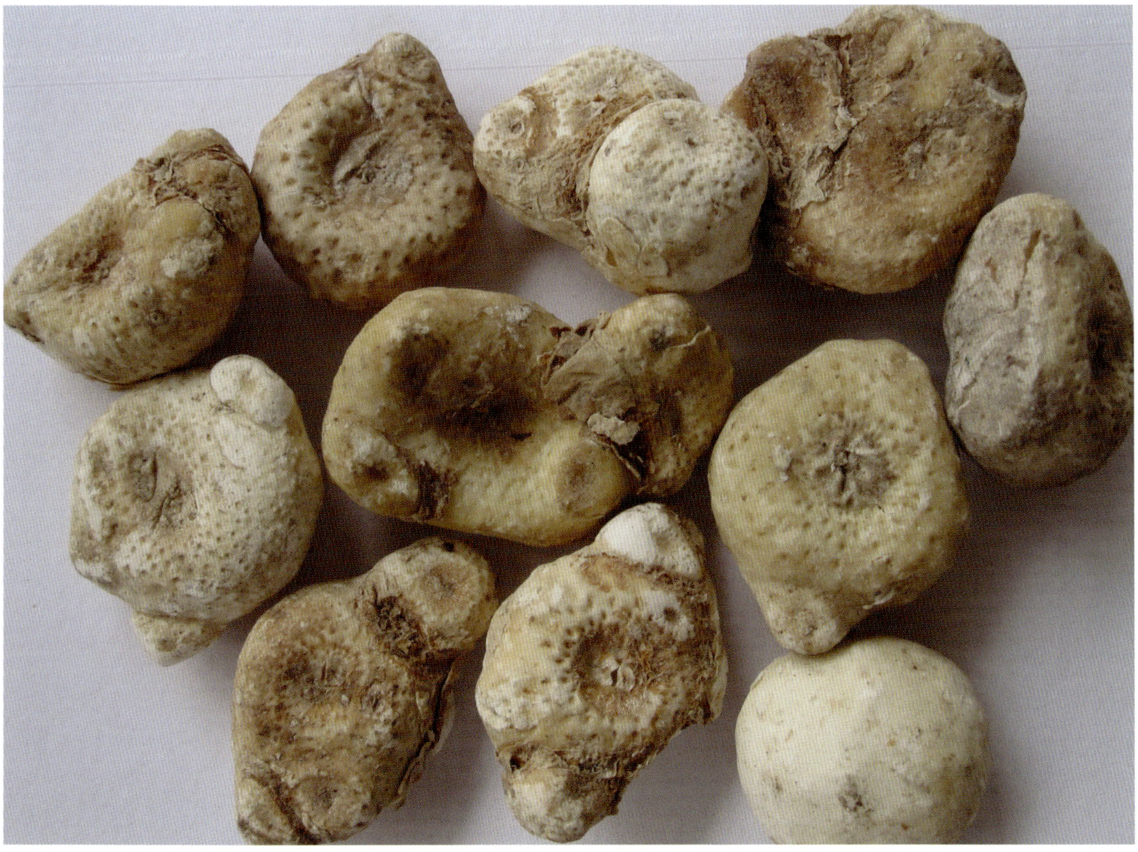

天南星药材

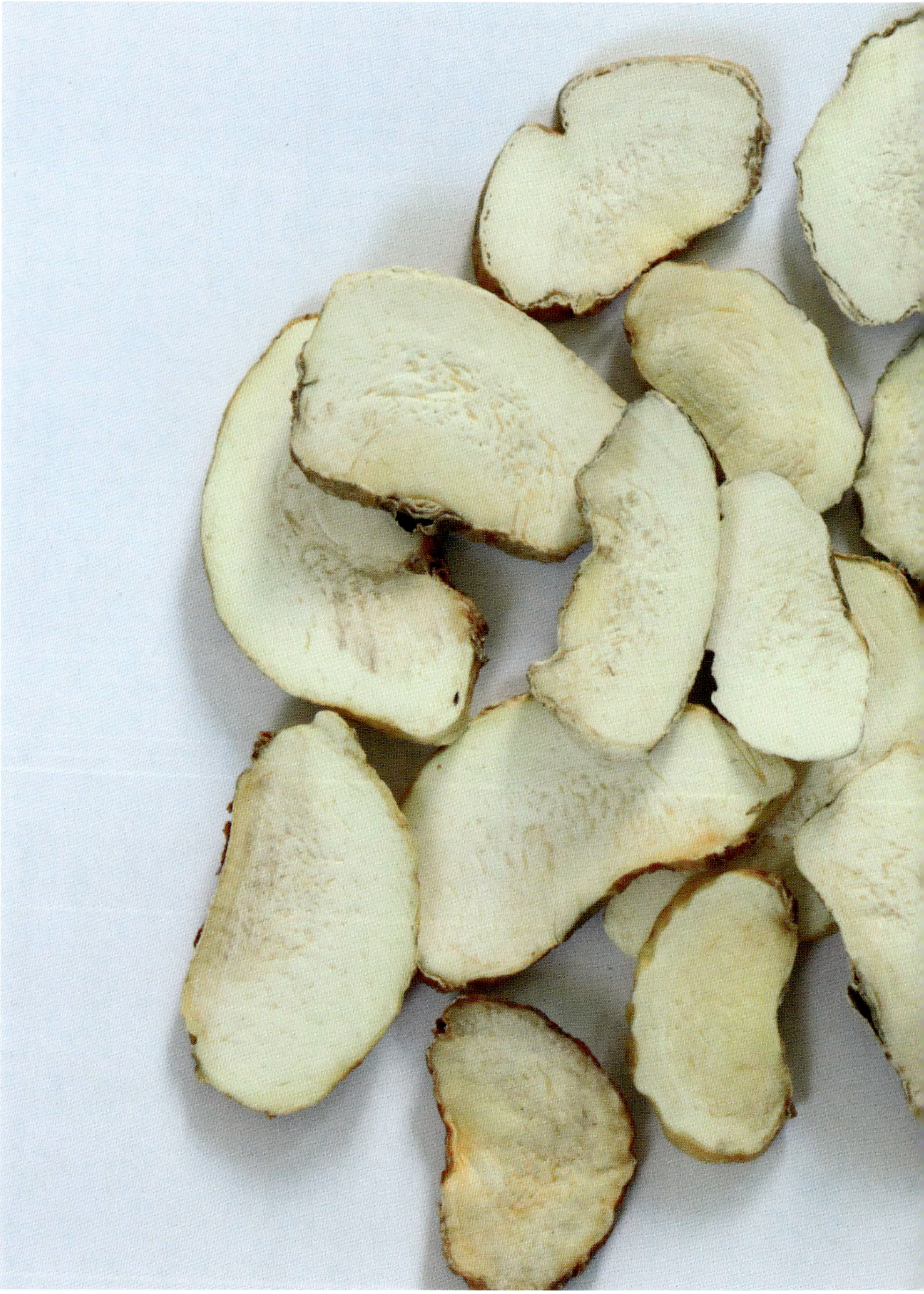

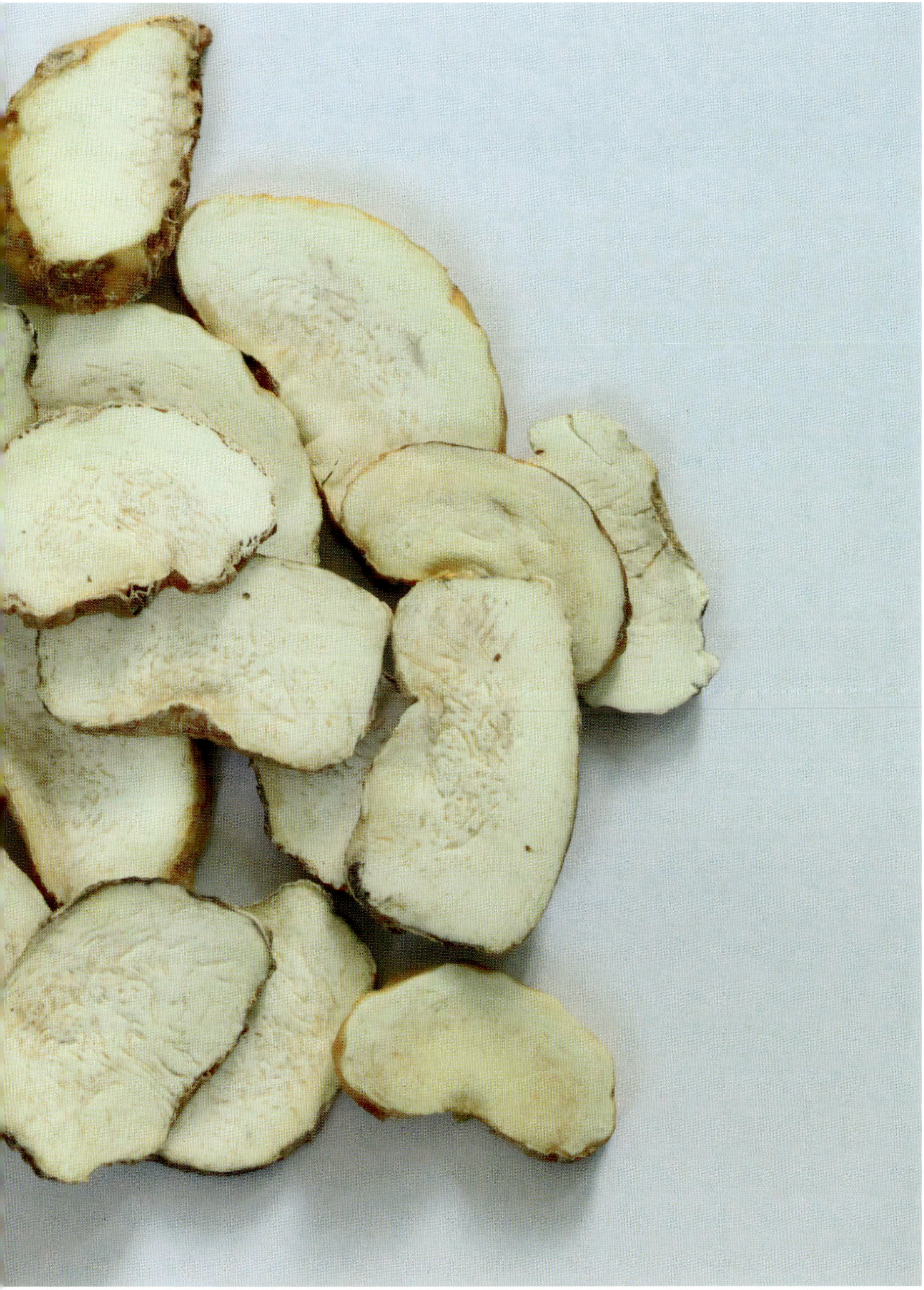

天南星饮片

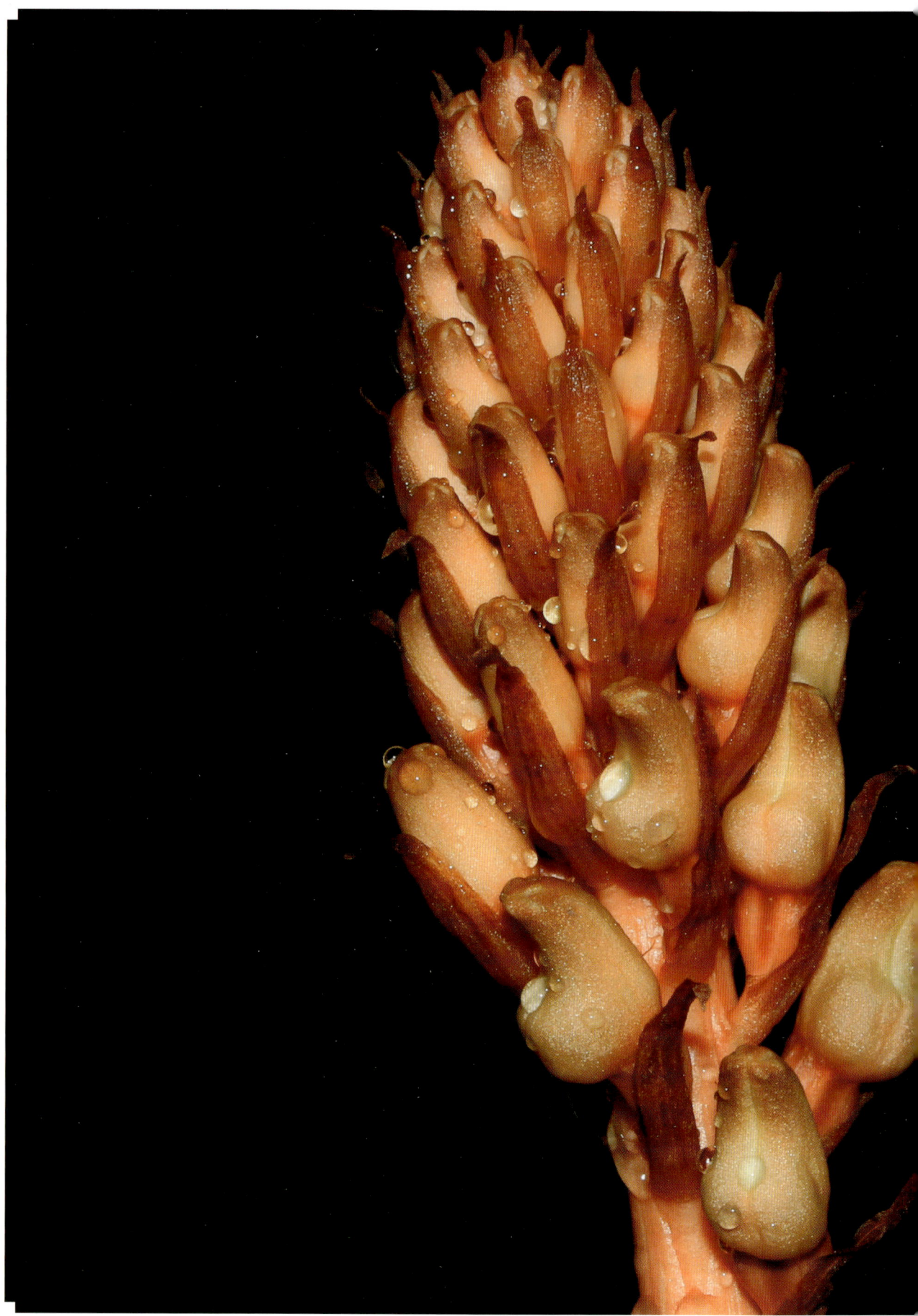

天麻

【水药名】雅娜。

【别　名】明天麻、赤箭、独摇芝、定风草。

【来　源】本品为兰科植物天麻 *Gastrodia elata* Bl. 的块茎。

【性味归经】味甘，性平。归肝经。

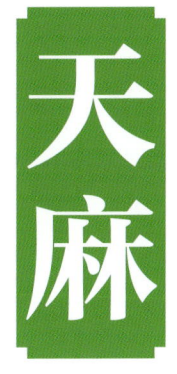

天麻

▌识别特征

　　多年生寄生草本，高 60 ~ 100 cm，全体不含叶绿素。块茎肥厚，肉质长圆形，长约 10 cm，直径 3 ~ 4.5 cm，有不甚明显的环节。茎直立，圆柱形，黄赤色。叶呈鳞片状，膜质，长 1 ~ 2 cm，具细脉，下部短鞘状。花序为穗状的总状花序，长 10 ~ 30 cm，花黄赤色；花梗短，长 2 ~ 3 mm；苞片膜质，狭披针形或线状长椭圆形；花被管歪壶状，口部斜形，长 7 ~ 8 mm，基部下侧稍膨大，裂片小，三角形；唇瓣高于花被管的 2/3，具 3 裂片，中央裂片较大，其基部在花管内呈短柄状；子房下位，长 5 ~ 6 mm，光滑，上有数条棱。蒴果长圆形至长圆倒卵形，长约 15 mm，具短梗。种子多而细小，粉末状。花期 6—7 月，果期 7—8 月。

▌生境分布

　　生长于林下阴湿、腐殖质较厚的地方，有培植。分布于吉林、辽宁、河北、河南、安徽、湖北、四川、贵州、云南、陕西、西藏等省区。

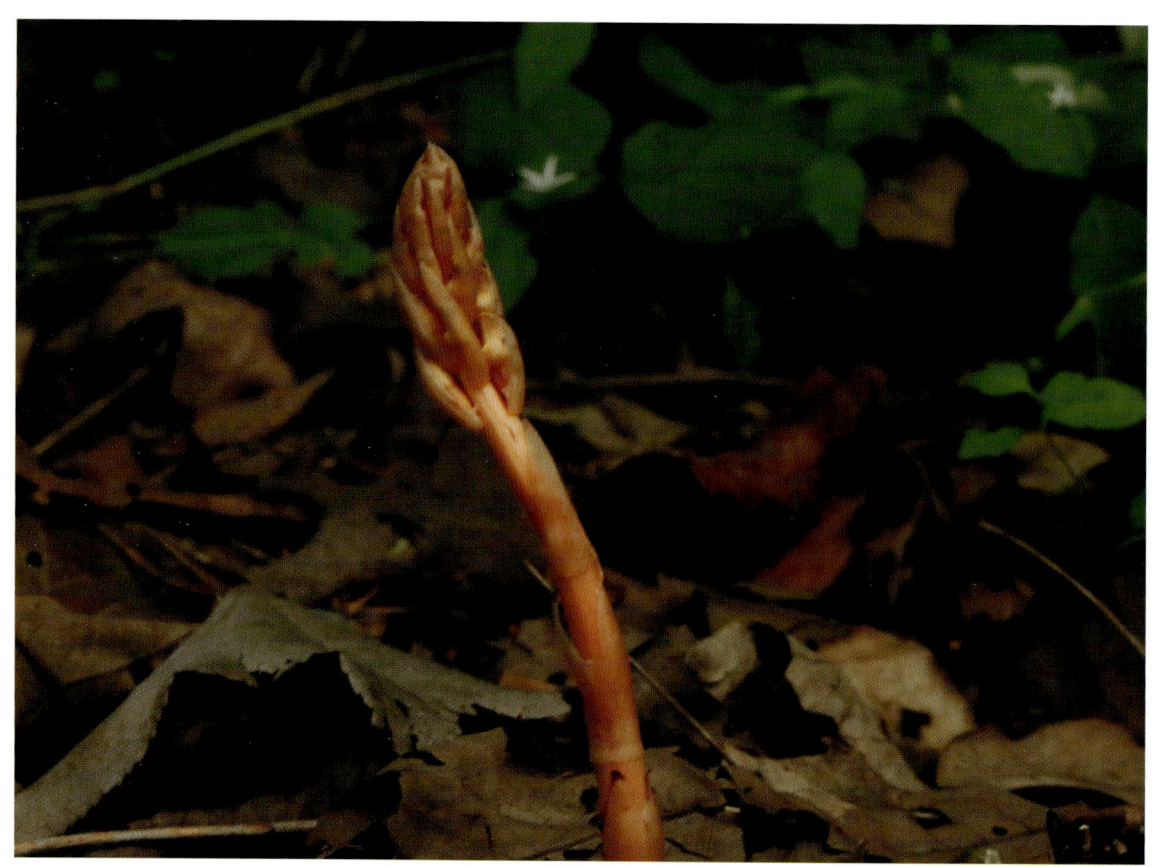

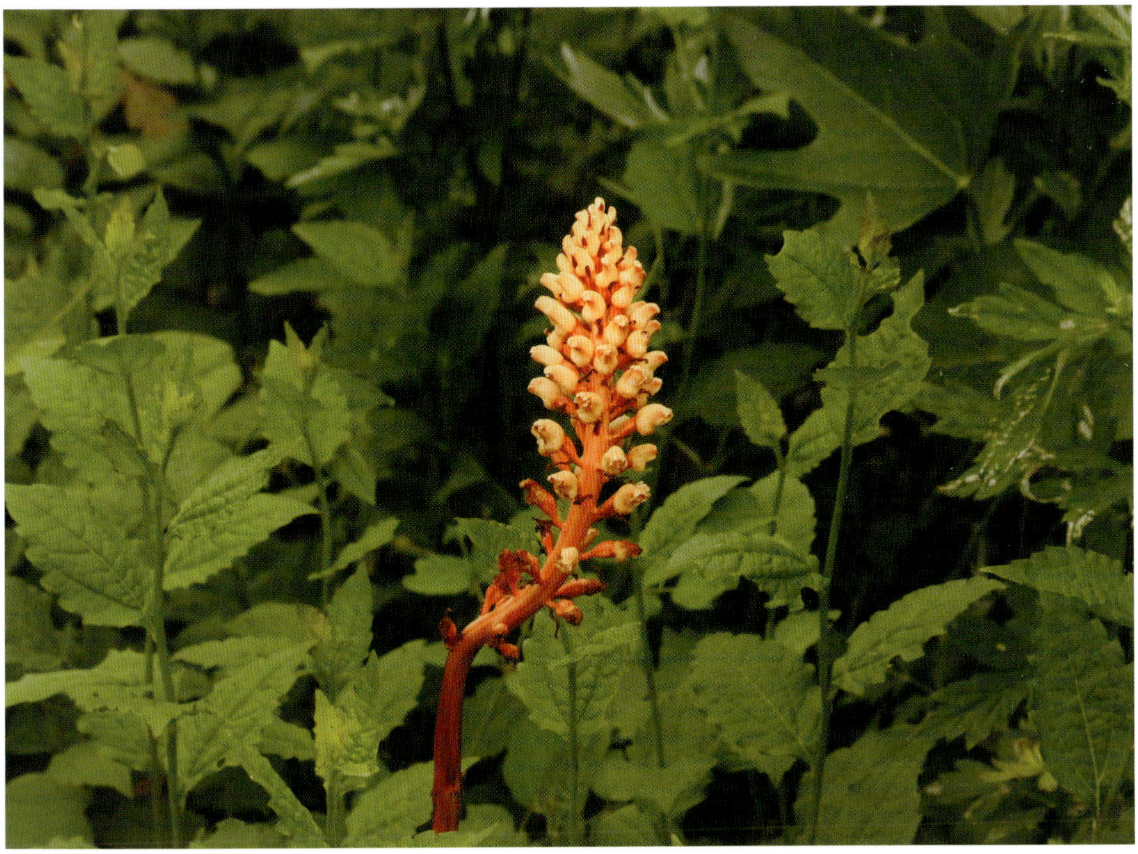

天麻

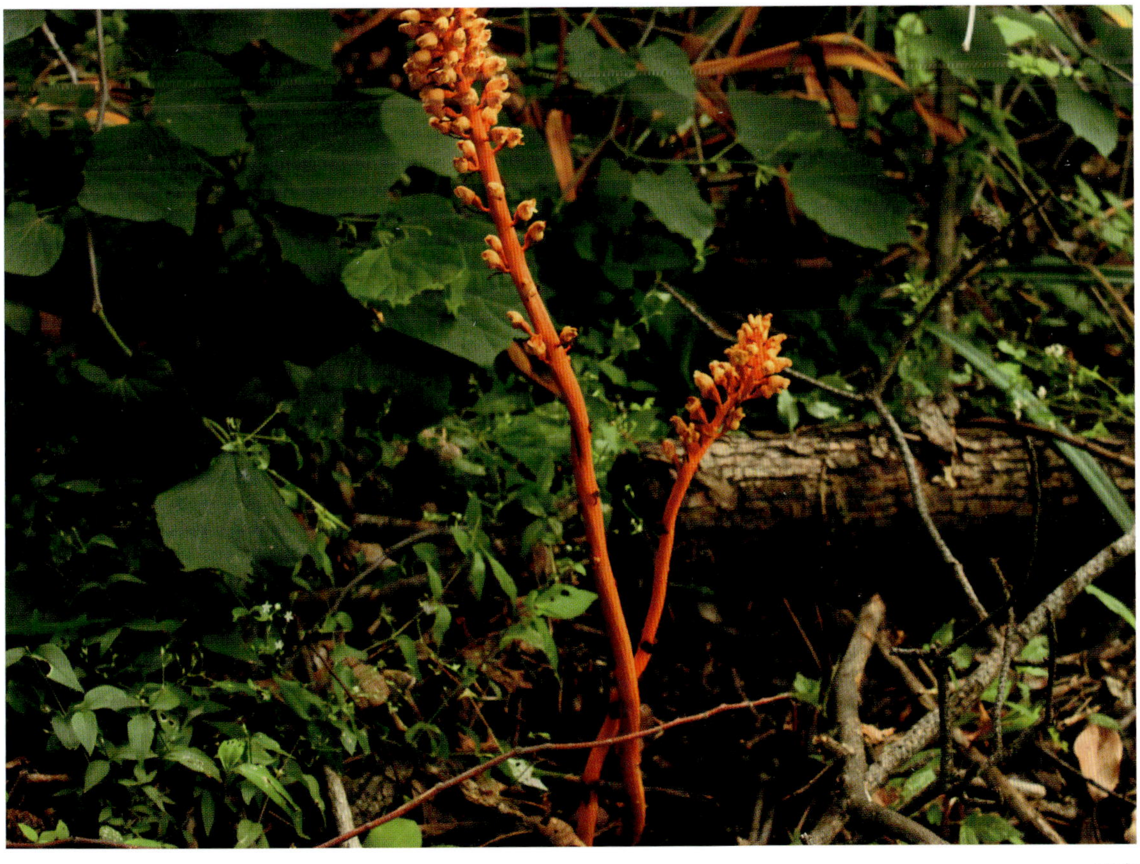

天麻

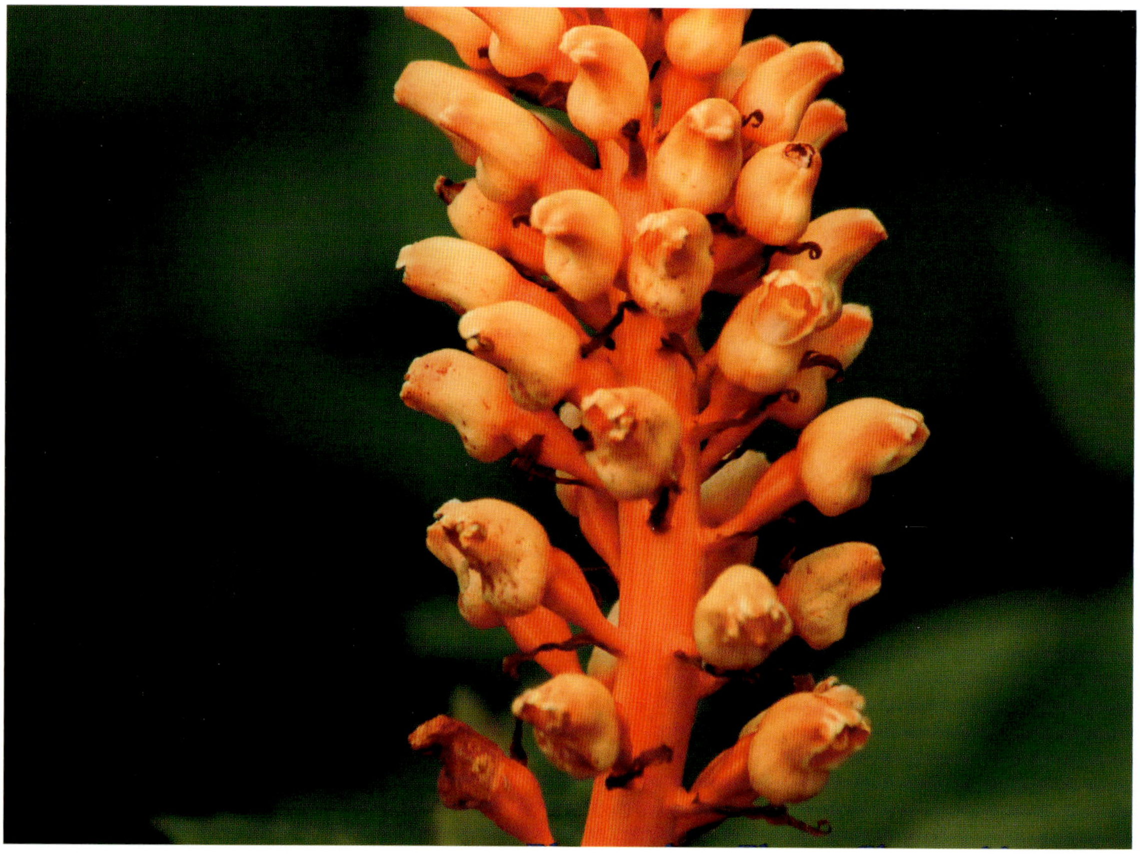
天麻

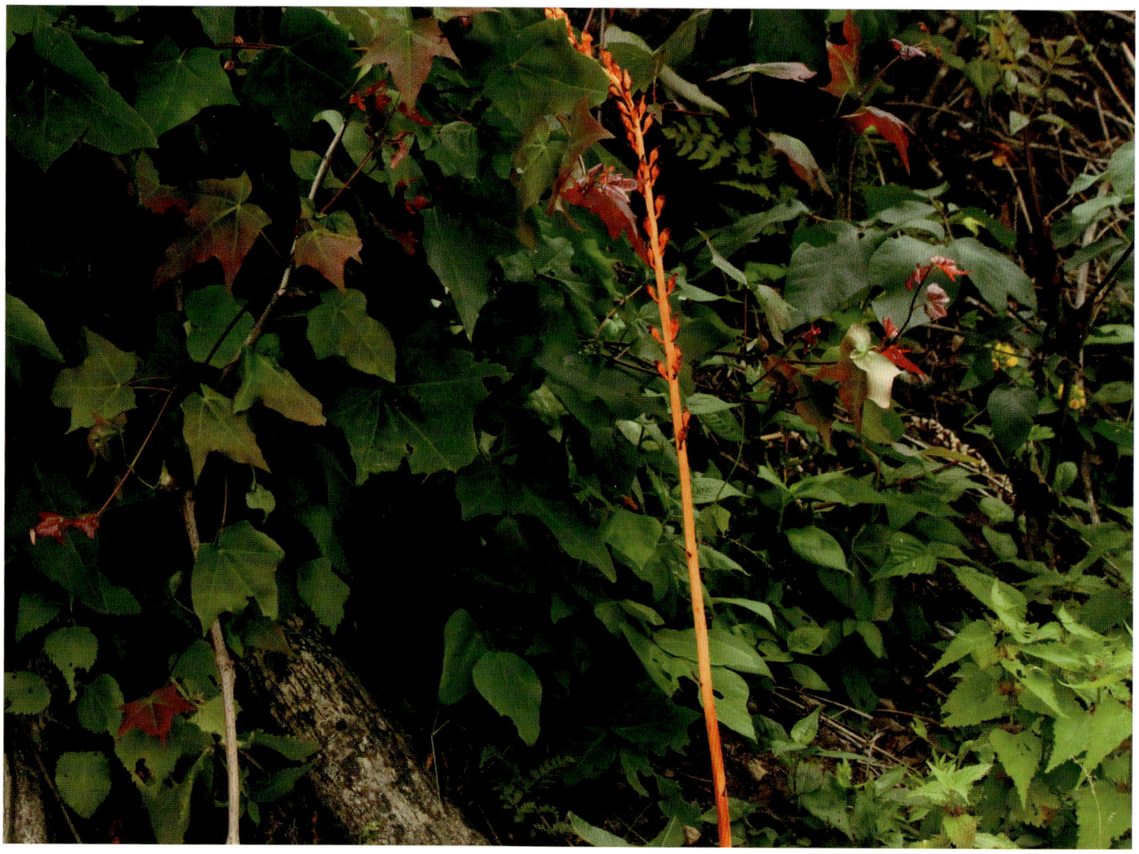
天麻

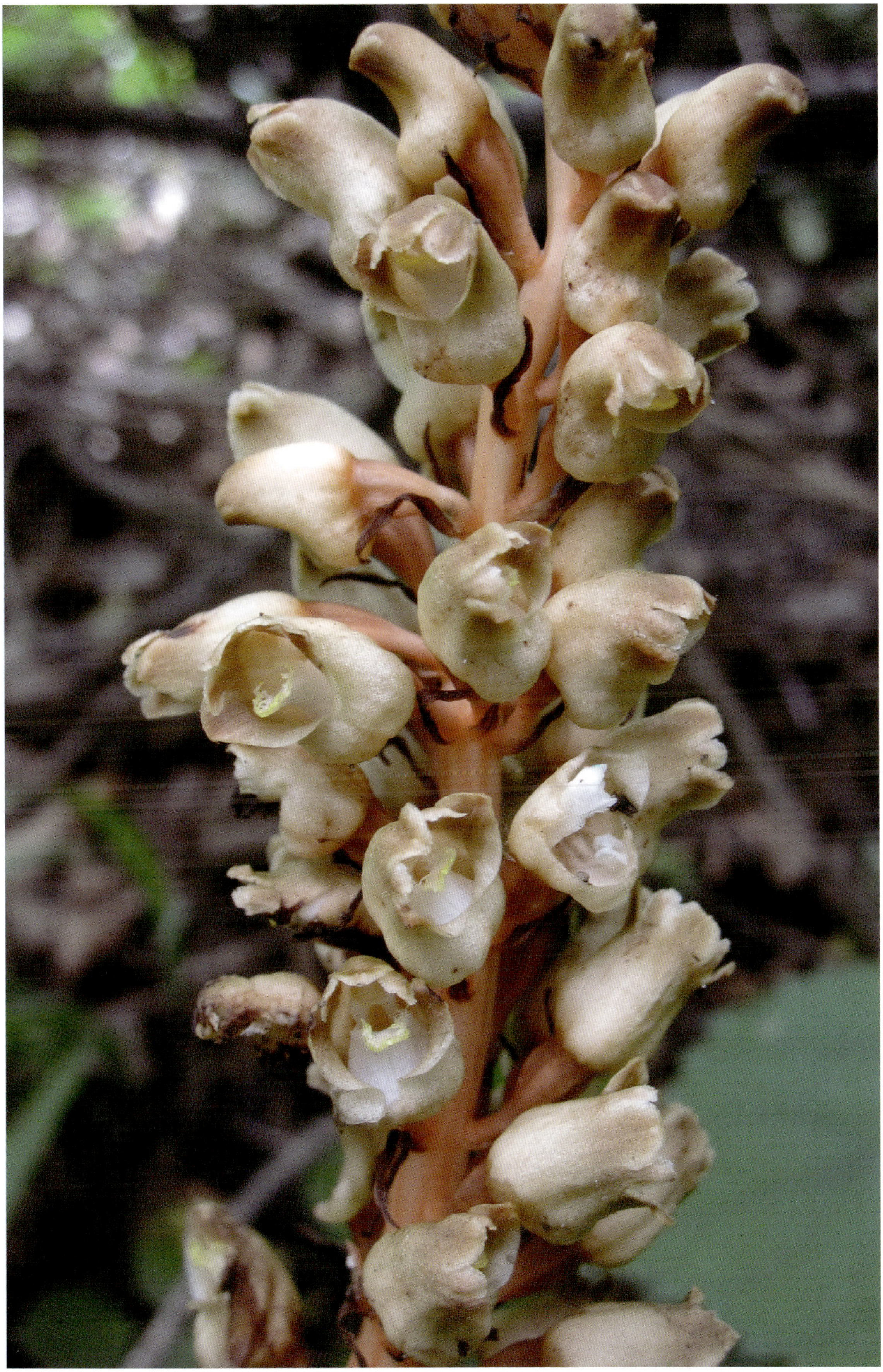

天麻

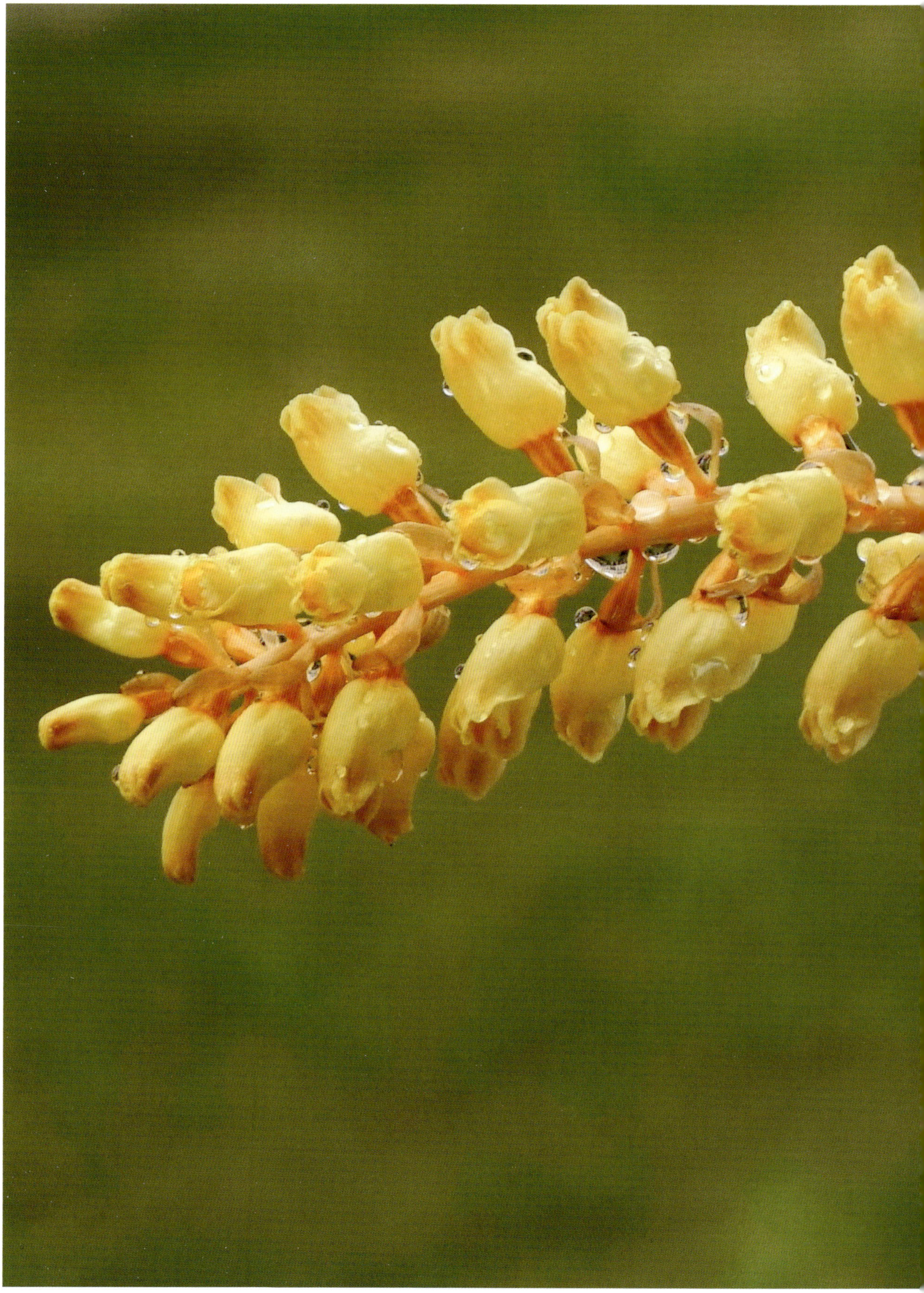

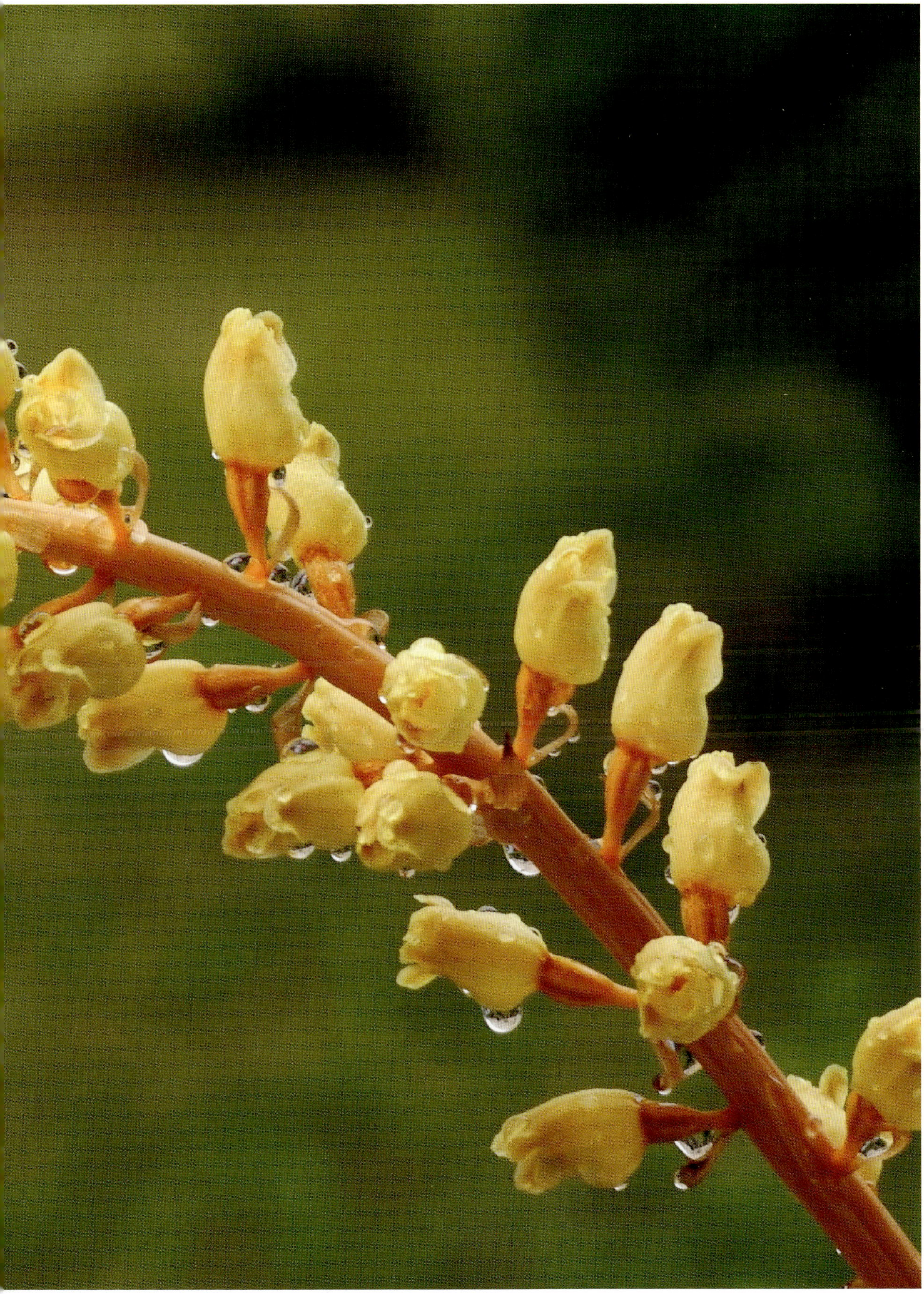

天麻

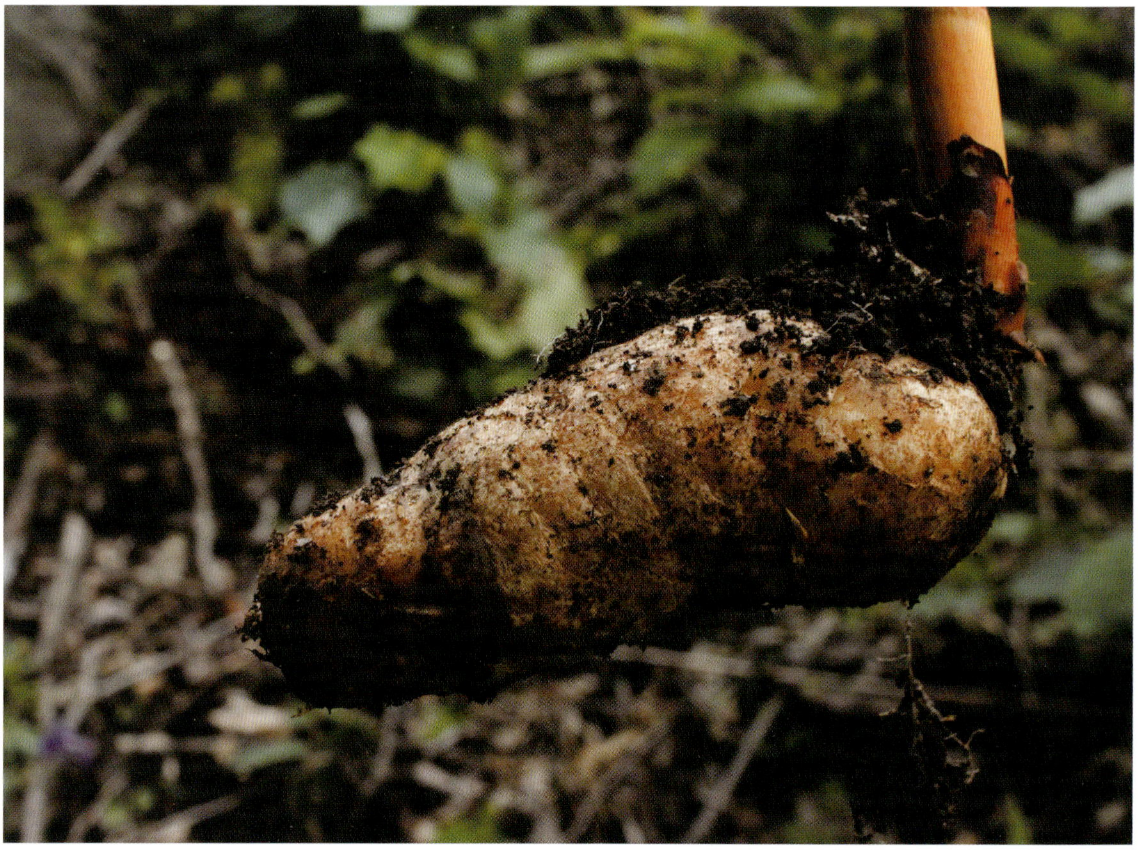

天麻

采收加工

宜在休眠期进行。冬栽的第 2 年冬季或第 3 年春季采挖；春栽的当年冬季或第 2 年春季采挖，收获时先取菌材，后取天麻、箭麻作药，白麻和米麻作种。收获后要及时加工，趁鲜先除去泥砂，按大小分级，水煮，150 g 以上的大天麻，煮 10 ~ 15 min，100 ~ 150 g 者煮 7 ~ 10 min，100 g 以下者煮 5 ~ 8 min，等外的煮 5 min，以能透心为度，煮好后放入熏房，用硫黄熏 20 ~ 30 min，后用文火烘烤，炕上温度开始以 50 ℃ ~ 60 ℃为宜，至 7 ~ 8 成干时，取出用手压扁，继续上炕，此时温度应在 70 ℃左右，待天麻全干后，立即出炕。

药材鉴别

本品干燥根茎为长椭圆形，略扁，皱缩而弯曲，一端有残留茎基，红色或棕红色，俗称"鹦哥嘴"，另一端有圆形的根痕，长 6 ~ 10 cm，直径 2 ~ 5 cm，厚 0.9 ~ 2 cm。表面黄白色或淡黄棕色，半透明，常有浅色片状的外皮残留，多纵皱，并可见数行不甚明显的须根痕排列成环。冬麻皱纹细而少，春麻皱纹粗大。质坚硬，不易折断。断面略平坦，角质，黄白色或淡棕色，有光泽。嚼之发脆，有黏性。气特异，味甘。以色黄白、半透明、肥大坚实者为佳。色灰褐、外皮未去净、体轻、断面中空者为次。

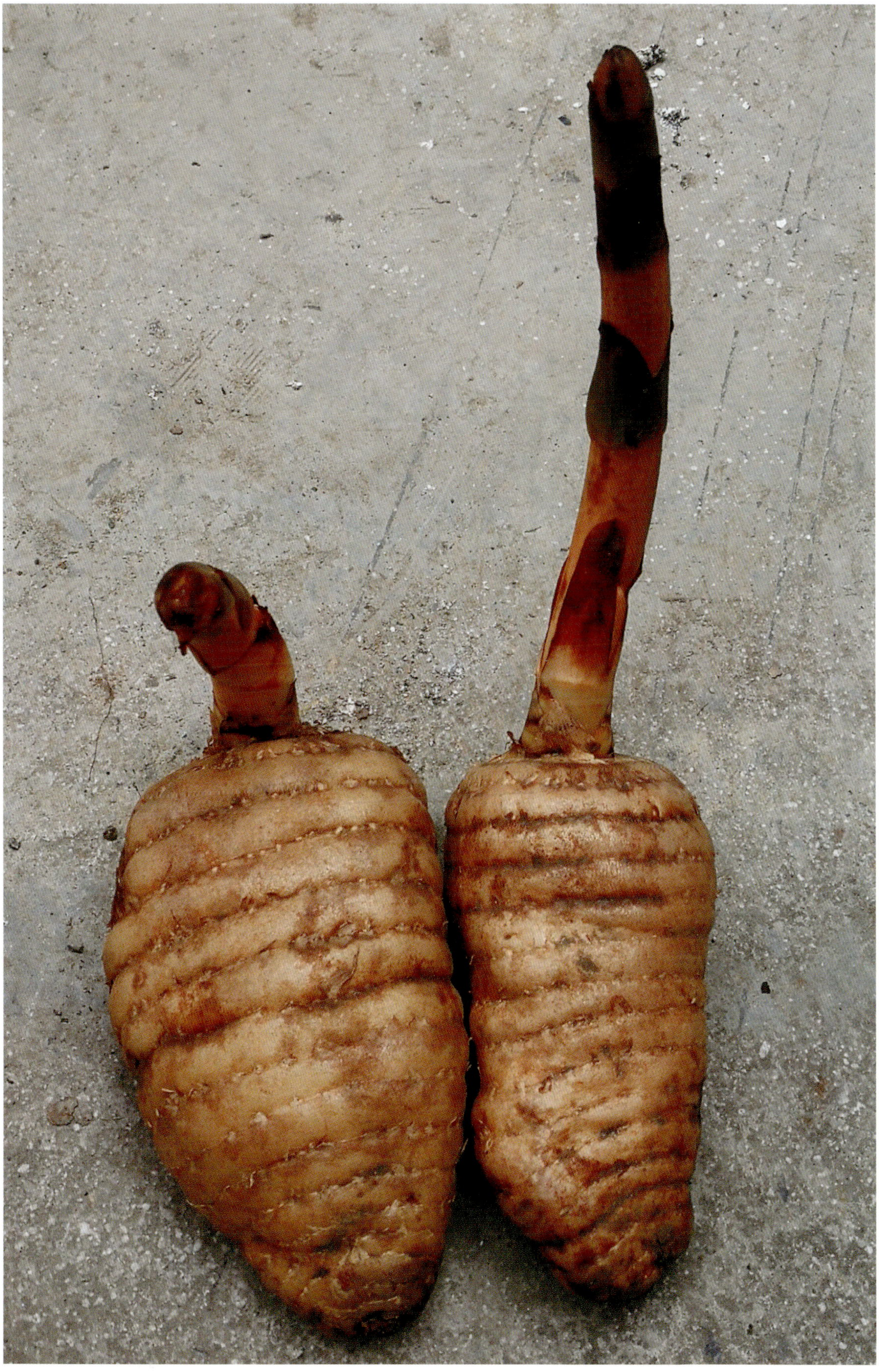

天麻

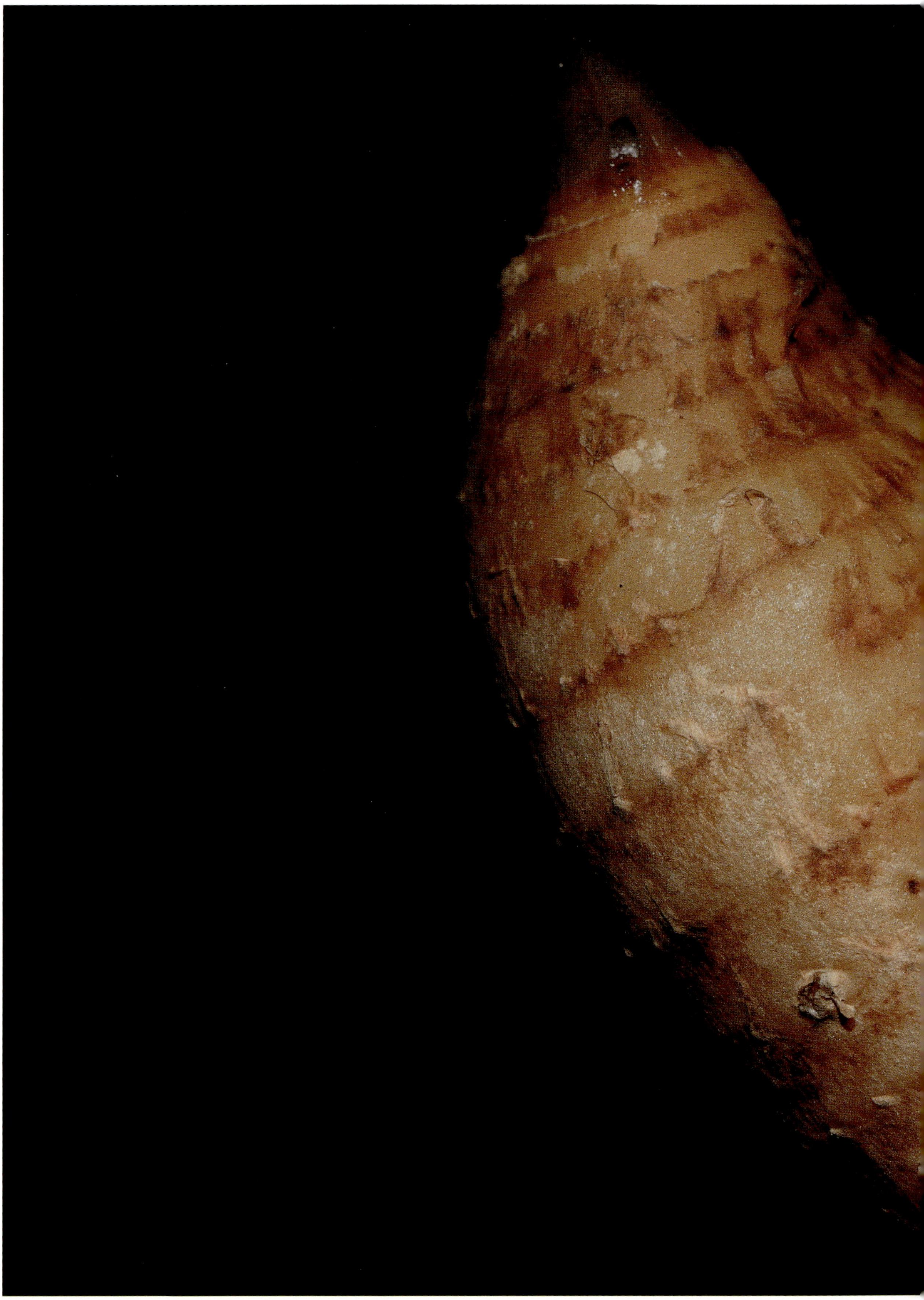

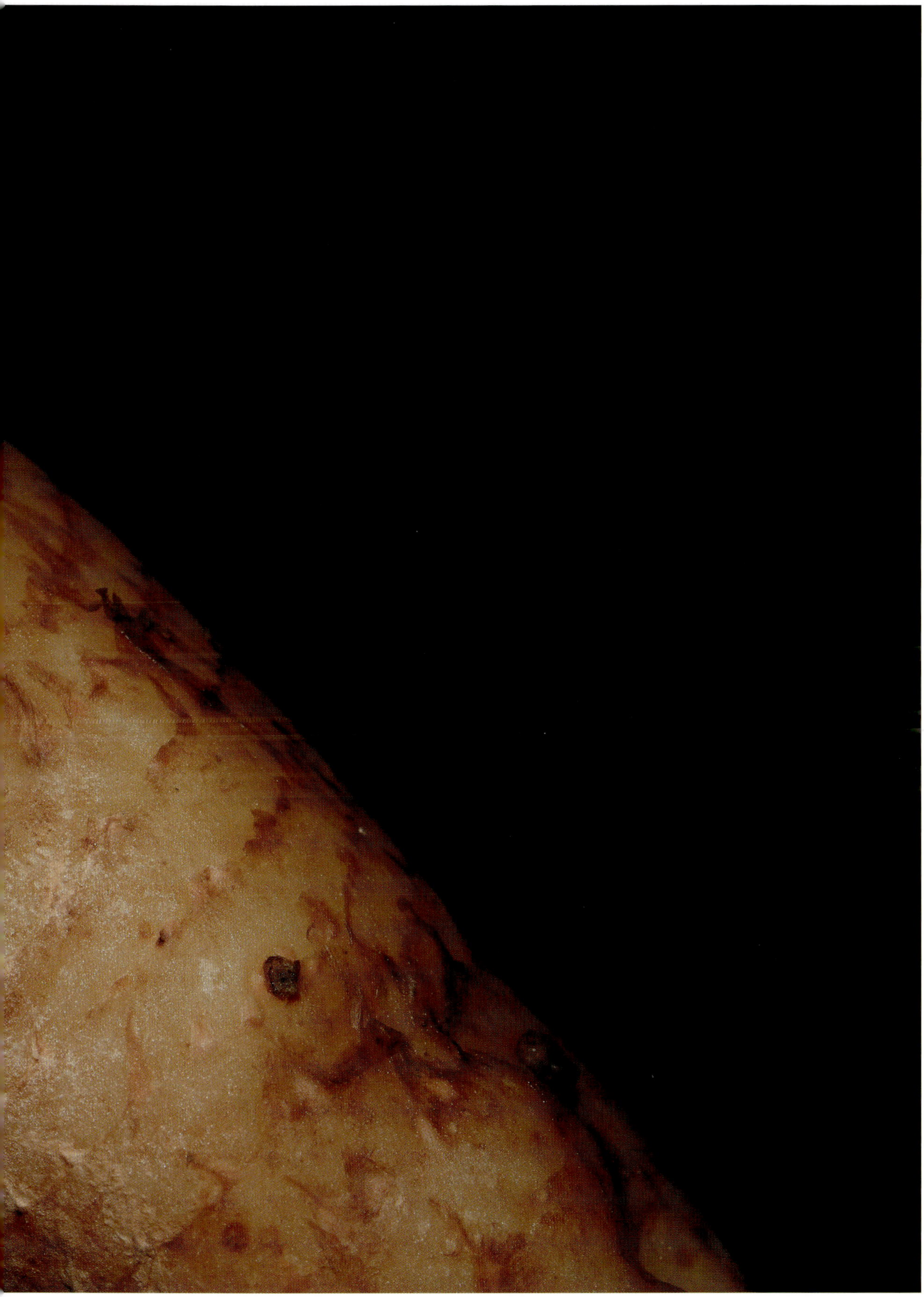

天麻

功效主治

息风，定惊。主治眩晕眼黑，头风头痛，肢体麻木，半身不遂，语言謇涩，小儿惊动风。

用法用量

内服：10 ~ 30 g，煎汤；或研末，入丸、散服。

民族药方

1. 小儿急、慢惊风，风痫 天麻 120 g，胆南星 90 g，僵蚕 60 g，天竺黄 30 g，明雄黄 15 g，半夏曲 60 g。共为细末，米汤调和为丸如弹子大，用薄荷、生姜煎汤送服，每次调化 1 ~ 3 丸。

2. 中风手足不遂，筋骨疼痛，行步艰难，腰膝沉重 天麻 60 g，地榆、玄参、制乌头各 30 g，没药 10 g，麝香 3 g。共为细末，炼蜜为丸如梧子大，每次服 20 丸，温酒下，晚食前服。

3. 高血压眩晕症 天麻 15 g，蓝布正 10 g，鸽子 1 只。同蒸熟，服汤和肉。

使用注意

气血虚甚者慎服。

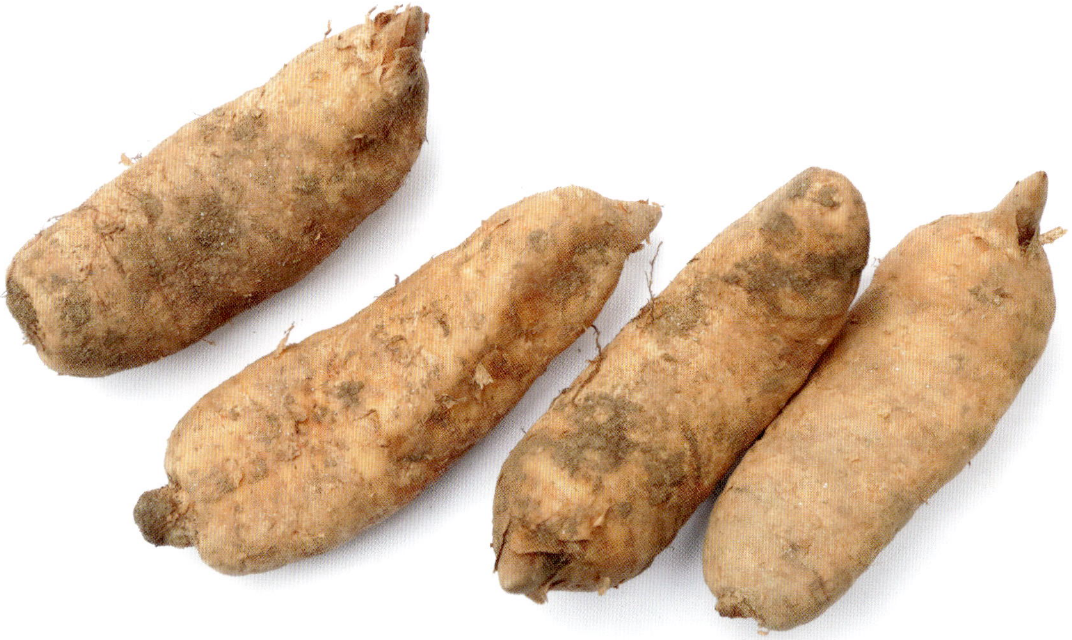

天麻药材

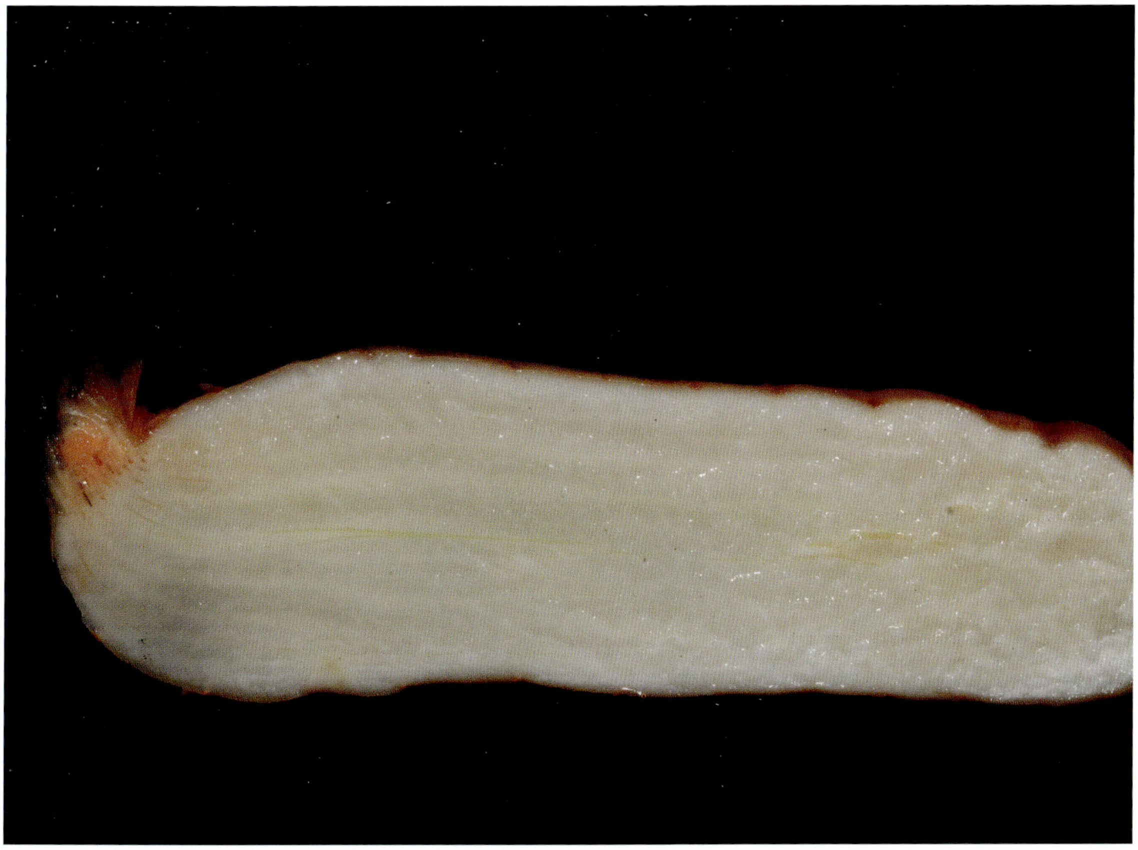

天麻药材

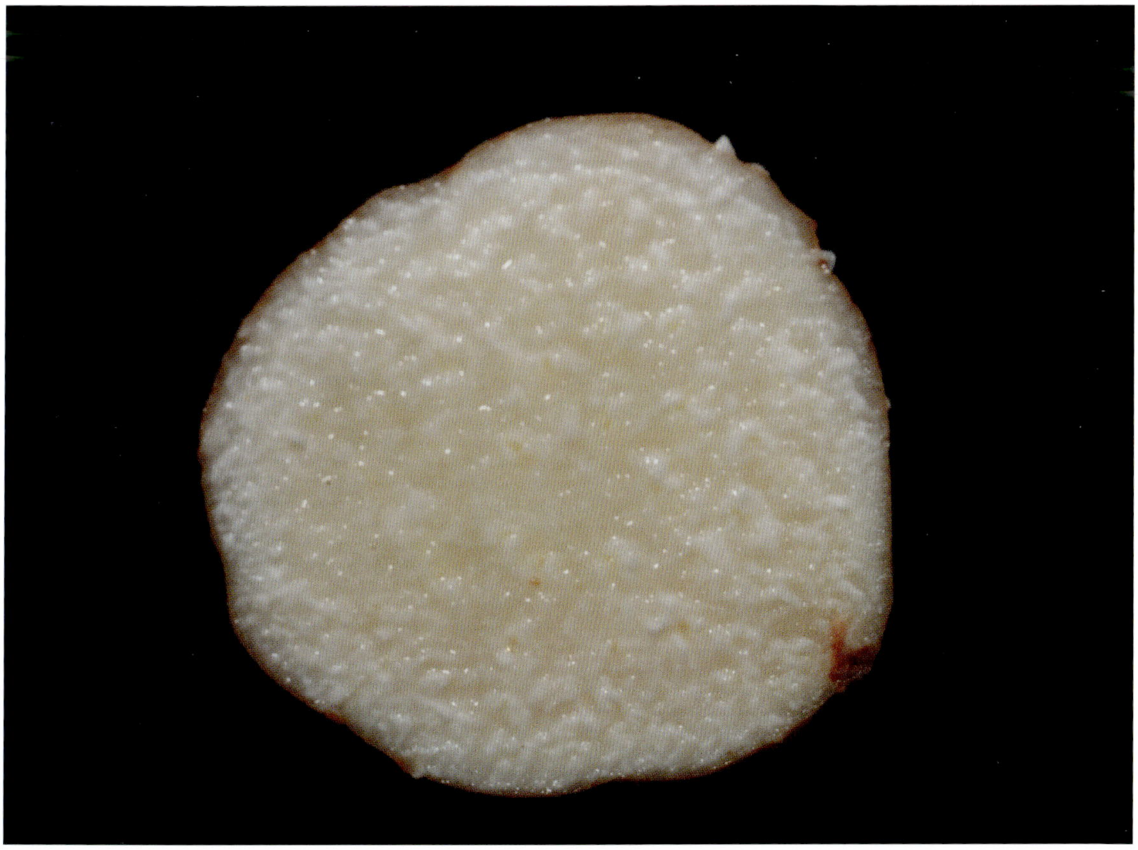

天麻药材

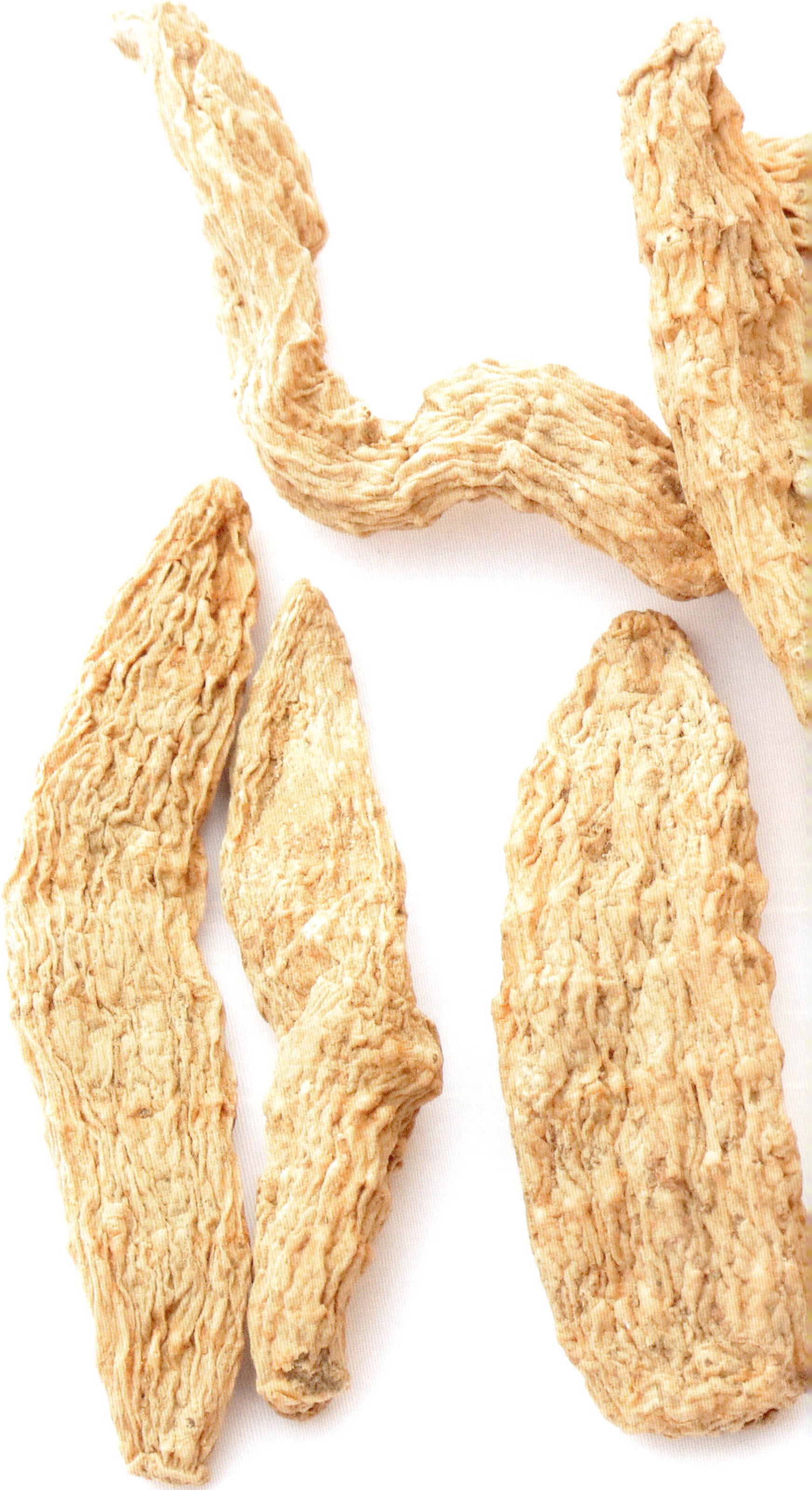

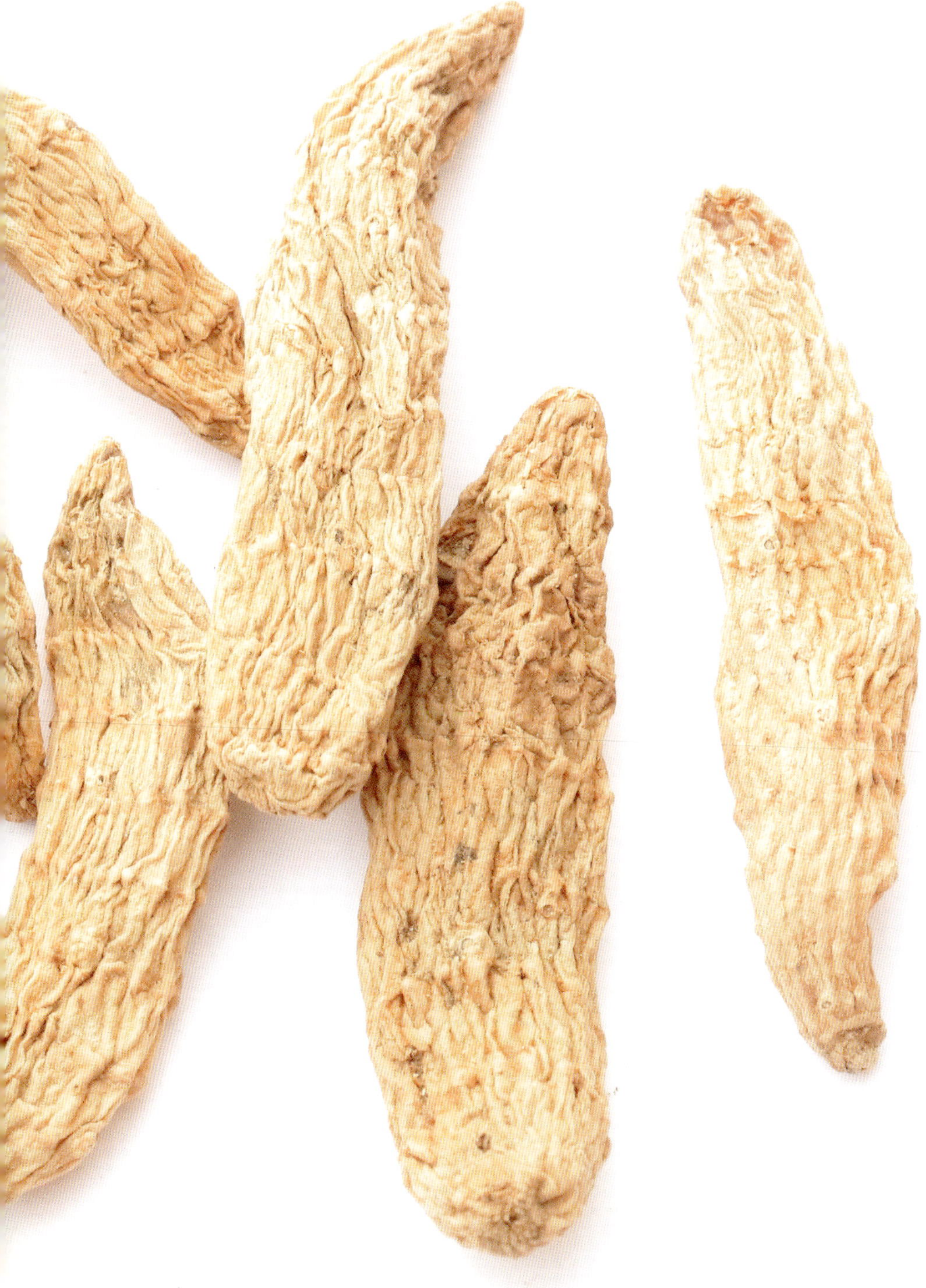

天麻饮片

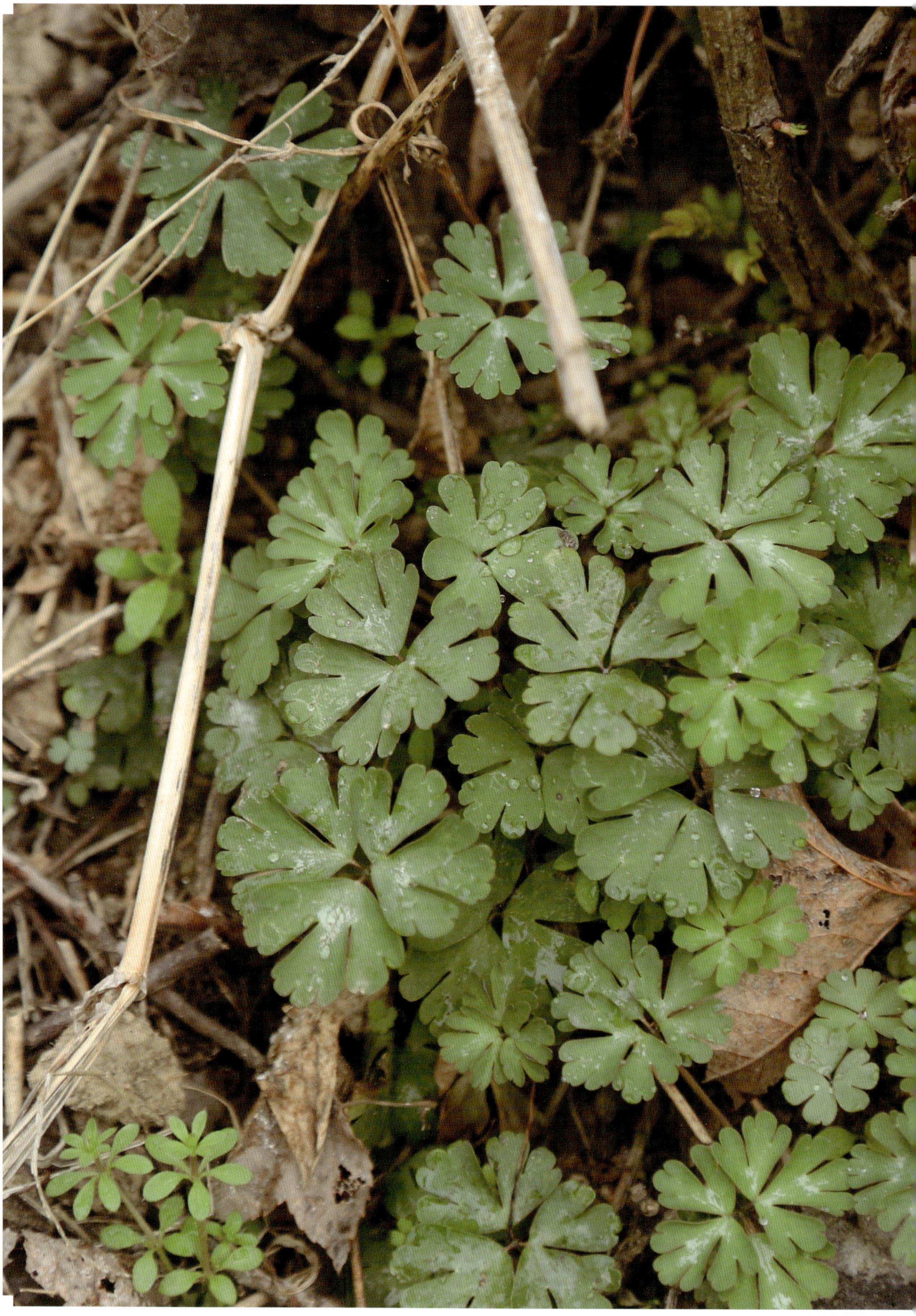

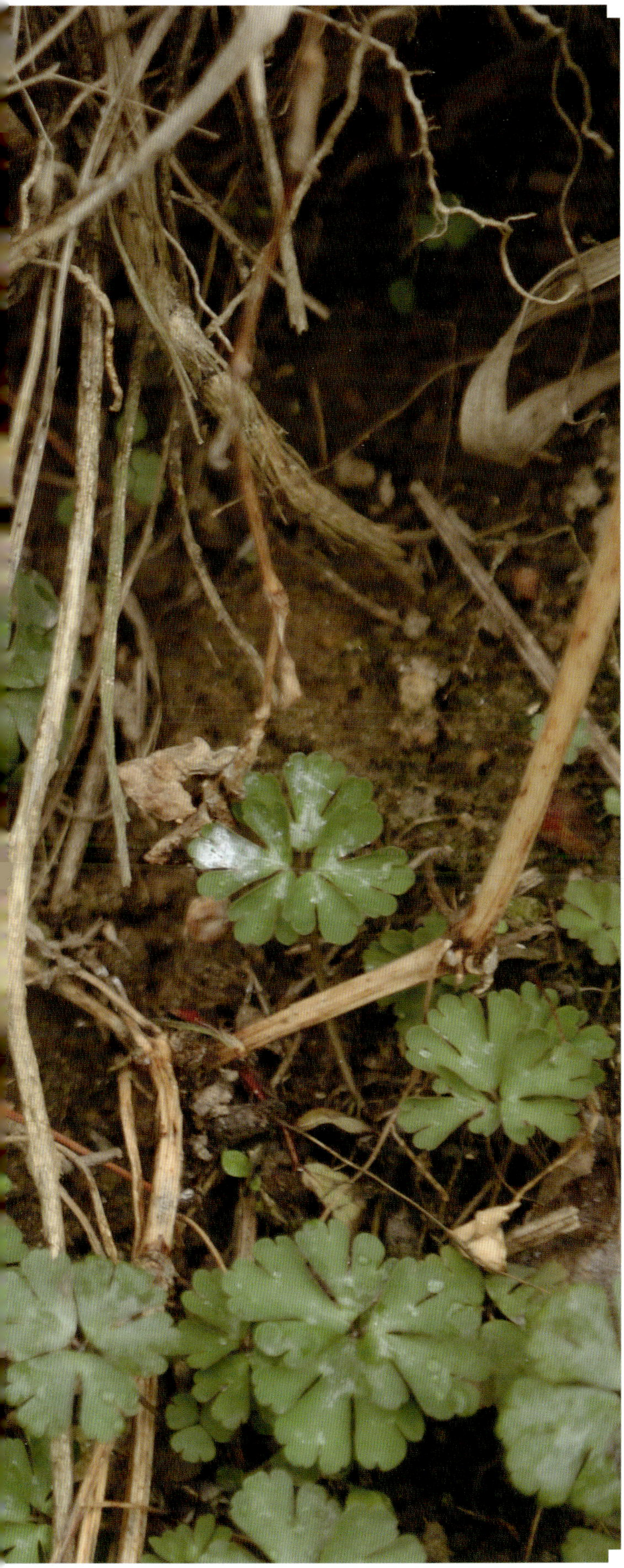

天葵子

【水药名】 骂给诺。

【别　名】 紫背天葵子、千年耗子屎、地丁子。

【来　源】 本品为毛茛科植物天葵 *Semiaquilegia adoxoides* (DC.) Makino 的块根。

【性味归经】 味甘、苦，性寒。归肝、胃经。

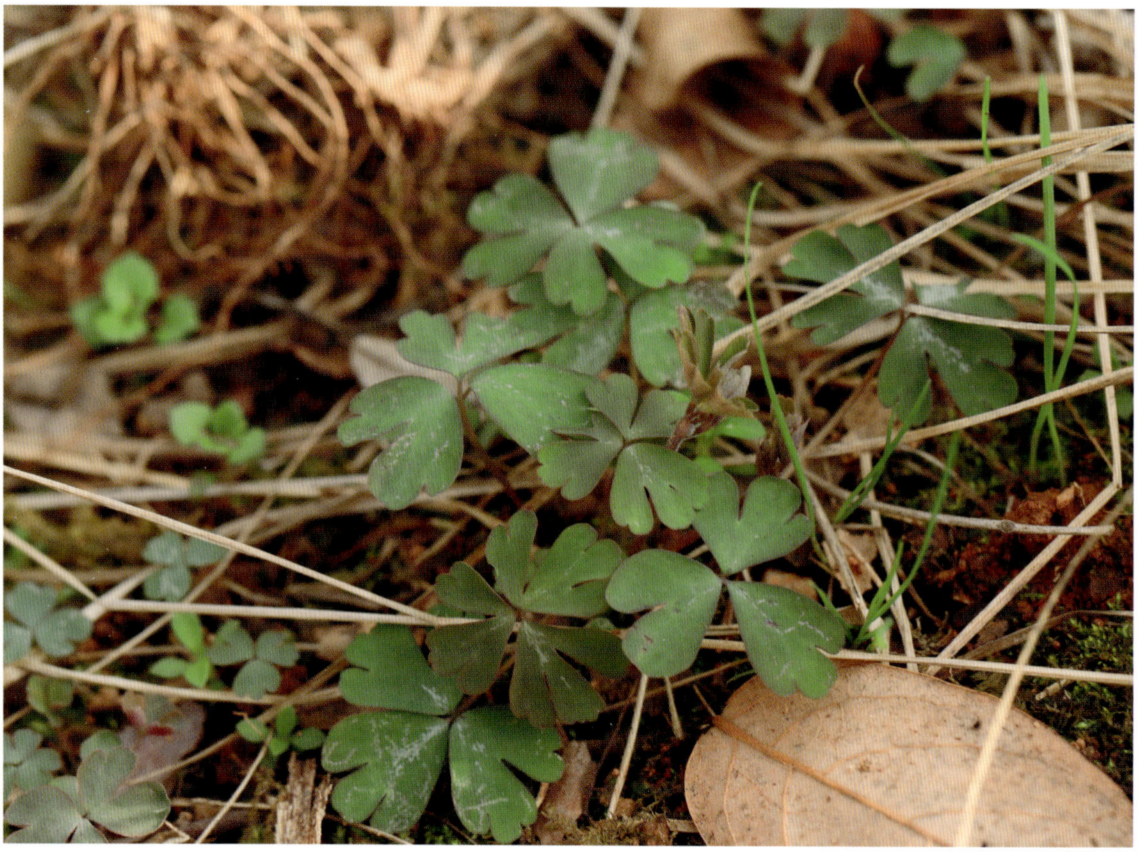

天葵

识别特征

多年生草本，高 15 ~ 40 cm。块根灰黑色，略呈纺锤形或椭圆形。茎丛生，纤细，直立，有分枝，表面有白色细柔毛。根生叶丛生，有长柄；1 回 3 出复叶，小叶阔楔形，再 3 裂，裂片先端圆，或有 2 ~ 3 小缺刻，上面绿色，下面紫色，光滑无毛；茎生叶与根生叶相似，惟由下而上，渐次变小。花单生叶腋，花柄果后伸长；花小，白色。蓇葖果 3 ~ 4 枚，荚状，熟时开裂。种子细小，倒卵形。花期 3—4 月，果熟期 5—6 月。

生境分布

生长于林下、石隙、草丛等阴湿处。分布于陕西、江苏、安徽、浙江、江西、福建、湖北、湖南、广西、四川、贵州等省区。

采收加工

移栽后的第 3 年 5 月植株未完全枯萎前采挖，较小的块根留作种用，较大的去尽残叶，晒干，加以揉搓，去掉须根，抖净泥土。

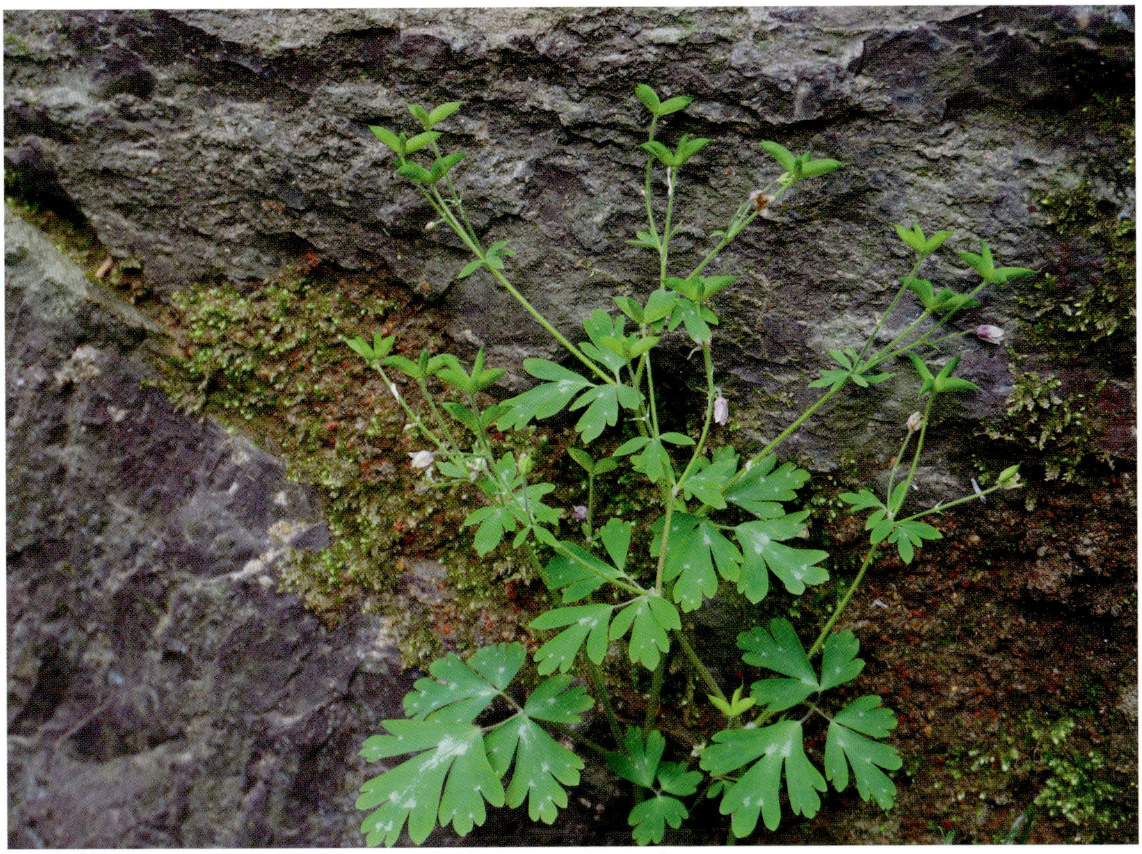

天葵

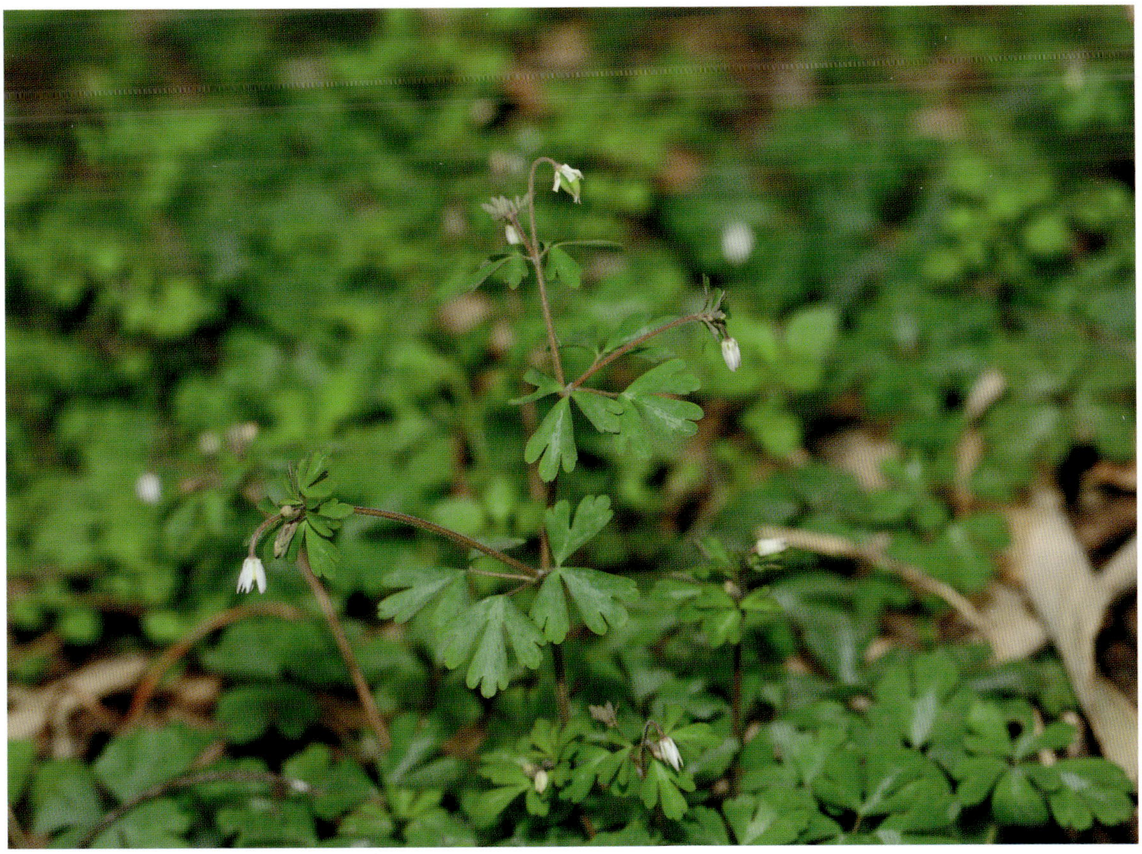

天葵

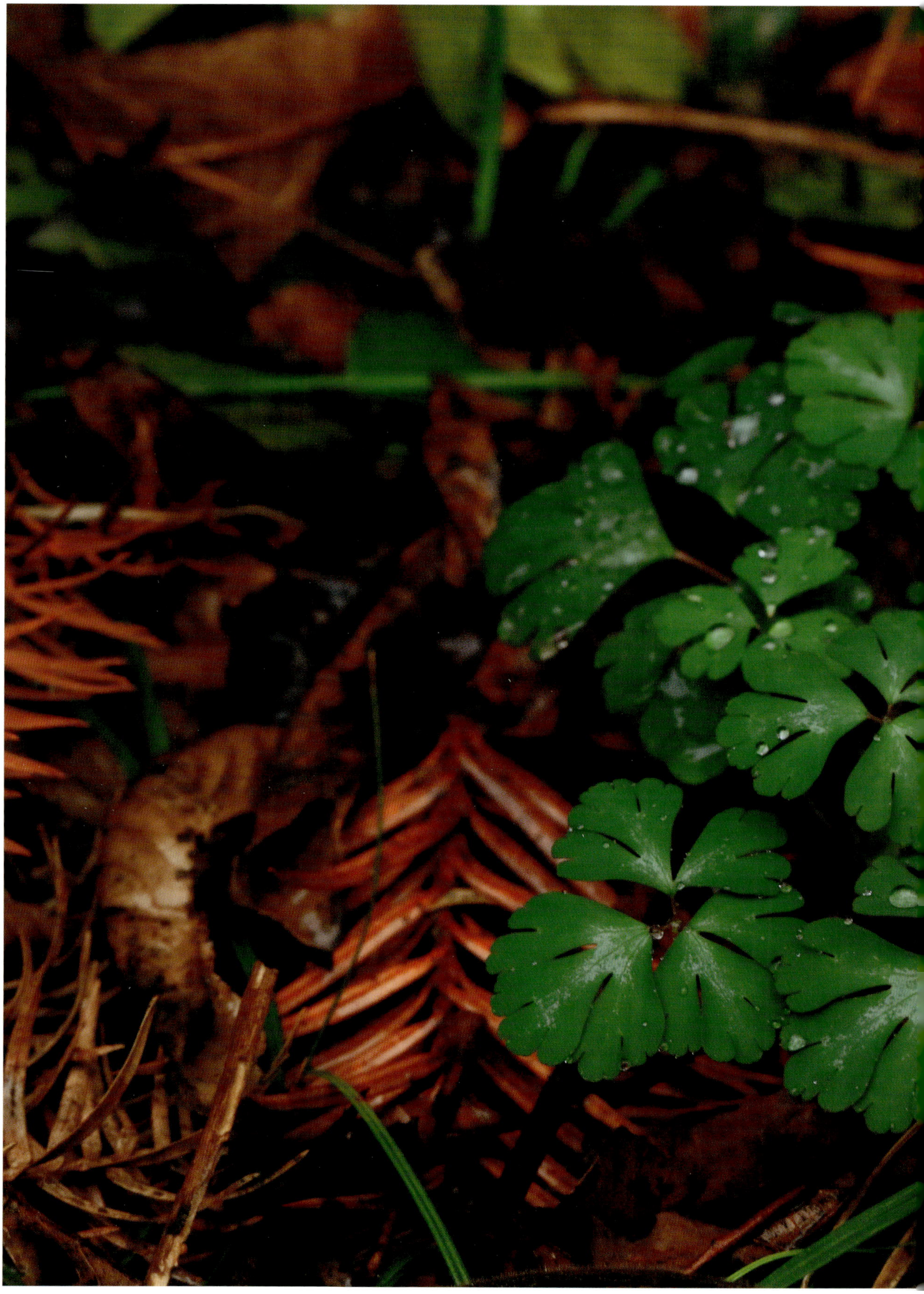

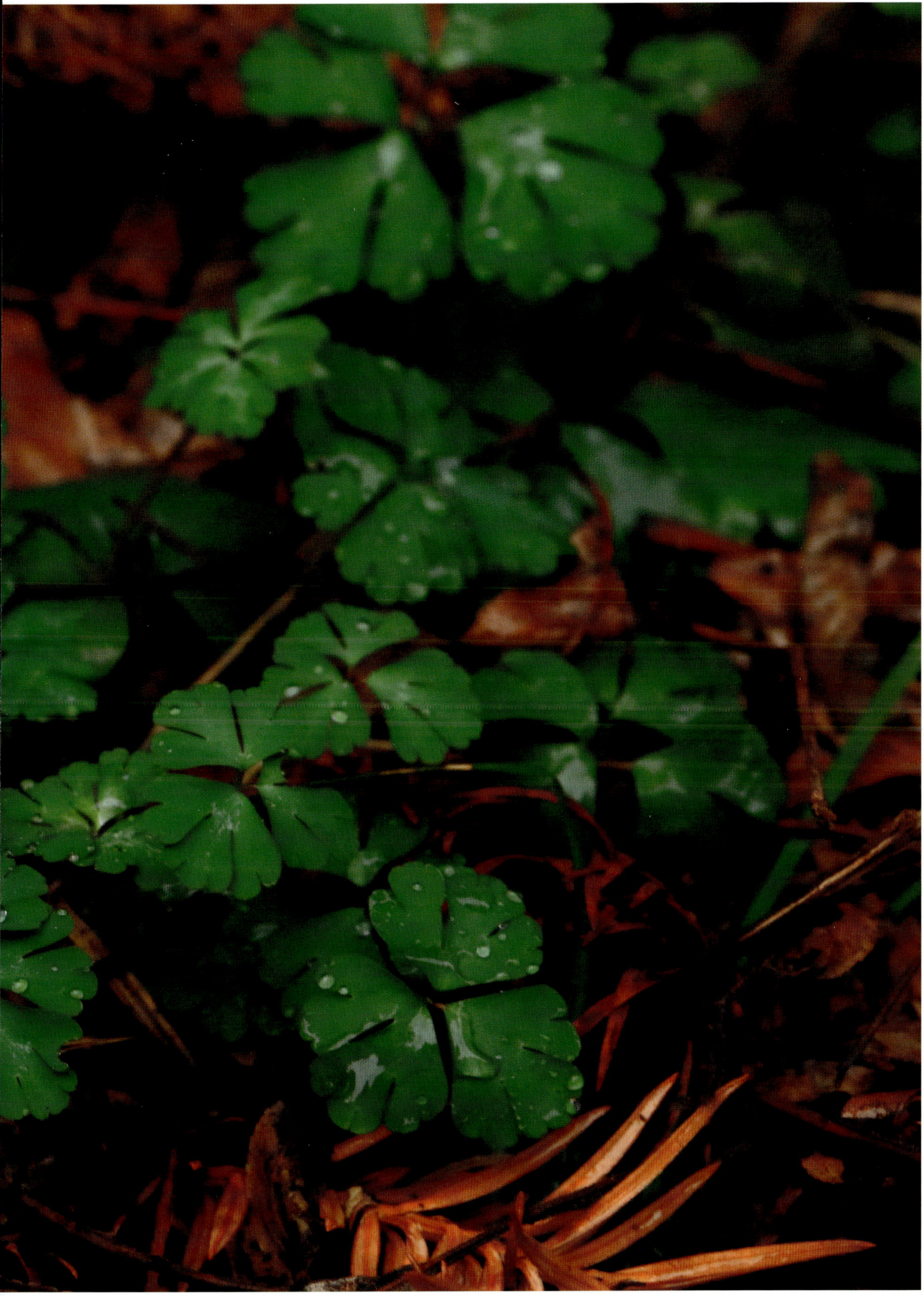

天葵

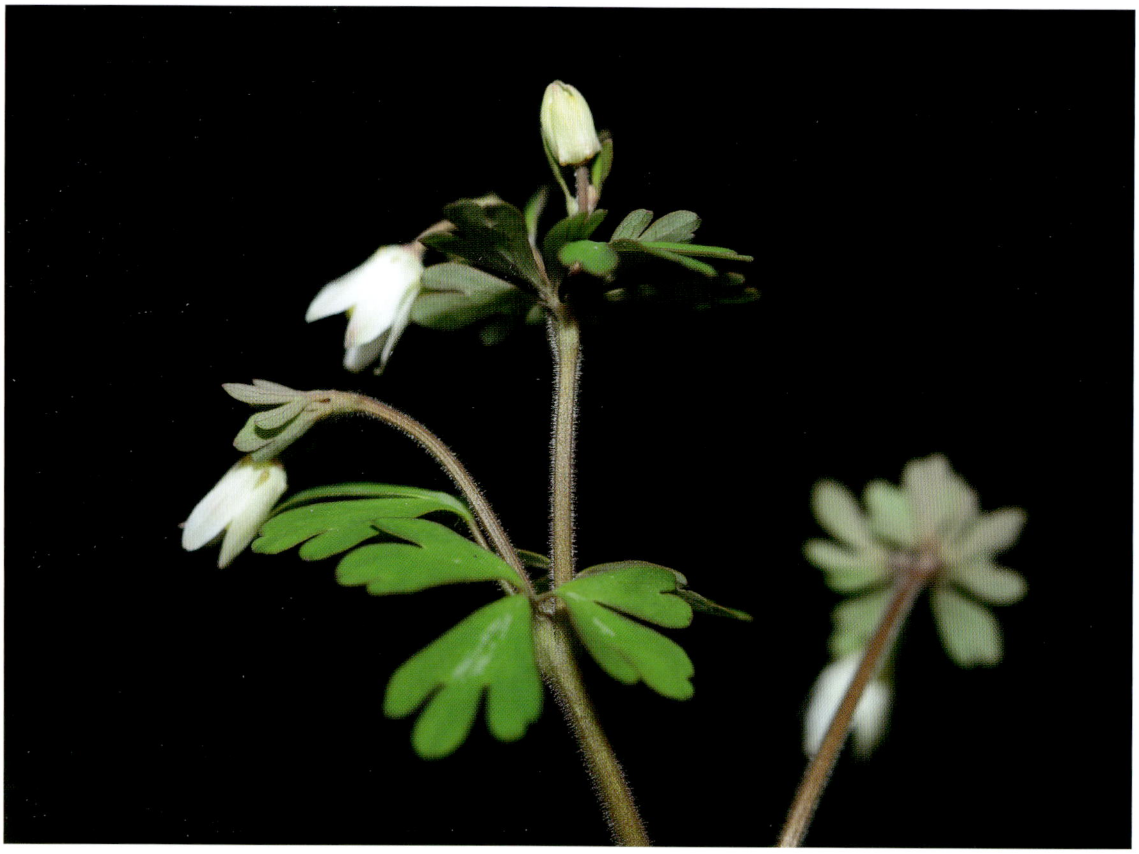

天葵

药材鉴别

本品根呈不规则短柱状、纺锤状或块状，略弯曲，有的有 2 ~ 3 短分叉，长 1 ~ 3 cm，直径 0.5 ~ 1 cm。表面暗褐色至灰黑色，具不规则的皱纹及须根或须根痕；顶端常有茎叶残基，外被数层黄褐色鞘状鳞片；中部通常较膨大。质较软，易折断，断面皮部类白色，木部黄白色或黄棕色，略显放射状纹理。气微，味甘、微苦辛。以个大、断面皮部色白者为佳。

功效主治

清热，解毒，消肿，散结，利尿。主治痈肿，瘰疬，疔疮，淋浊，带下，肺虚咳嗽，疝气，癫痫，小儿惊风，痔疮，跌打损伤。

用法用量

内服：3 ~ 10 g，煎汤；研末或浸酒。外用：捣敷或捣汁点眼。

民族药方

1．一切痈疽，肿毒，疔疮　天葵子 10 g，金银花、菊花、紫花地丁、蒲公英各 15 g。水煎服。

2．颈淋巴结核，肺结核　天葵子 10 g，夏枯草嫩苗、红糖各 30 g，重楼 6 g。水煎服，每日 3 次，15 日为 1 个疗程。

3．痈疽肿毒　鲜天葵子适量。捣烂外敷。

4．瘰疬，乳癌　天葵子 3 g，浙贝母 6 ~ 9 g，煅牡蛎 9 ~ 12 g，甘草 3 g。同煎服数次。

5．蛇咬伤　天葵子 6 g。捣烂敷，每日 1 换。

6．肺痨　天葵子 120 g，猪肚 1 副。同煮烂去渣吃，连吃 3 副。

7．虚咳，化痰　天葵子 9 g，猪肉适量。同炖服。

8．胃热气痛　天葵子 6 g。捣烂，开水吞服。

9．外痔　天葵子适量。磨桐油搽患处；如有漏管，用 15 g 捣绒，外敷患处。

10．骨折　天葵子、桑白皮、水冬瓜皮、玉枇杷各 30 g。同捣绒，正骨后包患处；再用本品 30 g，泡酒 500 ml。每次服药酒 15 ml。

使用注意

脾虚便溏和小便清利者忌用。

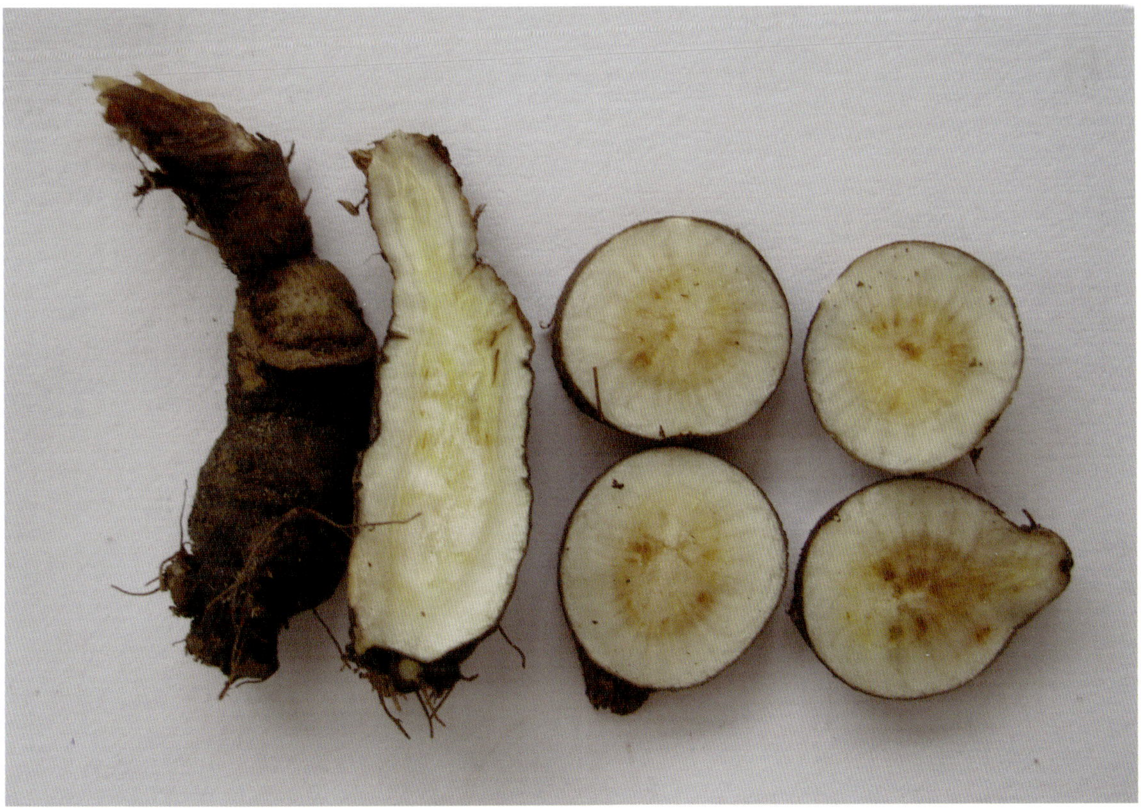

天葵子药材

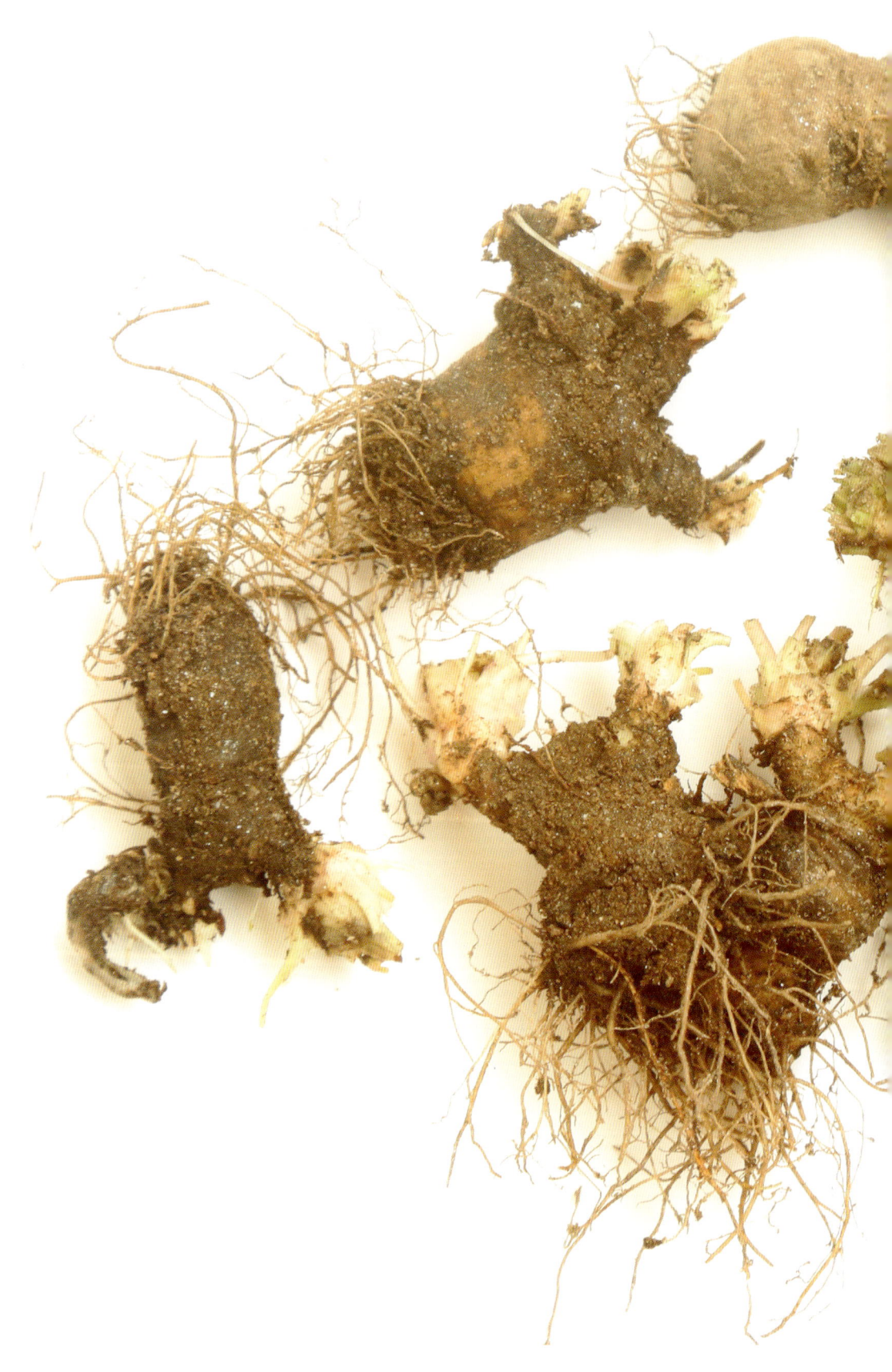

天葵子药材

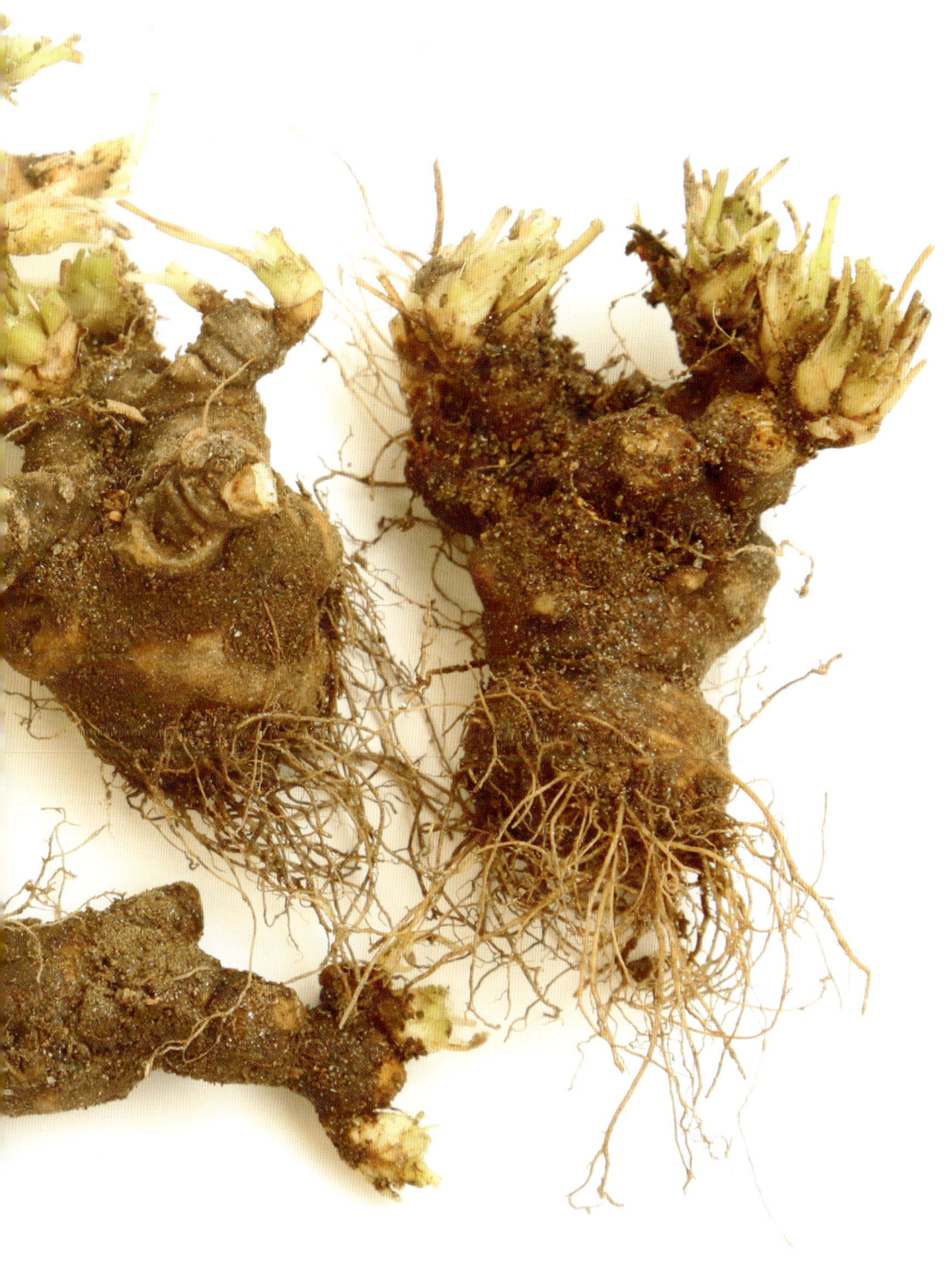

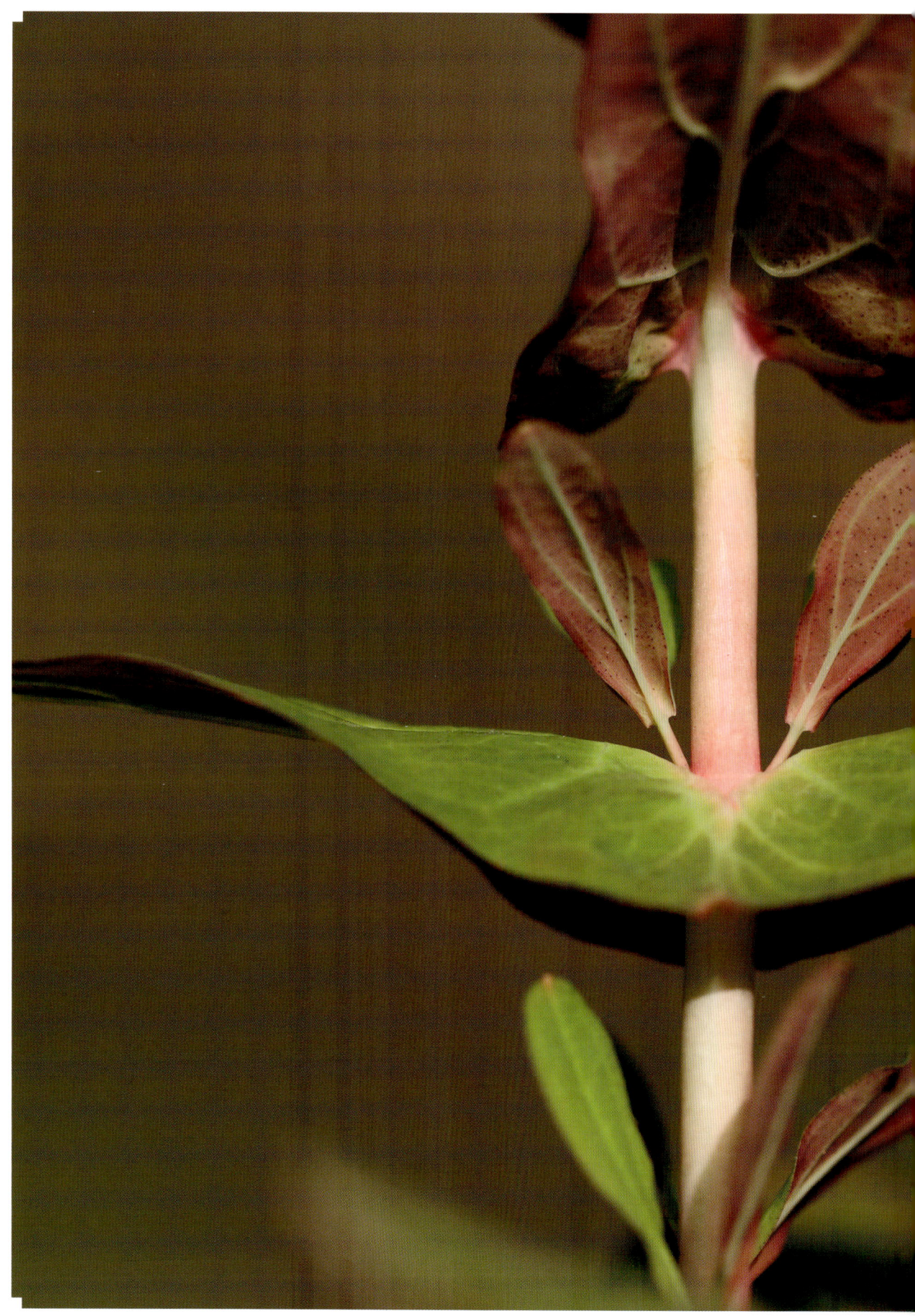

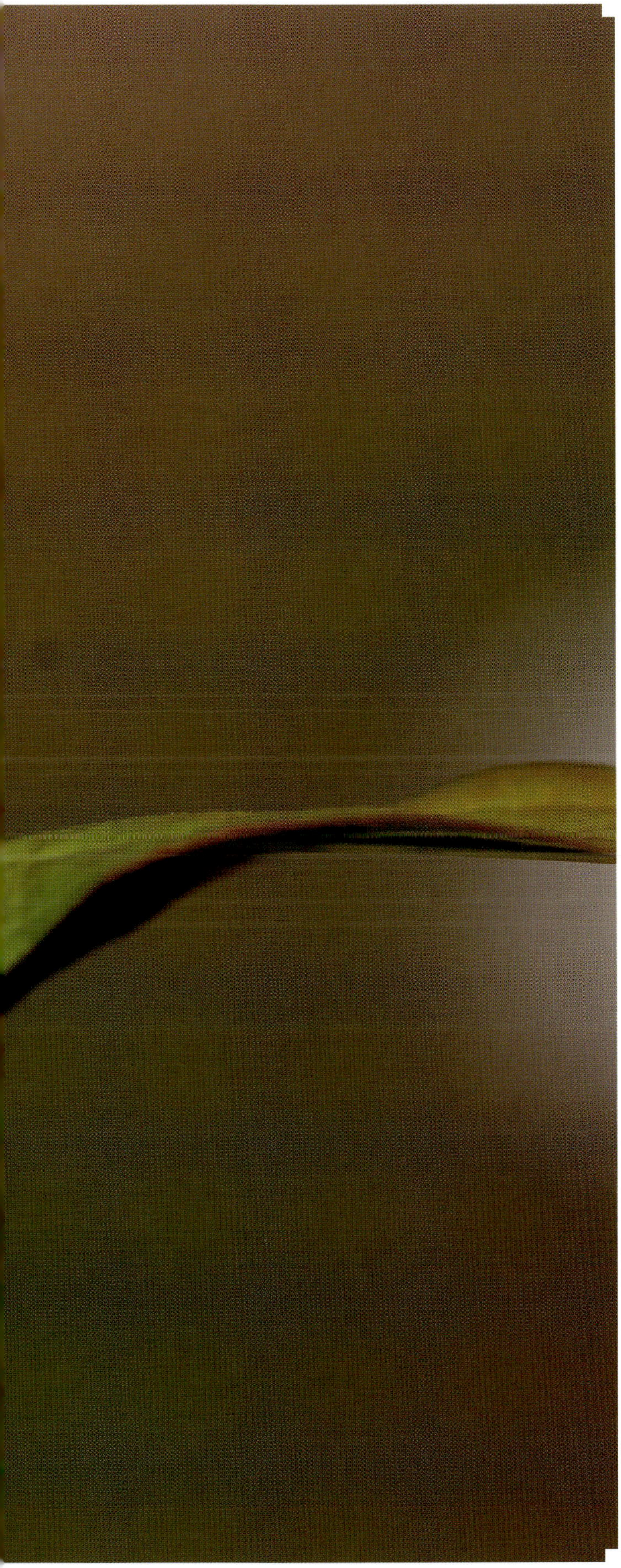

元宝草

【水药名】骂算龙。

【别　名】对叶草、对月草、对月莲、穿心草。

【来　源】本品为藤黄科植物元宝草 *Hypericum sampsonii* Hance 的全草。

【性味归经】味苦、辛，性寒。归肝、脾经。

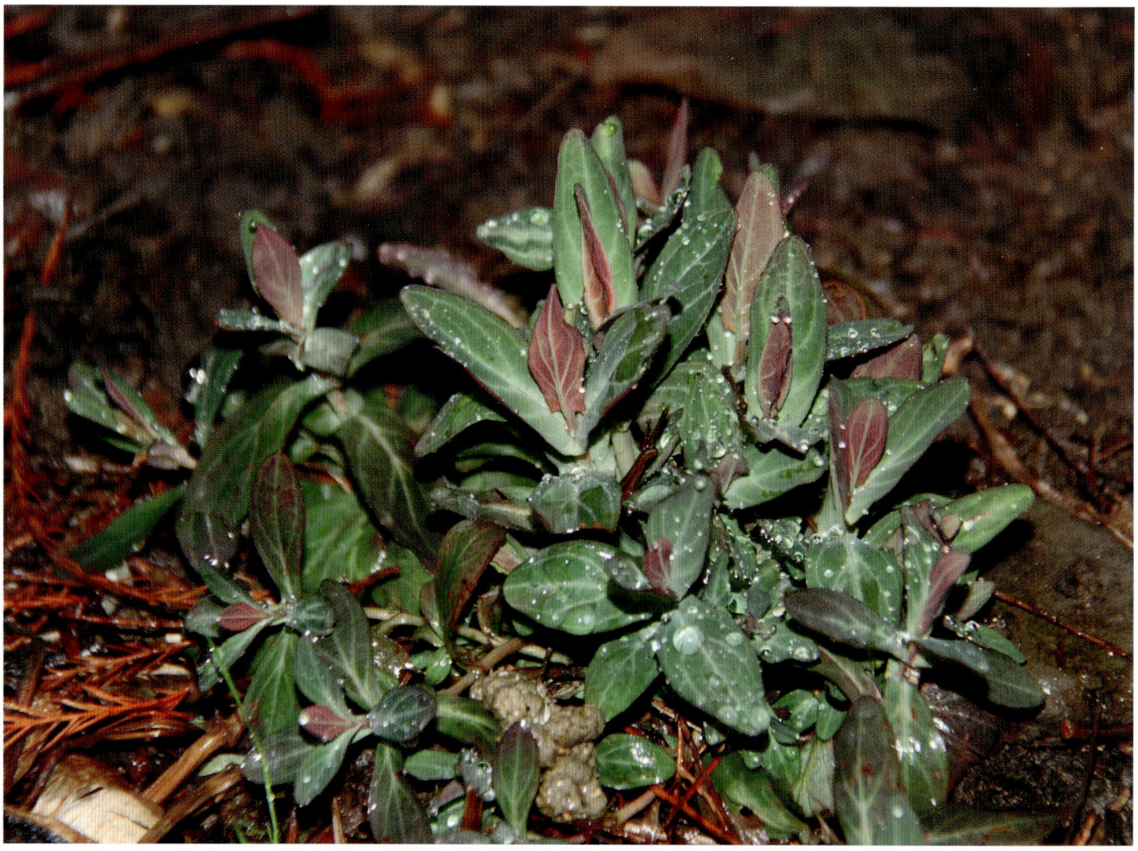

元宝草

识别特征

多年生草本，光滑无毛。茎直立，分枝，圆柱形。叶对生，长椭圆状披针形，长 5 ~ 13 cm，宽 1.5 ~ 3 cm，先端钝圆，全缘，两叶基部连合为一体，而茎贯穿其中，上面绿色，有时带紫红色，下面灰绿色。聚伞花序顶生，花小，黄色。蒴果卵圆形。

生境分布

生长于山坡、路旁。分布于江苏、安徽、浙江、上海、湖南、江西、福建、云南、贵州、四川、重庆、广西、广东等省区。

采收加工

夏、秋二季采收，洗净，晒干或鲜用。

药材鉴别

本品干燥全草常碎断，根长 3 ~ 7 cm，支根细小，呈棕黄色。茎圆形，光滑，外表棕黄色，粗 2 ~ 5 mm；节微突起，基部节较密，顶端节渐稀，并有细小分枝，质脆易断，断面中空。叶多皱缩破碎，呈茶褐色，叶背以放大镜观察，有黑色的圆形腺点。叶基部两两相连，呈元宝状。较老的茎梗顶端有黄色小花。果实细小。以干燥、色泽棕黄、有叶片者为佳。

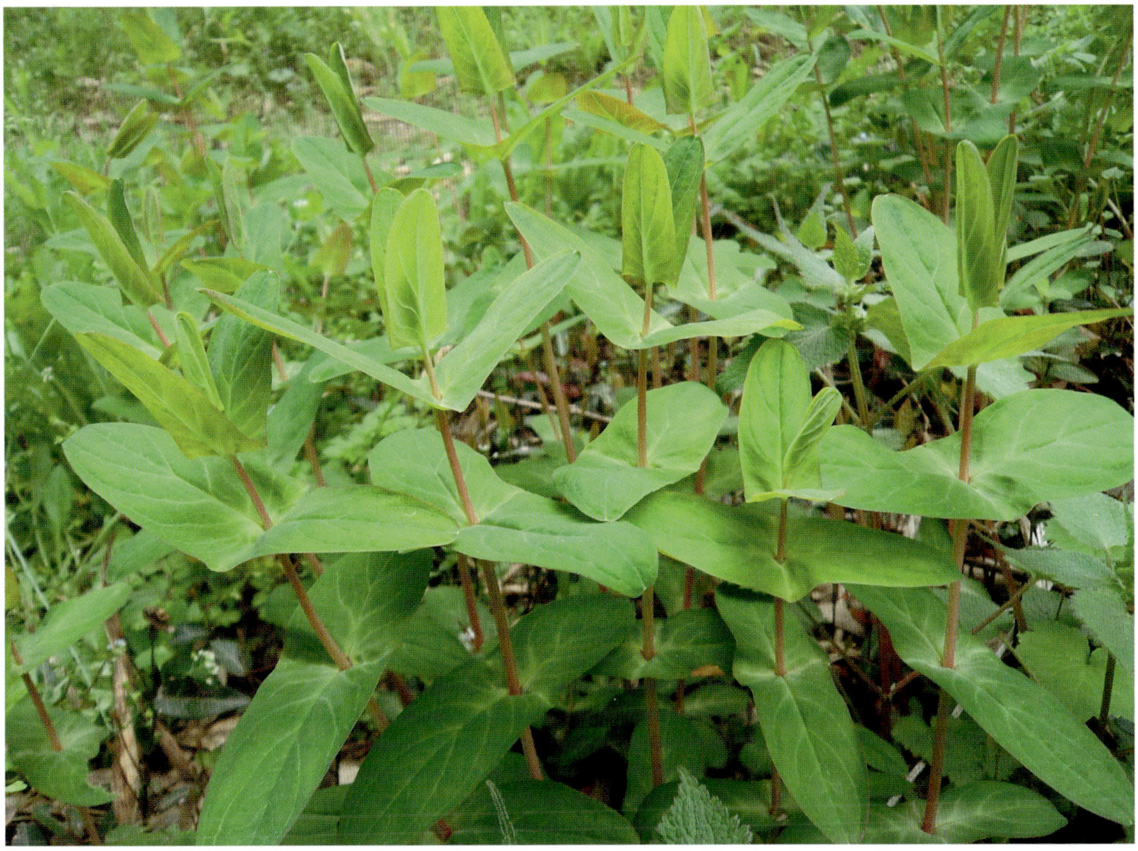

元宝草

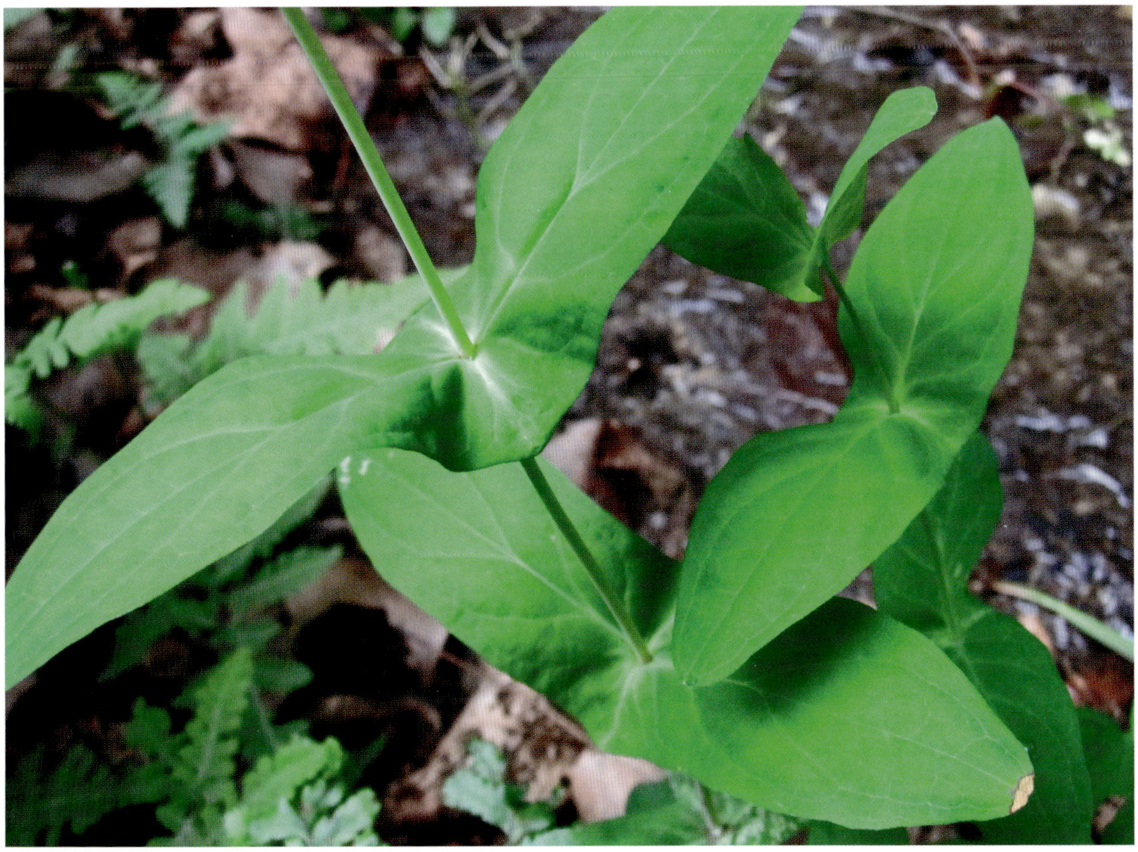

元宝草

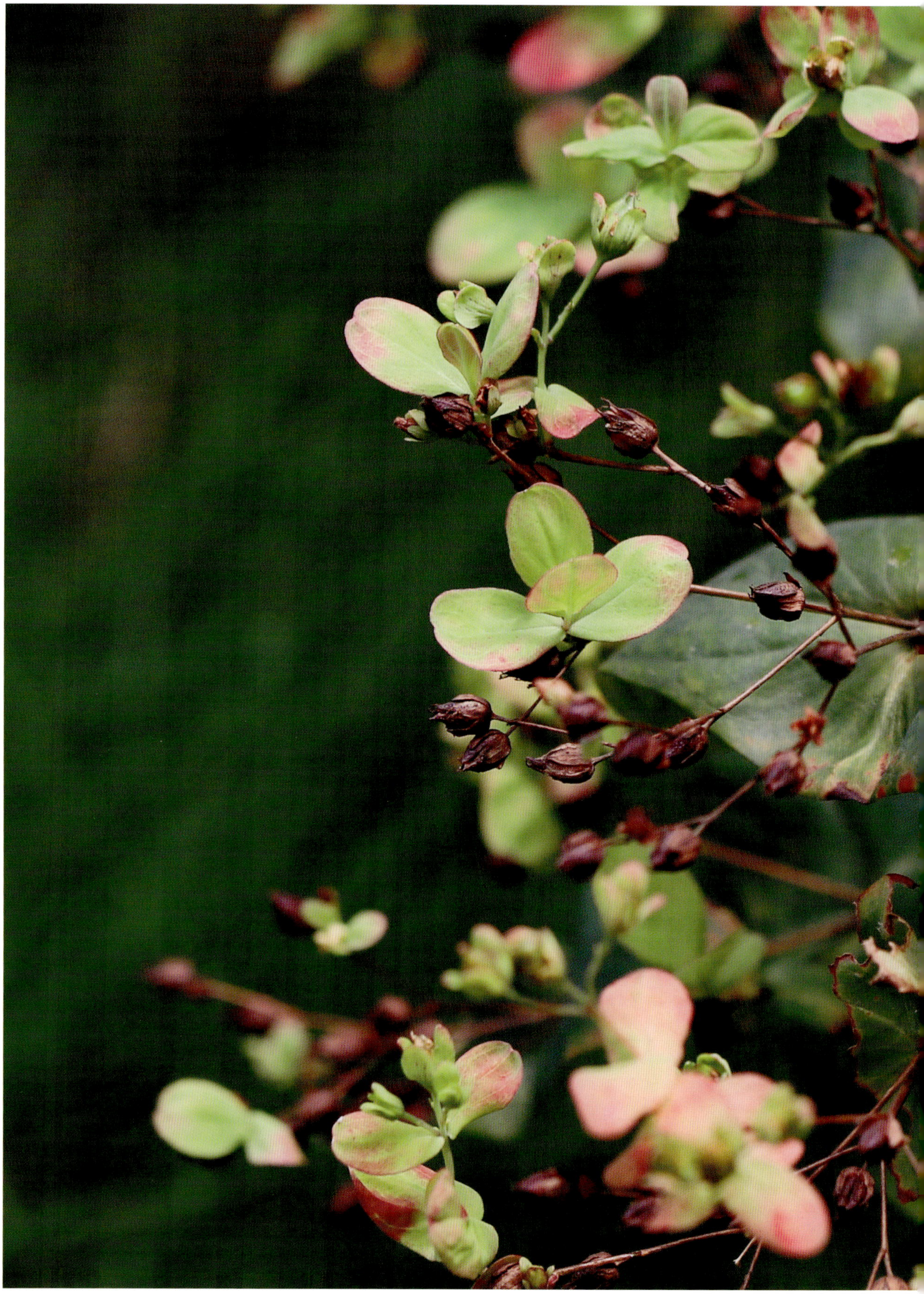

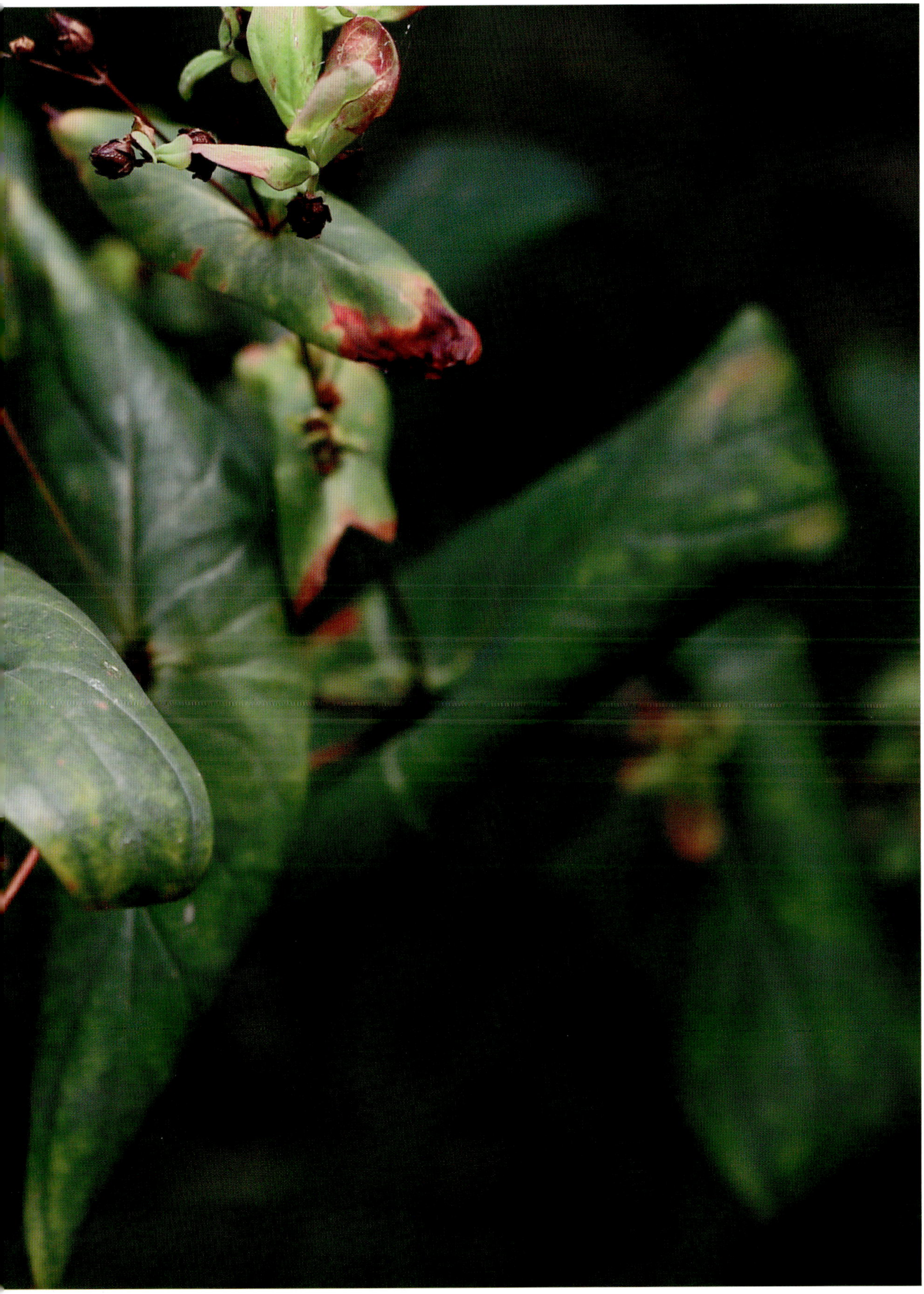

元宝草

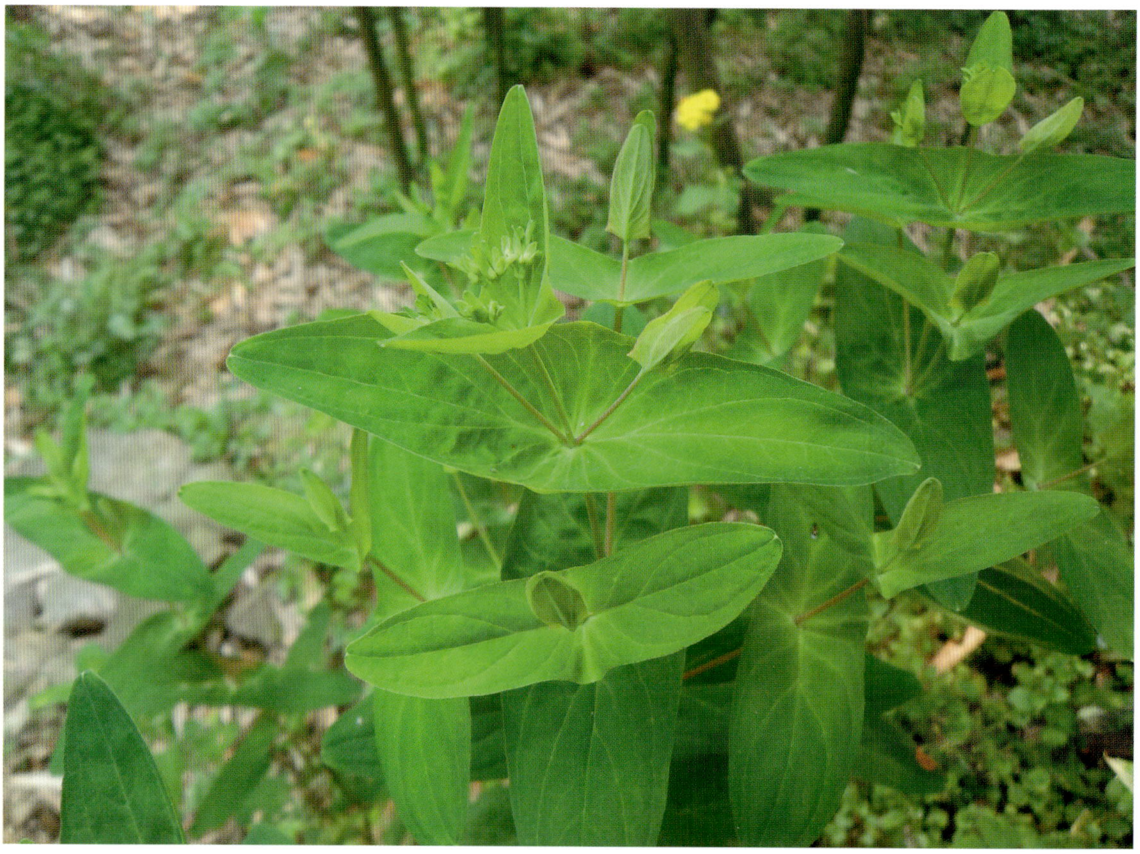

元宝草

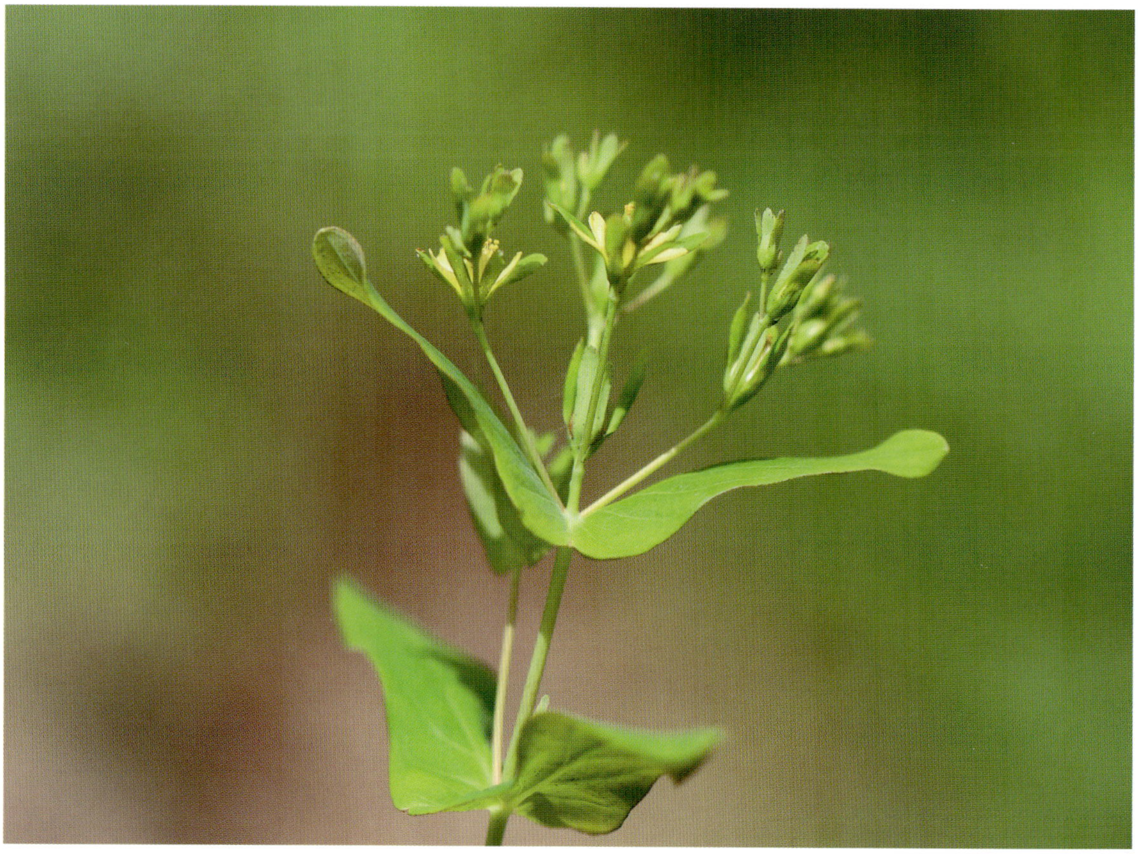

元宝草

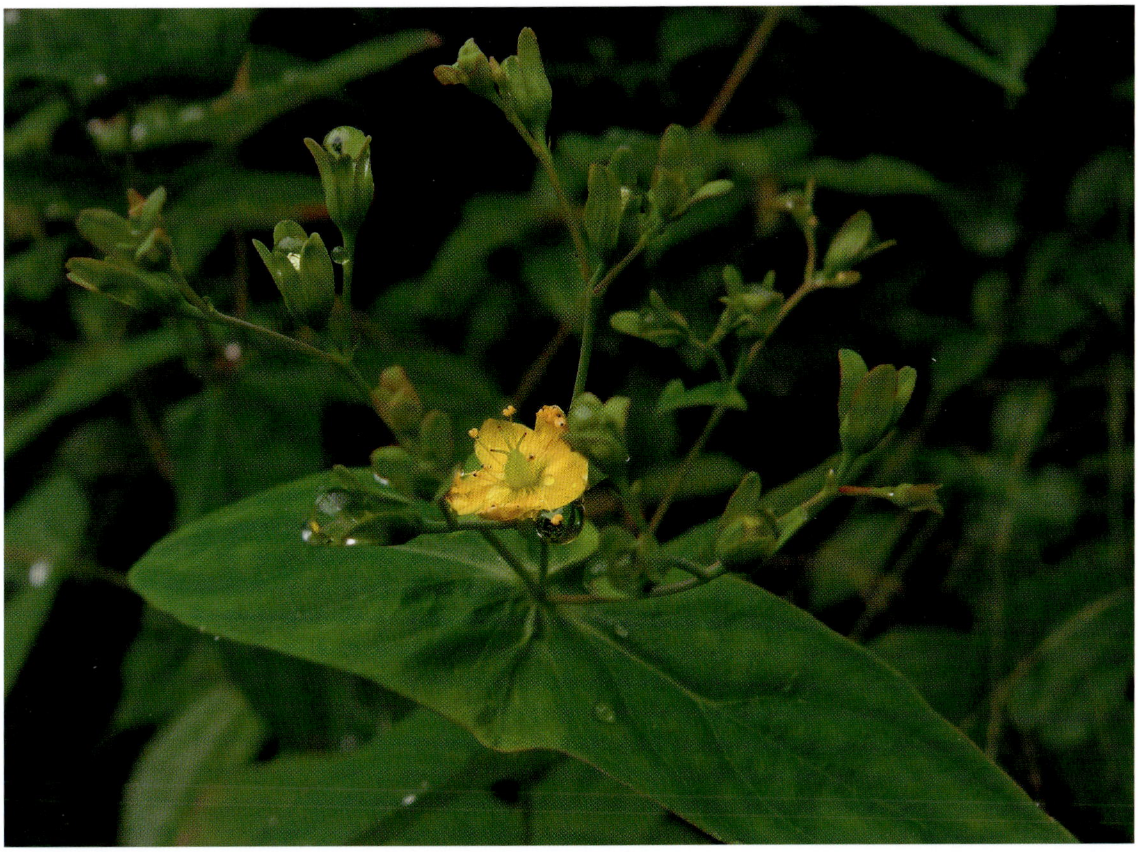

元宝草

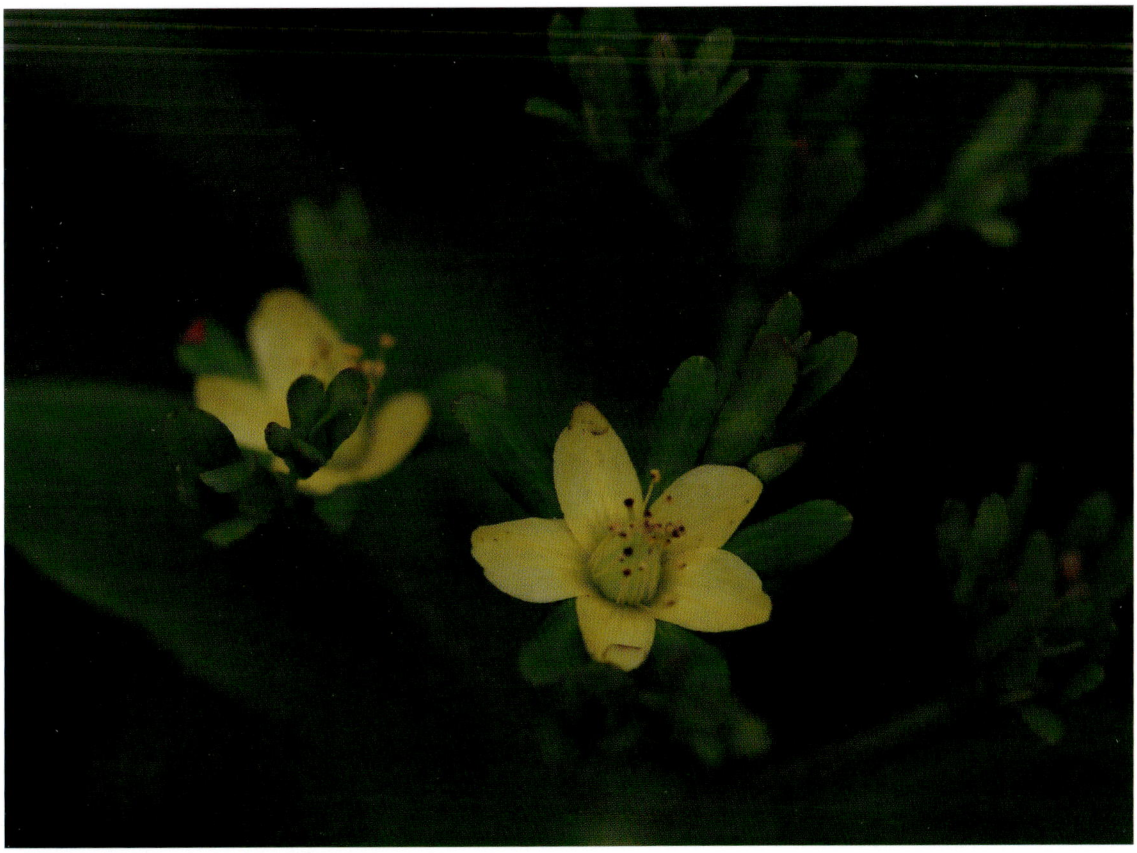

元宝草

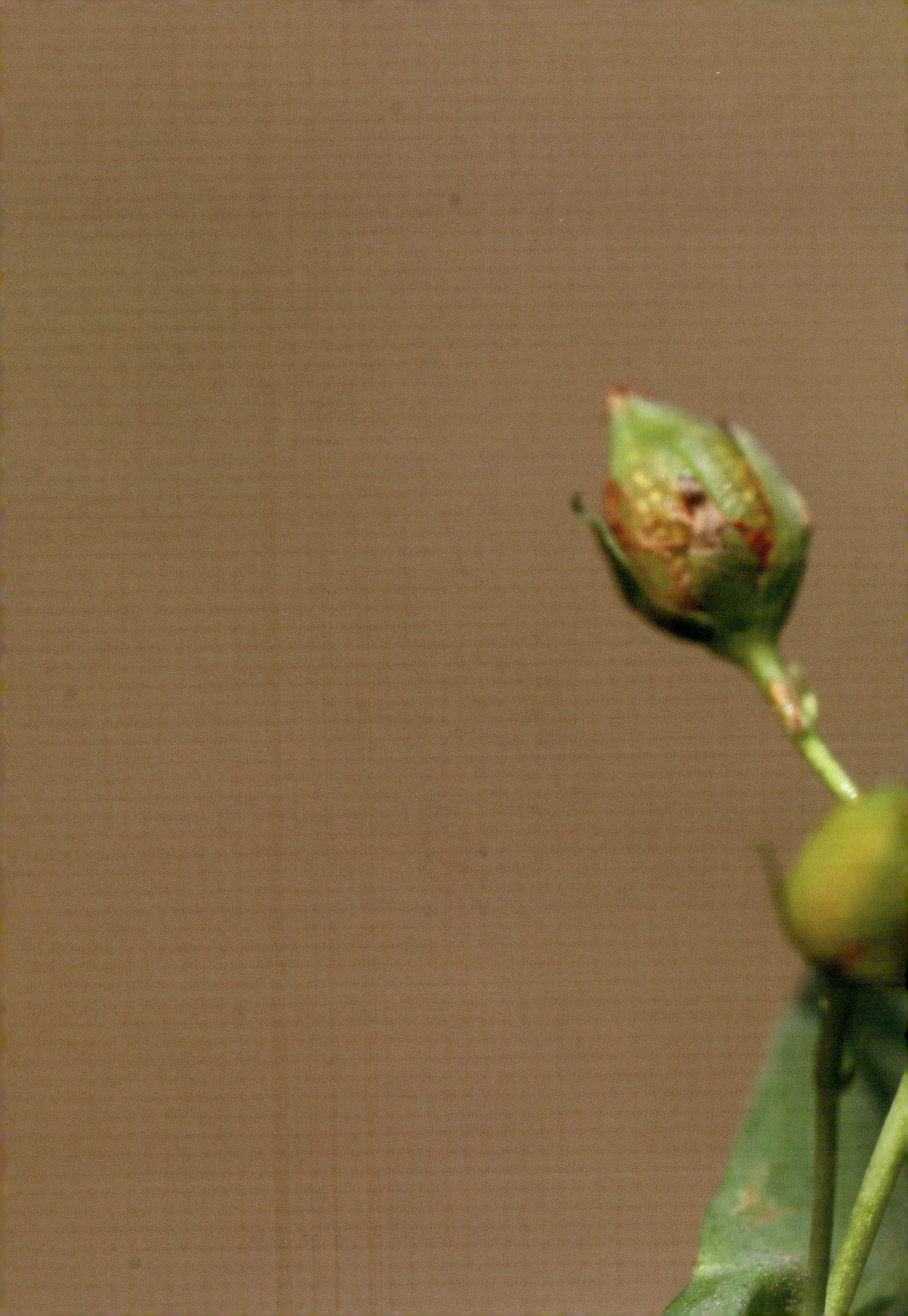

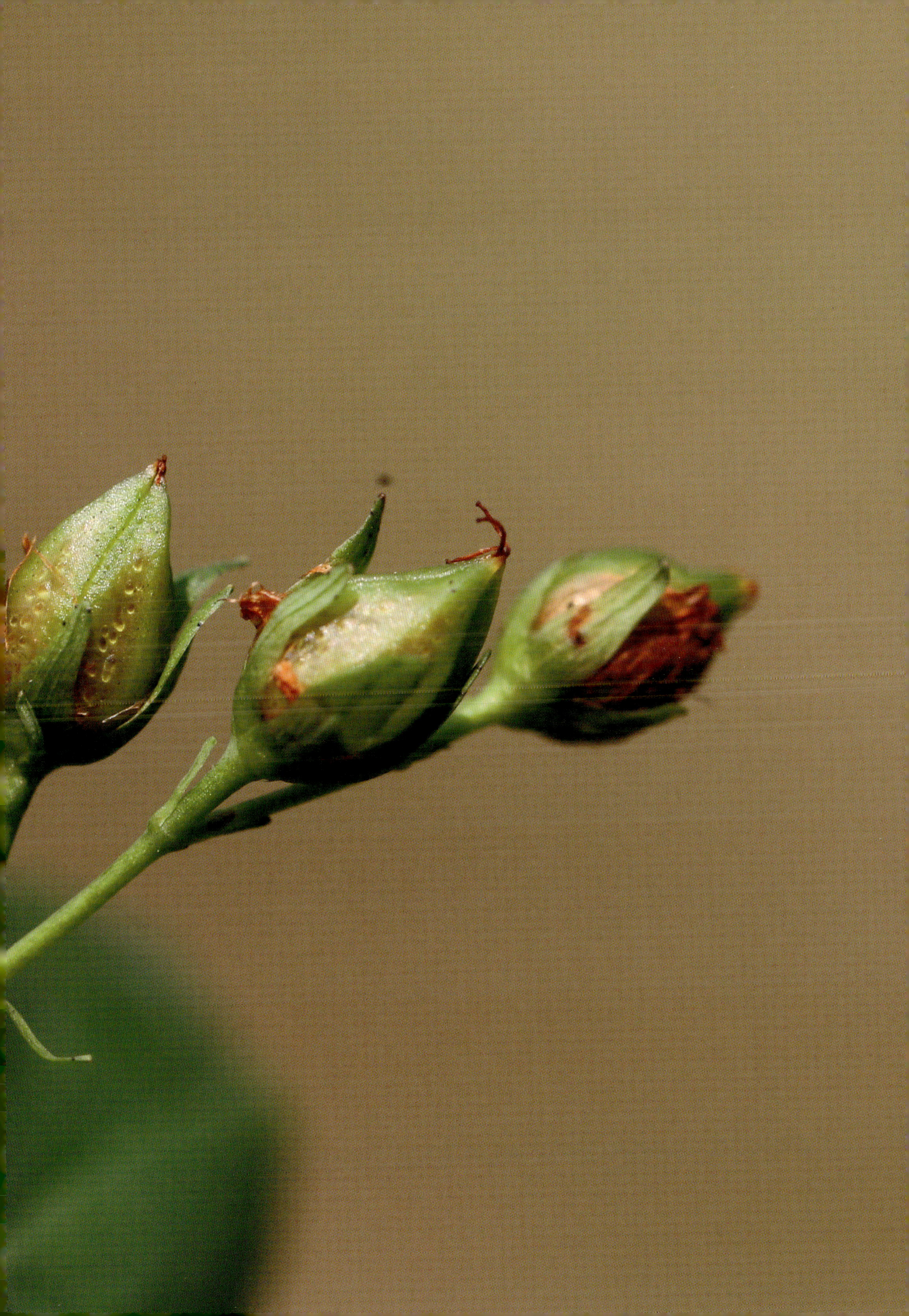

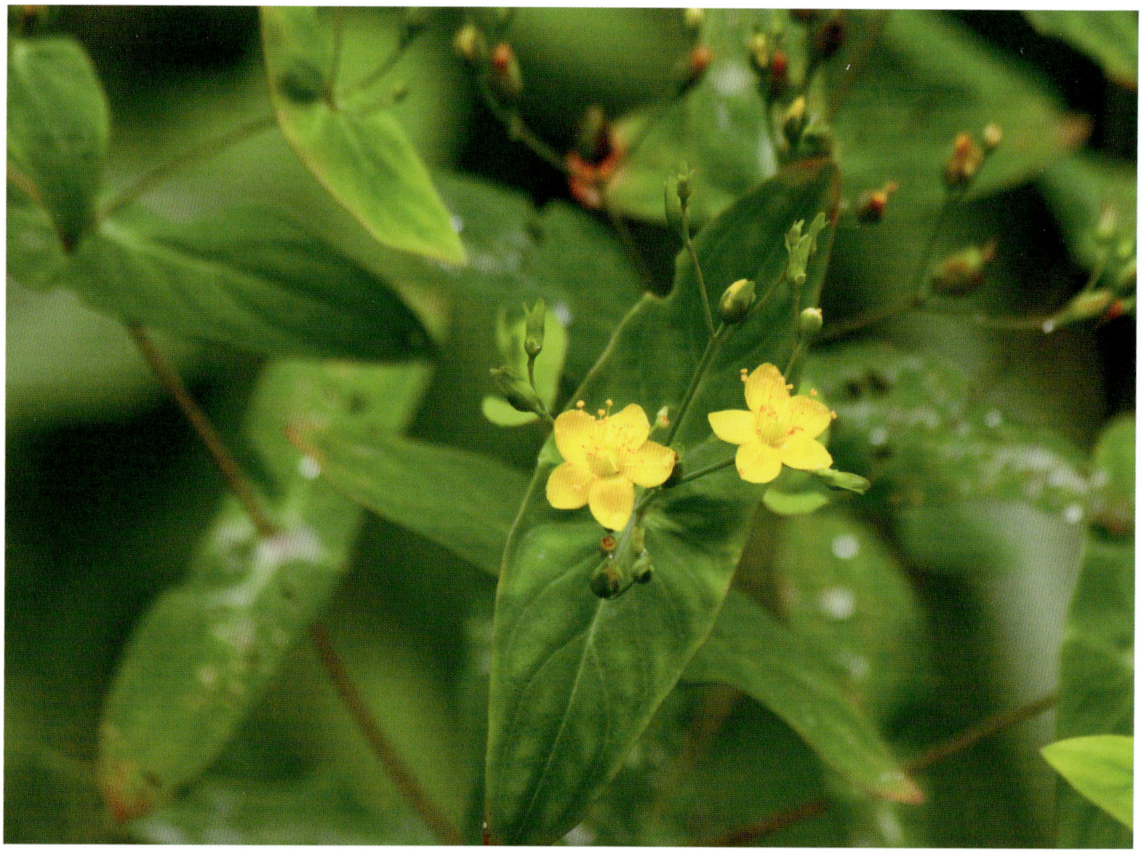

元宝草

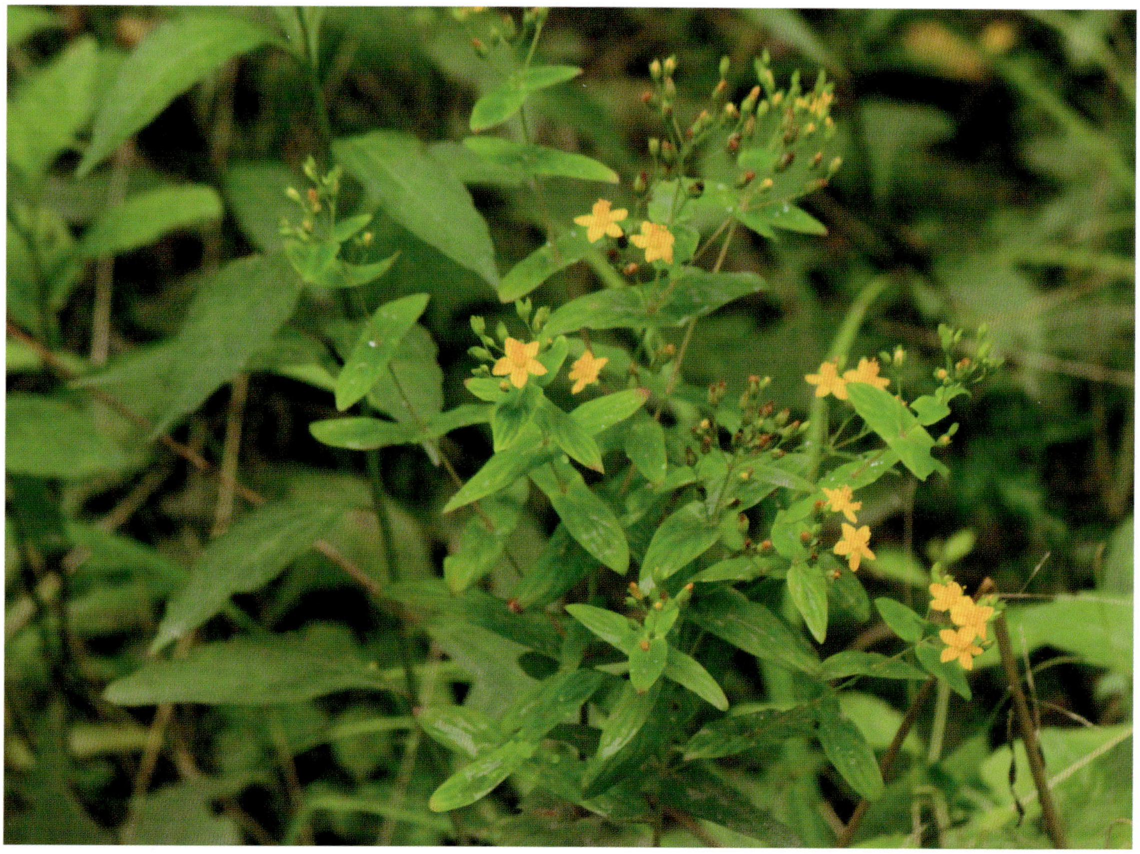

元宝草

功效主治

活血，止血，解毒。主治吐血，衄血，月经不调，跌仆闪挫，痈肿疮毒。

用法用量

内服：10 ~ 15 g，煎汤；或研末，作丸、散服。外用：捣敷。

民族药方

1．妇女月经不调，闭经　元宝草、月季花花蕾各适量。晒干研细末，每次服 6 g，温水或酒送服。

2．阴虚咳嗽　元宝草 30 ~ 60 g，大枣 7 ~ 14 枚。同煎服。

3．咳嗽出血　鲜元宝草 60 g（干者 30 g），猪肉适量。同炖服，连服 5 ~ 7 次。

4．慢性咽喉炎，音哑　元宝草、光叶水苏、苦蘵各 30 g，筋骨草、玄参各 15 g。水煎服。

5．月经不调　元宝草、益母草、对月草各 30 g，酒 50 ml。加适量水煎，分 3 次服。

6．赤白下痢，里急后重　元宝草适量。煎汁冲蜂蜜服。

7．乳痈　元宝草 15 g。酒、水各半煎，分 2 次服。

8．跌打扭伤肿痛　鲜元宝草 15 g。酒、水各半煎服；另用元宝草适量。加酒酿糟同捣匀敷伤处。

9．蛇咬伤，指疡　鲜元宝草适量。捣罨患处。

使用注意

无瘀滞者忌服，孕妇慎用。

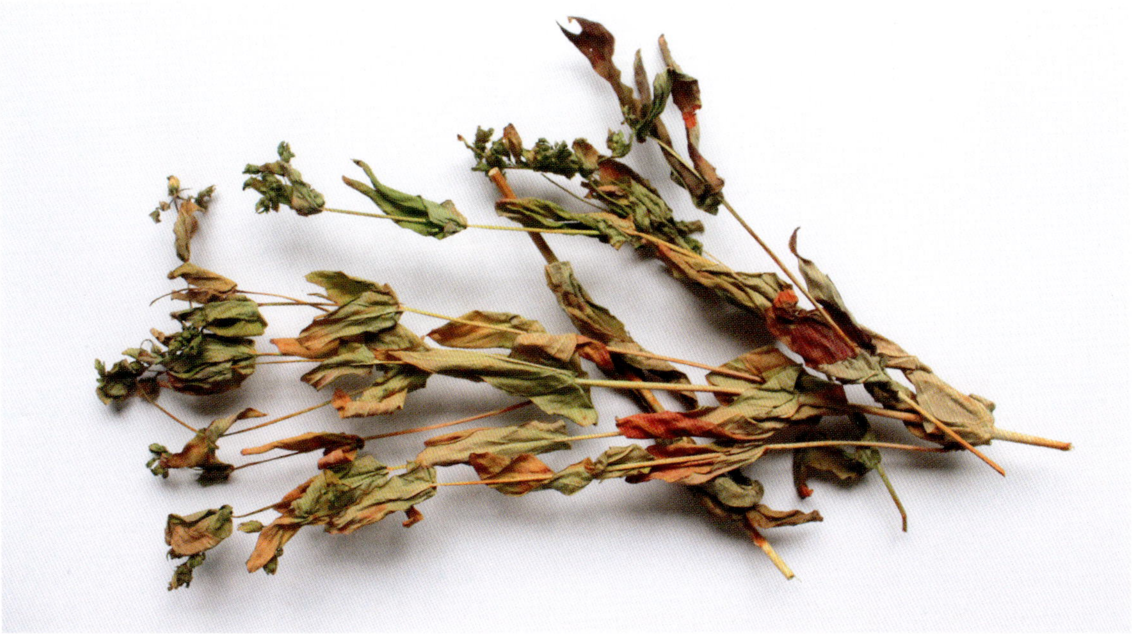

元宝草药材

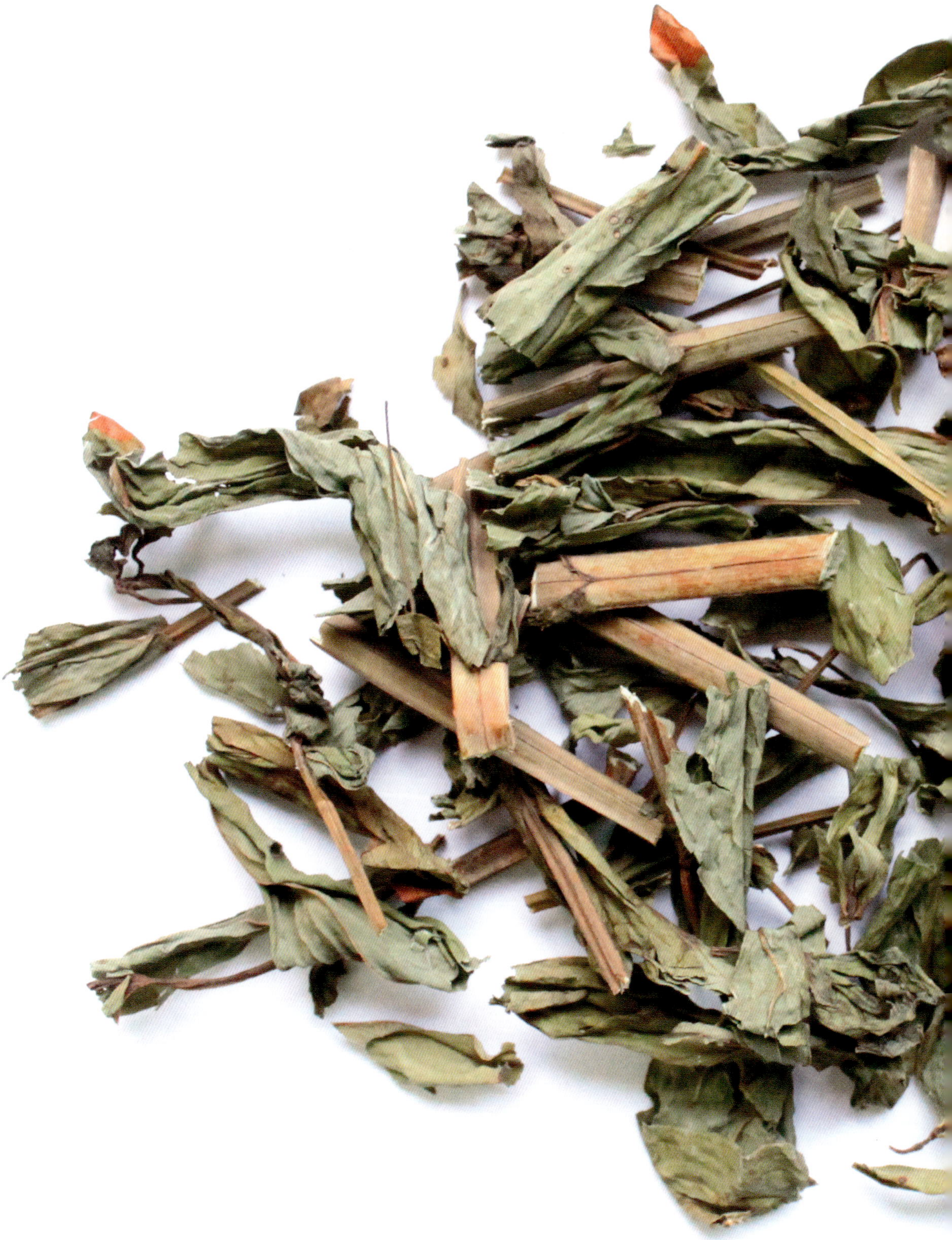

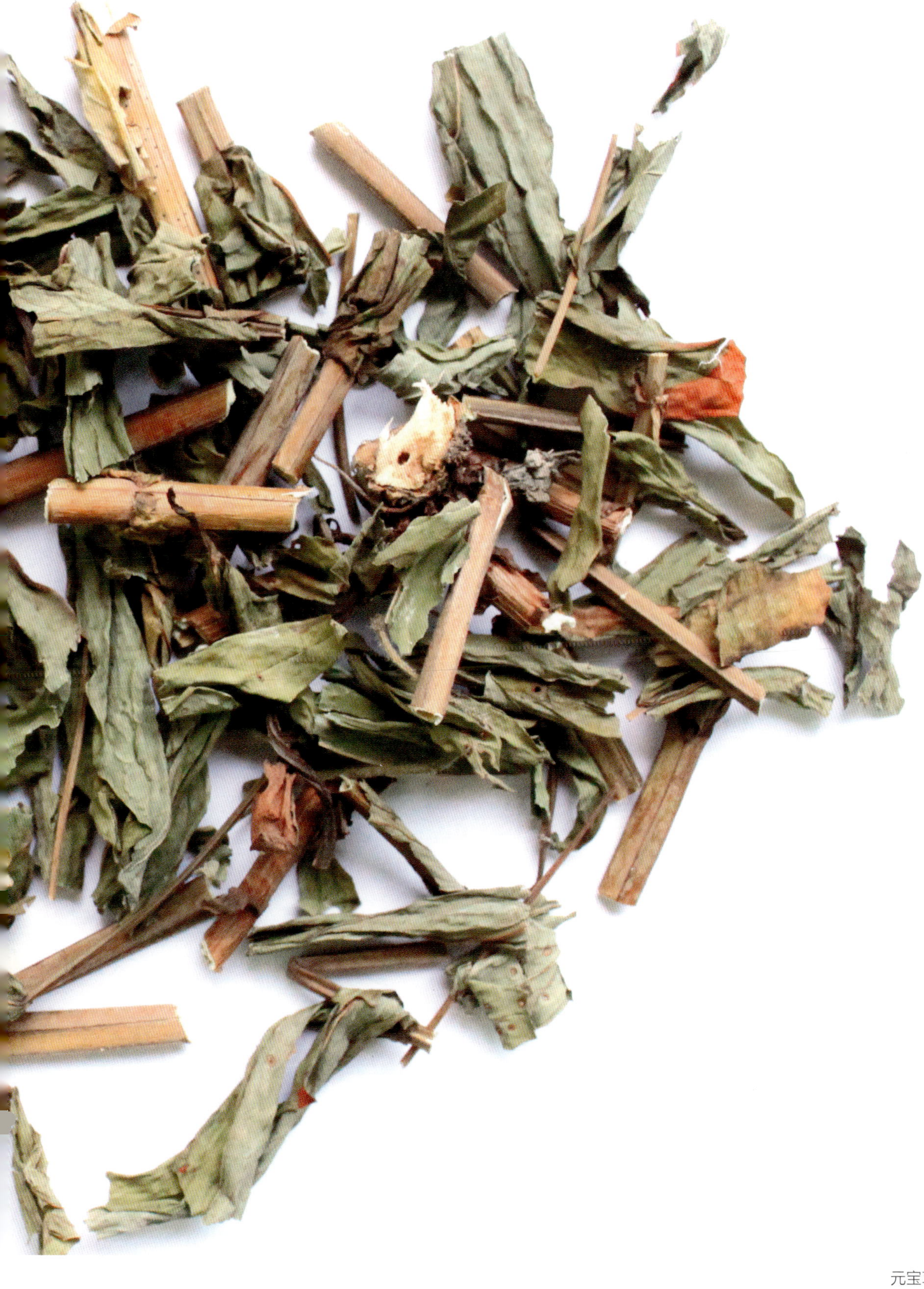

元宝草饮片

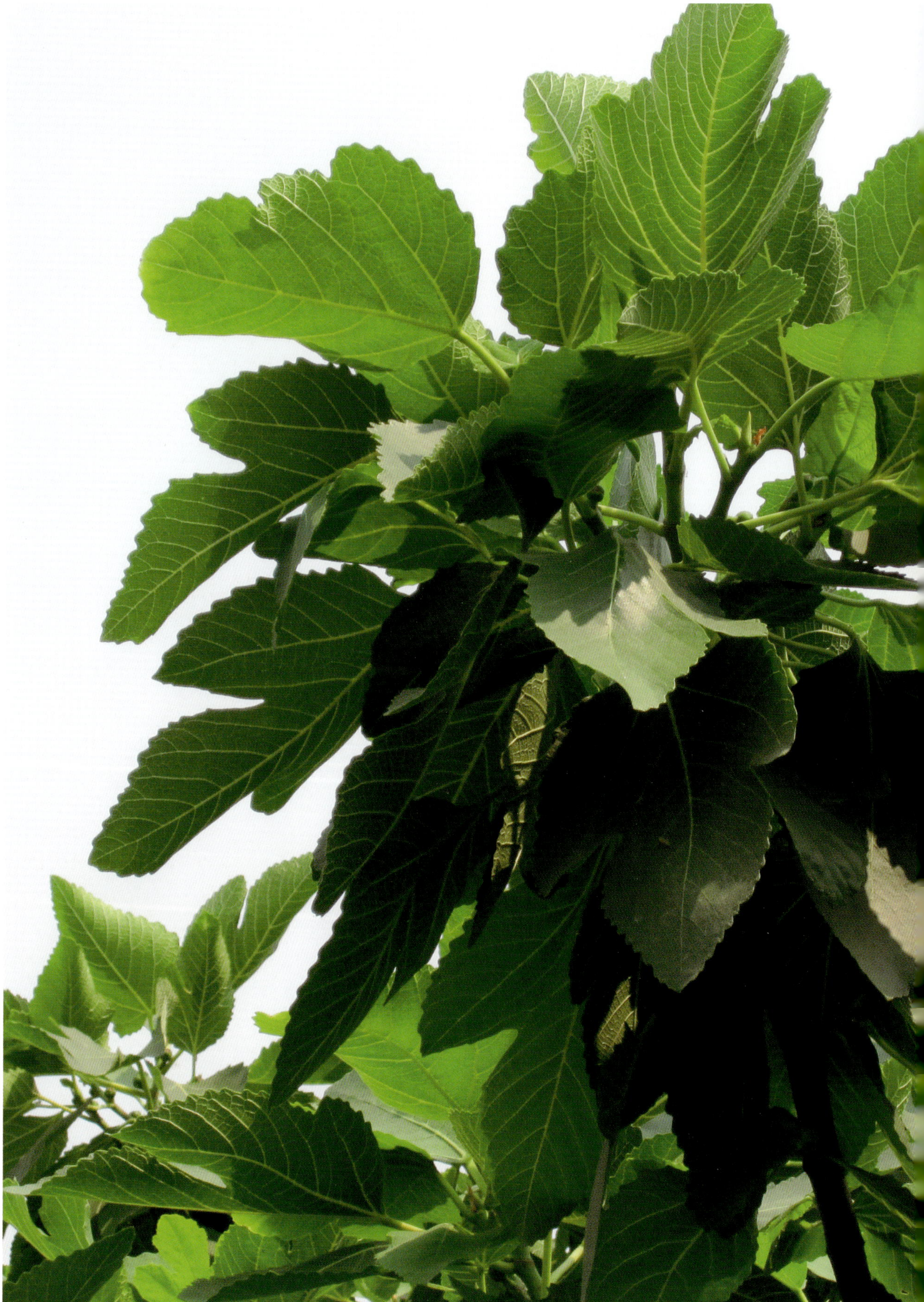

无花果

【水药名】等婆。

【别　名】阿驿、底珍、天生子、映日果、蜜果、文仙果。

【来　源】本品为桑科植物无花果 *Ficus carica L.* 的果实。

【性味归经】味甘，性凉。归肺、胃、大肠经。

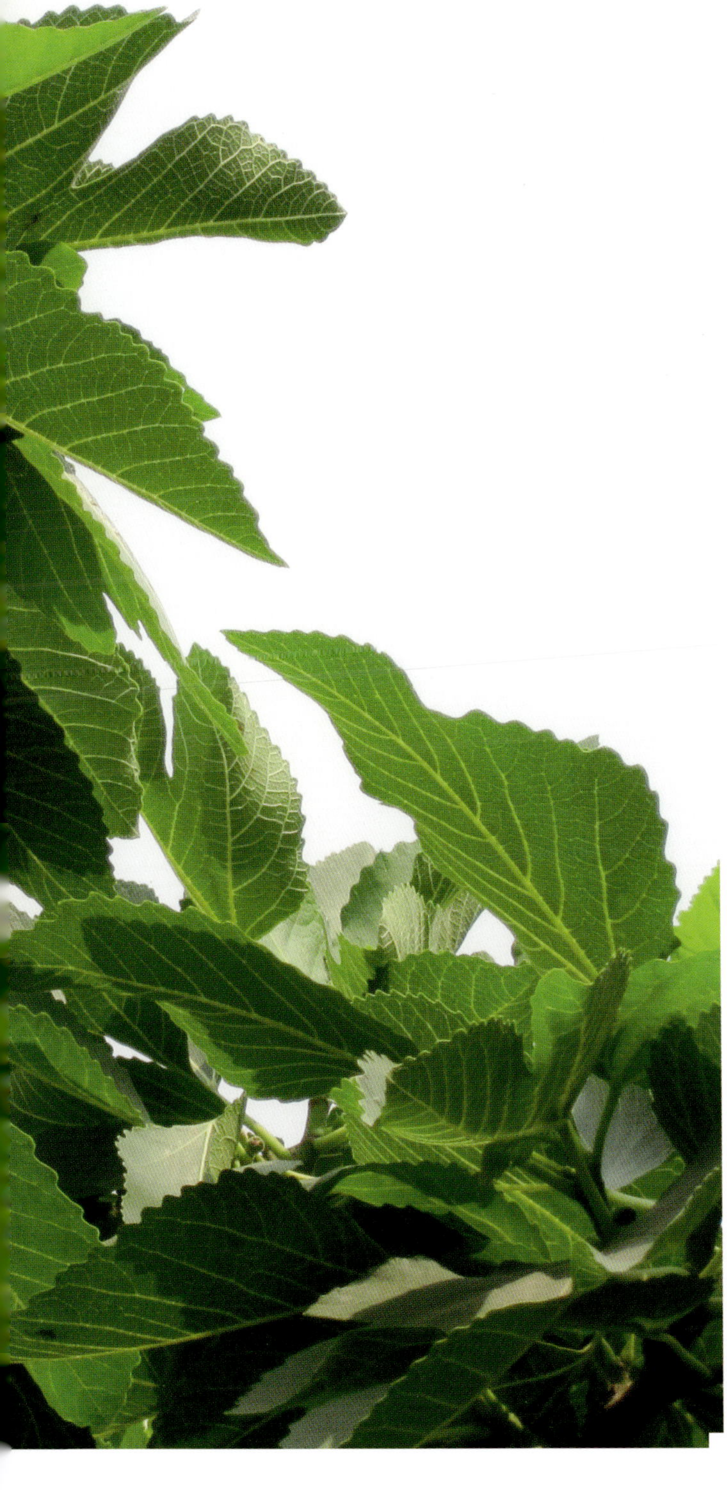

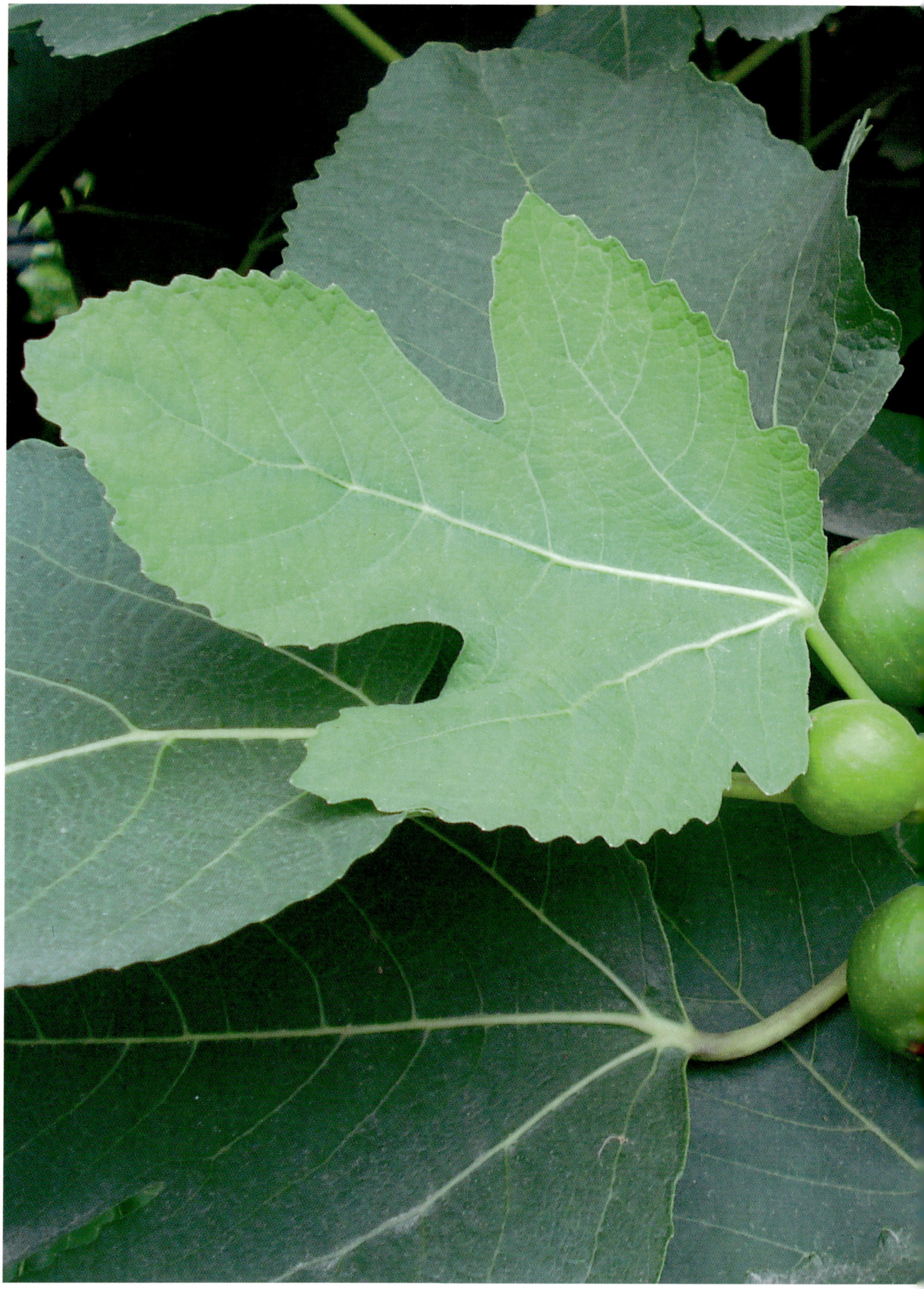

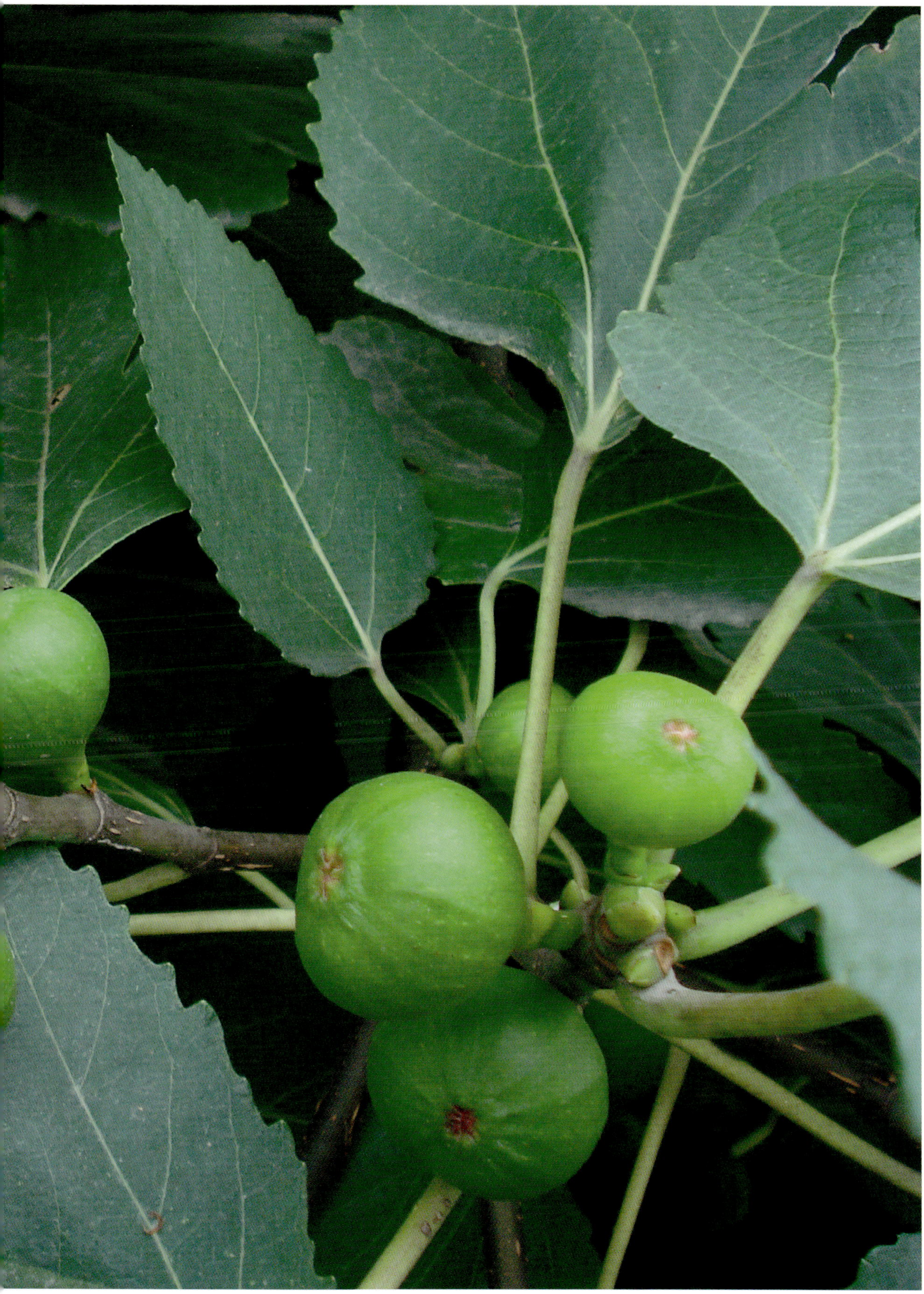

无花果

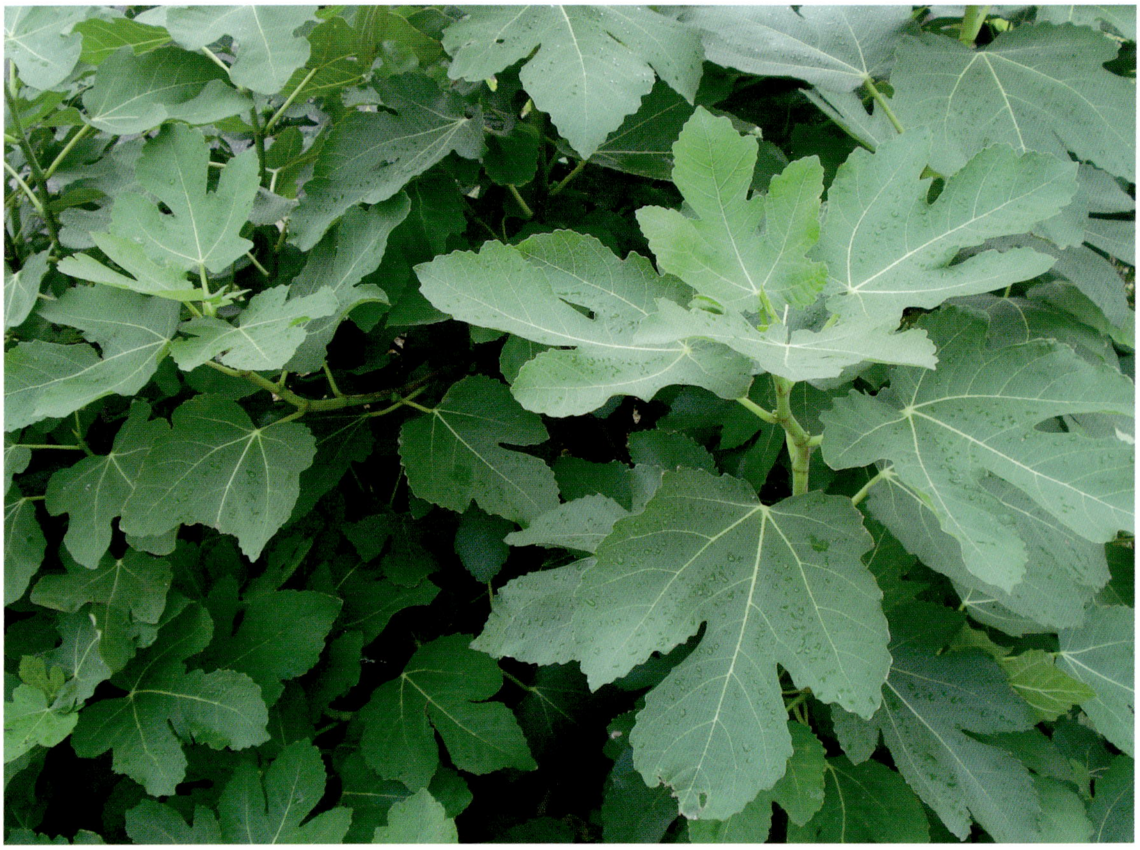

无花果

识别特征

落叶灌木或小乔木，高可达 10 m，具乳汁。多分枝，小枝粗壮，表面褐色，被稀短毛。叶互生，倒卵形或近圆形，3 ~ 5 裂，少有不分裂者，基部心脏形，裂片通常倒卵形，顶端钝，有不规则齿；掌状叶脉明显，上面深绿色，粗糙，下面有毛，厚革质。隐头花序；花单性同株，小花白色，极多数，着生长于总花托的内壁上；花托单生长于叶腋间，梨形，成熟时带绿色或褐青色，光滑，肉质而厚。瘦果三棱状卵形，胚乳丰富，胚弯曲。花期夏季，隐花果成熟期秋季。

生境分布

均为栽培。分布于全国各地。

采收加工

7—10 月果实呈绿色时，分批采摘；或拾取落地的未成熟果实，鲜果用开水烫后，晒干或烘干。

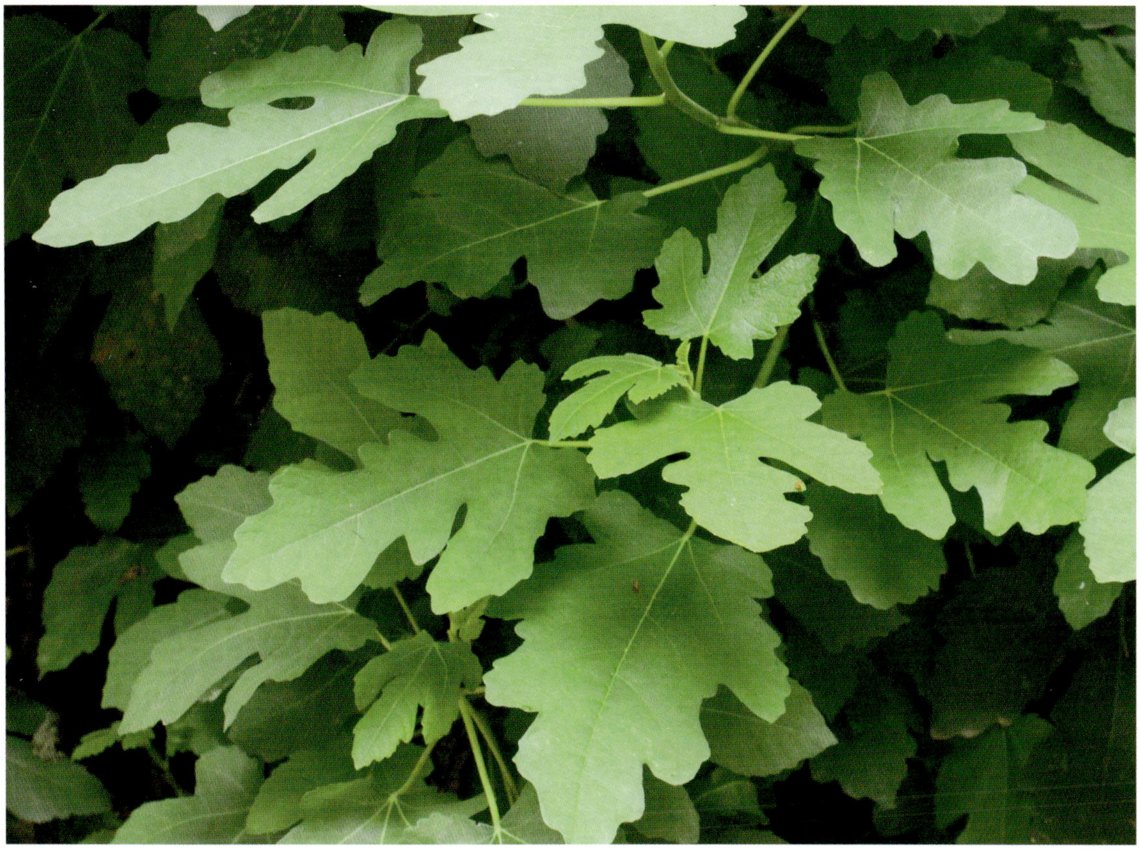

无花果

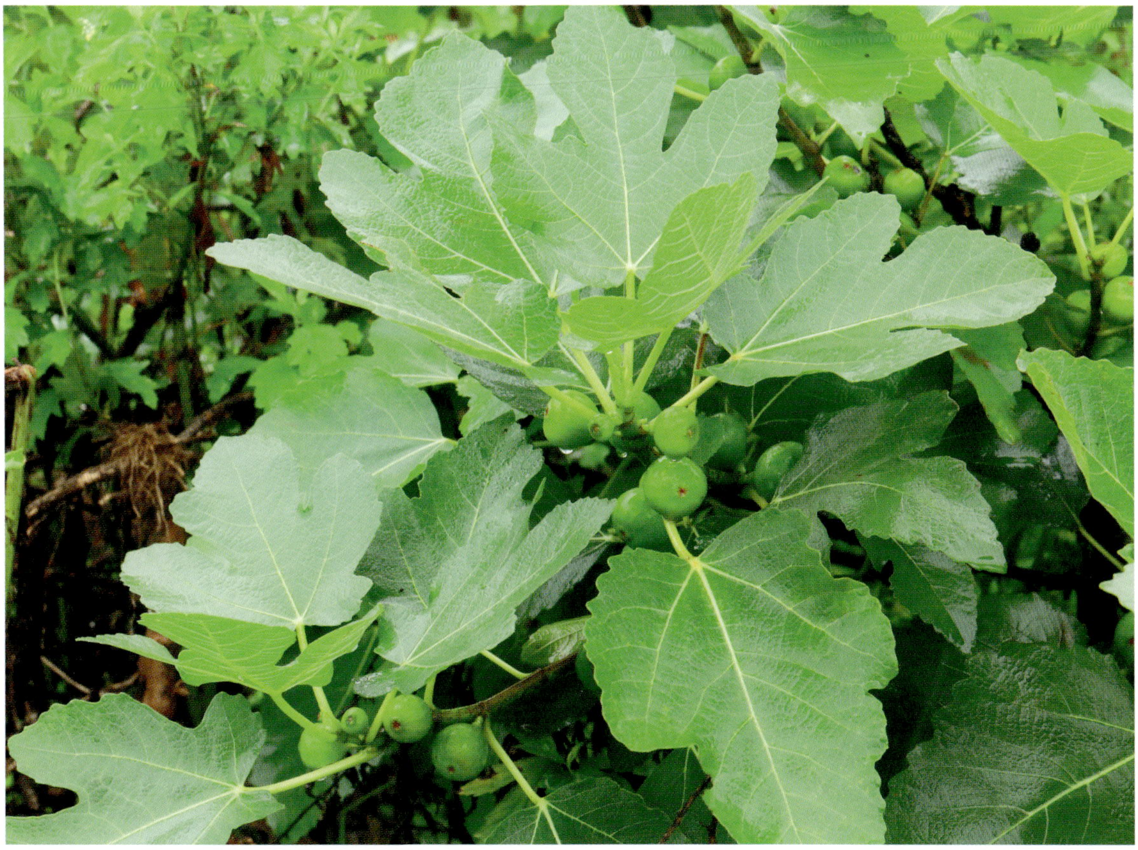

无花果

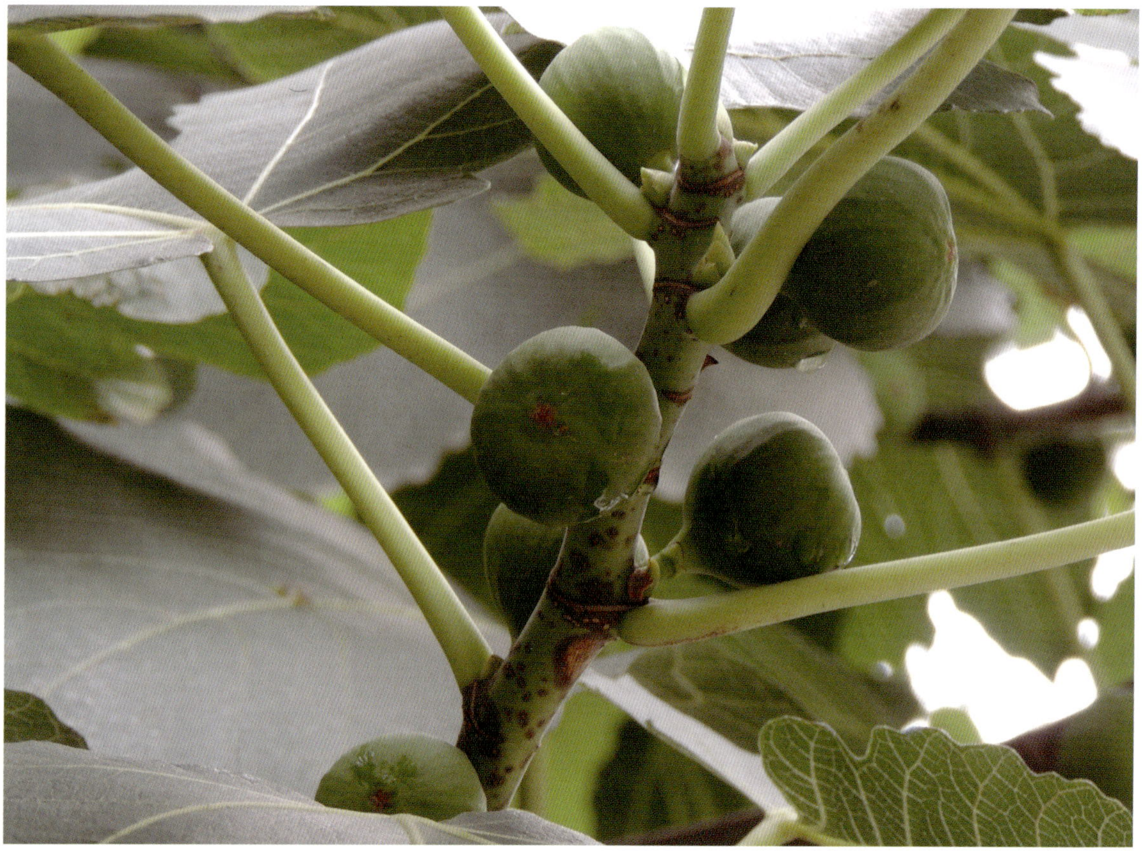

无花果

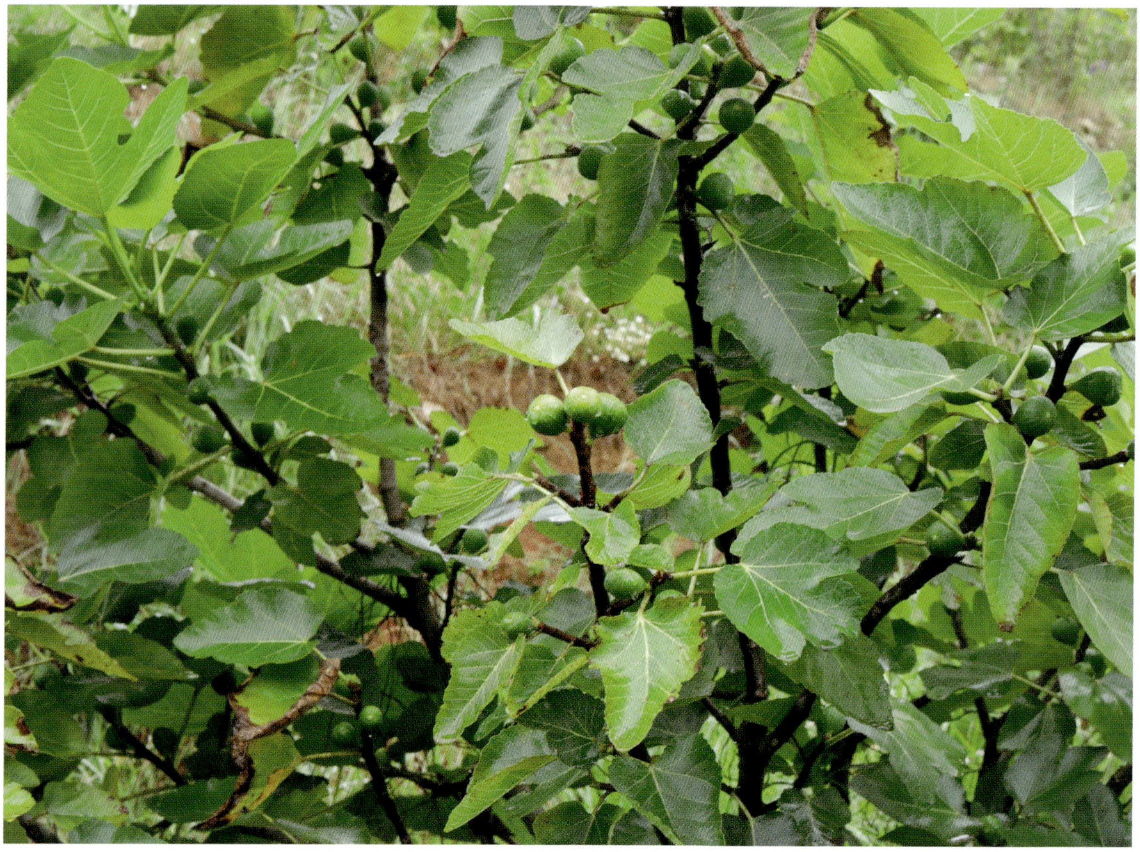

无花果

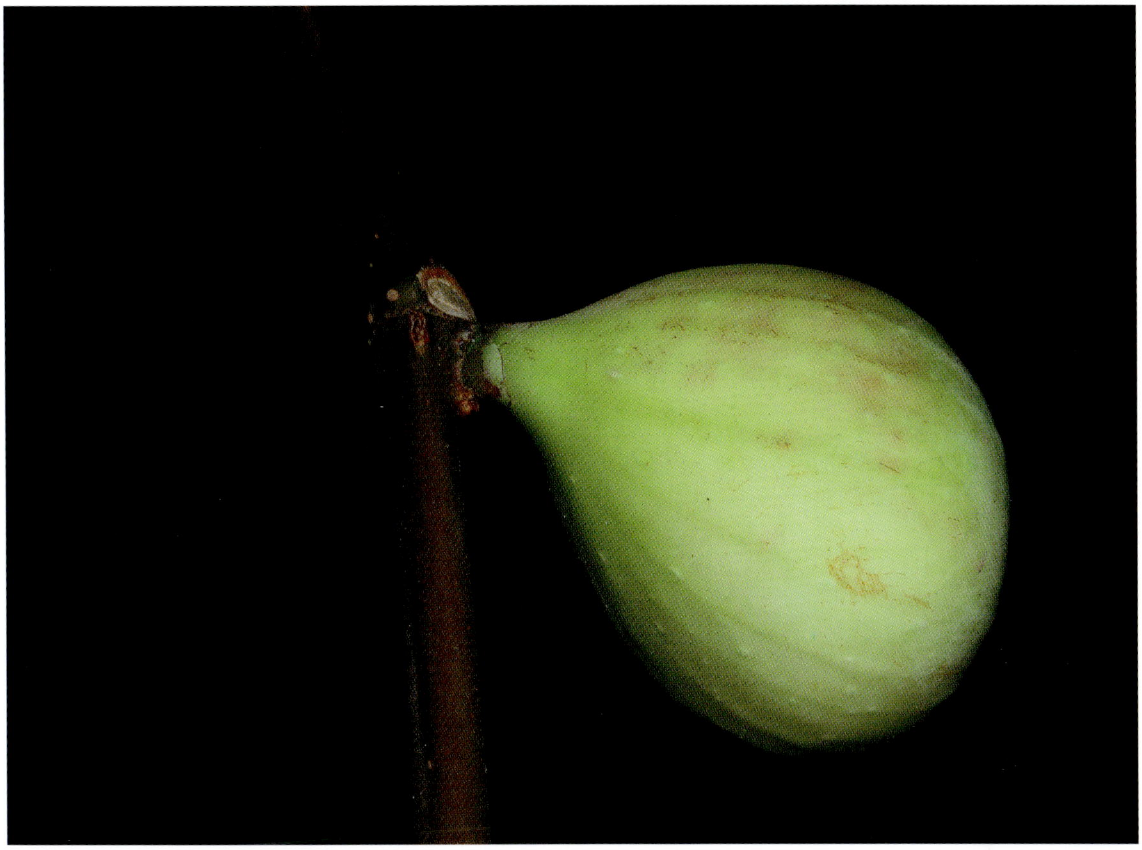
无花果

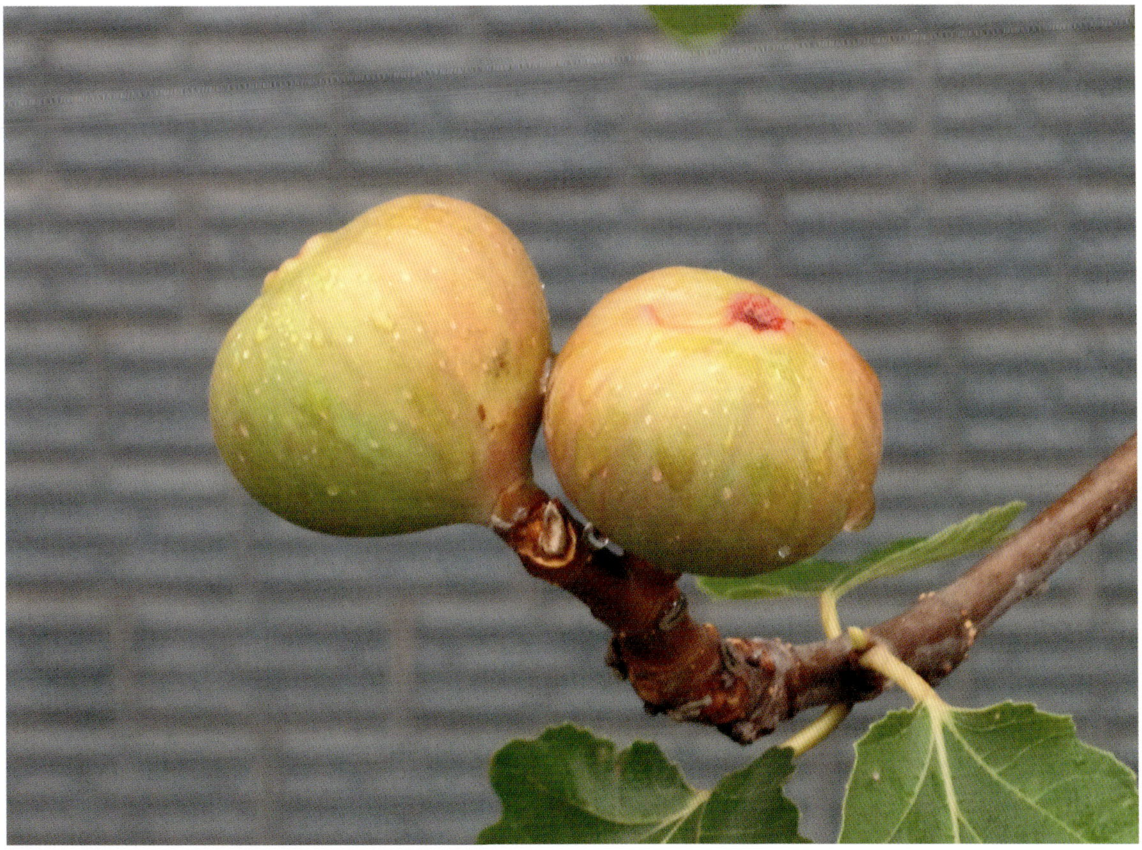
无花果

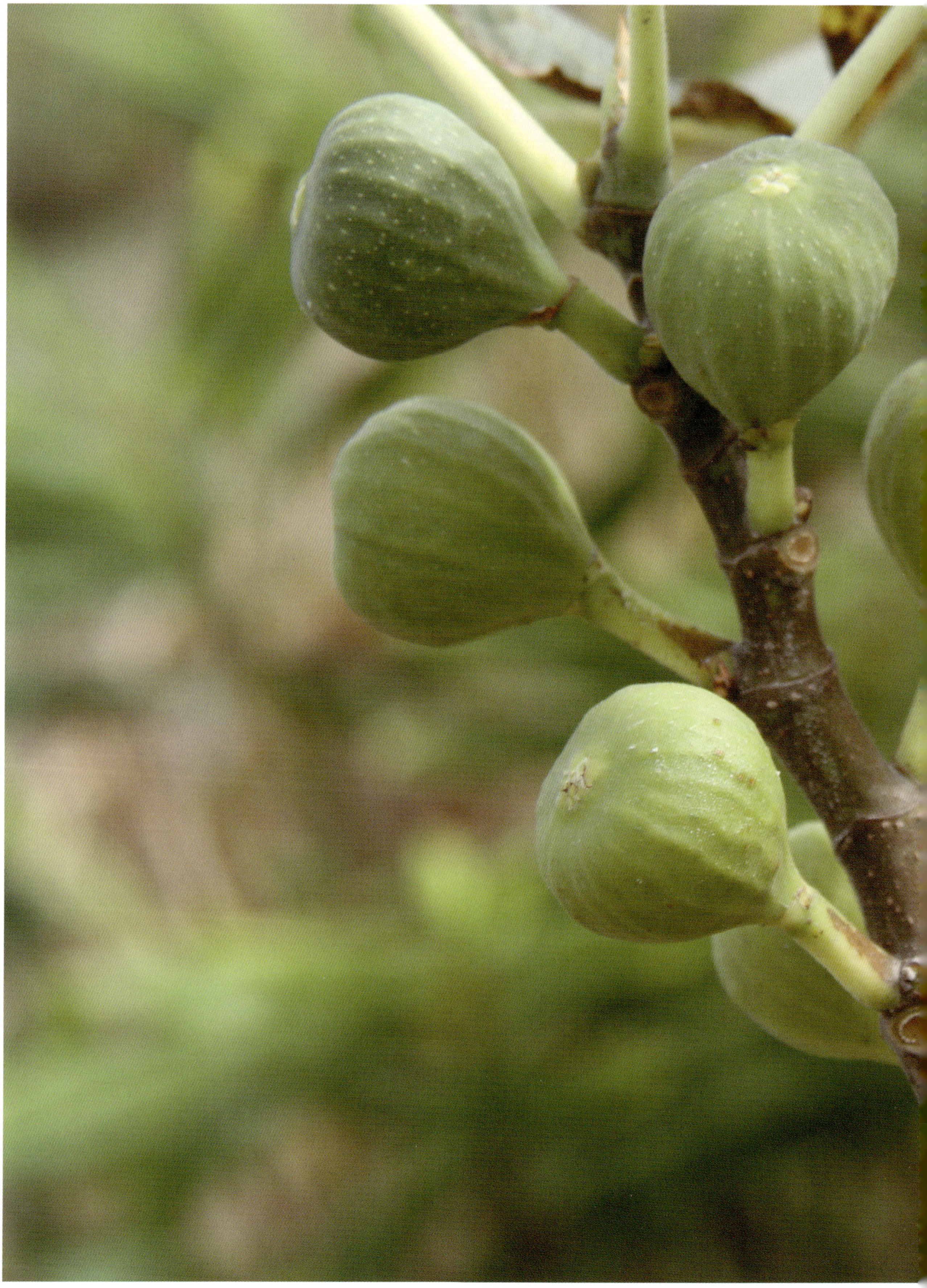

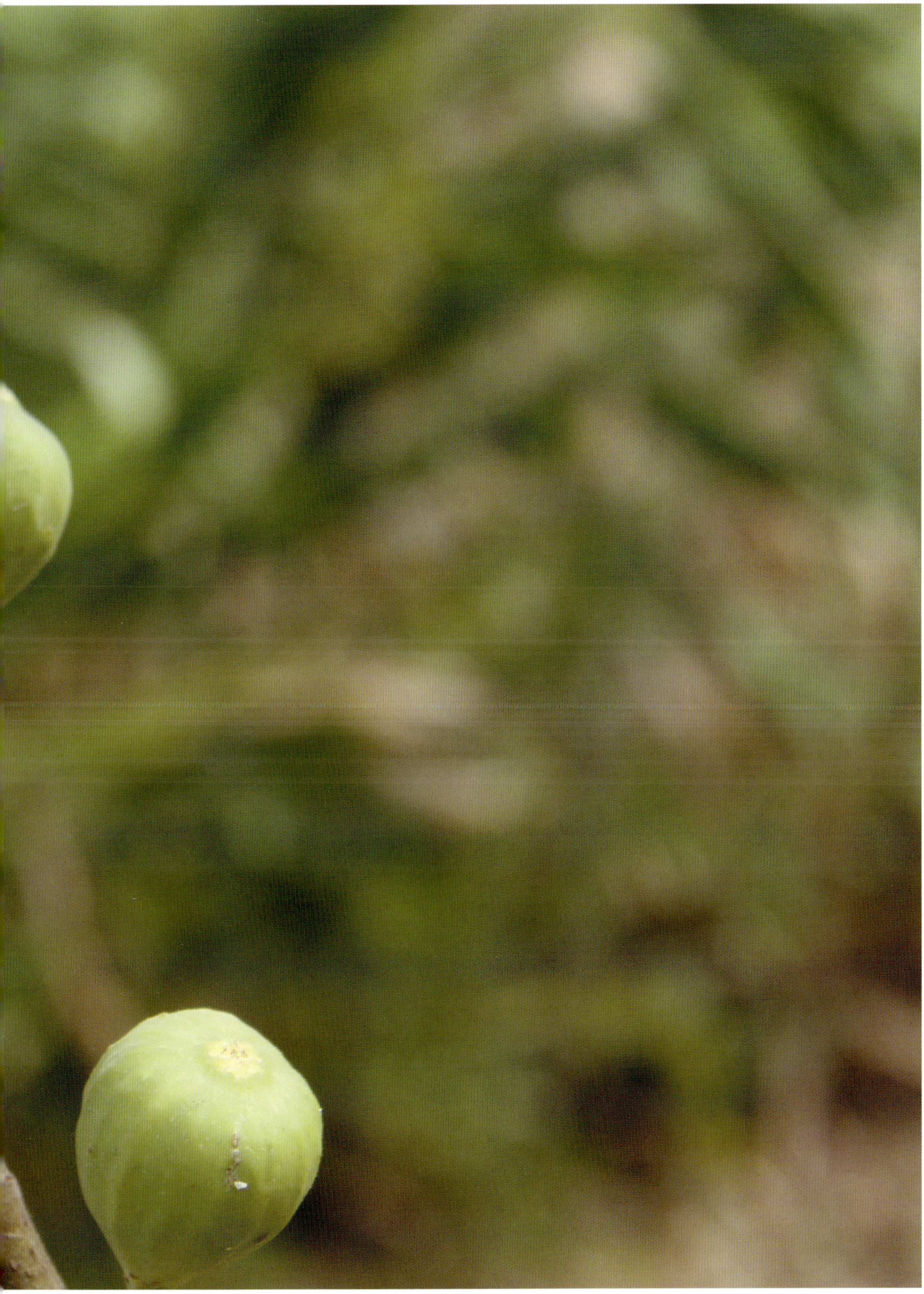

无花果

药材鉴别

本品干燥的花托呈倒圆锥形或类球形，长约 2 cm，直径 1.5 ~ 2.5 cm；表面淡黄棕色至暗棕色、青黑色，有波状弯曲的纵棱线；顶端稍平截，中央有圆形突起，基部较狭，带有果柄及残存的苞片。质坚硬，横切面黄白色，内壁着生众多细小瘦果，有时上部尚见枯萎的雄花。瘦果卵形或三棱状卵形，长 1 ~ 2 mm，淡黄色，外有宿萼包被。气微，味甜。以干燥、青黑色或暗棕色，无霉蛀者为佳。

功效主治

健胃清肠，消肿解毒。主治肠炎，痢疾，便秘，痔疮，喉痛，痈疮疥癣。

用法用量

内服：30 ~ 60 g，或生食 1 ~ 2 枚。外用：煎水洗，研末调敷或吹喉。

民族药方

1. 肺热声嘶　无花果 15 g。水煎调冰糖服。

2. 痔疮，脱肛，大便秘结　无花果干果 10 个，猪大肠 1 段。同炖服。

3. 久泻不止　无花果 5 ~ 7 个。水煎服。

4. 发乳　无花果、树地瓜根、奶浆藤各 60 g，金针花根 240 ~ 300 g，猪前蹄 1 只。同炖服。

5. 外痔　鲜无花果 10 个。水煎洗患处。

6. 疝气　无花果 2 个，小茴香 10 g。水煎服。

7. 肠炎　无花果枝适量。水煎服，每日 2 ~ 3 次。

8. 哮喘　无花果适量。捣汁半杯，开水冲服，每日 1 次，以愈为度。

9. 痔疮，慢性肠炎　无花果（干品）100 g，猪瘦肉（切小块）250 g。同煮汤，用适量食盐调味食用。

使用注意

过量食用可能导致腹泻等不适症状。

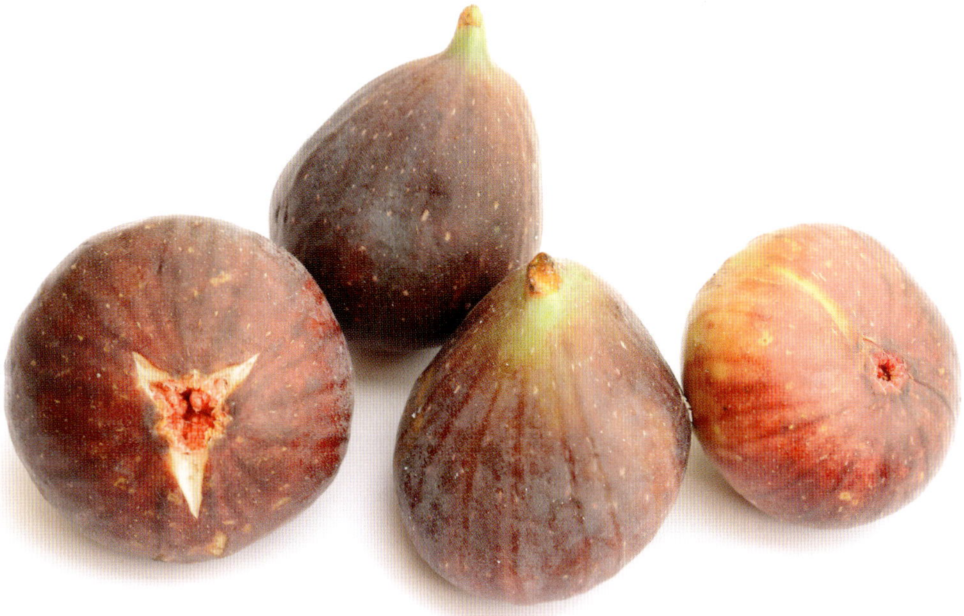

无花果药材

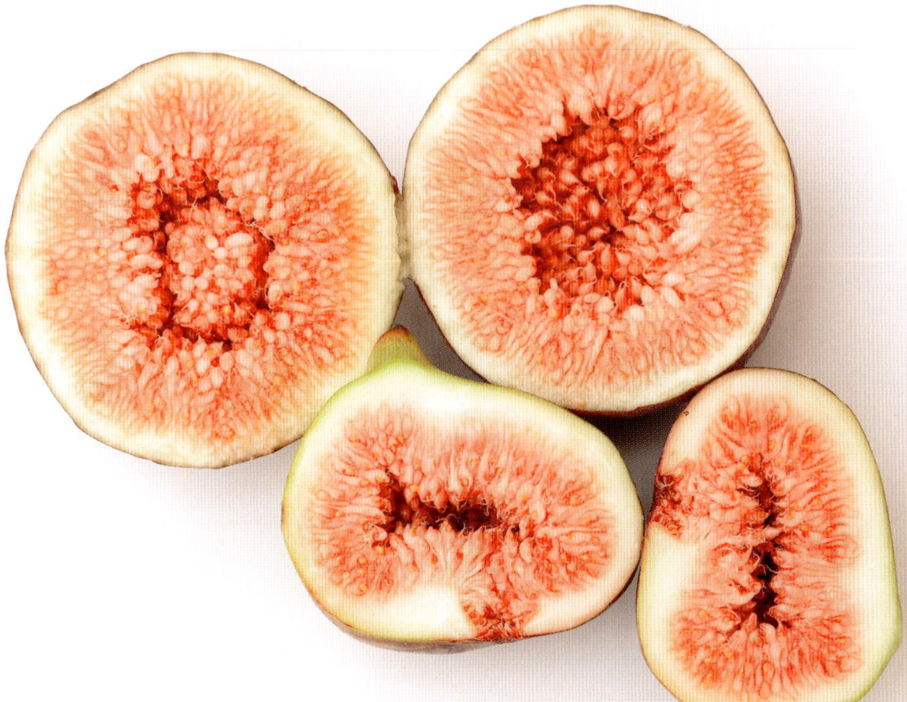

无花果药材

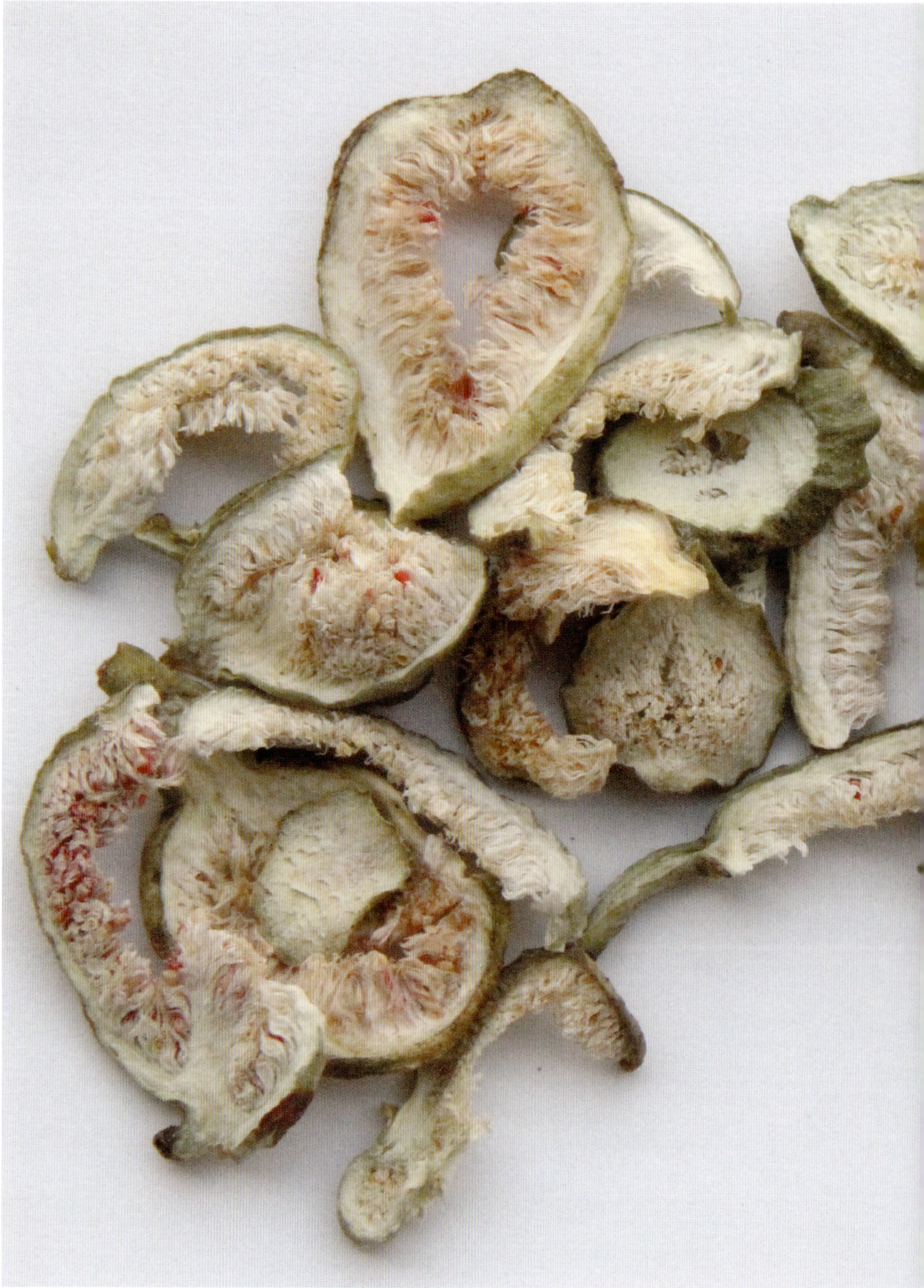

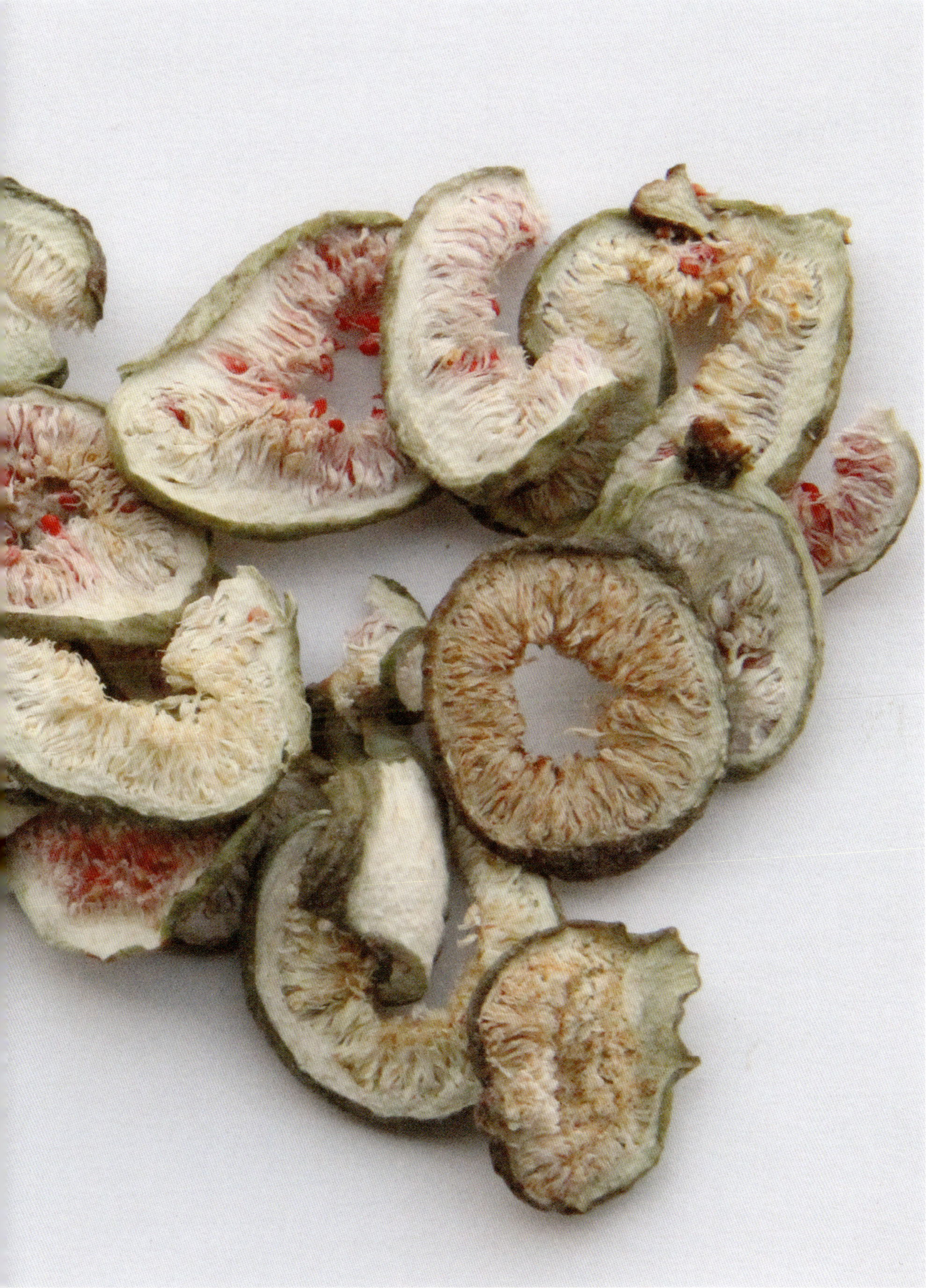

无花果饮片

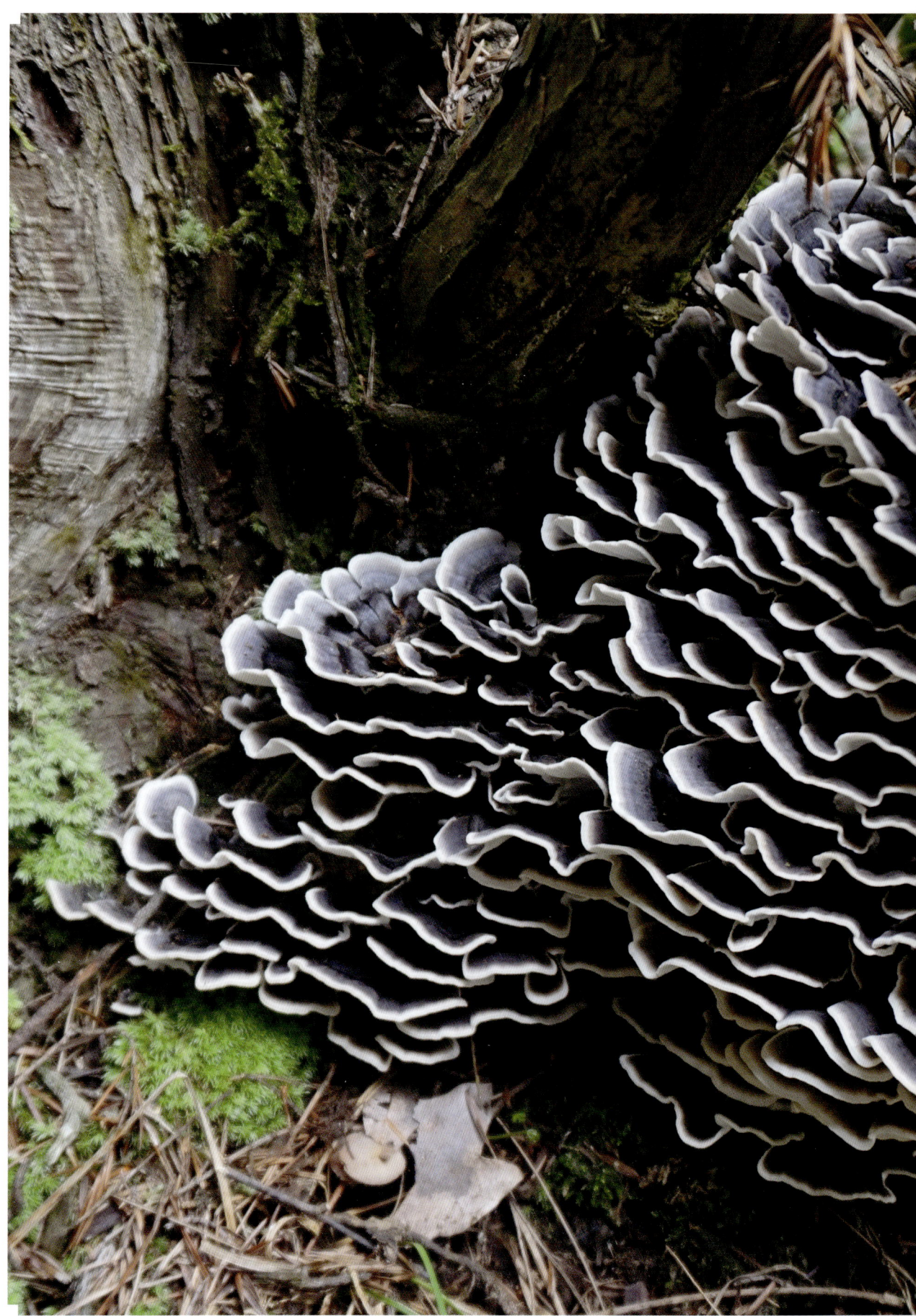

云芝

【水 药 名】尕抹。

【别 名】杂色云芝、黄云芝、青云芝、云气芝、灰芝。

【来 源】本品为多孔菌科真菌彩绒革盖菌 *Coriolus versicolor* (L.ex Fr.) Quel 的干燥子实体。

【性味归经】味甘，性平。归心、肝、脾、肾经。

0821

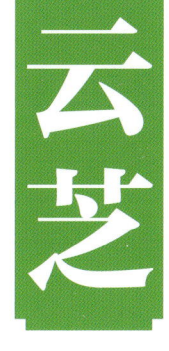

彩绒革盖菌

识别特征

菌盖革质，覆瓦状排列，无柄或平伏而反卷，半圆形至贝壳状，常互相连接，有细绒毛，颜色多样，有光滑、无毛、狭窄的同心环带；边缘薄，完整或波状；菌肉白色，革质。孢子圆柱形，无色，略弯曲。

生境分布

生长于活立木或腐木上。分布于全国各地。

采收加工

全年均可采收，除去杂质，晒干。

药材鉴别

本品子实体无柄，菌盖扇形、半圆形或贝壳形。常数个叠生成覆瓦状或莲座状，直径 1 ~ 10 cm，厚 1 ~ 4 mm，表面密生灰、褐、蓝、紫、黑等颜色的绒毛，并构成多色的狭窄同心性环带，边缘薄，全缘或波状，管口面灰褐色、黄棕色或浅黄色，管口类圆形或多角形，部分管口齿裂，每 1 mm 间 3 ~ 5 个。革质，不易折断。气微，味淡。

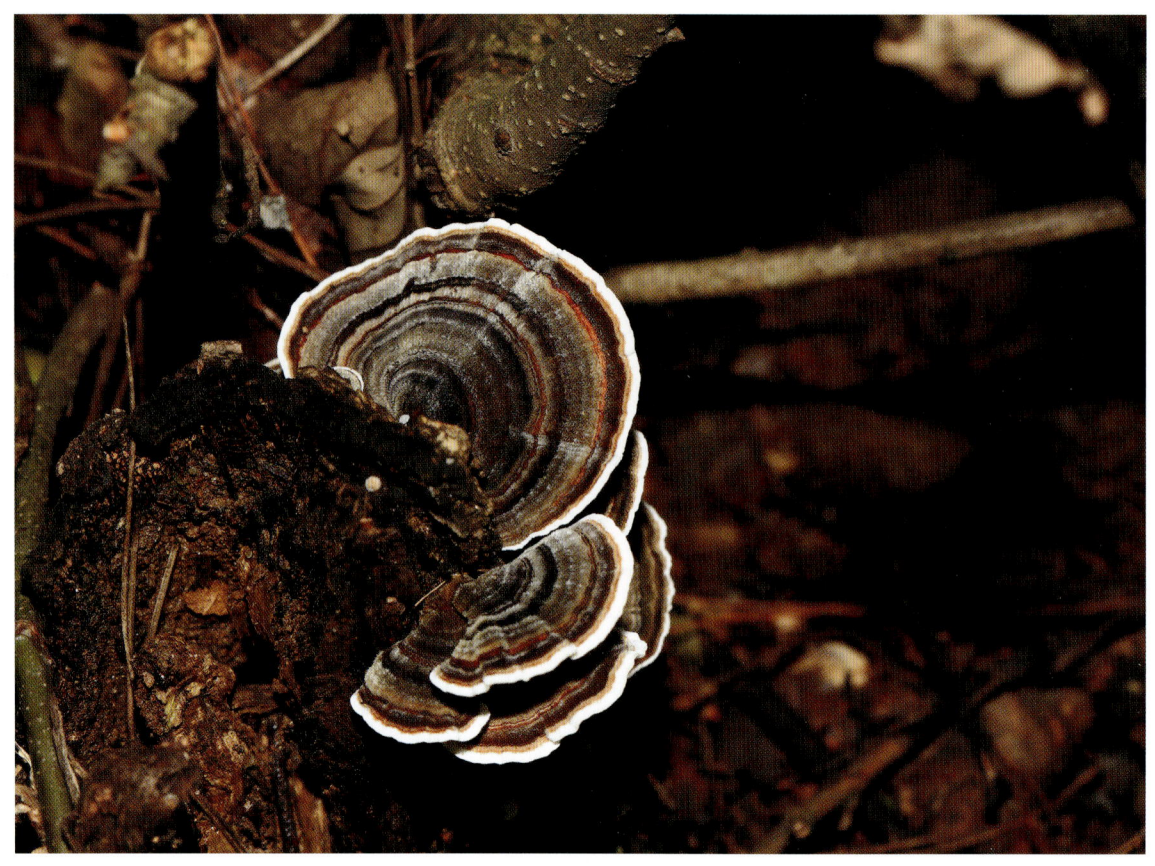

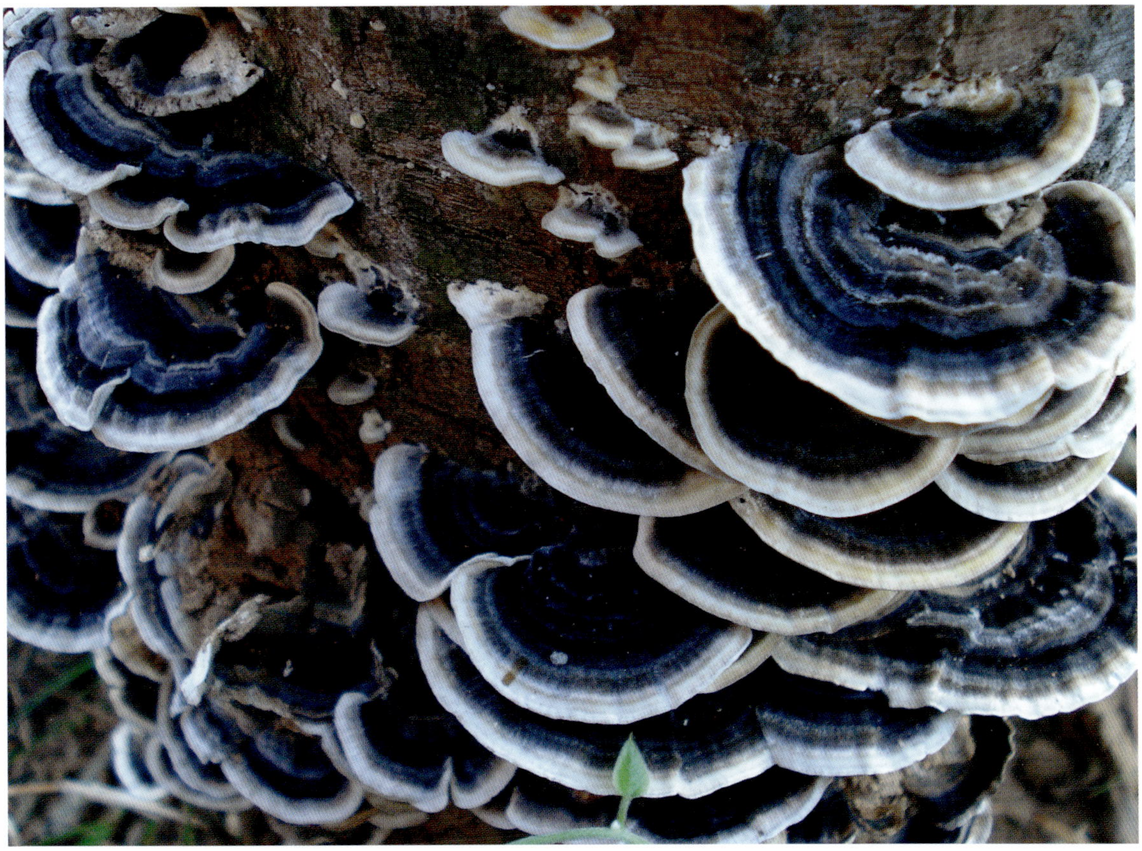

彩绒革盖菌

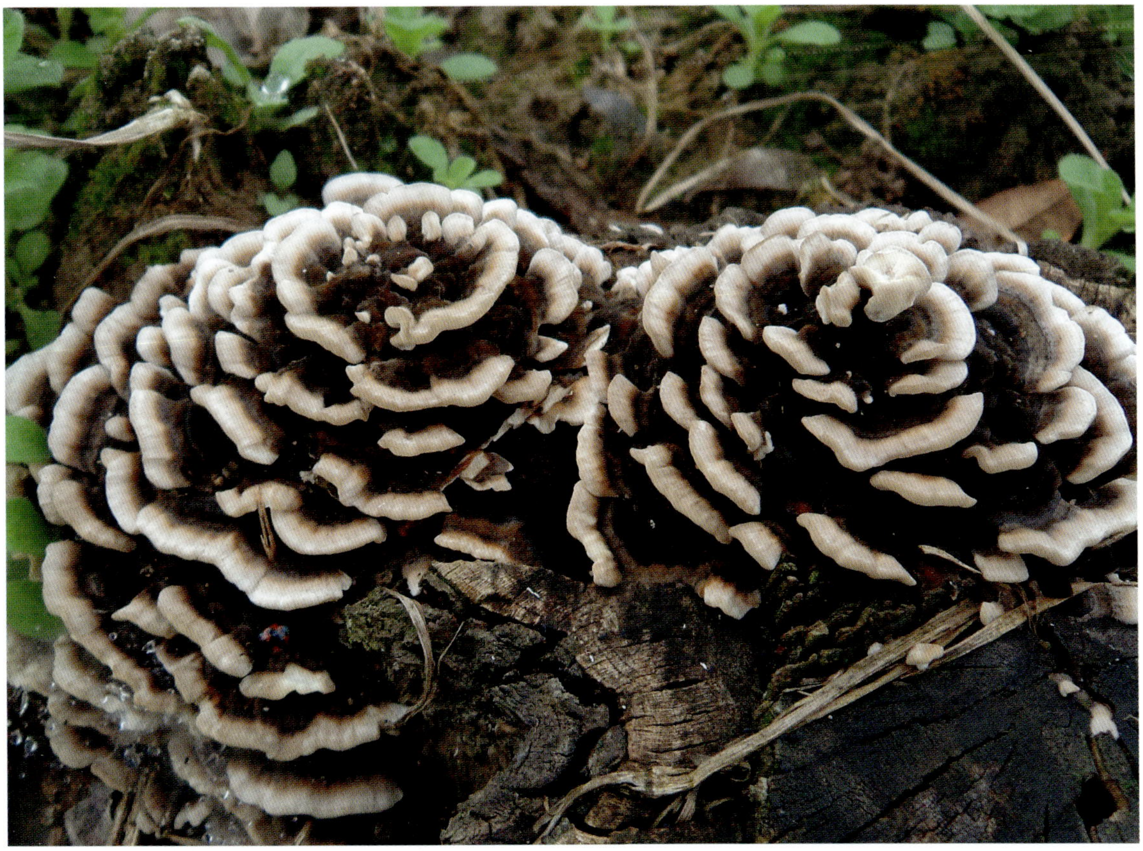

彩绒革盖菌

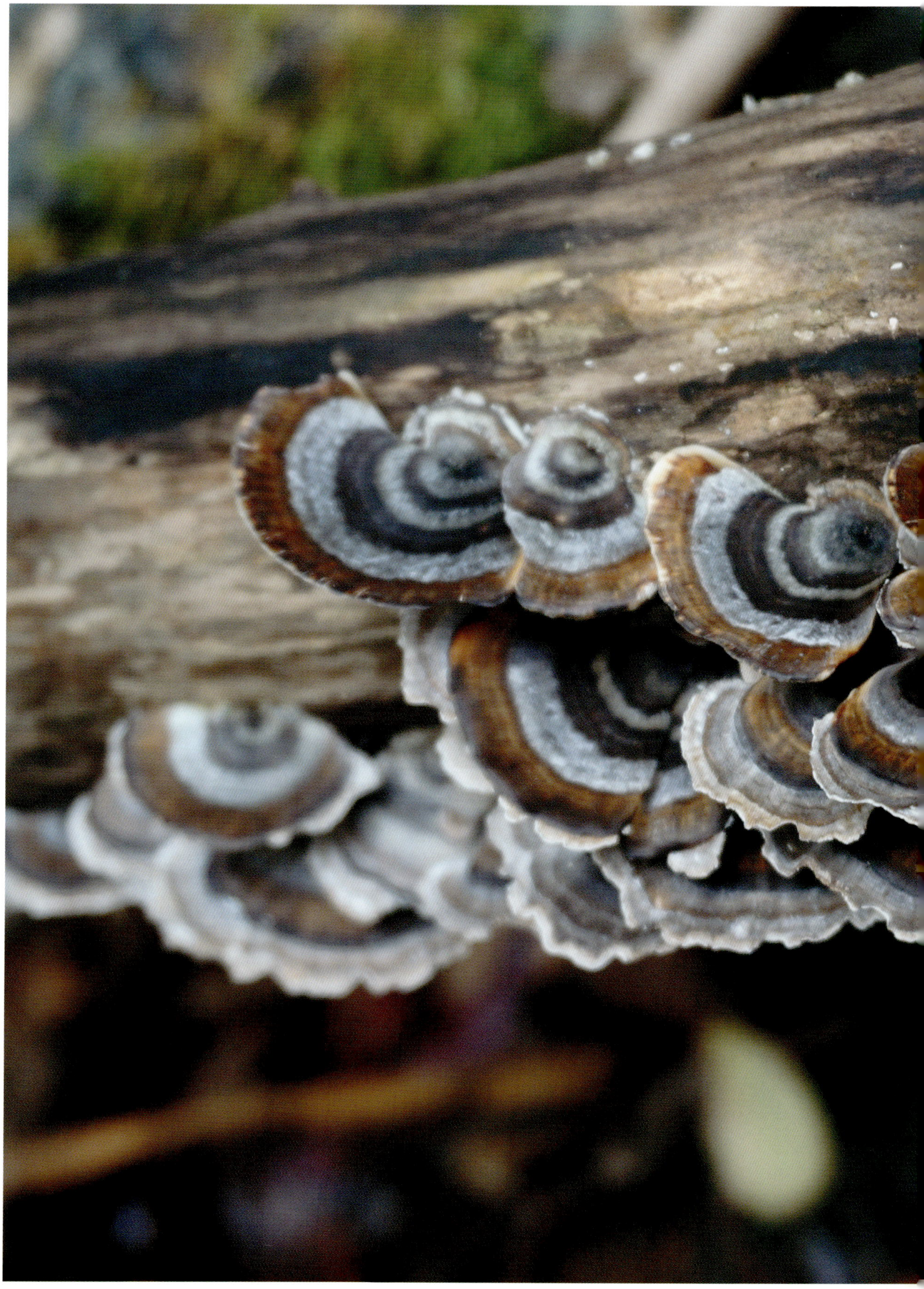

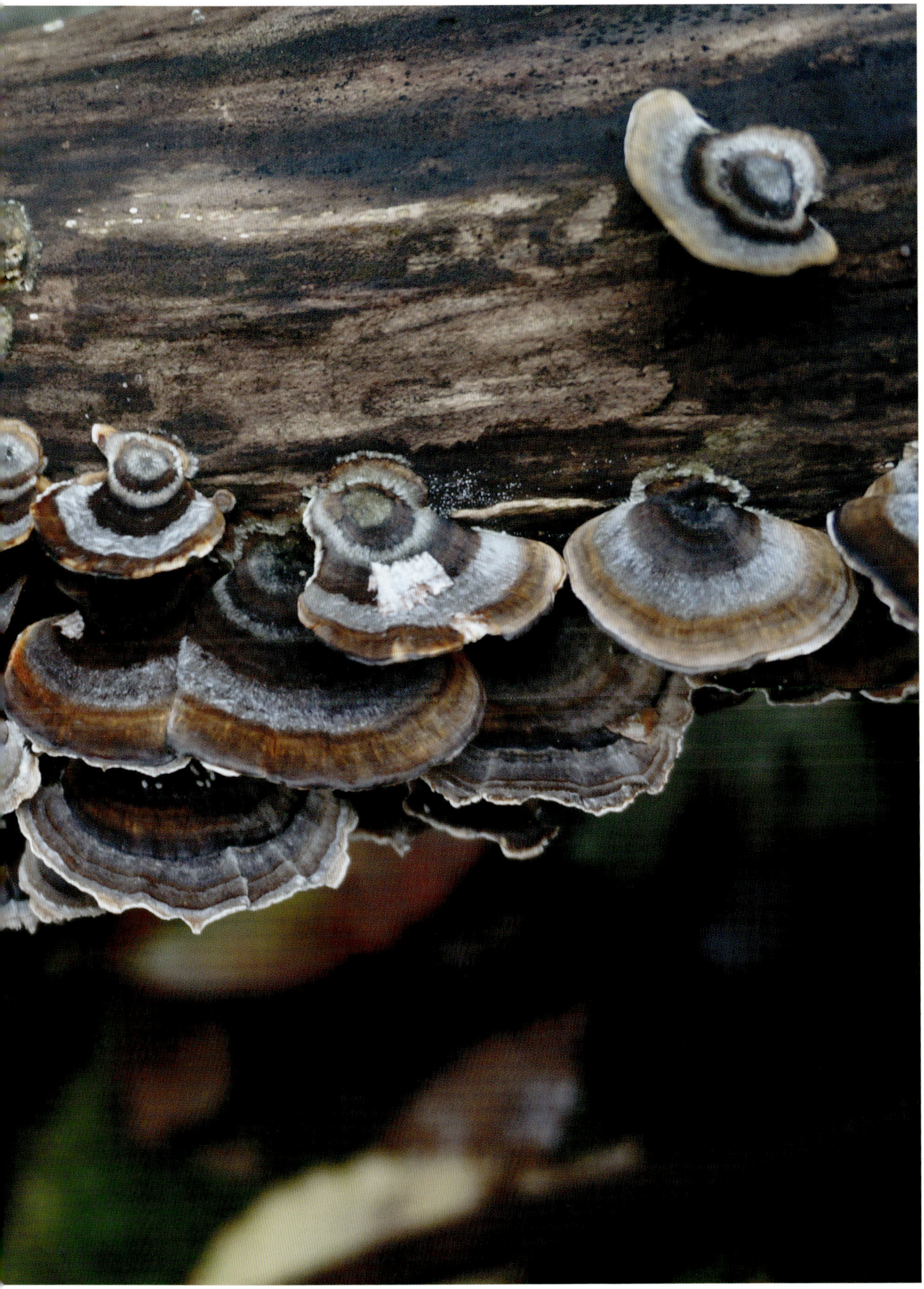

彩绒革盖菌

功效主治

祛湿化痰，健脾利湿，止咳平喘，清热解毒，抗肿瘤。主治慢性活动性肝炎，肝硬化，慢性支气管炎，小儿痉挛性支气管炎，咽喉肿痛，多种肿瘤，类风湿关节炎，白血病。

用法用量

内服：15 ~ 30 g，煎汤，宜煎 24 h 以上。

民族药方

1．慢性支气管炎　云芝 10 g，岩白菜 15 g，胡颓根 30 g。水煎服。

2．乙型肝炎　云芝 15 g，广金钱草 30 g。水煎服，每日 1 剂，半个月为 1 个疗程。

3．慢性迁移性肝炎，慢性活动性肝炎　云芝、地耳草各 30 g。水煎温服，20 日为 1 个疗程。

4．咽喉肿痛，久治不愈　云芝、毛冬青根皮各 15 g。水煎凉服。

5．肿瘤，白血病　云芝 15 g，喜树皮 30 g。水煎服。

使用注意

身体稍为虚寒、四肢不温者禁用。

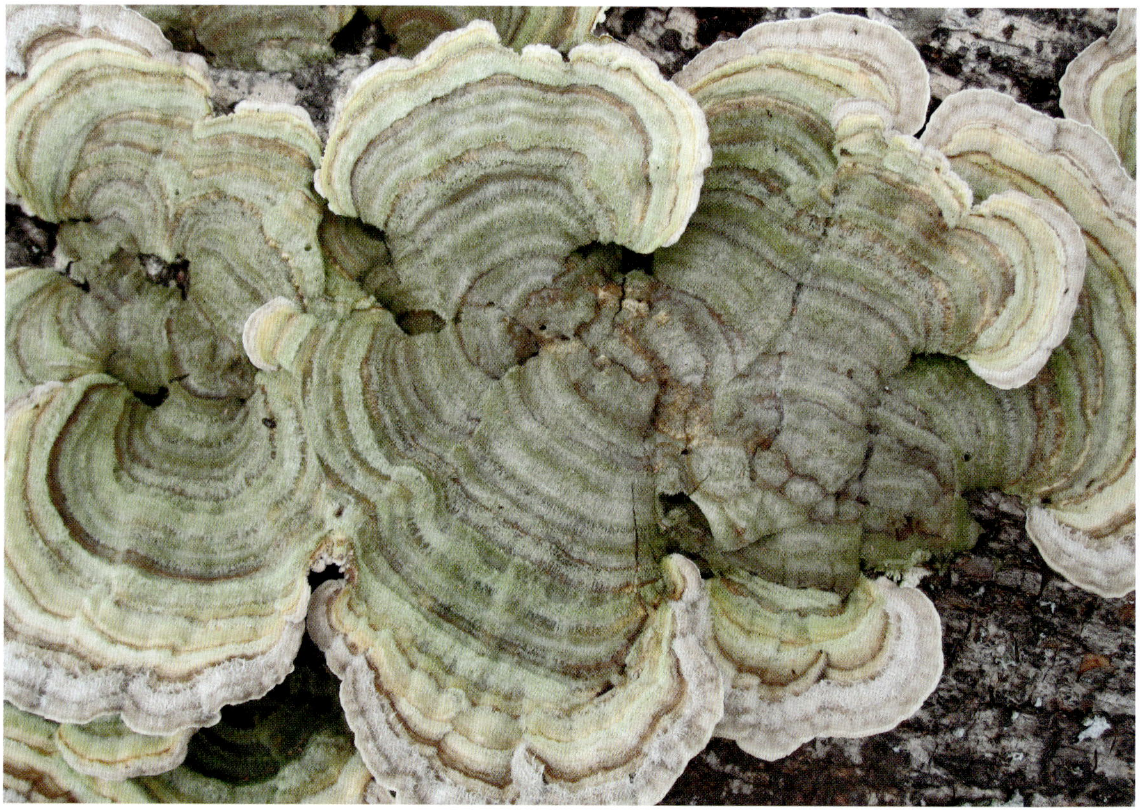

彩绒革盖菌

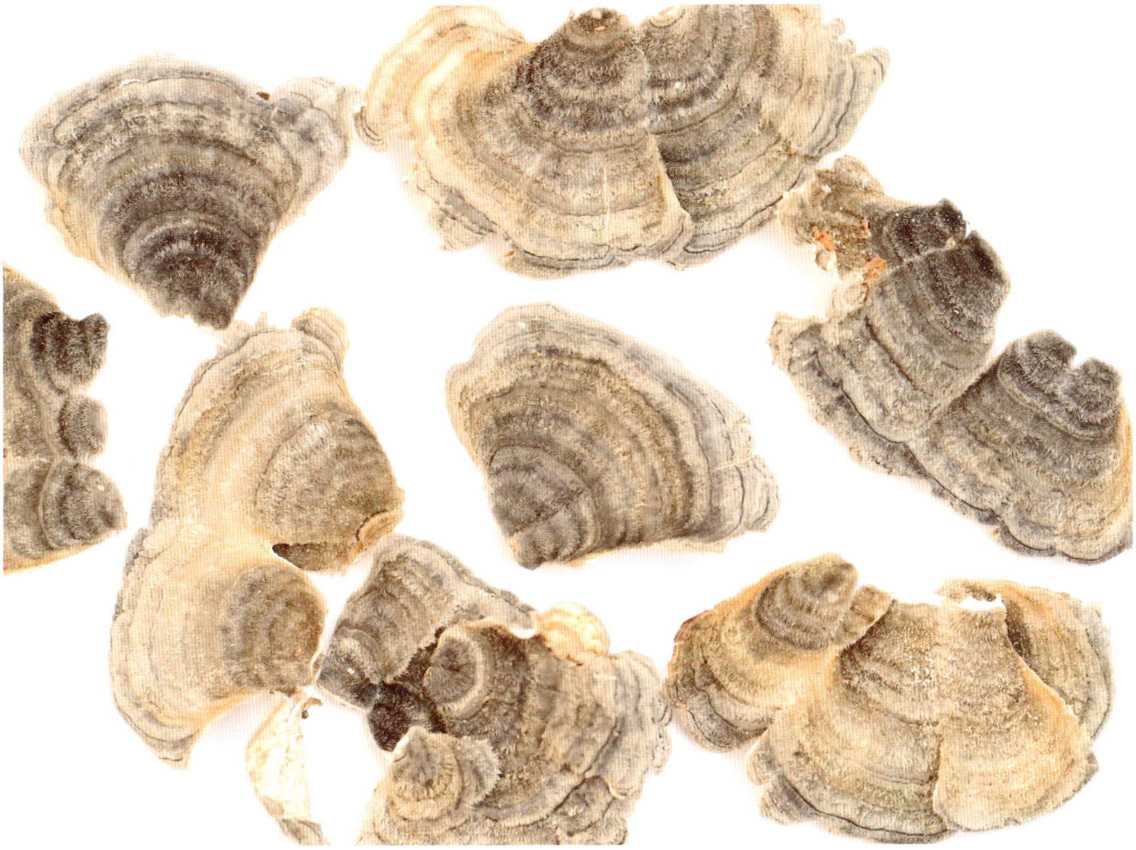

云芝药材

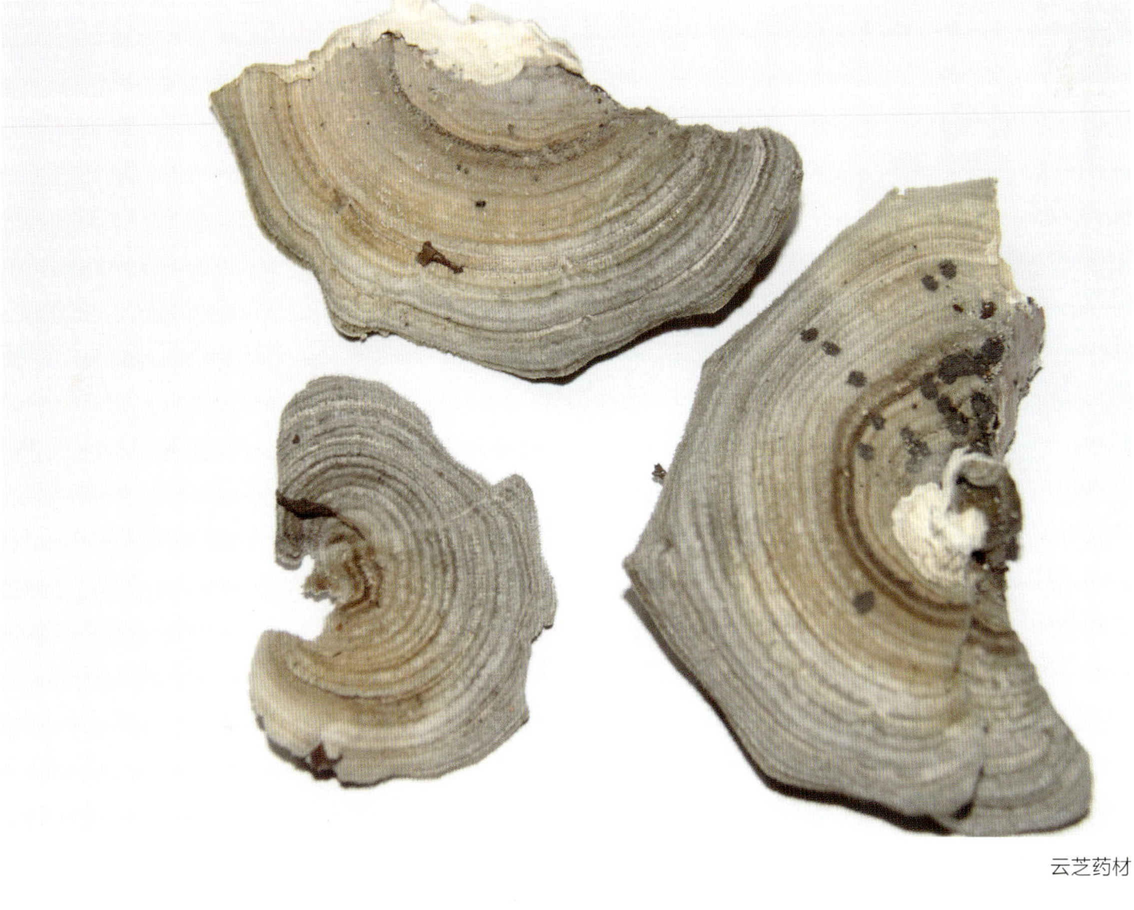

云芝药材

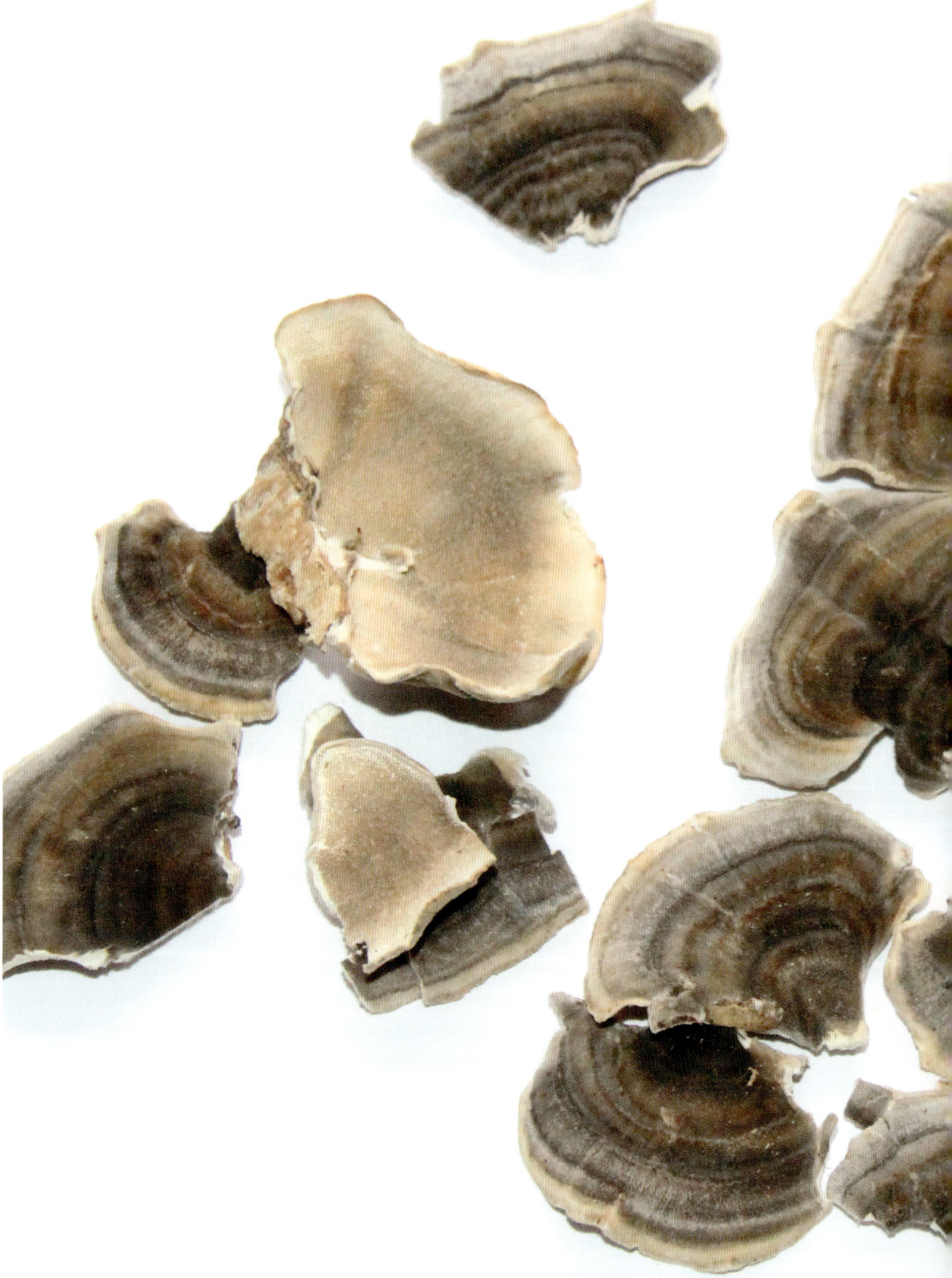

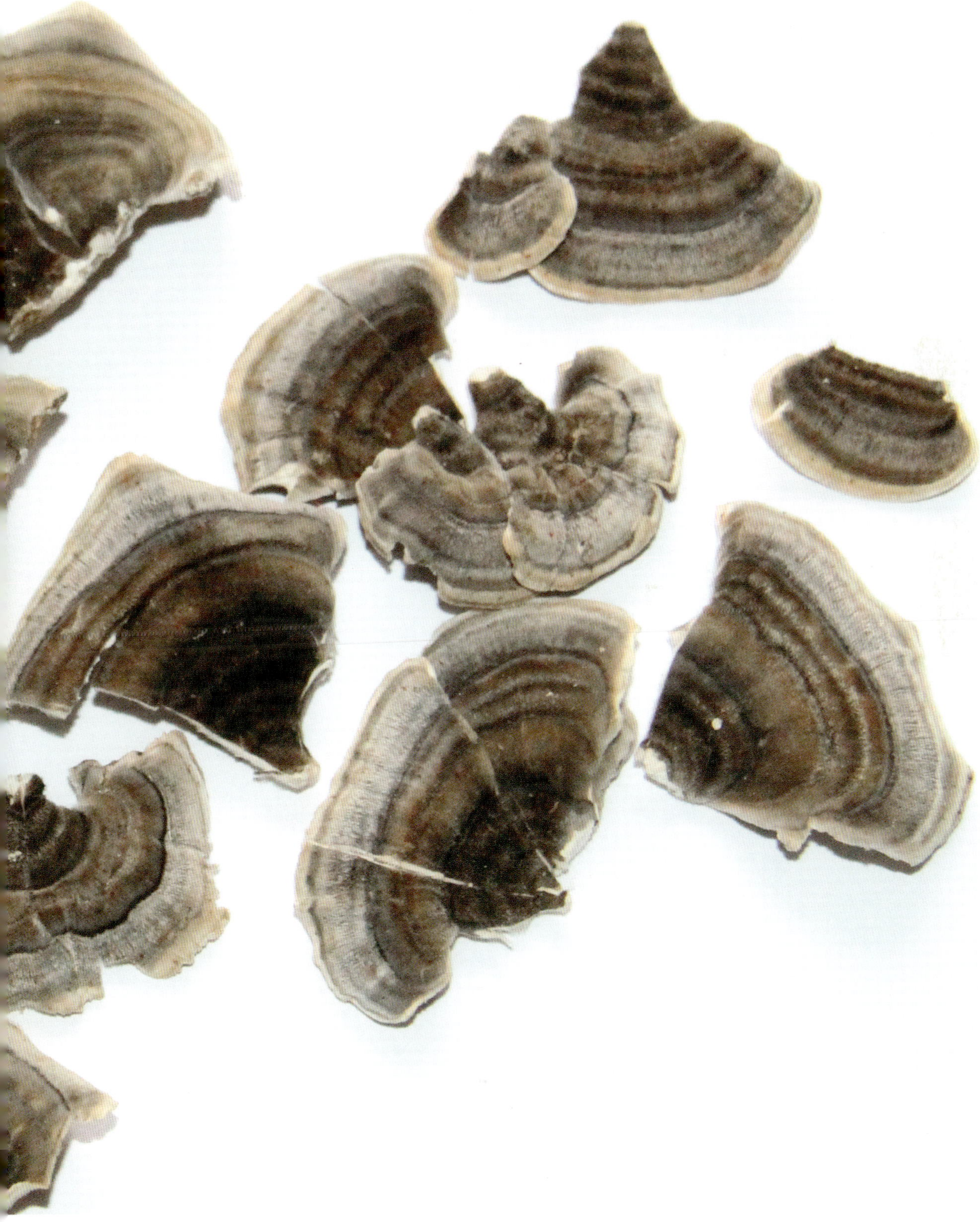

云芝饮片

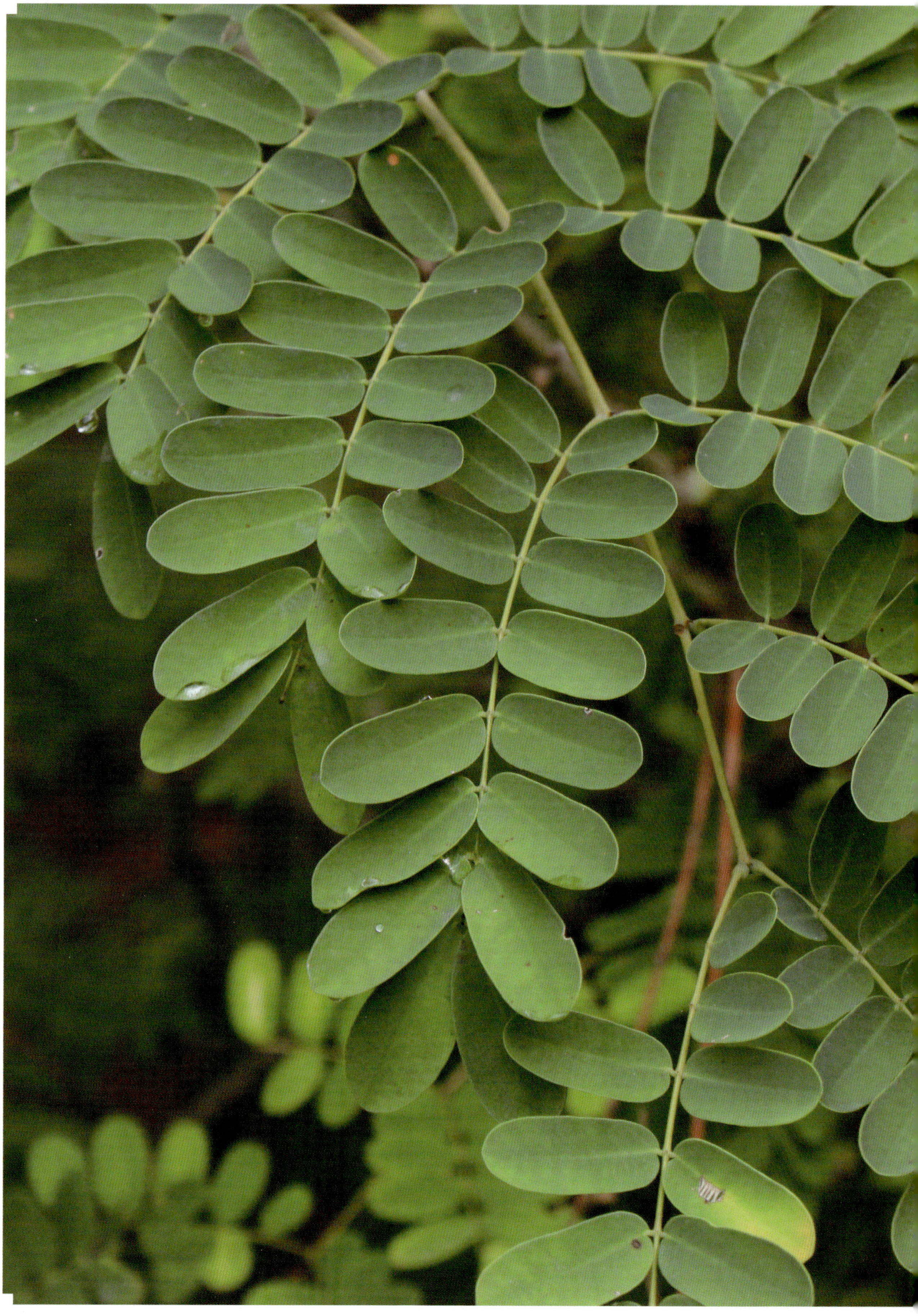

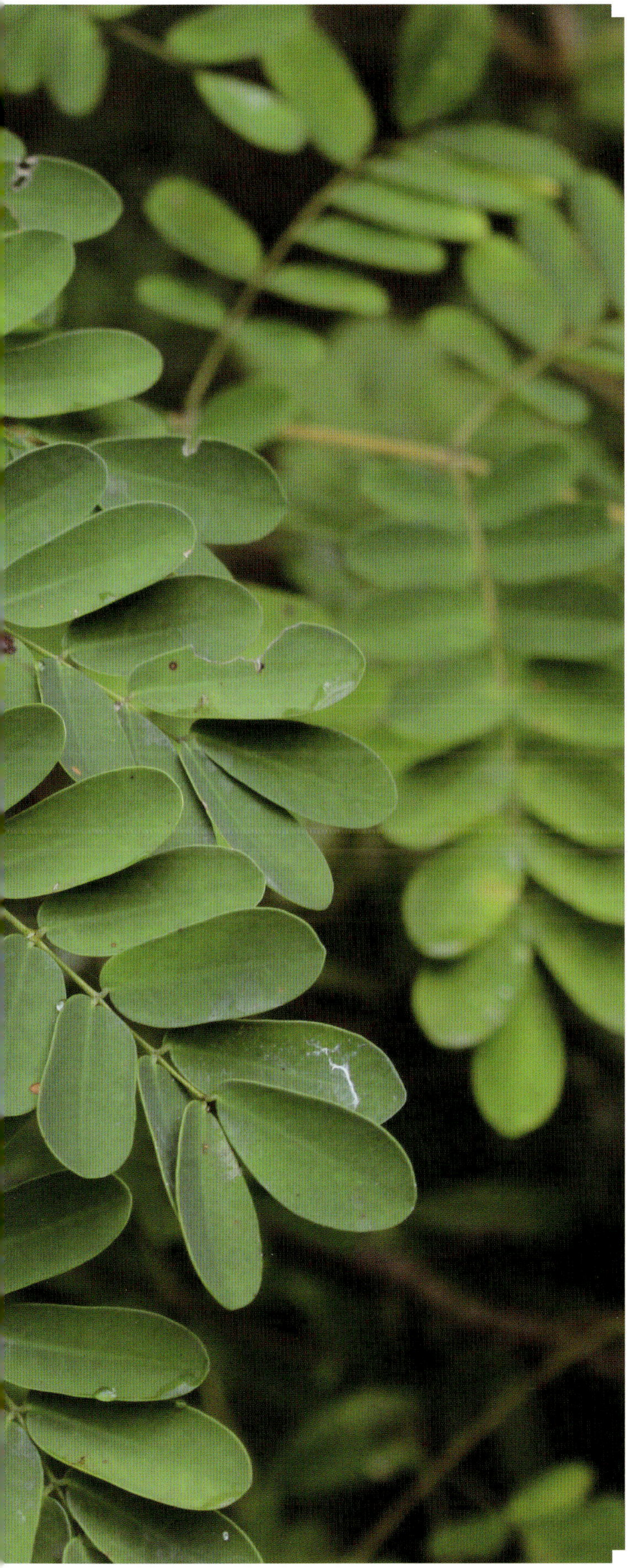

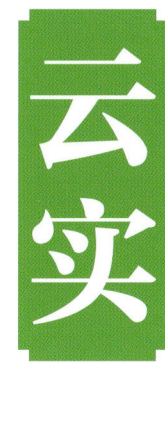

云实

【水药名】露亚。

【别　名】马豆、云英、杉刺、阎王刺、猫爪刺、百鸟不宿。

【来　源】本品为豆科植物云实 *Caesalpinia sepiaria* Roxb. 的种子，根、叶也供药用。

【性味归经】味辛，性温。归肺、大肠经。

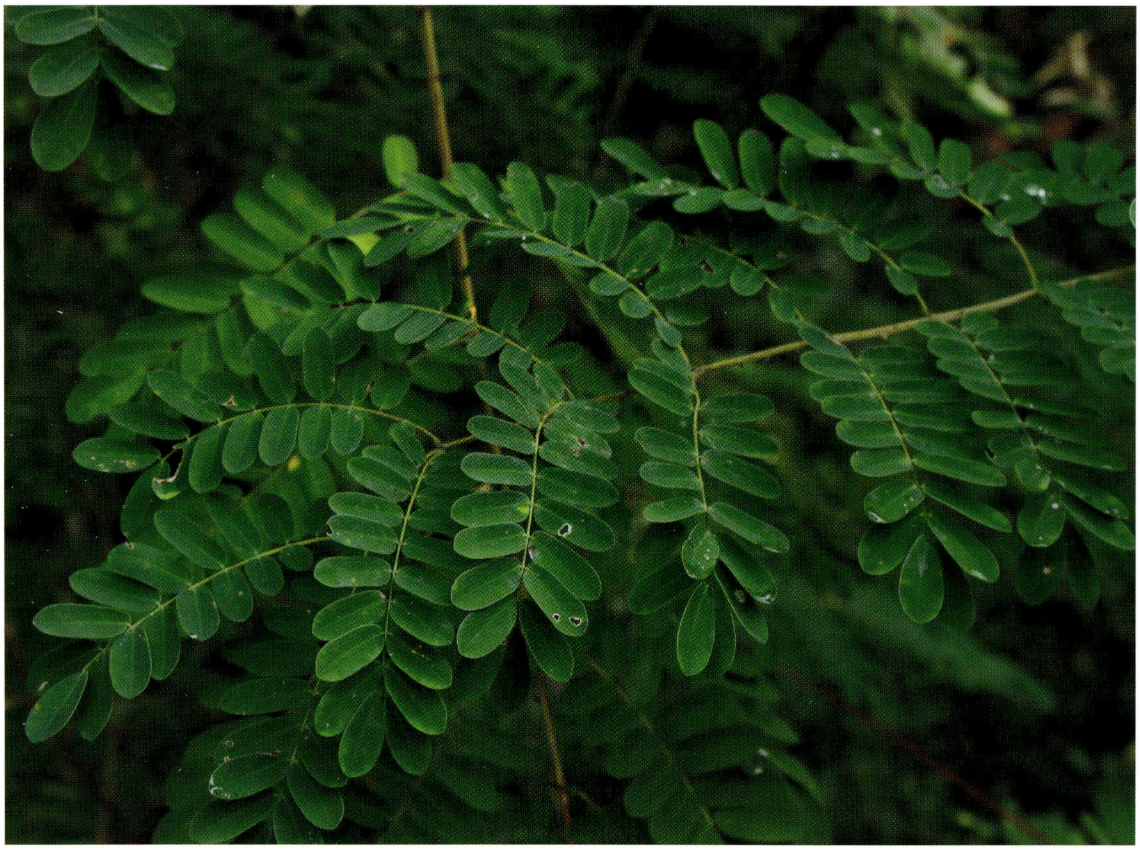

云实

识别特征

攀缘灌木，具散生钩刺。二回羽状复叶，有柄，膜质，长圆形，基部钝，先端近圆形，两边均被短柔毛，老时脱落。总状花序，亮黄色。荚果近木质，短舌状，偏斜，栗色，无毛。种子长圆形，褐色。花、果期4—10月。

生境分布

生长于平原、丘陵地、山谷及河边。全国各地有分布。

采收加工

秋季果实成熟时采收，剥取种子，晒干。

药材鉴别

本品种子长圆形，长约1 cm，宽约6 mm。外皮棕黑色，有纵向灰黄色纹理及横向裂缝状环圈。种皮坚硬，剥开后，内有棕黄色子叶2枚。气微，味苦。

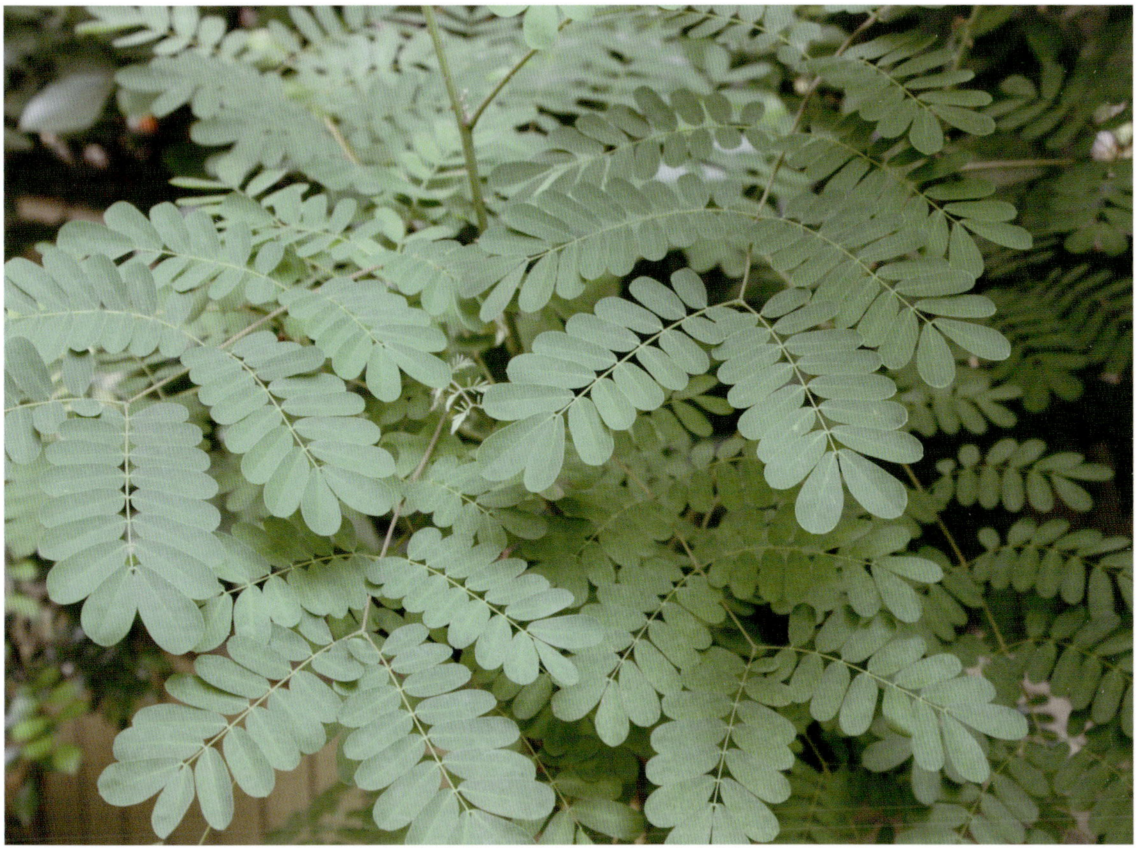

云实

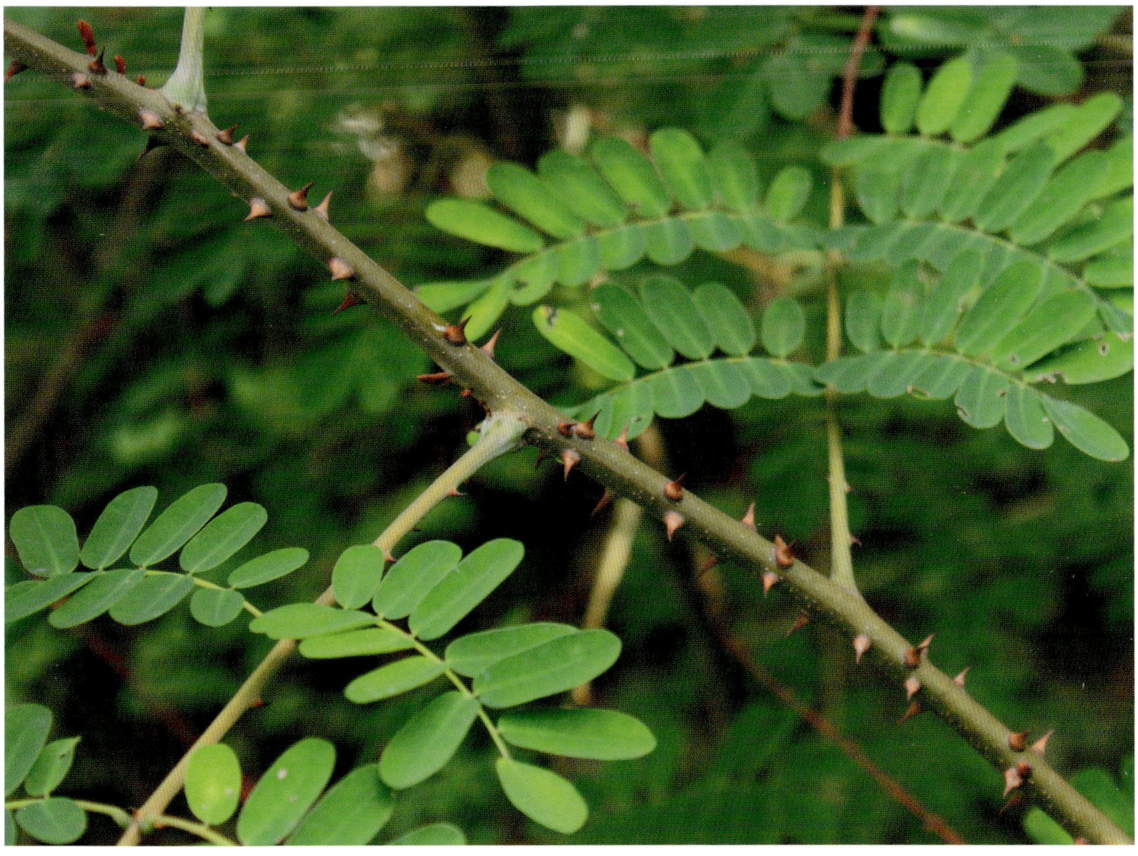

云实

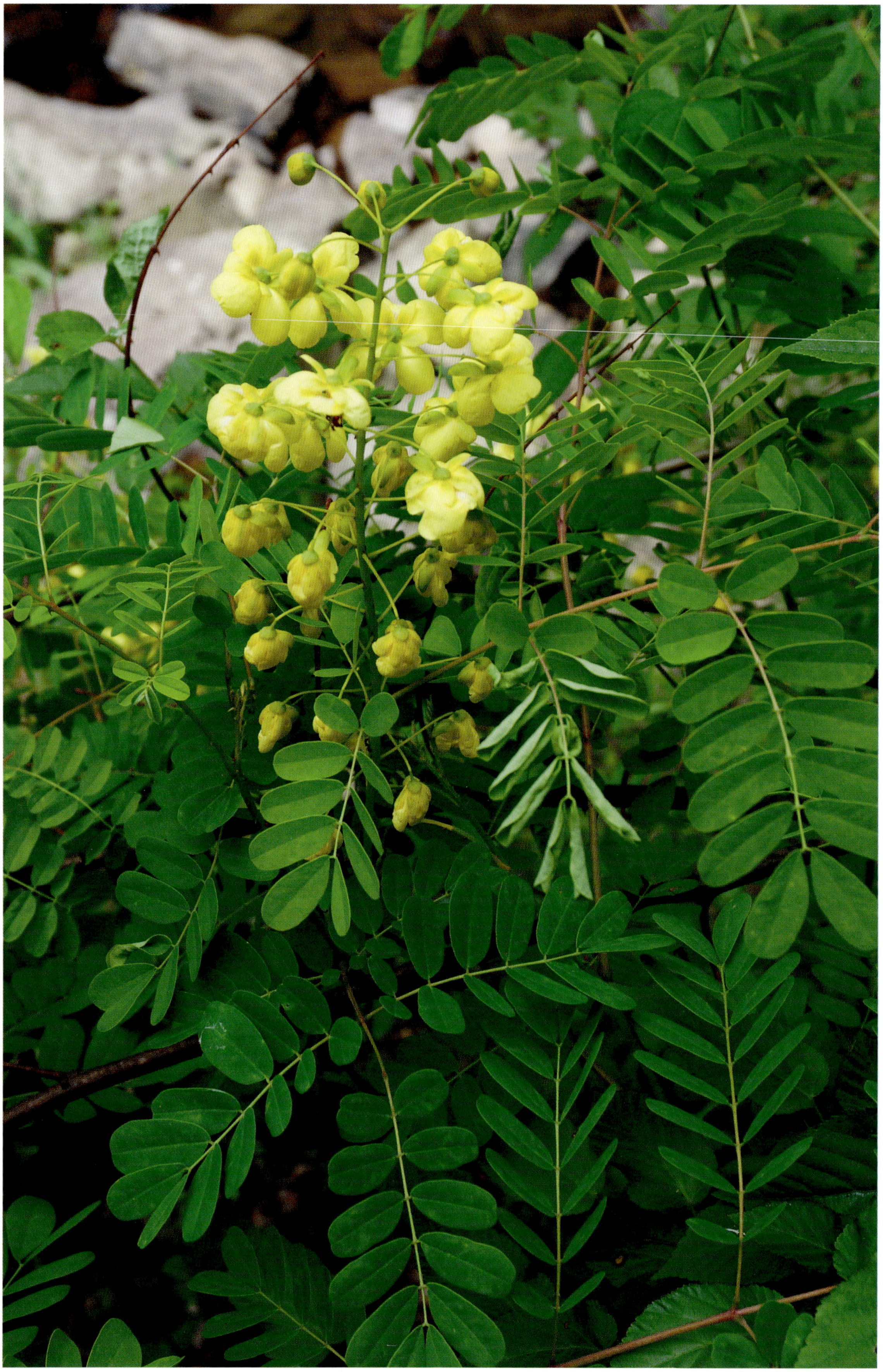

云实

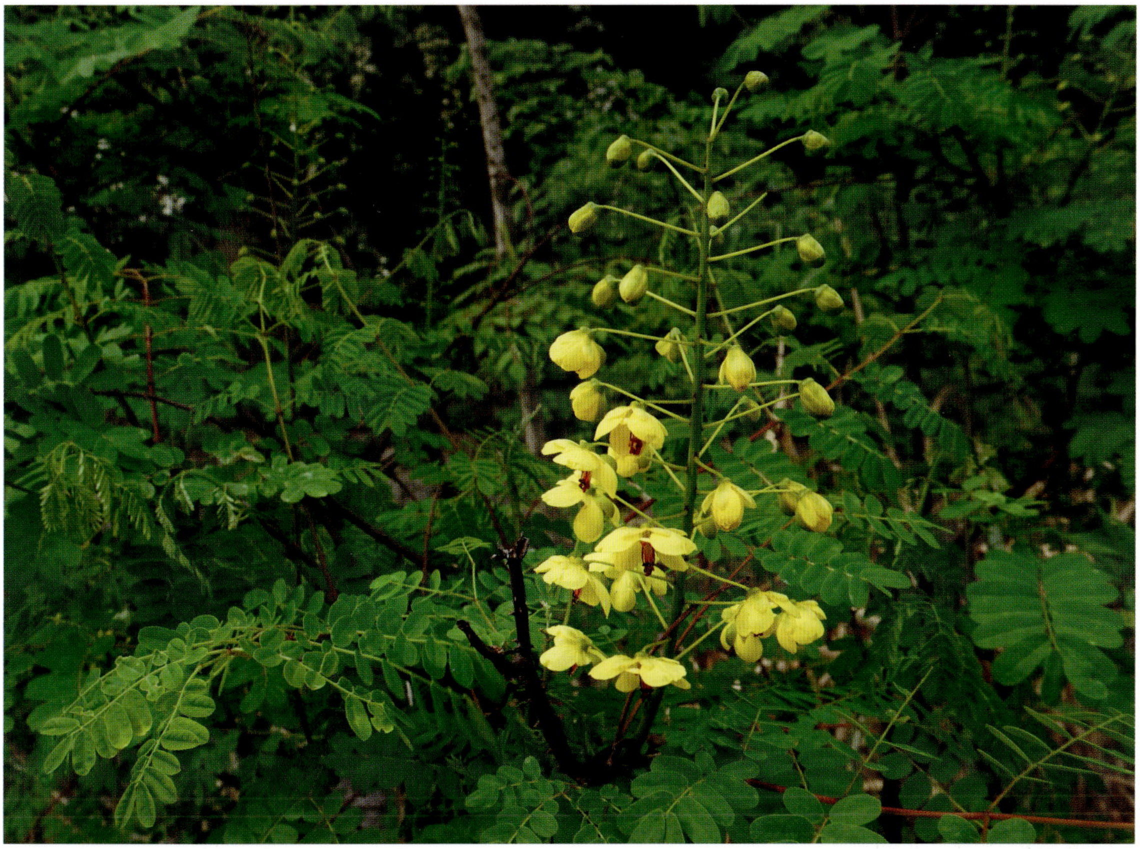

云实

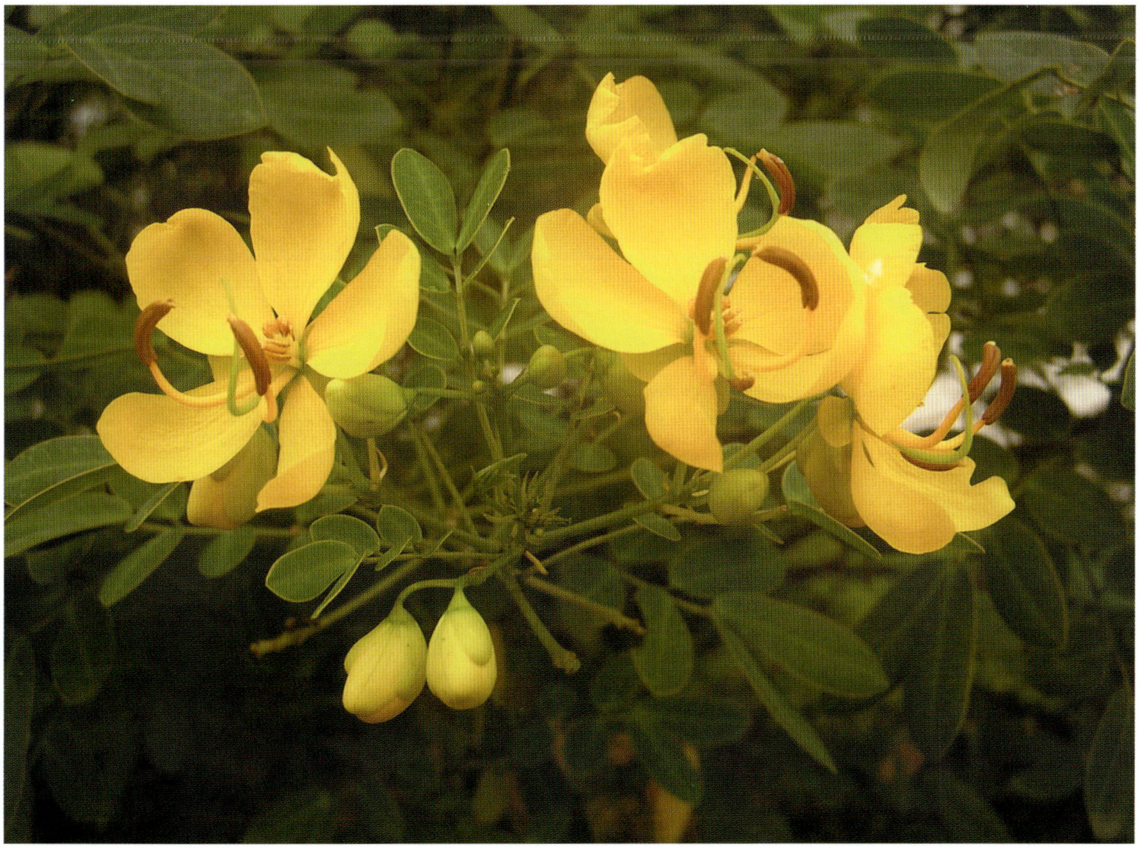

云实

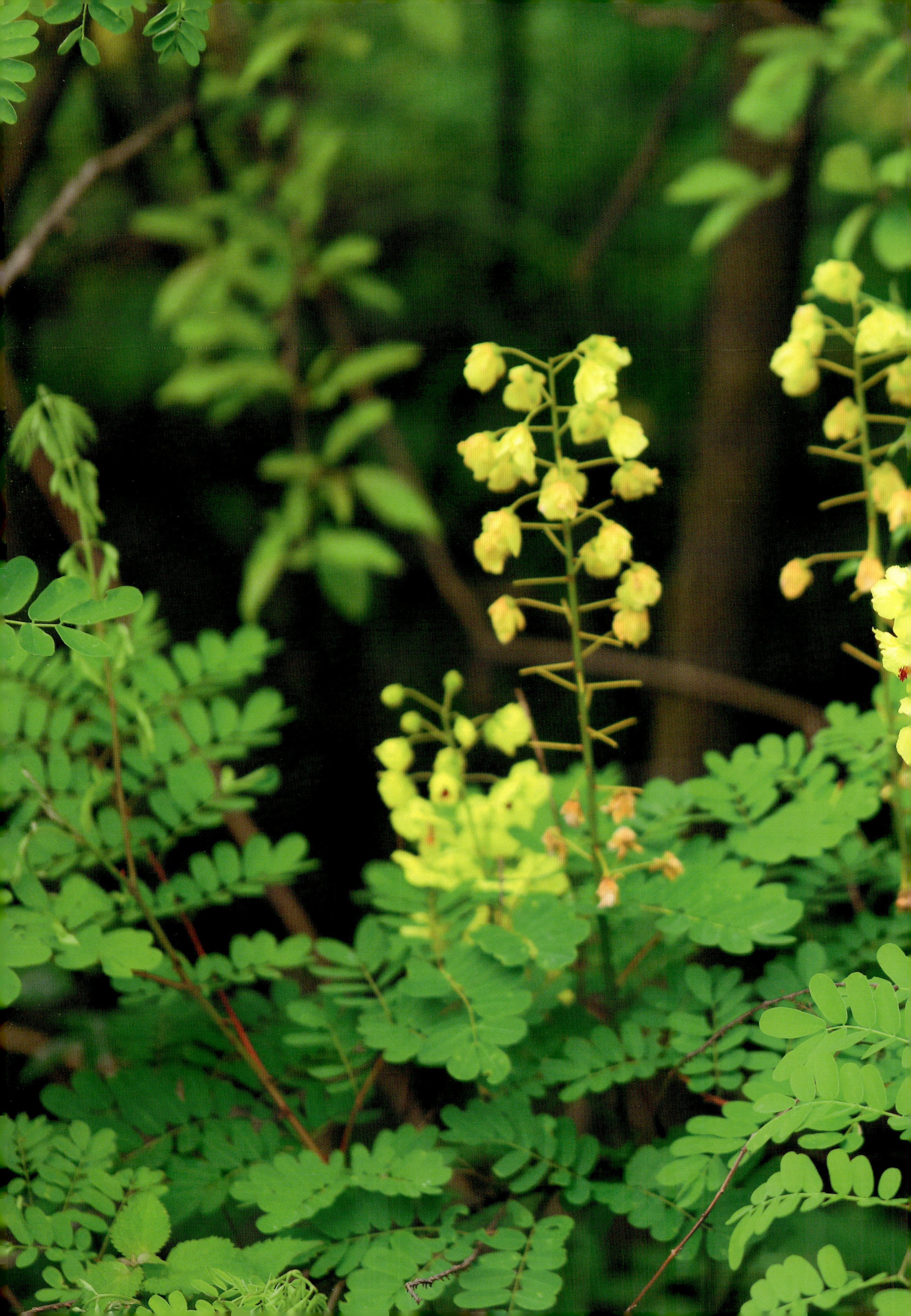

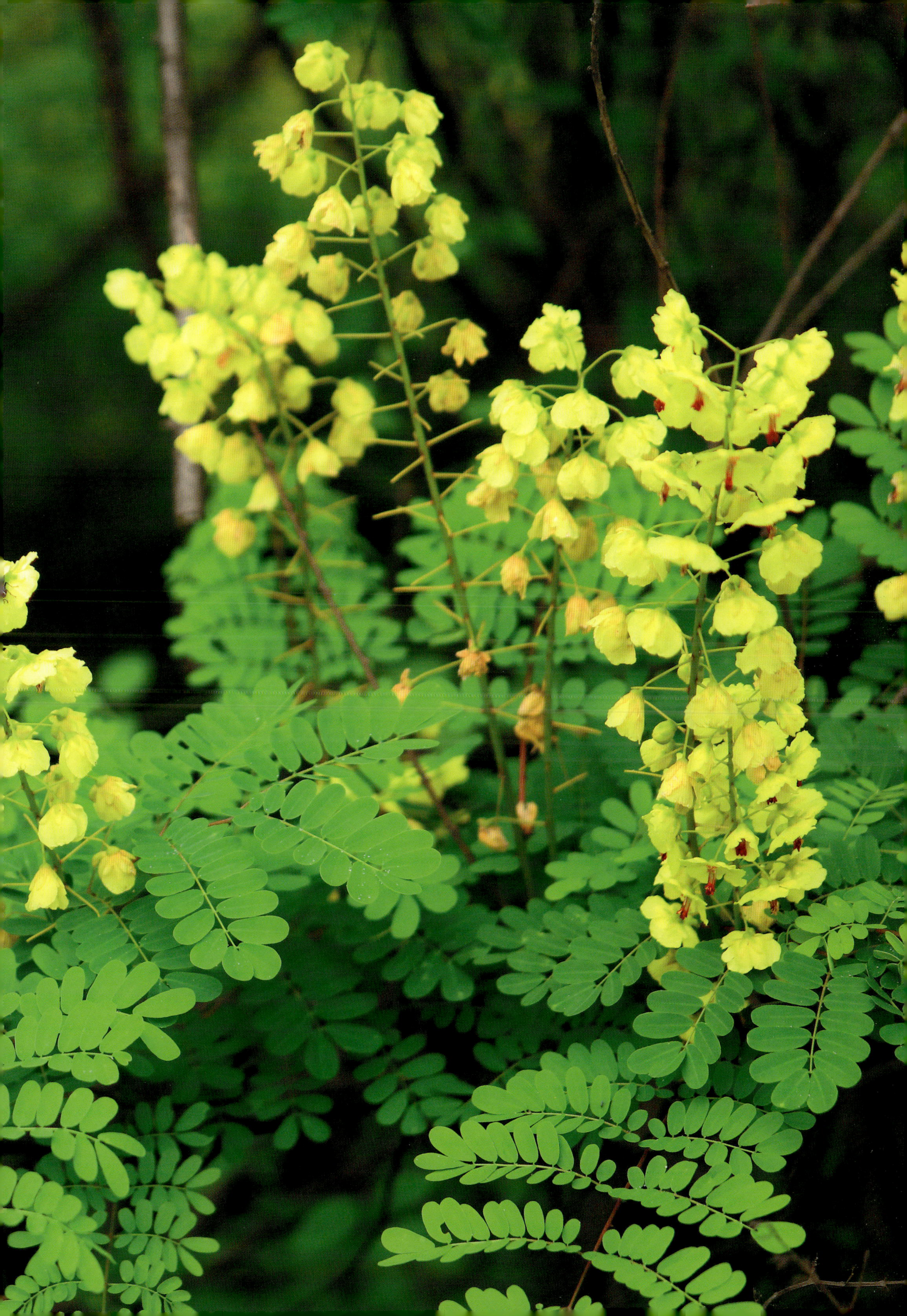

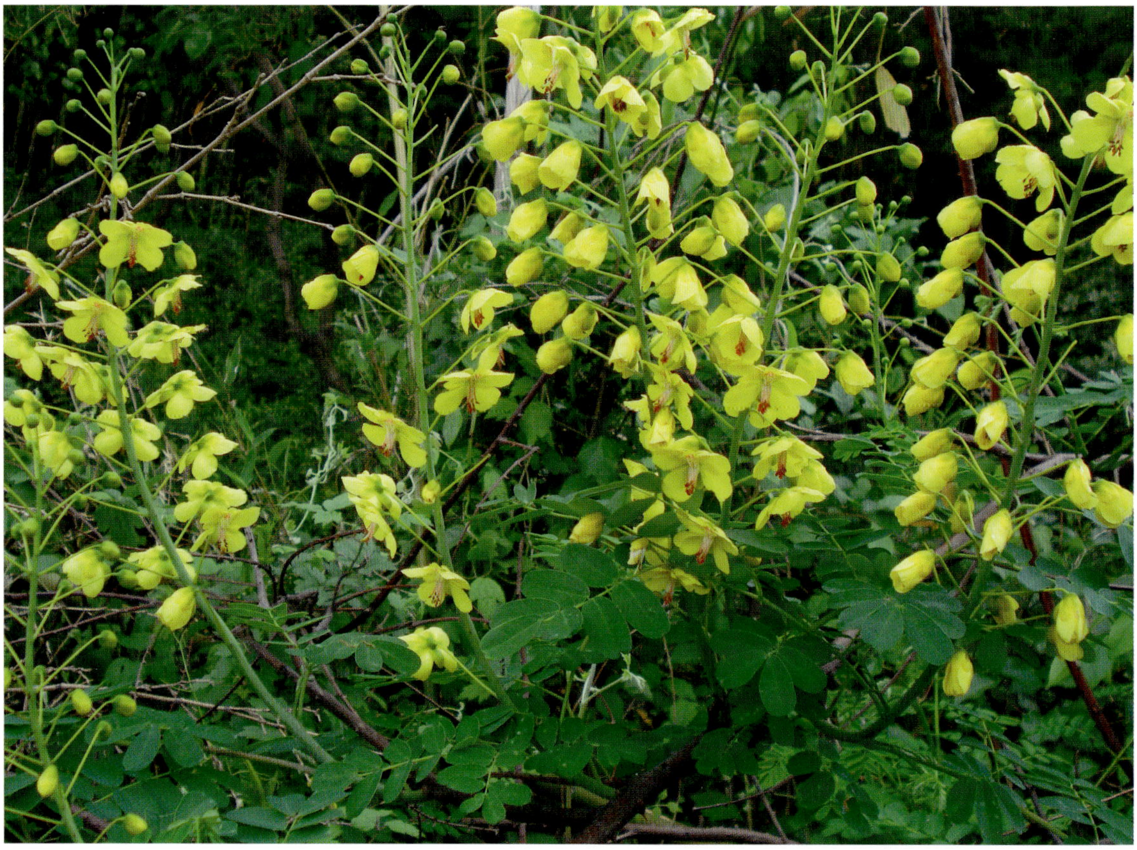

云实

功效主治

清热除湿，杀虫。主治痢疾，疟疾，消渴，小儿疳积。

用法用量

内服：10 ~ 30 g，煎汤；或入丸、散服。

民族药方

1．伤寒入内　云实根、羊角花根各 30 g，生姜（烧半生熟）50 g。水煎酌兑红糖服。

2．肠辟泻痢　云实（炒）15 g。水煎服。

3．疟疾　云实 12 g。水煎服。

4．痢疾　云实（炒焦）9 g，红糖 15 g。水煎服。

使用注意

婴幼儿、孕妇禁用。

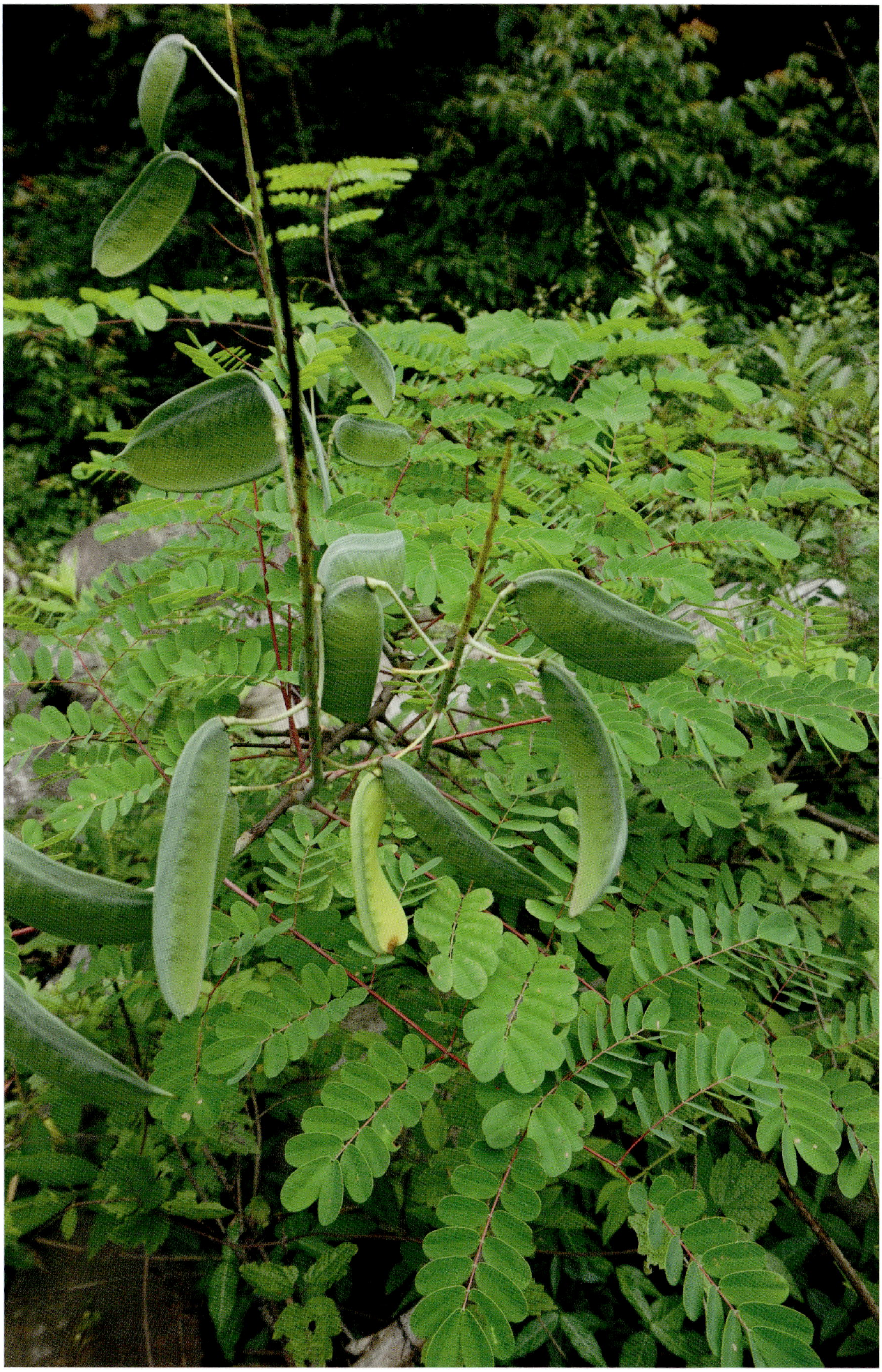

云实

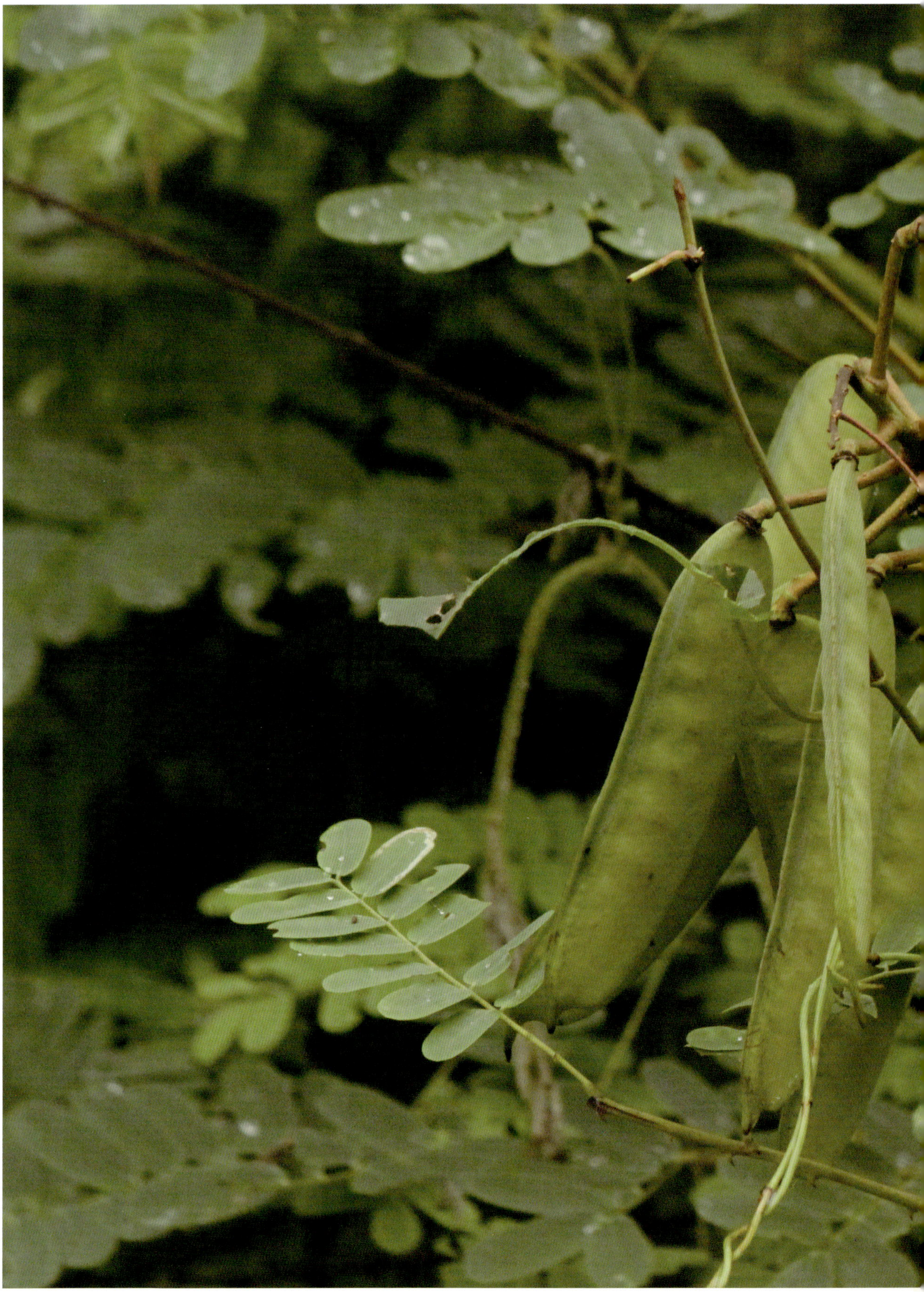

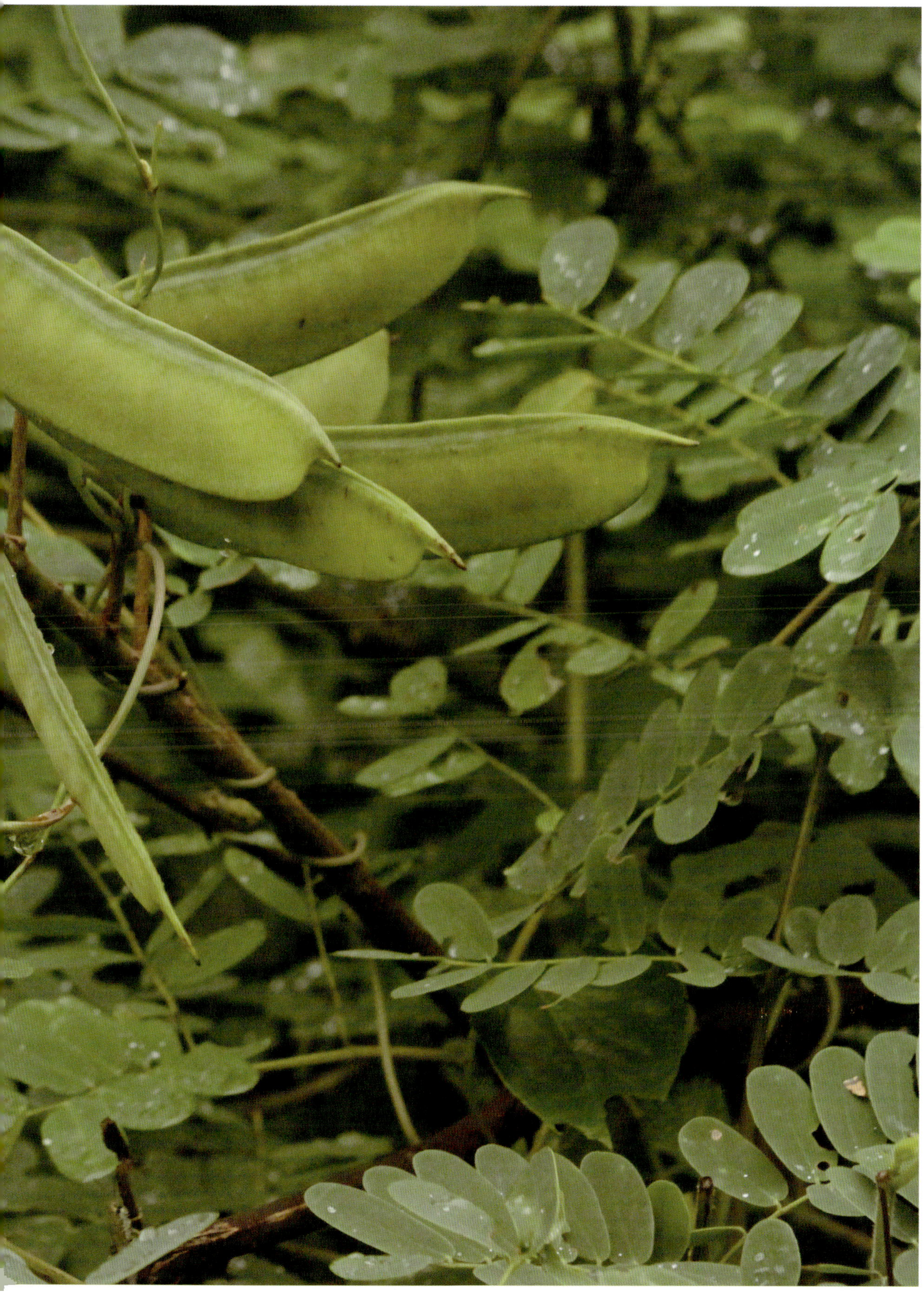

云实

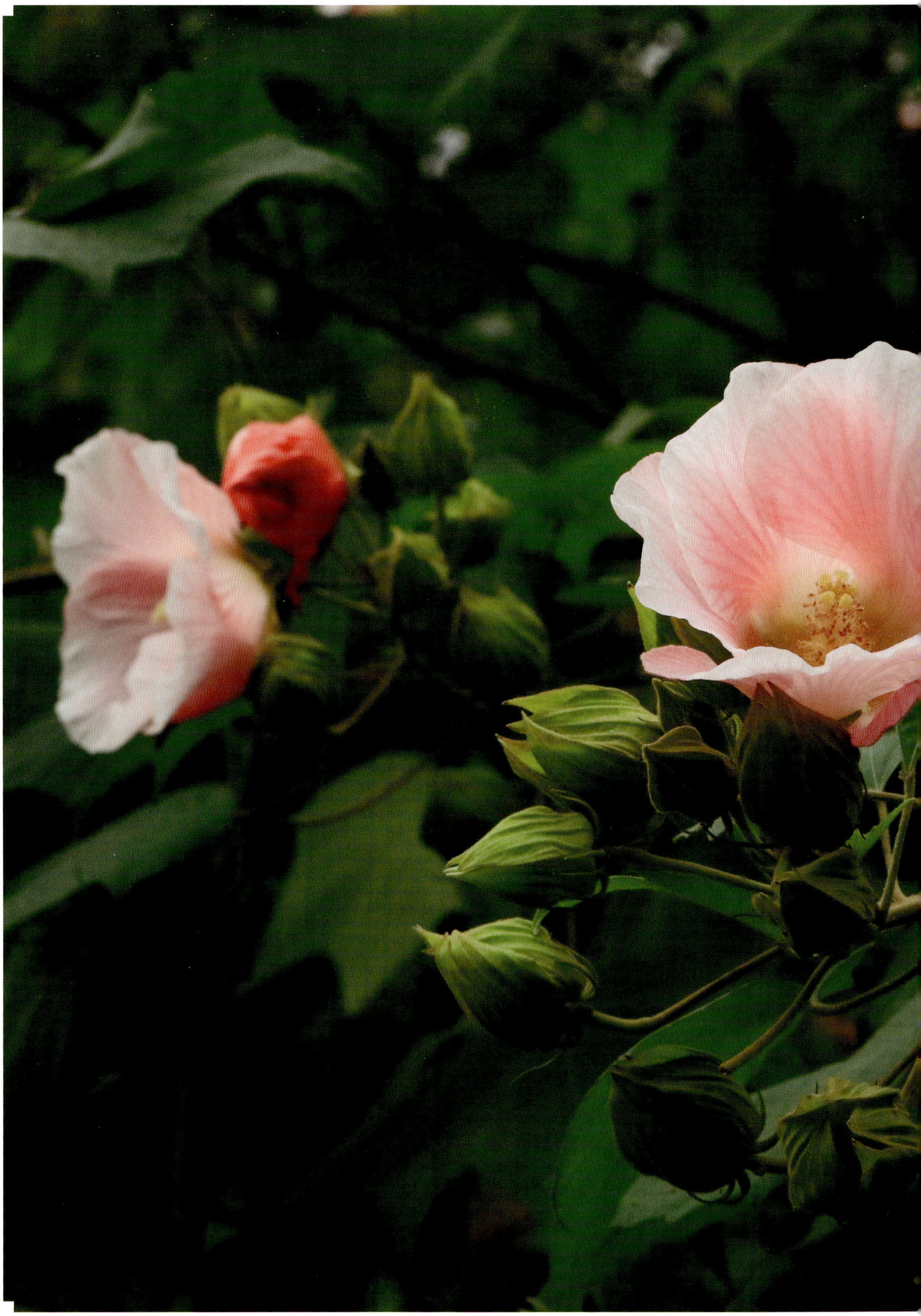

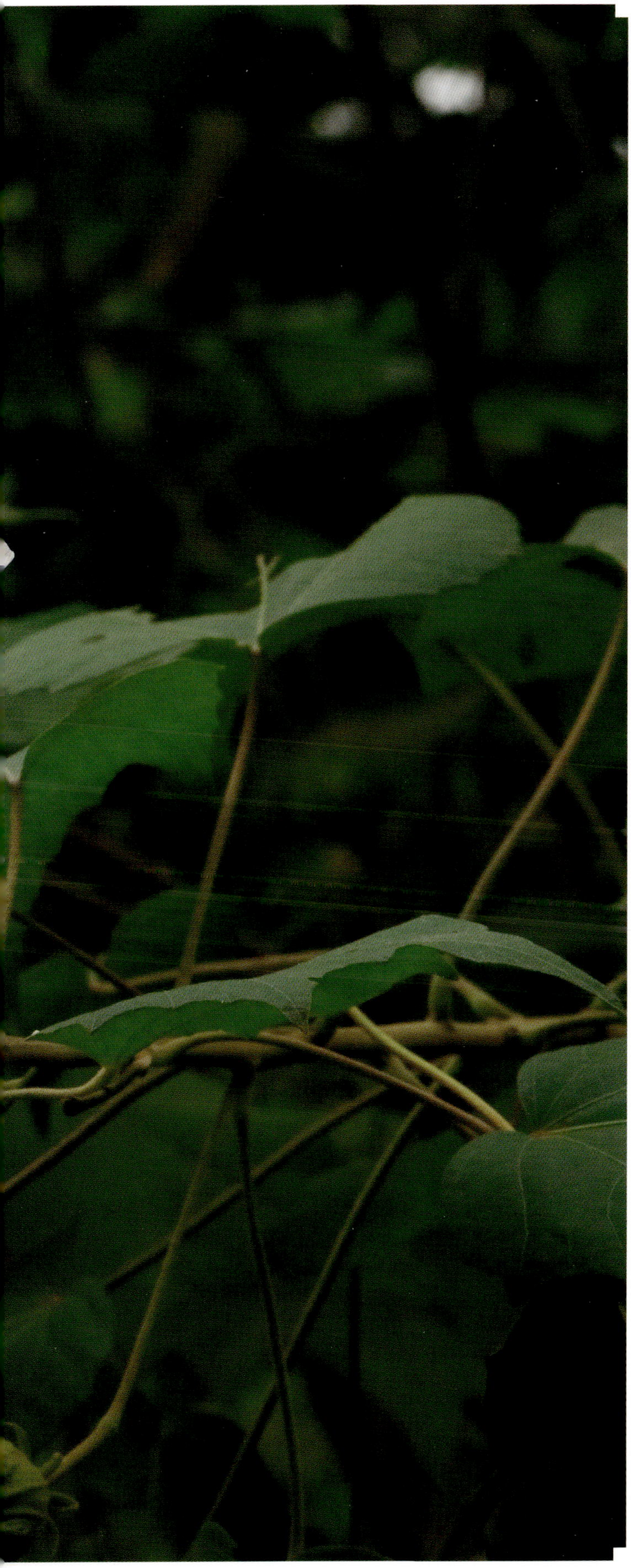

木芙蓉

【水药名】斗板懒。

【别　名】稀饭花、木莲、醉酒芙蓉、芙蓉花、七星花、三变芙蓉。

【来　源】本品为锦葵科植物木芙蓉 *Hibiscus mutabilis* L. 花、叶和根。

【性味归经】味辛，性凉。归肺、肝经。

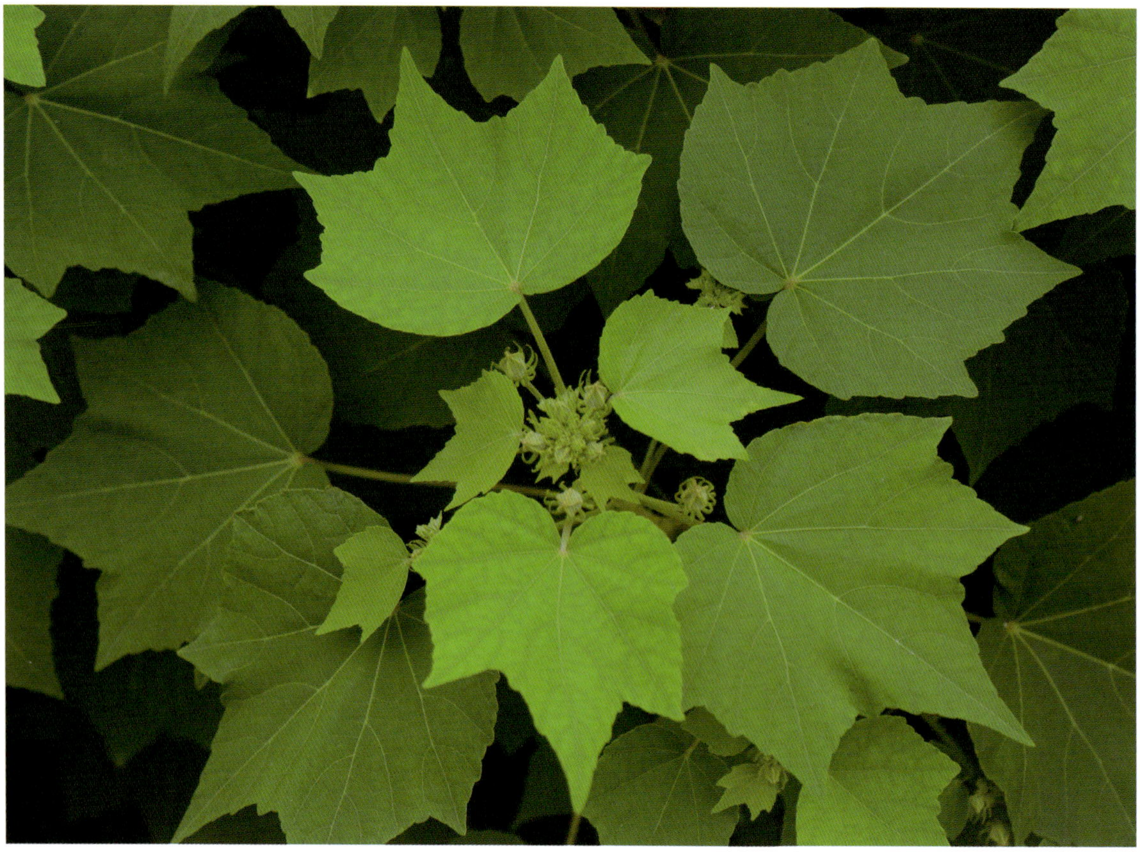

木芙蓉

识别特征

落叶灌木或小乔木，高 2 ~ 5 m。枝被星状短柔毛。叶大，互生，阔卵形至圆卵形，裂片三角形，基部心形，先端短尖或渐尖，边缘有波状钝齿，上面稍有毛，下面密被星状茸毛，有柄。花腋生或簇生长于枝端。早晨开花时白色或粉红色，至下午变深红色；花冠大而美丽，单瓣或重瓣。蒴果球形，室背开裂为 5 瓣，被粗长毛。种子肾形，有长毛。花期 8—10 月。

生境分布

多栽培于庭院，亦有野生。分布于辽宁、河北、山东、陕西、安徽、江苏、浙江、江西、福建、广东、广西、湖南、湖北、四川、贵州和云南等省区。

采收加工

夏、秋二季采摘花蕾，晒干，同时采叶阴干研粉贮存；秋、冬二季挖根，晒干。

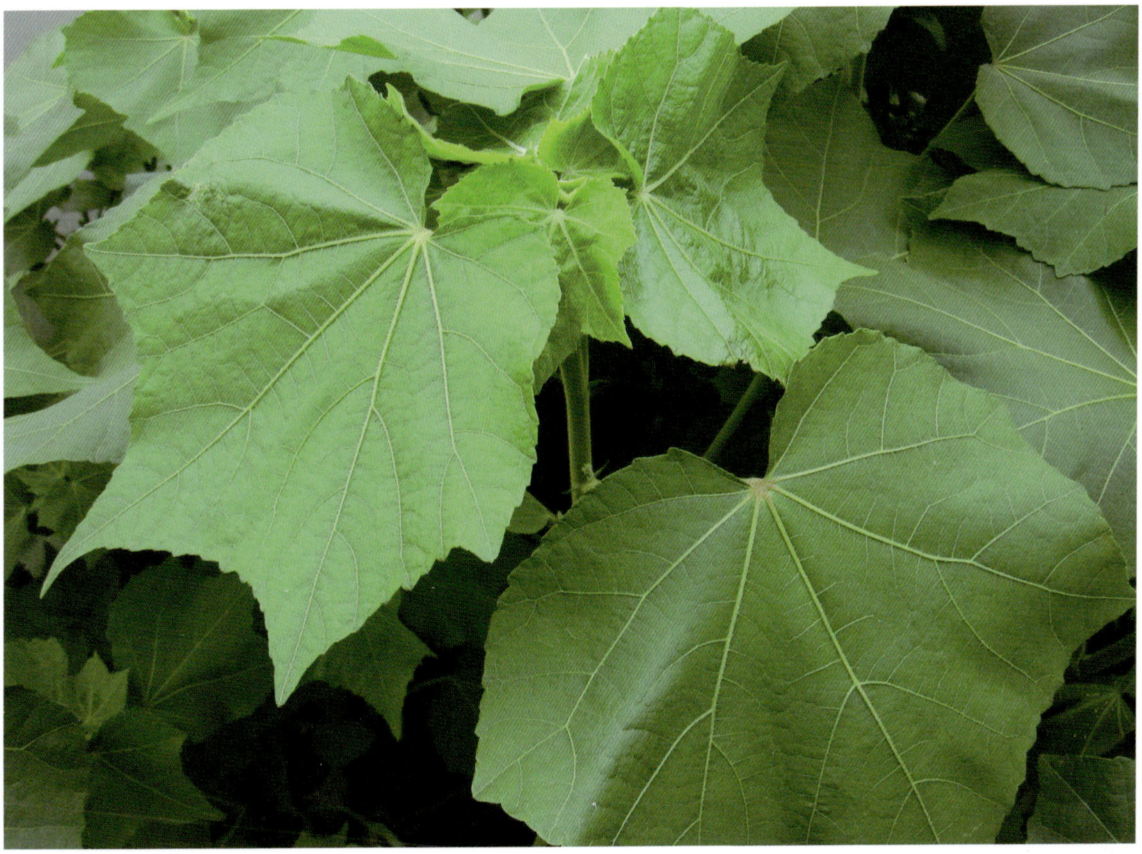

木芙蓉

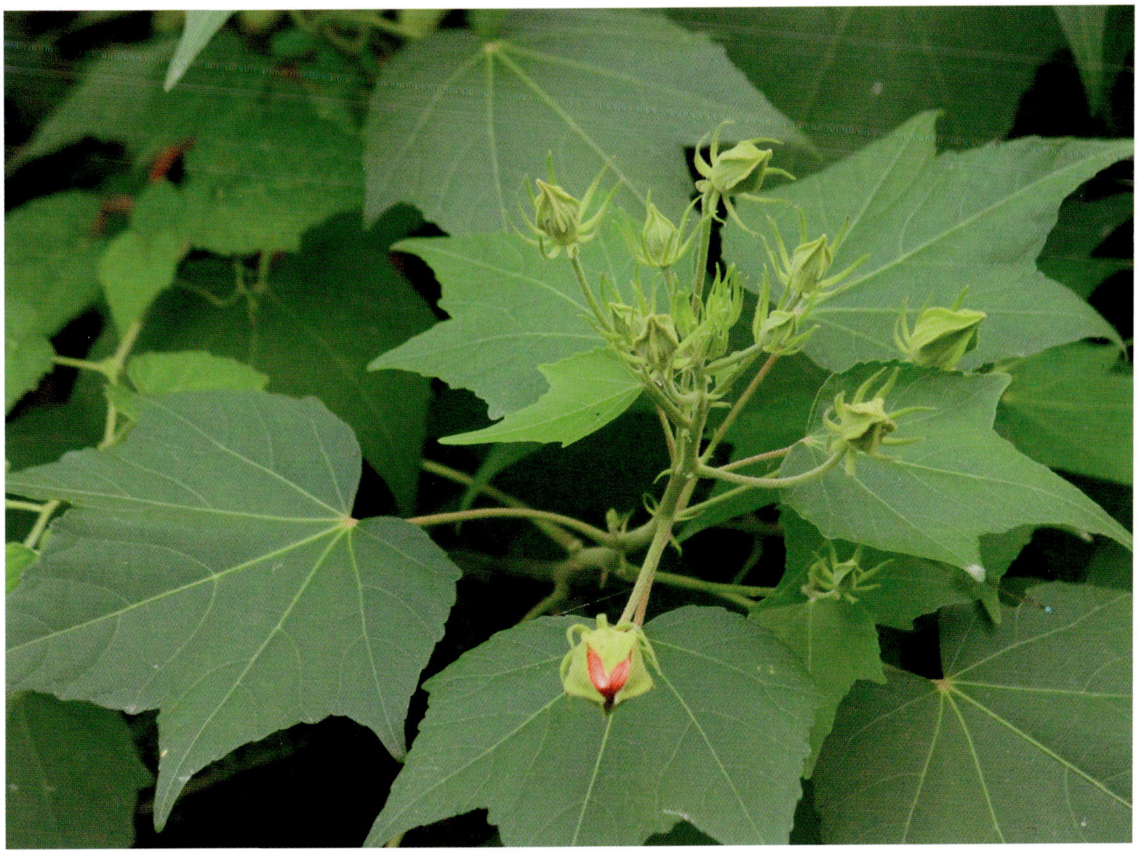

木芙蓉

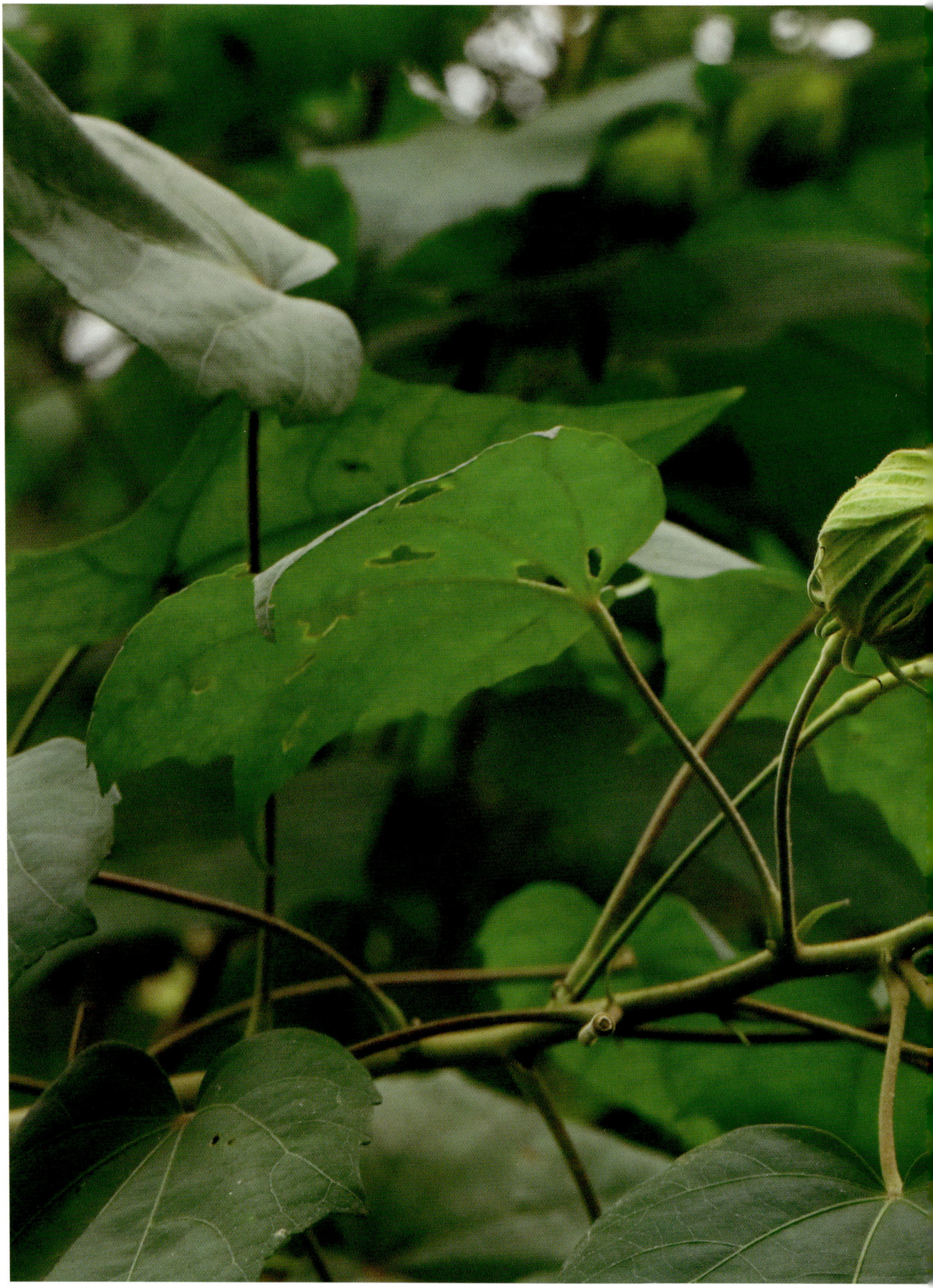

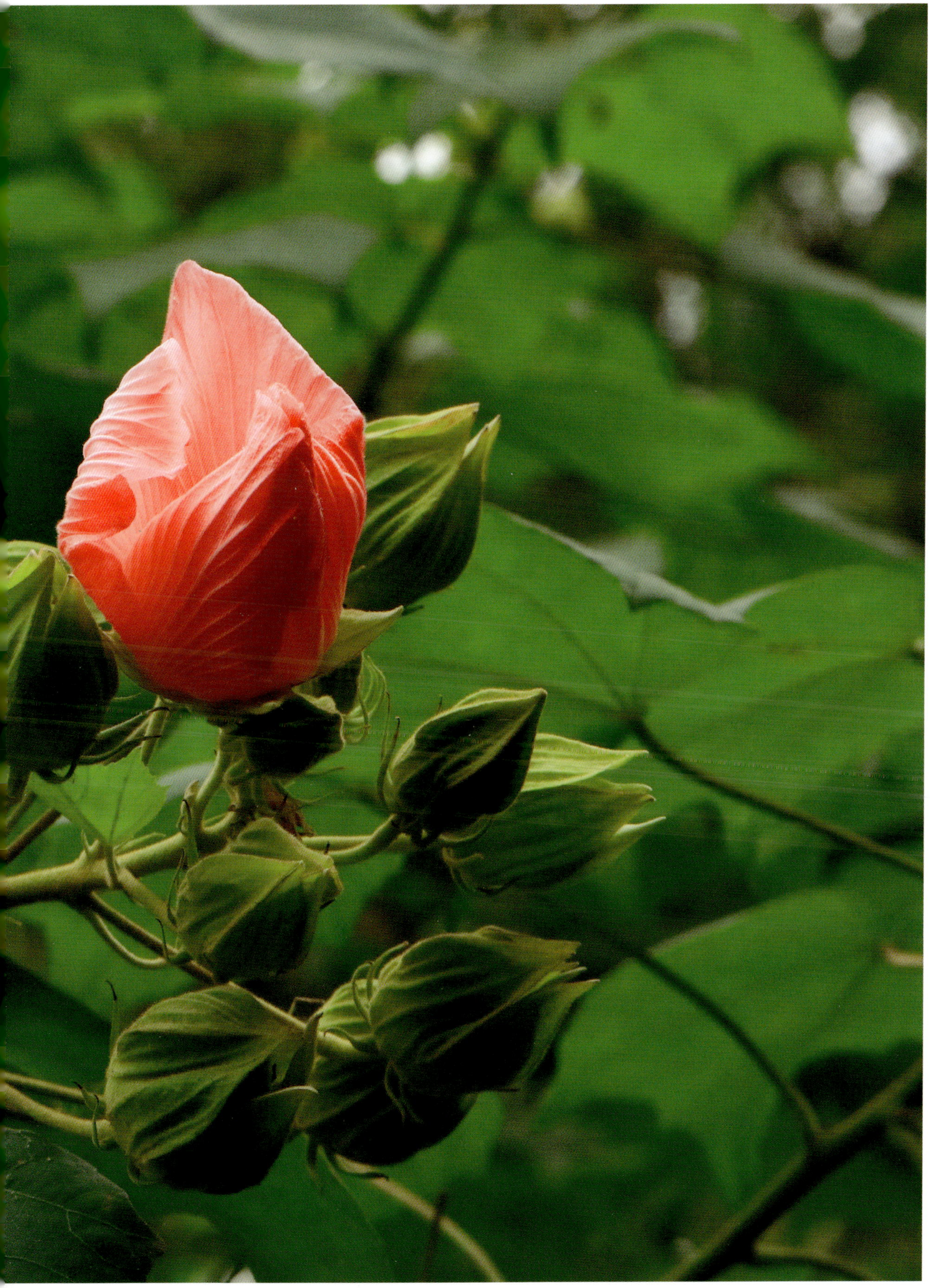

木芙蓉

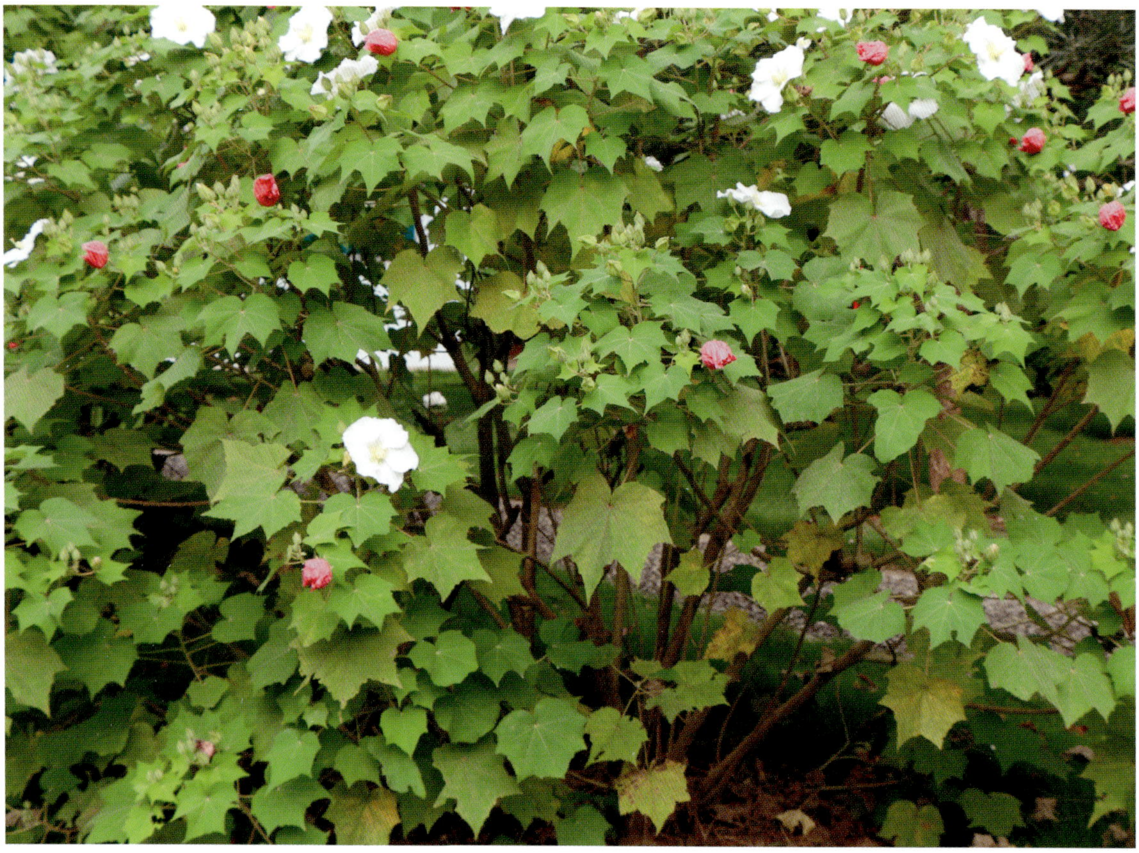

木芙蓉

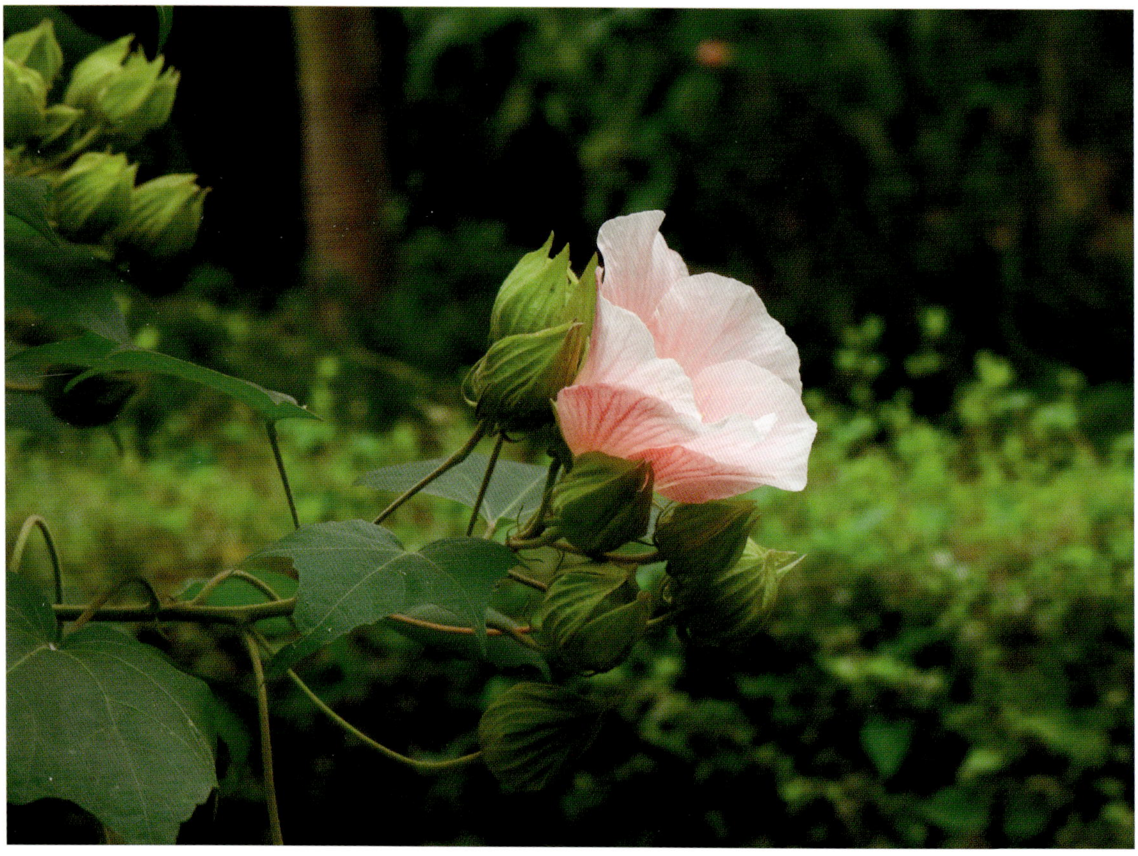

木芙蓉

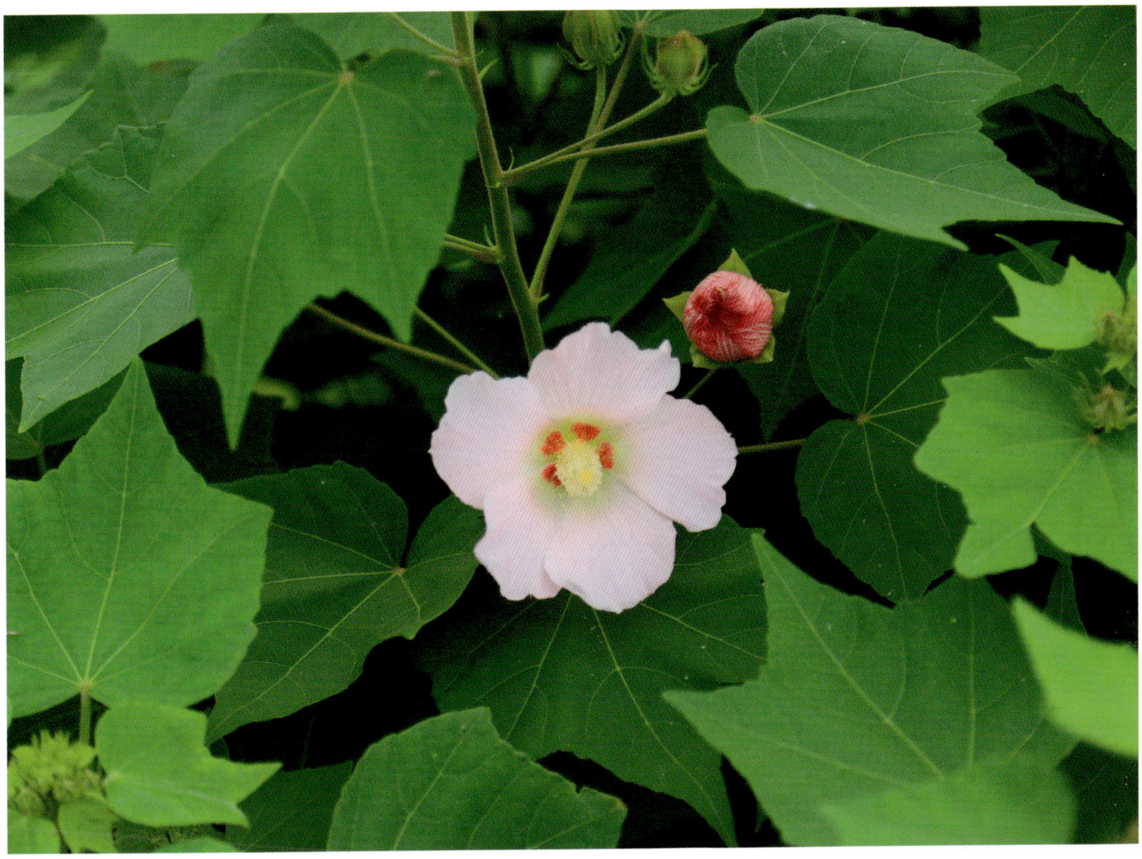

木芙蓉

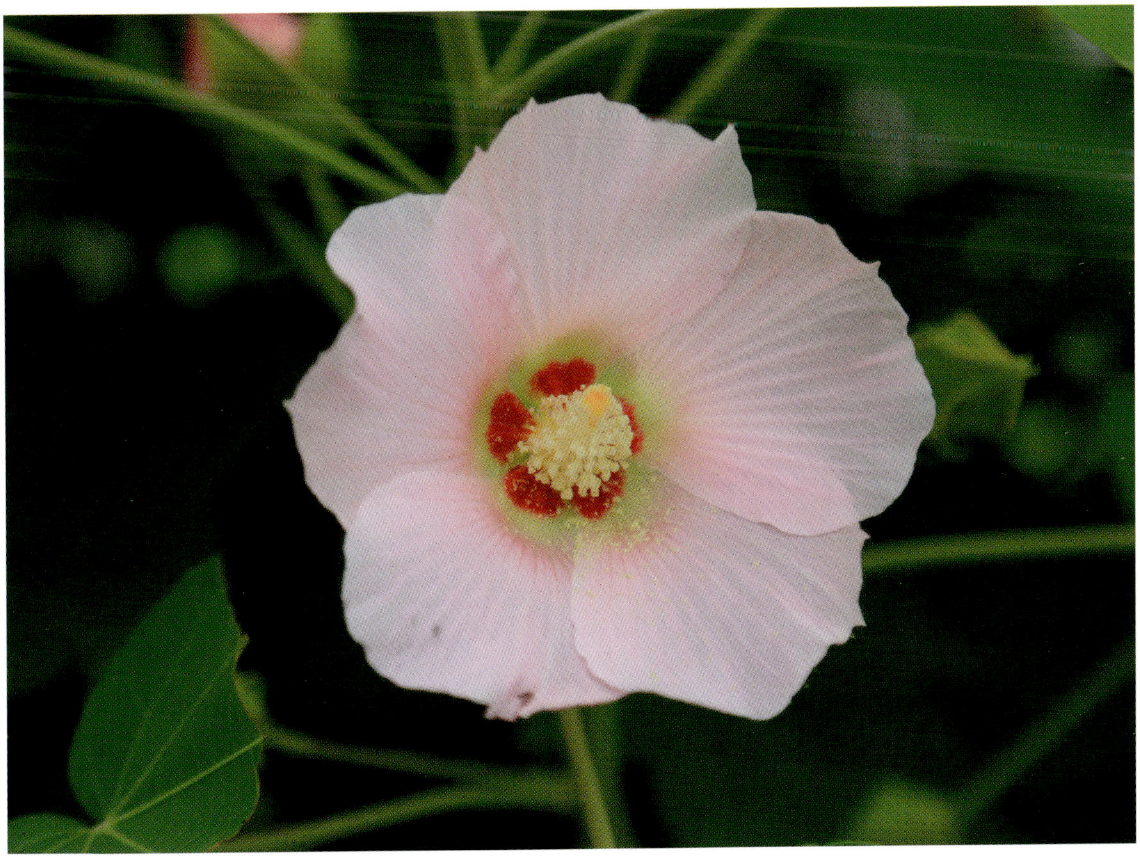

木芙蓉

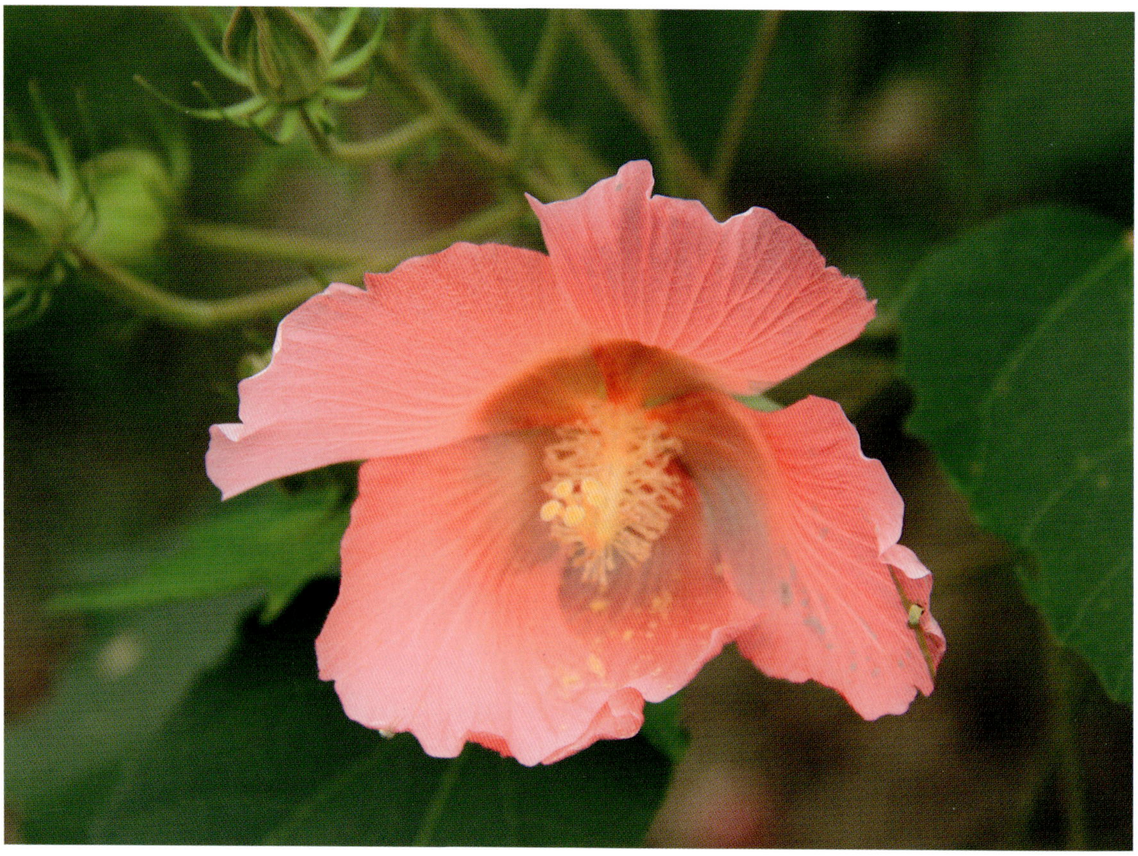

木芙蓉

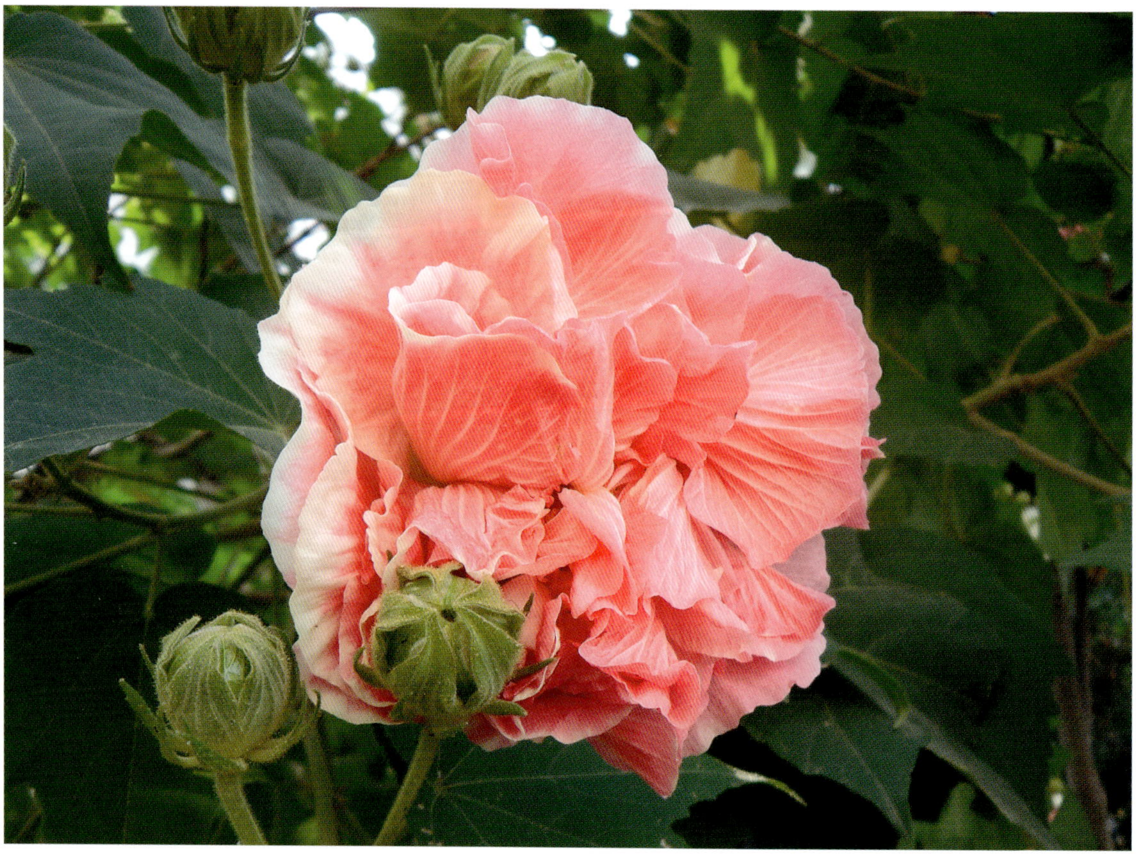

木芙蓉

药材鉴别

花：呈不规则圆柱形，具副萼，10 裂，裂片条形；花冠直径约 9 cm，花瓣 5 或为重瓣，淡棕色至棕红色；花瓣呈倒卵圆形，边缘微弯曲，基部与雄蕊柱合生；花药多数，生于柱顶；雌蕊 1 枚，柱头 5 裂。气微香，味微辛。

叶：本品多卷缩、破碎，全体被毛。完整叶片展平后呈卵圆状心形，宽 10 ~ 20 cm，掌状 3 ~ 7 浅裂，裂片三角形，边缘有钝齿。上表面暗黄绿色，下表面灰绿色，叶脉 7 ~ 11 条，于两面突起。叶柄长 5 ~ 20 cm，气微，味微辛。

功效主治

清热，凉血，化瘀，消肿，解毒。主治痈肿，疔疮，跌打损伤，烫伤，肺热咳嗽，吐血，崩漏，白带。

用法用量

内服：10 ~ 60 g，煎汤。外用：研末调敷或鲜品捣敷。为痈疽外敷要药。

民族药方

1．一切痈疽疔疮肿毒　鲜木芙蓉叶适量。捣烂围敷。

2．毒蛇咬伤　鲜木芙蓉叶、鬼针草各适量。捣烂外敷（先将伤口处理后）。

3．肺虚咳嗽　木芙蓉花 30 ~ 60 g，糯米、大米各半。煮稀饭吃。

4．跌打损伤，骨折　木芙蓉根、血丹归、马兰嫩叶各等份。捣绒外敷。

使用注意

虚寒患者及孕妇禁服。

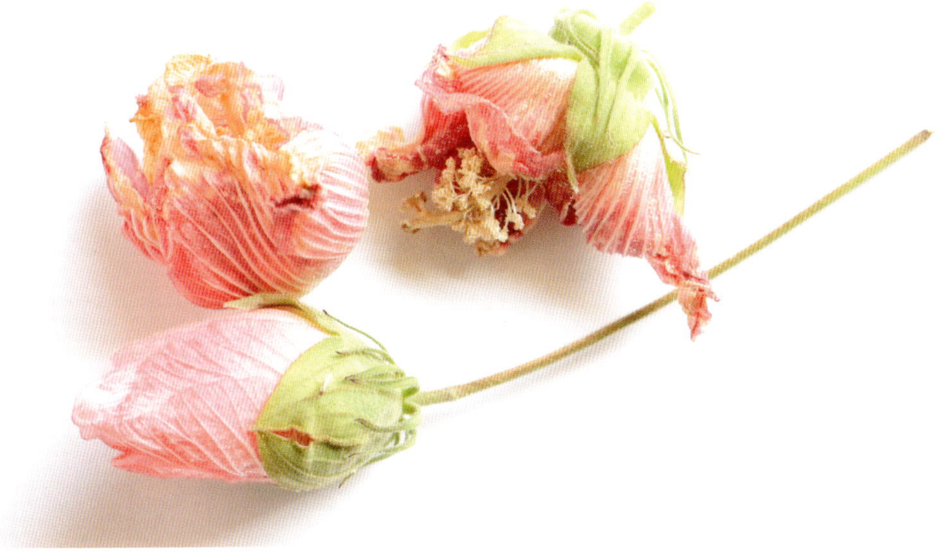

木芙蓉花药材

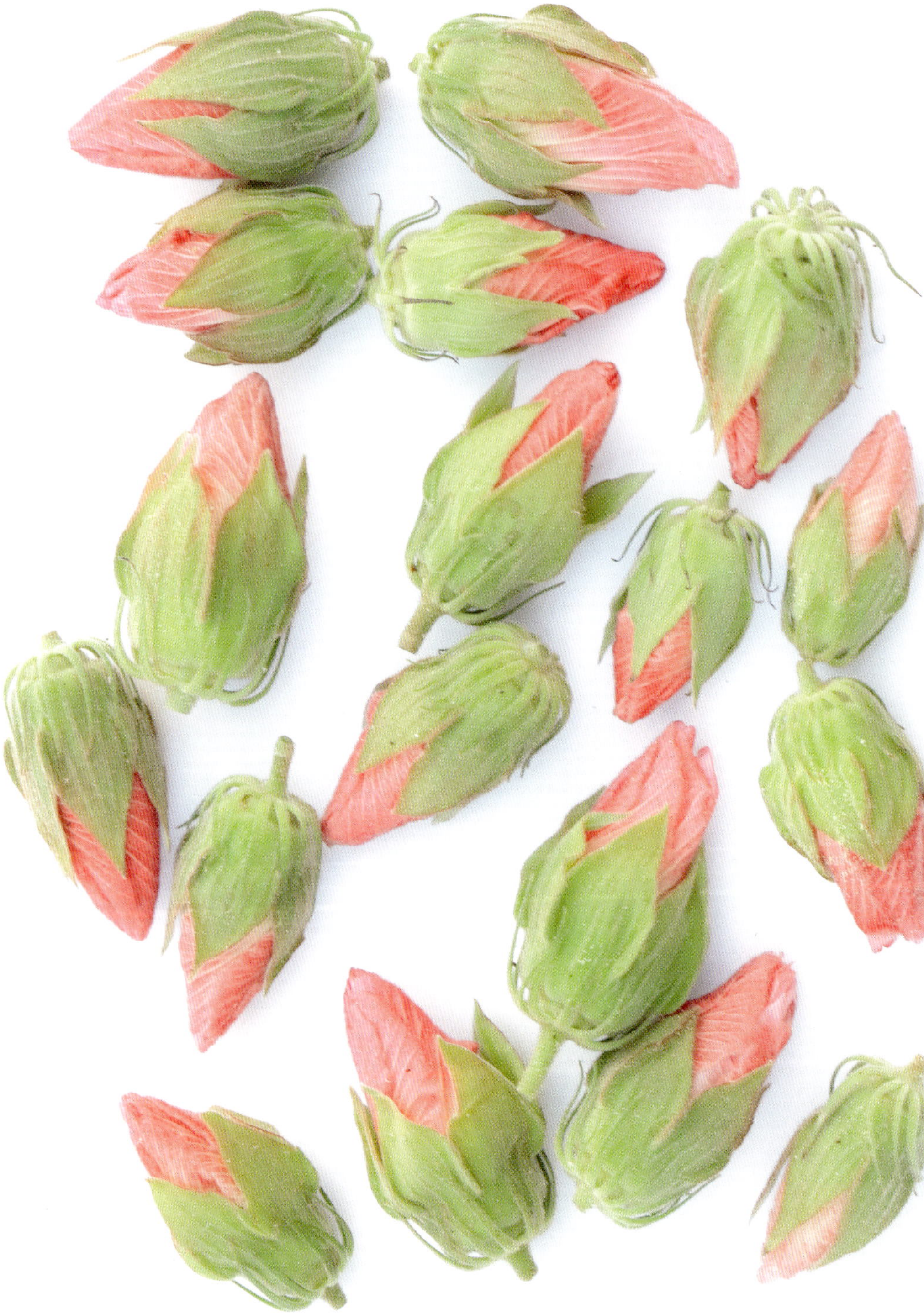

木芙蓉花药材

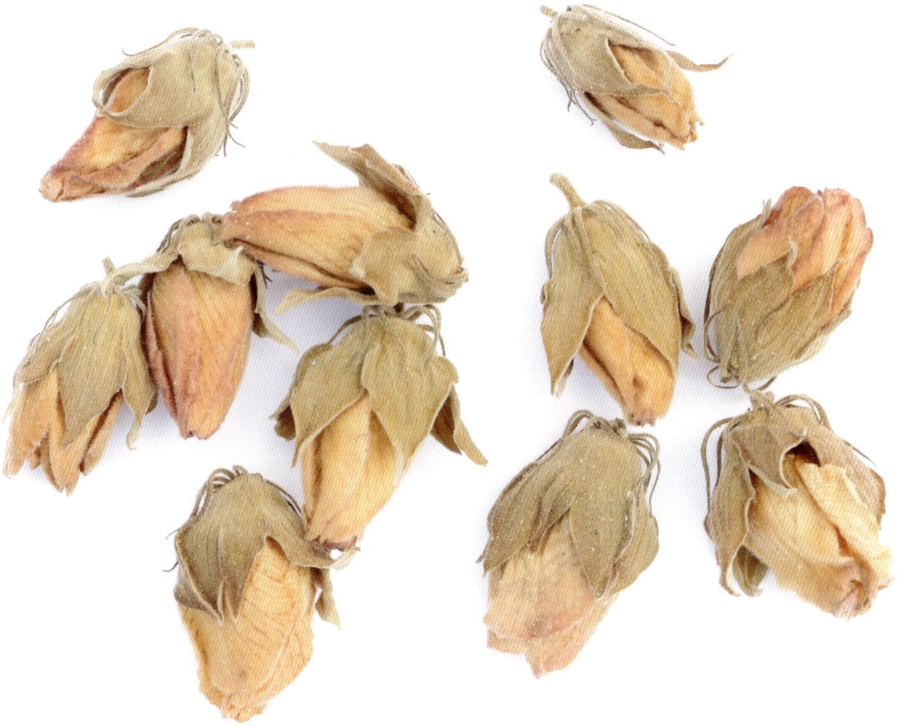

木芙蓉花饮片

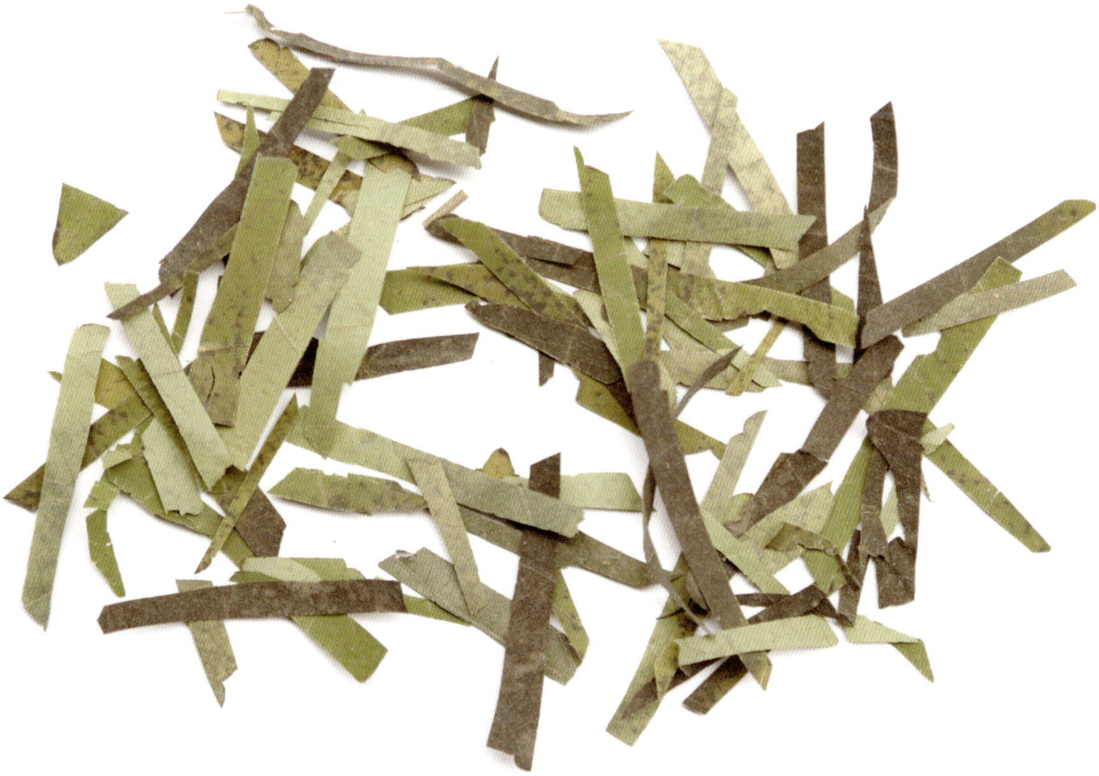

木芙蓉叶饮片

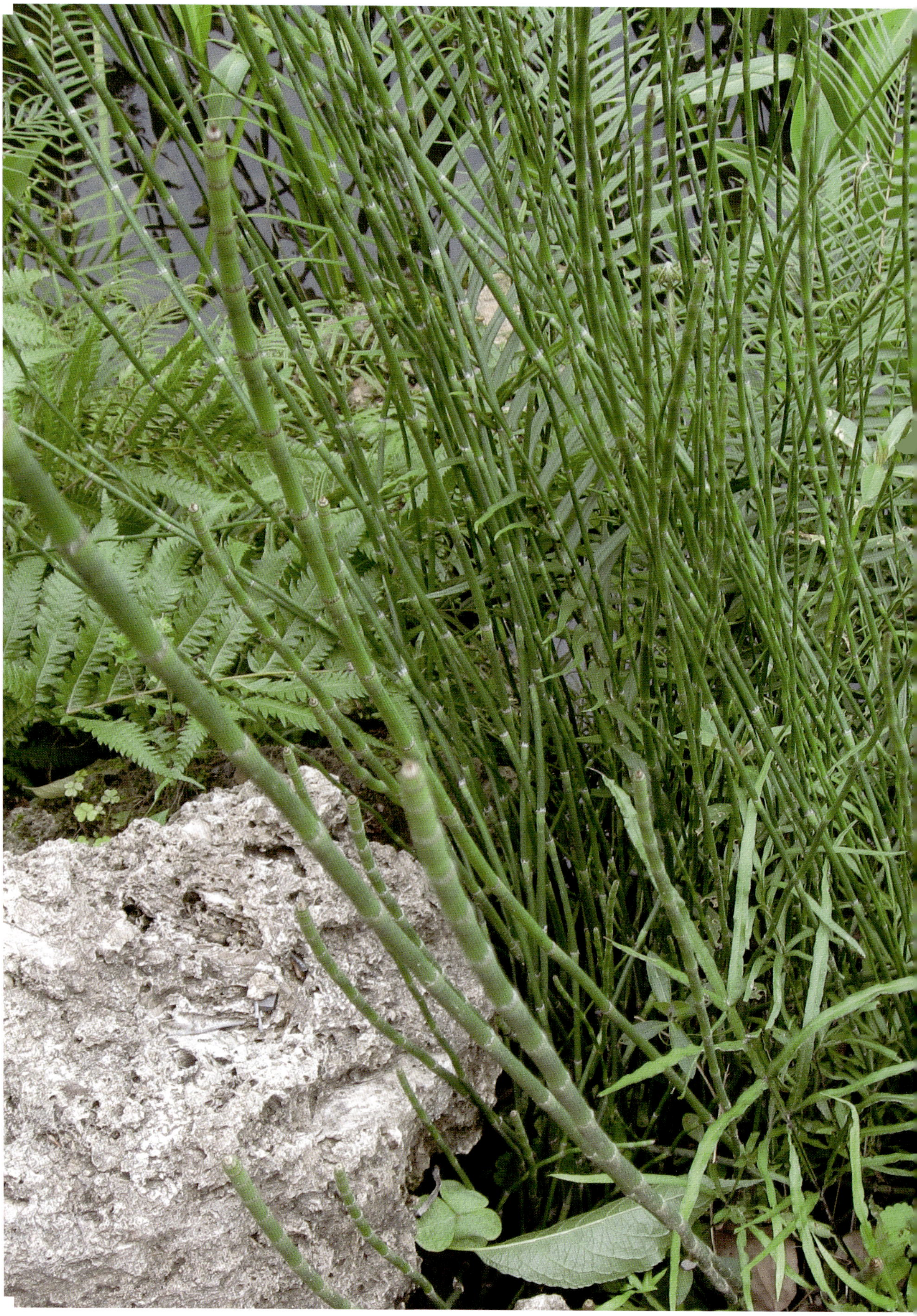

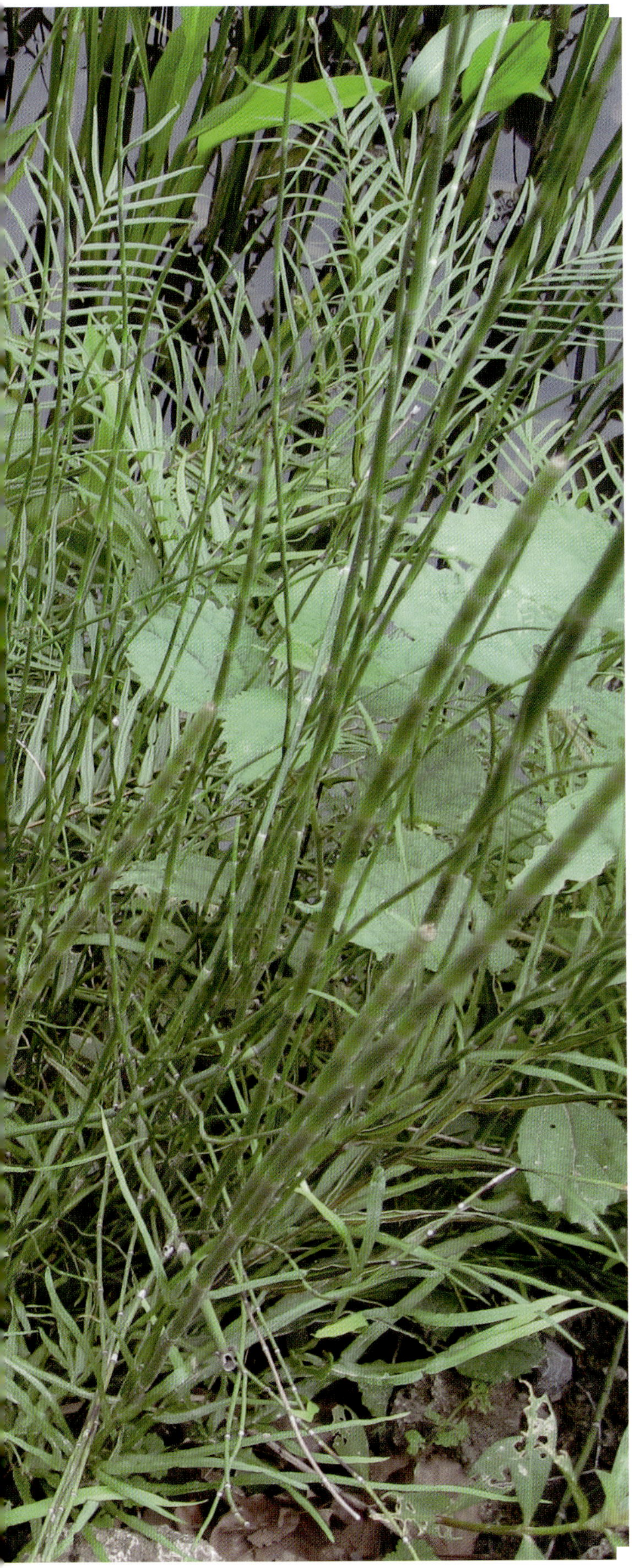

木贼

【水药名】所骂。

【别　名】笔头草、节节草、节骨草、谷节草。

【来　源】本品为木贼科植物木贼 *Equisetum hyemale* L. 的全草。

【性味归经】味甘、苦，性平。归肺、肝经。

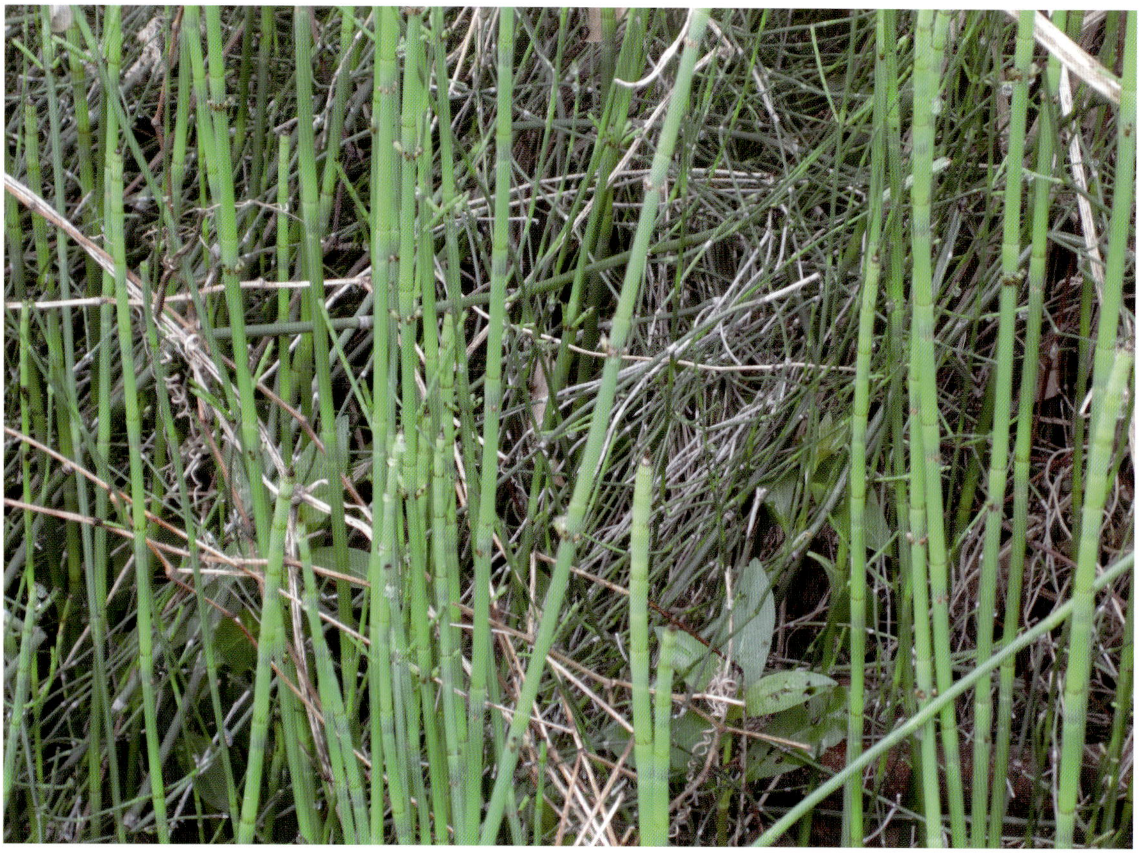

木贼

识别特征

多年生草本，根茎短，黑色，匍匐，节上长出密集成轮生的黑褐色根。茎丛生，直立不分枝，圆筒形，直径 0.2 ~ 0.4 cm，有关节状节，节间中空，茎表面有纵肋棱。叶退化成鳞片状，基部合生成筒状的鞘。孢子囊穗生长于茎顶，长圆形，先端具暗褐色的小尖头，由许多轮状排列的六角形盾状孢子叶构成。孢子多数，球形。

生境分布

生长于河岸、溪边、杂草地。分布于黑龙江、吉林、辽宁、河北、安徽、湖北、四川、贵州、云南、山西、陕西、甘肃、内蒙古、新疆、青海等省区。

采收加工

夏、秋采收，割取地上部分，洗净，晒干。

药材鉴别

本品为干燥全草，呈长管状，中空有节，不分枝。长 30 ~ 60 cm，直径约 5 mm，每节长 3 ~ 6 cm。表面灰绿色或黄绿色，有多数纵枝，顺直排列，其上密生细刺，触之有粗糙感。节处有筒状深棕色的鳞叶。易自节处拔脱。质脆，易折断，断面中空，内有灰白色或浅绿色的薄瓤。气无，味甘，微苦涩。以茎粗长、色绿、质厚、不脱节者为佳。

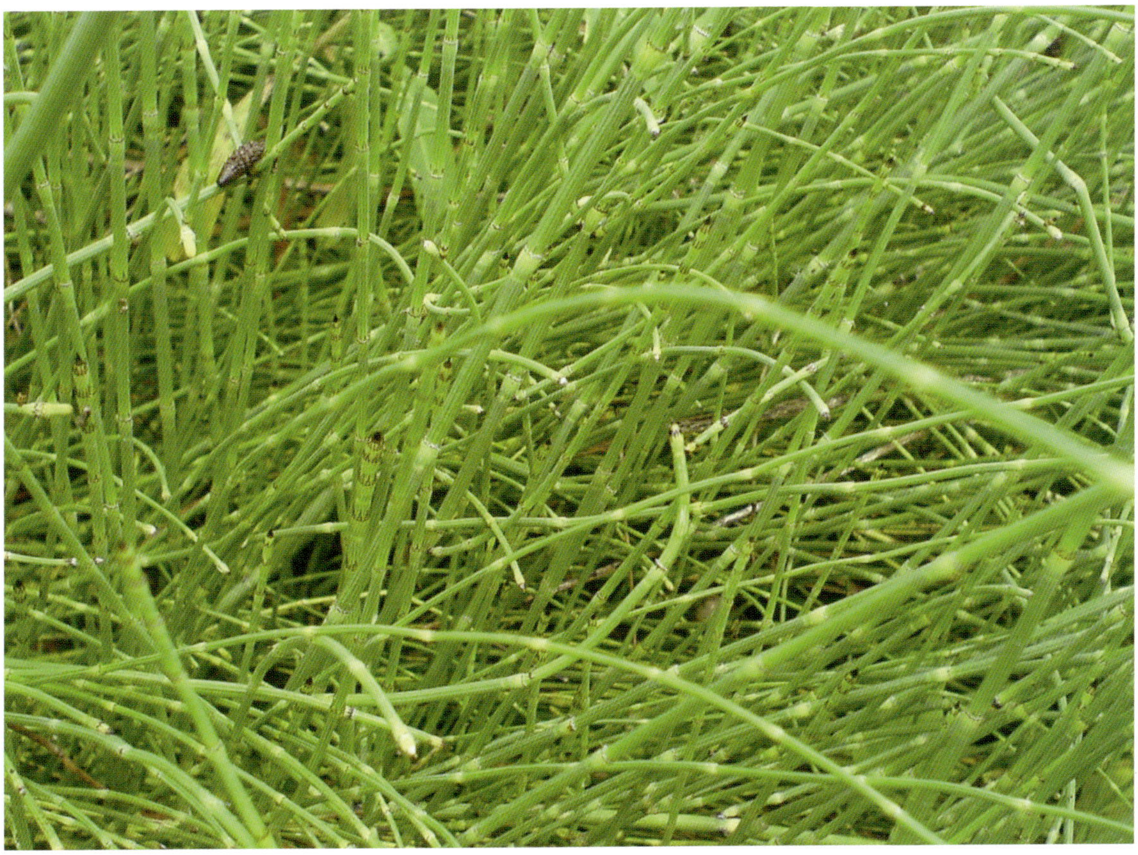

木贼

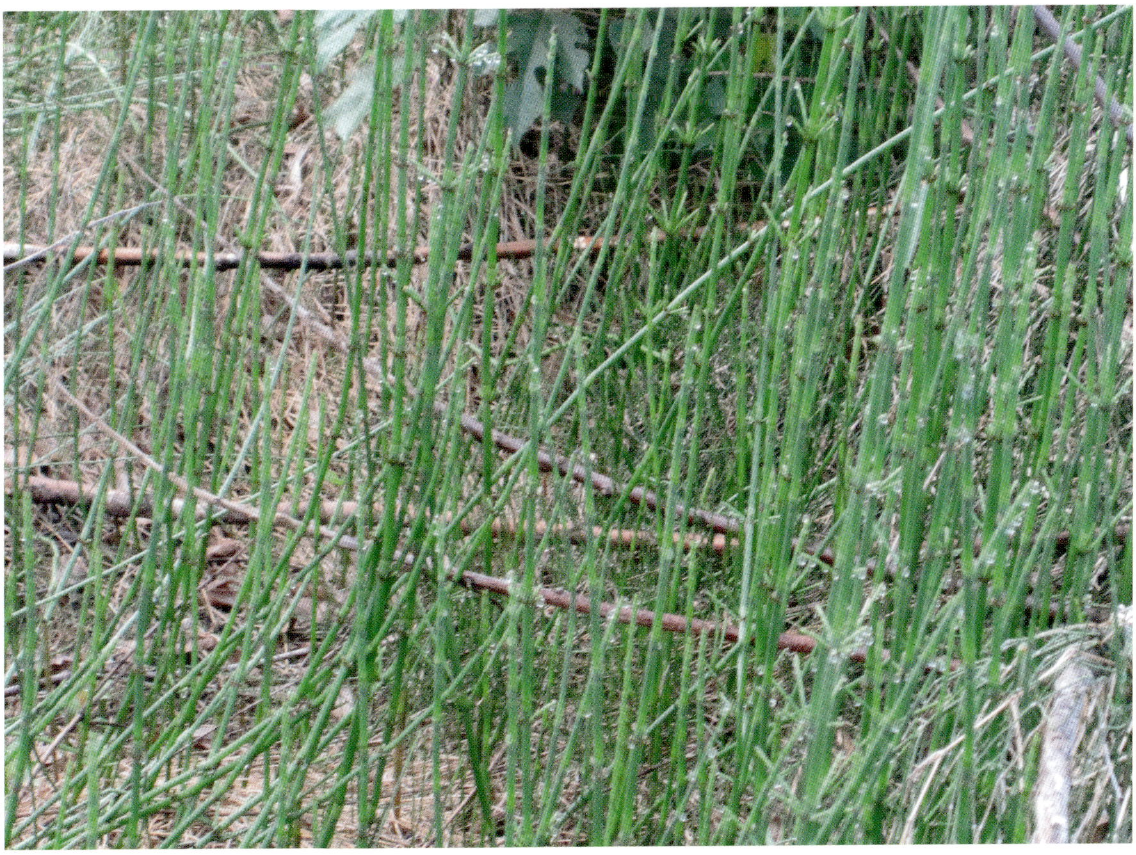

木贼

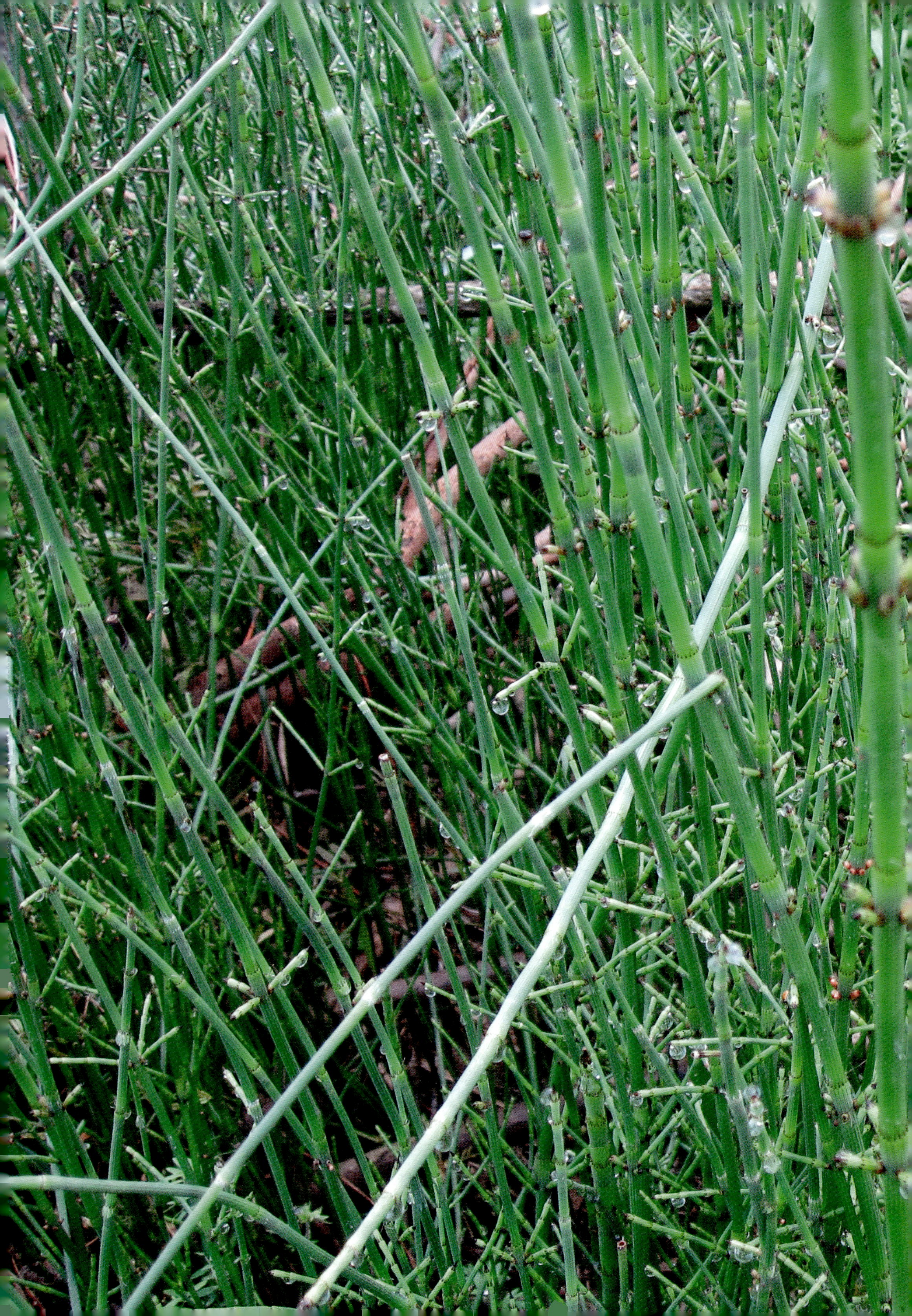

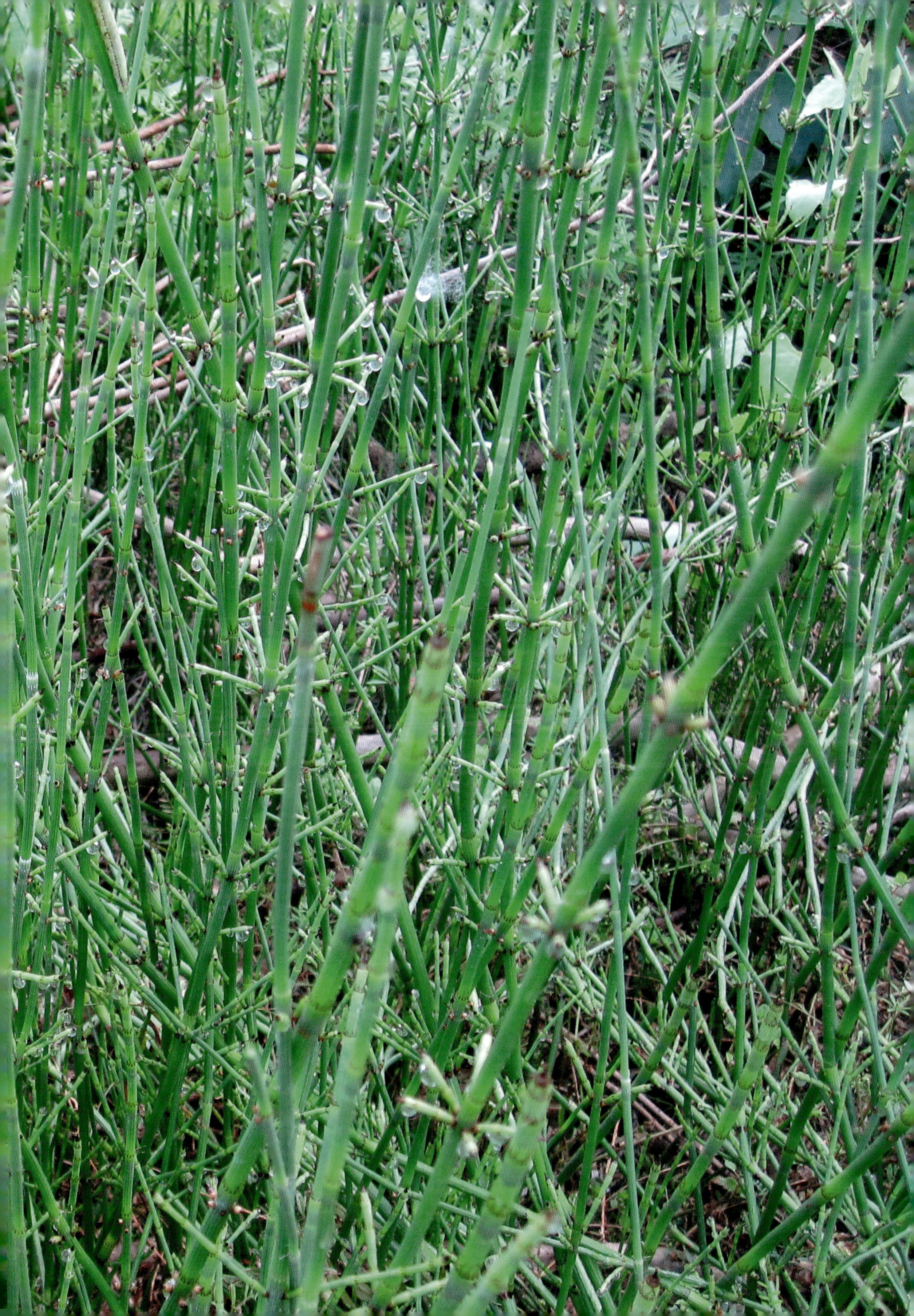

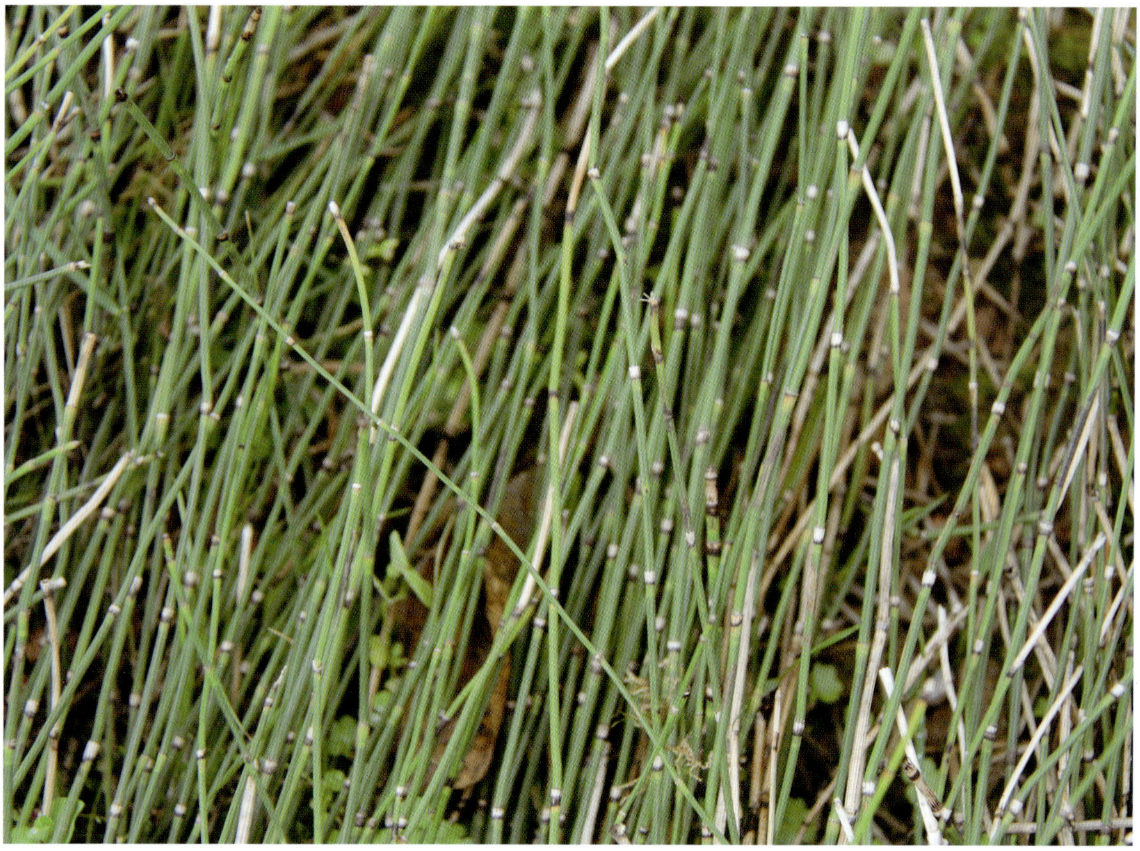
木贼

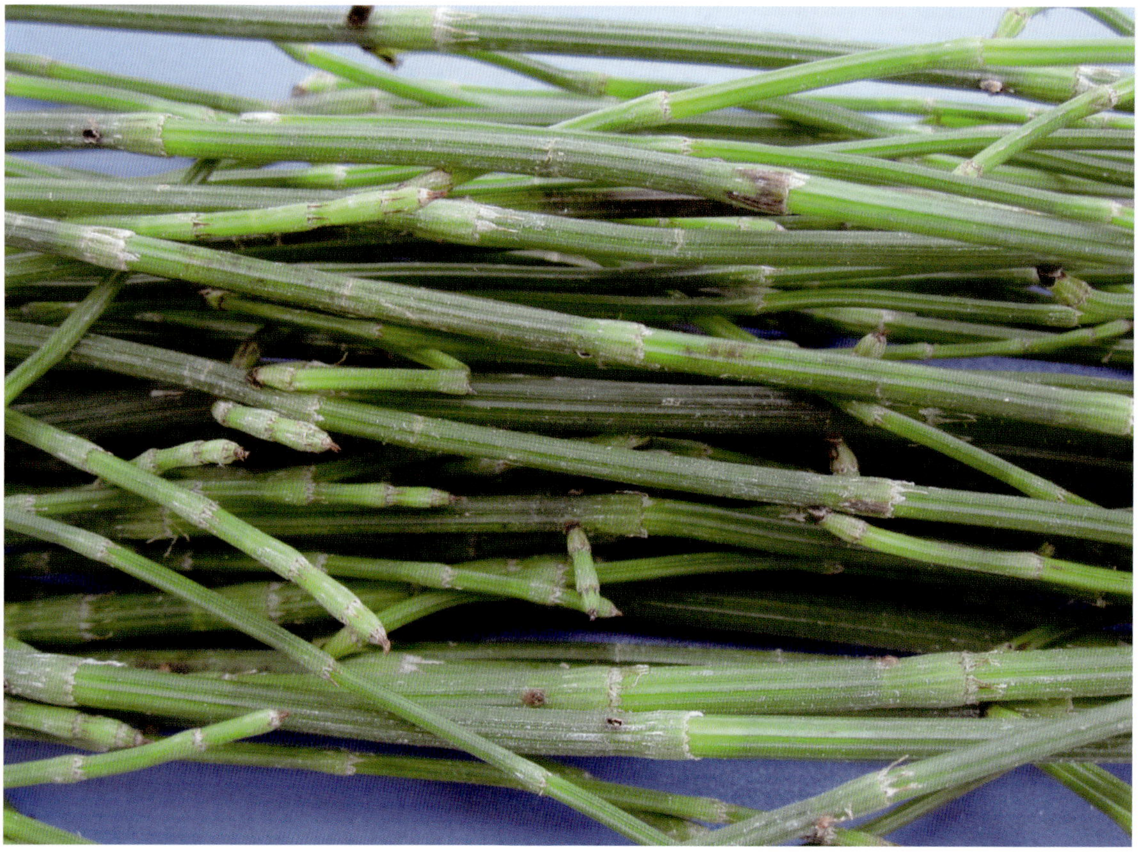
木贼

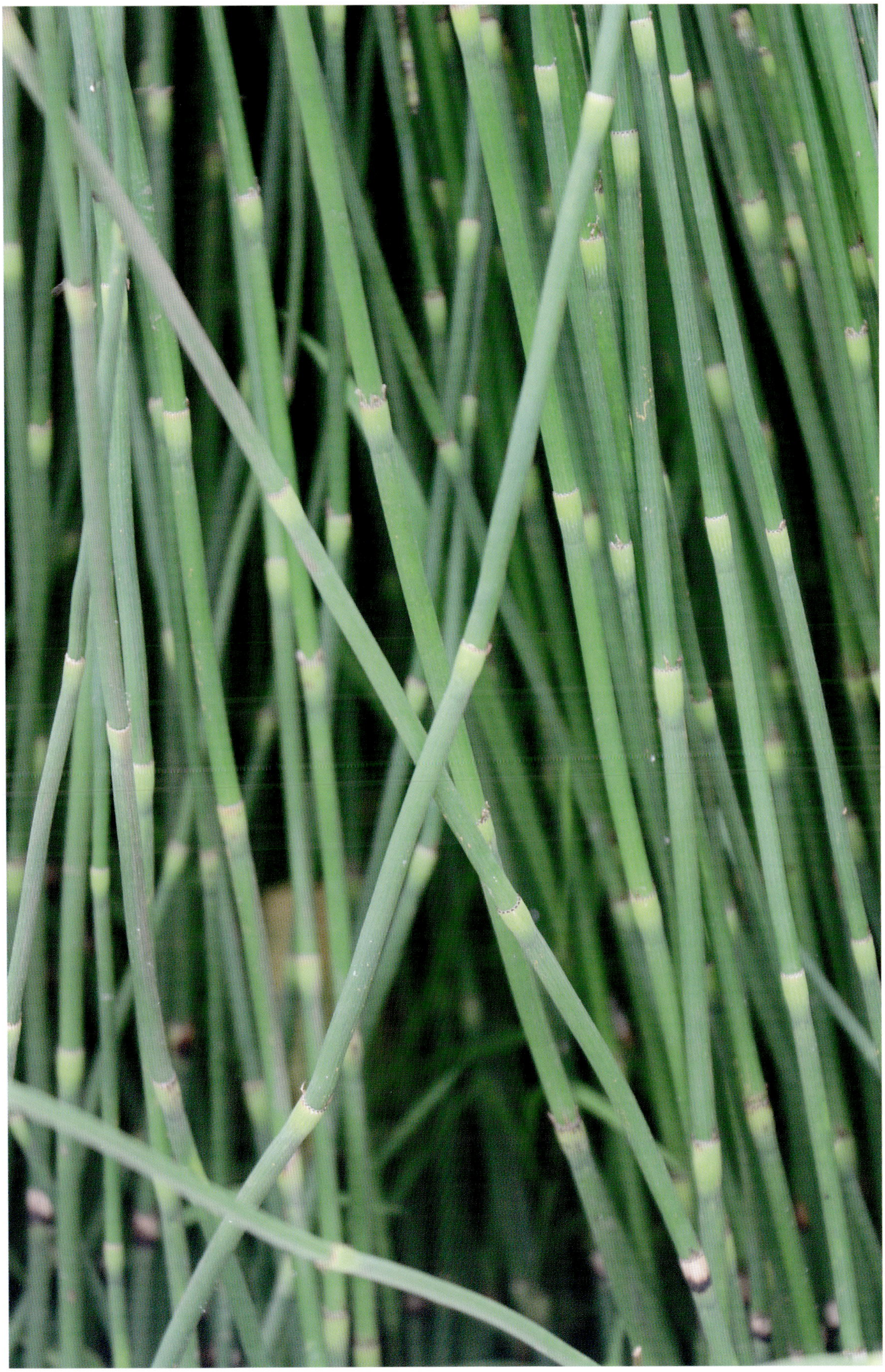

木贼

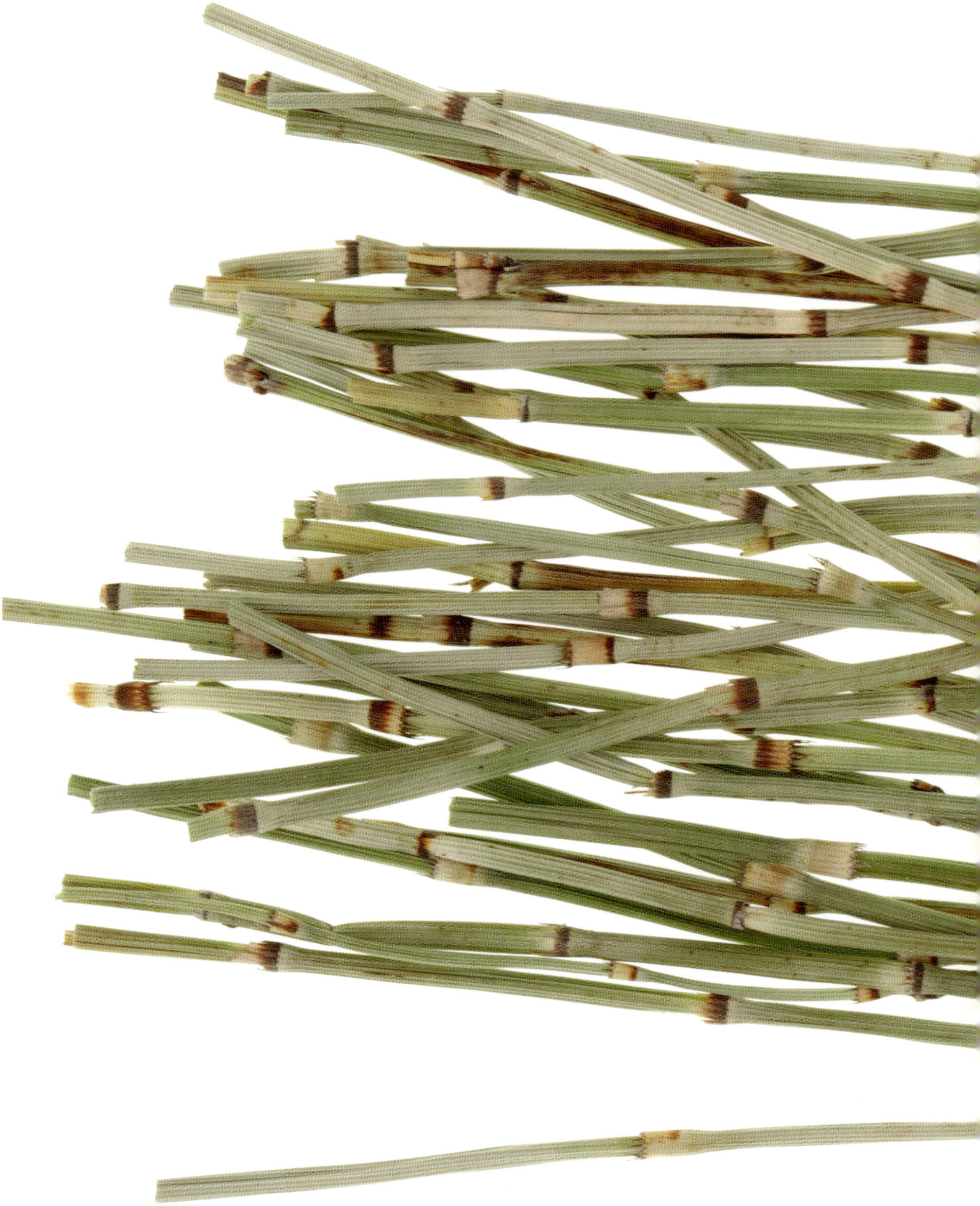

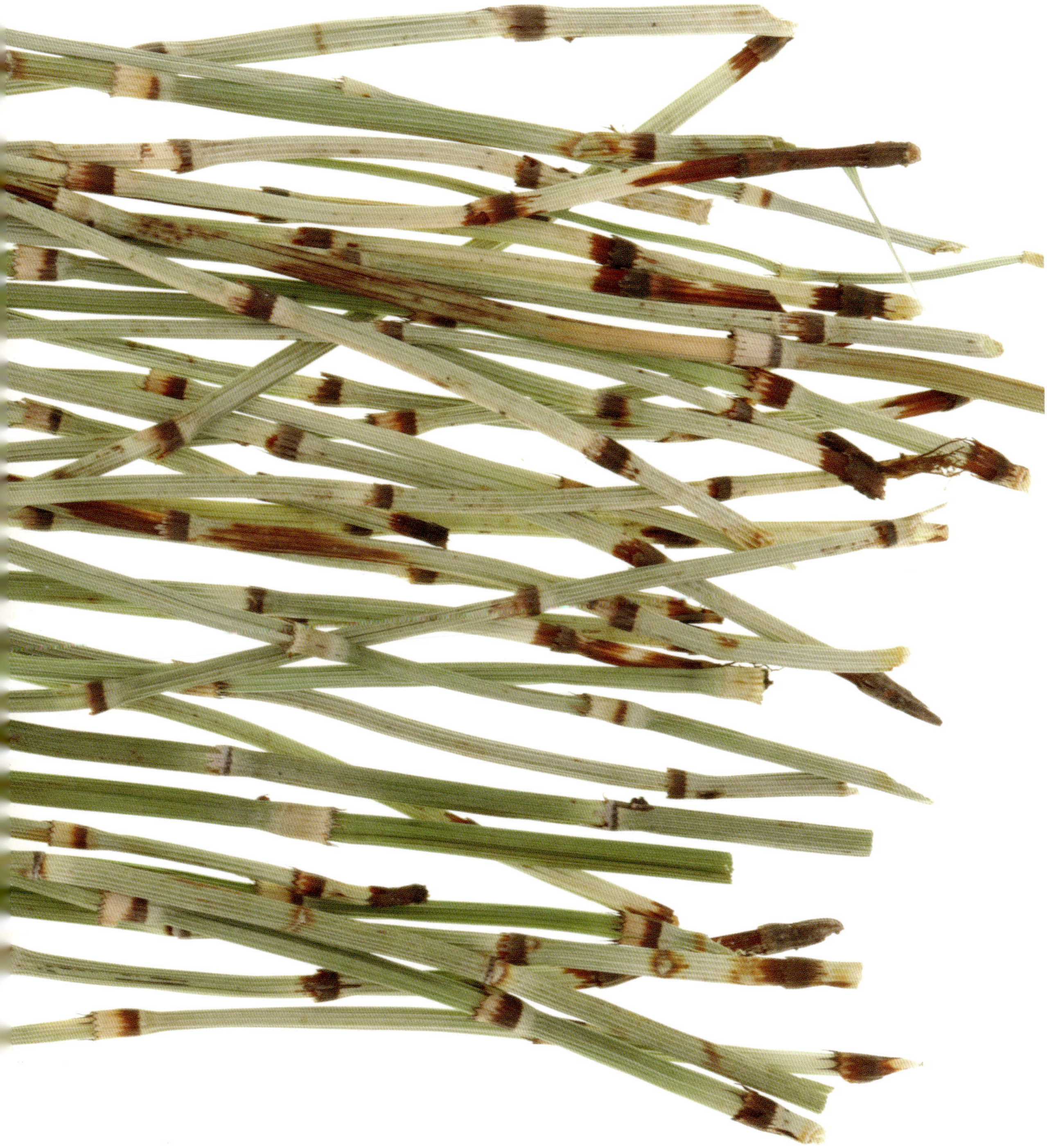

木贼药材

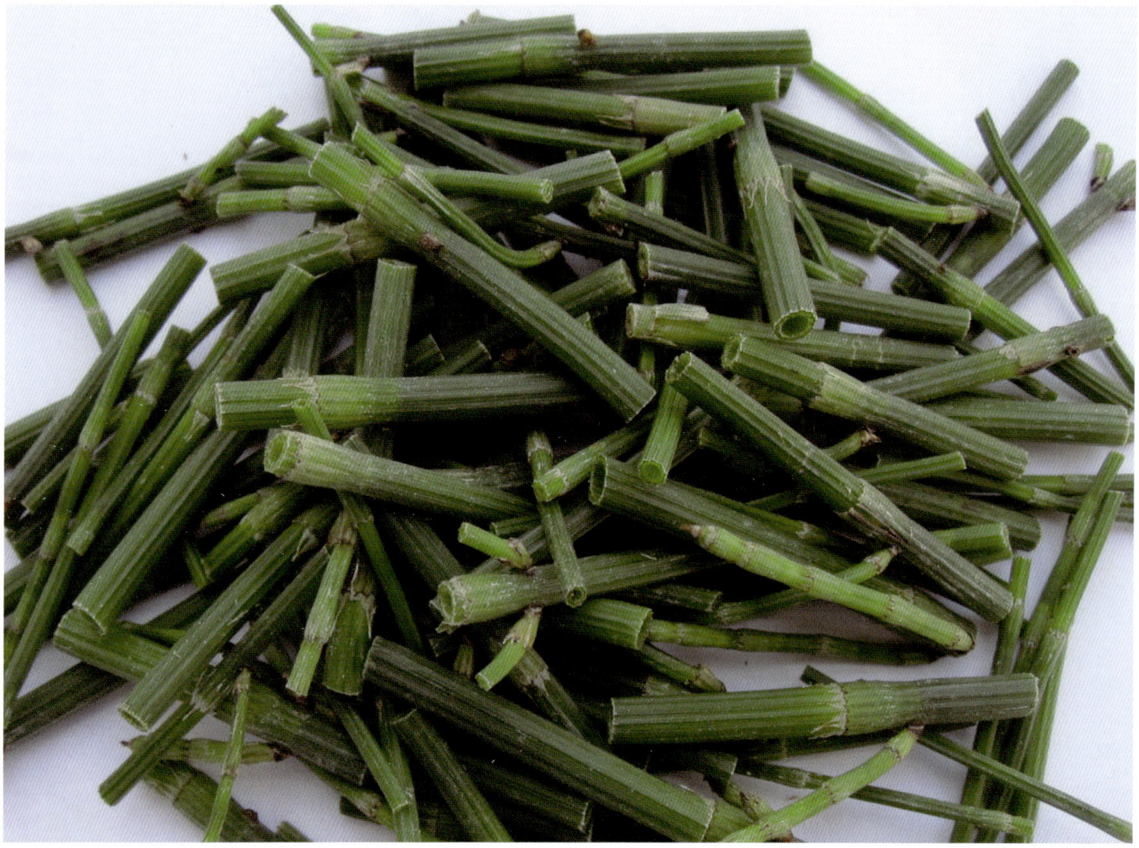

木贼药材

功效主治

疏风散热，解肌，退翳。主治目生云翳，迎风流泪，肠风下血，血痢，脱肛，疟疾，喉痛，痈肿。

用法用量

内服：10 ~ 30 g，煎汤；或入丸、散服。外用：研末敷。

民族药方

1. **目翳多泪** 木贼、苍术各 30 g。研为细末，每次服 6 g，茶调下，或蜜丸亦可。
2. **风寒湿邪，欲发汗者** 木贼 30 g，生姜、葱白各 15 g。水煎热饮，即汗。
3. **咽喉红痛** 鲜木贼草适量。捣绞汁调蜜服。
4. **急性结膜炎** 木贼、桑叶、菊花、黄芩、蒲公英各 10 g。水煎服。
5. **小便淋漓** 木贼、车前草各 30 g，防风 20 g，丝瓜络 15 g。水煎服。

6．目生翳障 木贼、谷精草、决明子各 10 g，蝉蜕 3 g。水煎服。

7．水疱型脚气，水肿 木贼 12 g，浮萍 9 g，赤小豆 90 g，大枣 6 枚。先将木贼、浮萍水煎去渣，加赤小豆、大枣煮烂，分次服，每日 1 剂，连服 3 ~ 5 日。

8．目赤肿痛流泪 木贼、车前草各 15 g，九里明 10 g。水煎服。

9．寻常疣（鱼瘊子），扁平疣 木贼草、香附各 30 g。水煎，乘温浸泡患处，并加以揉搓，每次半小时，连用 3 ~ 7 日。

10．白浊 鲜木贼 60 g。水煎去渣，加鸭蛋 1 只，再煎服。

使用注意

气血虚者慎服。

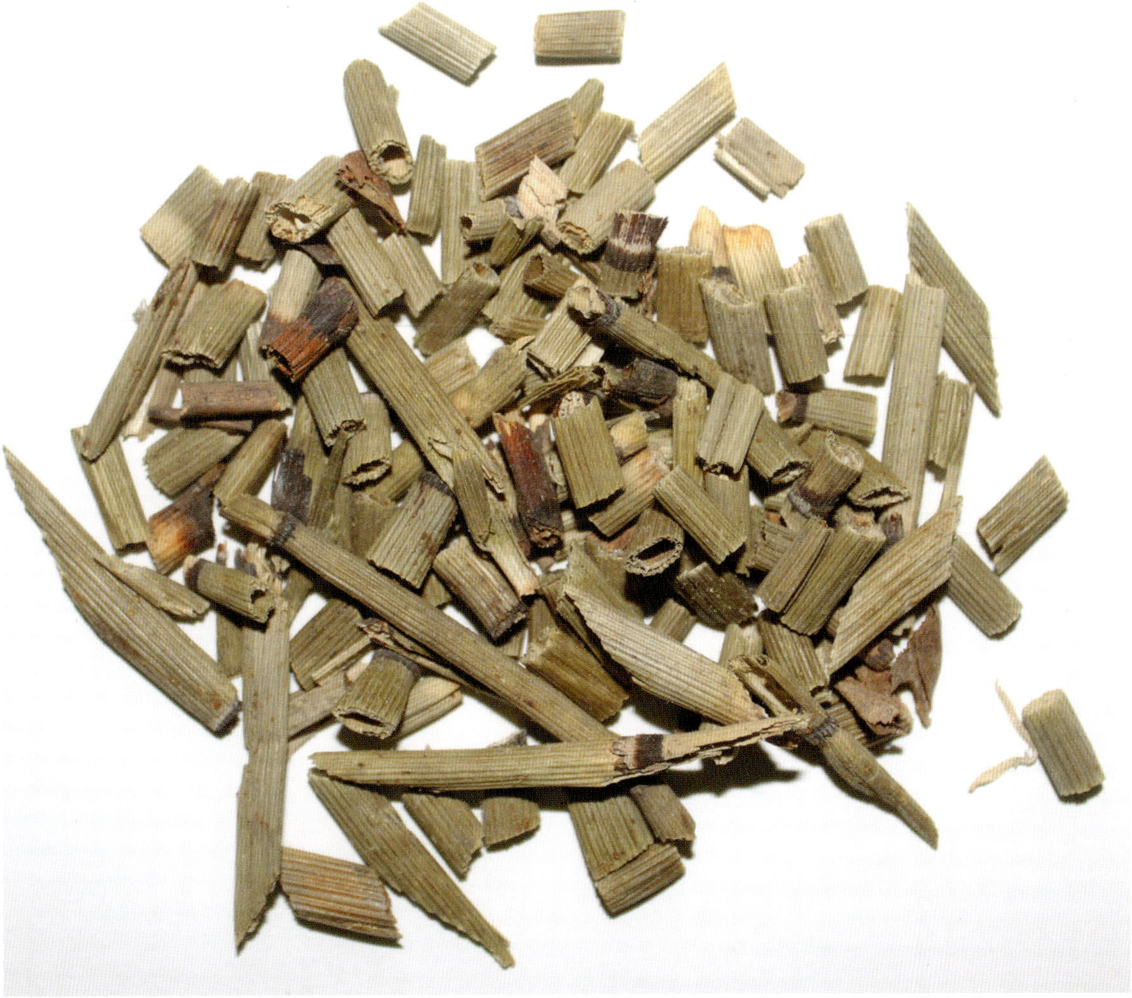

木贼饮片

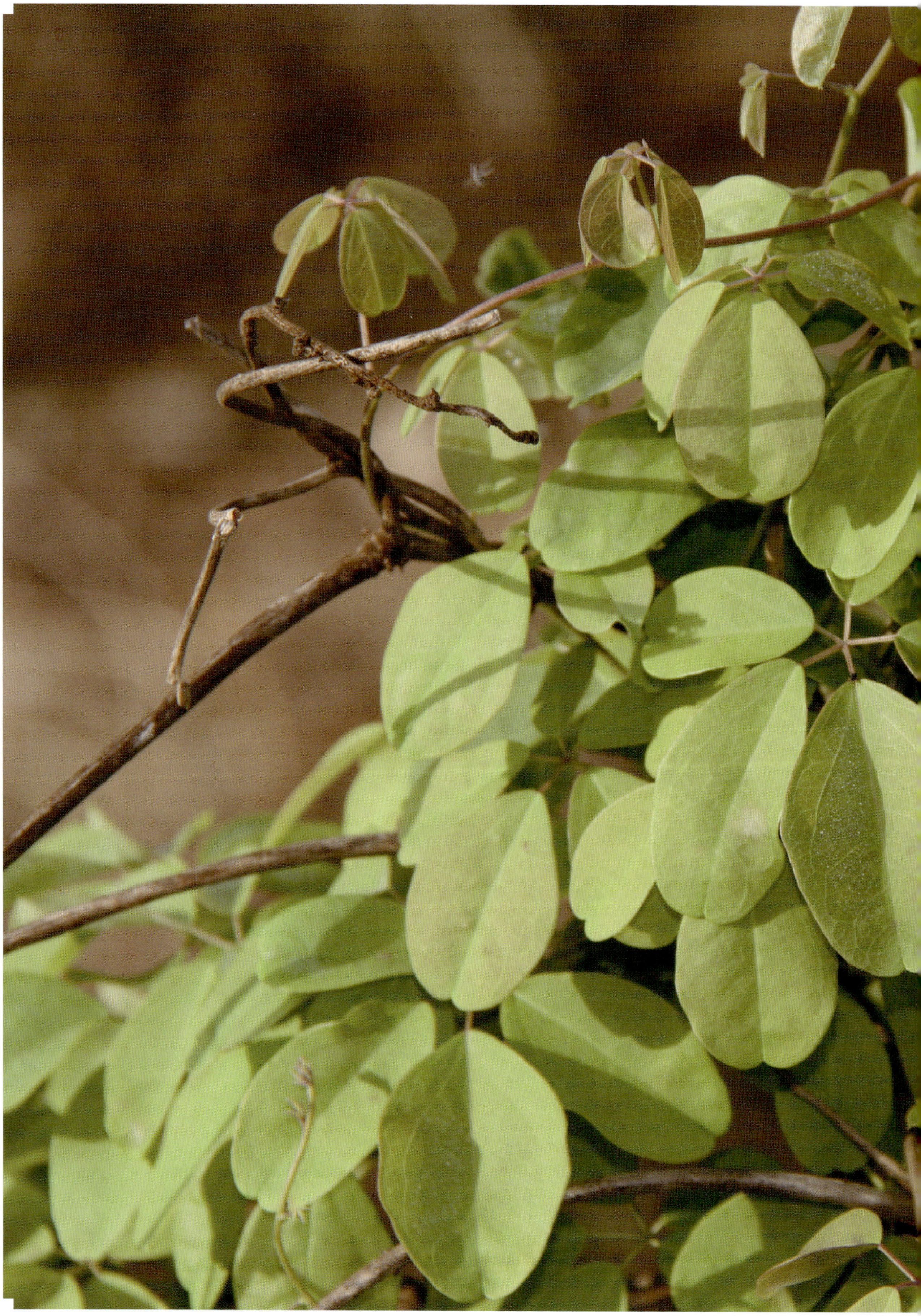

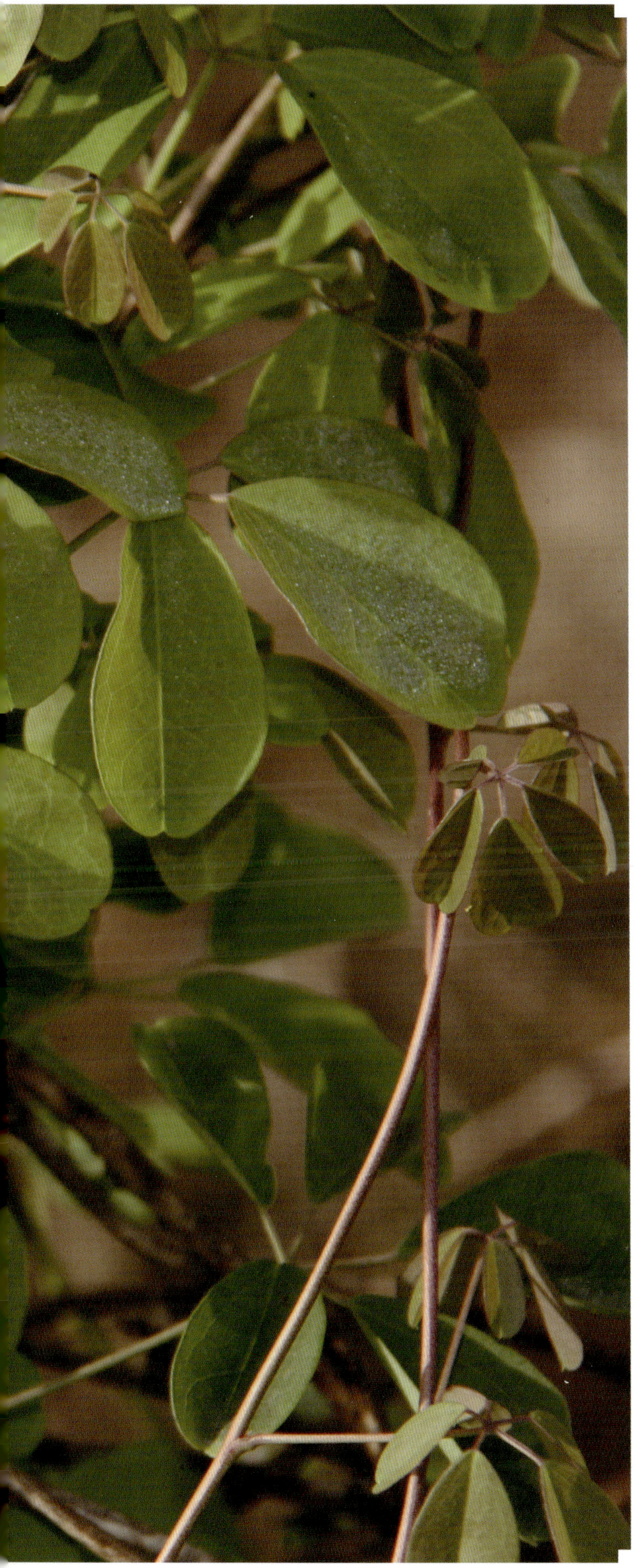

木通

【水药名】要烂担。

【别　名】八月札、木通子、八月瓜、玉支子、预知子。

【来　源】本品为木通科植物木通 *Akebia quinata* (Thunb.) Decne. 的藤茎。

【性味归经】味苦，性寒。归心、小肠、膀胱经。

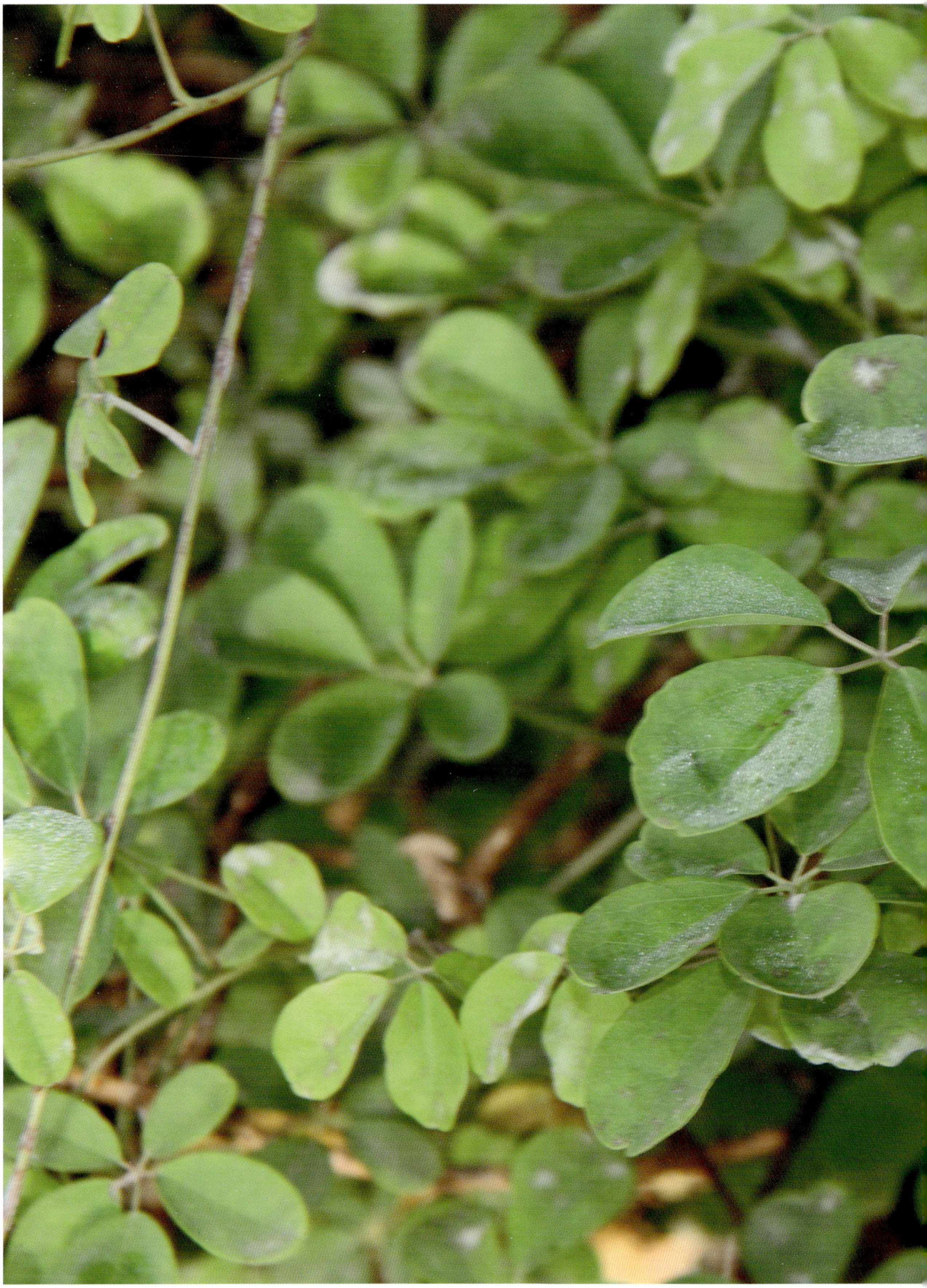

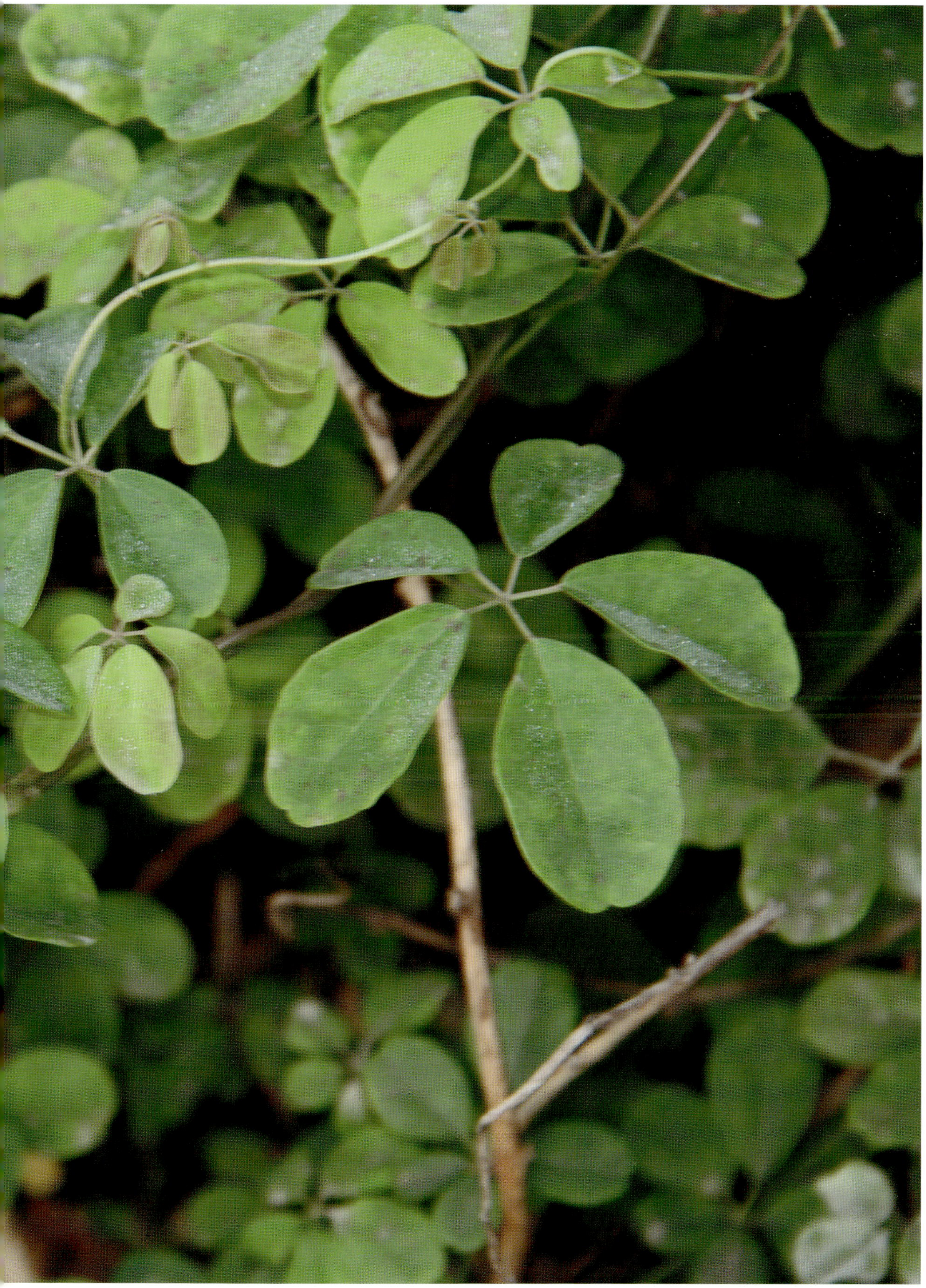

木通

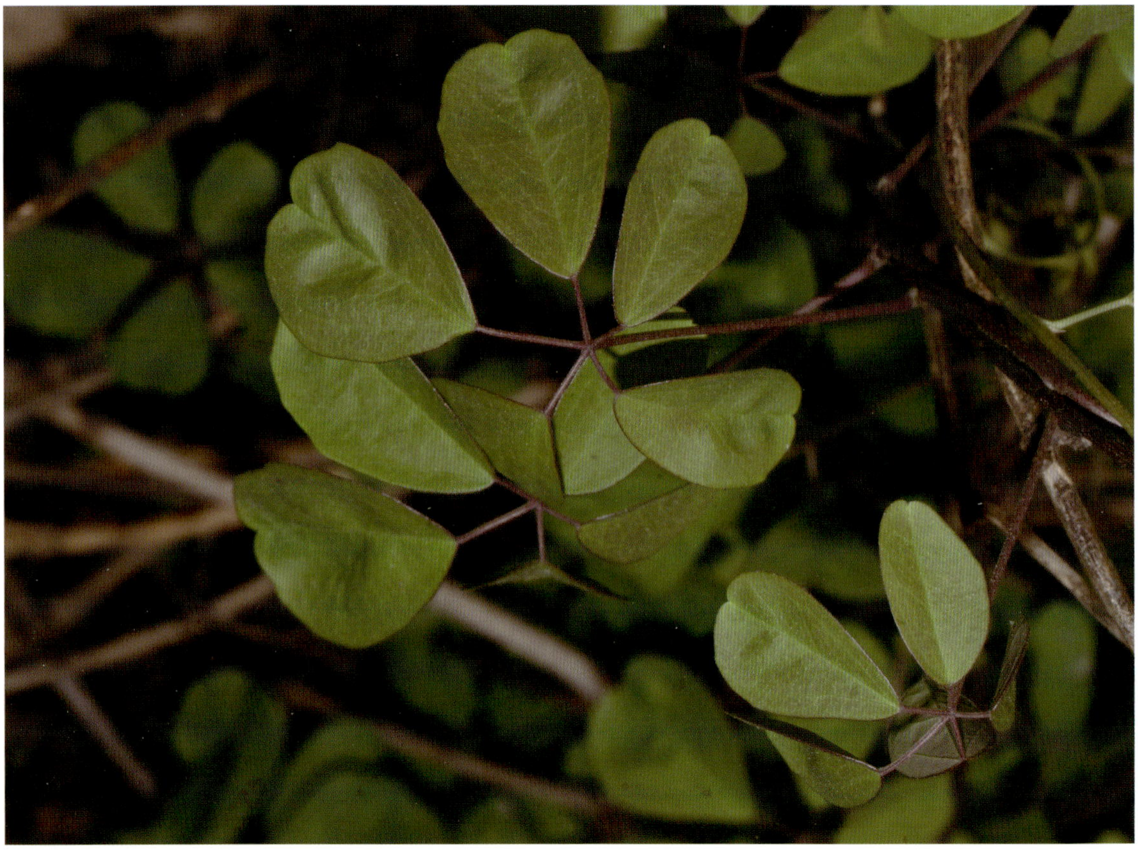

木通

识别特征

落叶或半常绿缠绕藤本，高达 3 m 以上。枝灰色，有条纹，皮孔凸起。掌状复叶，通常 3 ~ 5 叶簇生于枝端，或互生，叶柄细长；小叶 5 枚，革质，椭圆形状卵形，长 7 ~ 13 cm，宽 4 ~ 6 cm，先端渐尖或急尖，基部宽楔形或圆形，全缘，下面稍呈粉白色。花雌雄同株，总状花序腋生；花紫色。蓇葖状浆果，长筒形，两端圆，成熟时紫色，沿腹缝线开裂。种子黑色，甚多，卵状长方形，稍扁，有光泽。花期 4—5 月，果熟期 8 月。

生境分布

生长于山林间。分布于江苏、浙江、江西、广西、广东、湖南、湖北、山西、陕西、四川、贵州、云南等省区。

采收加工

9 月采收，截取茎部，刮去外皮，阴干。

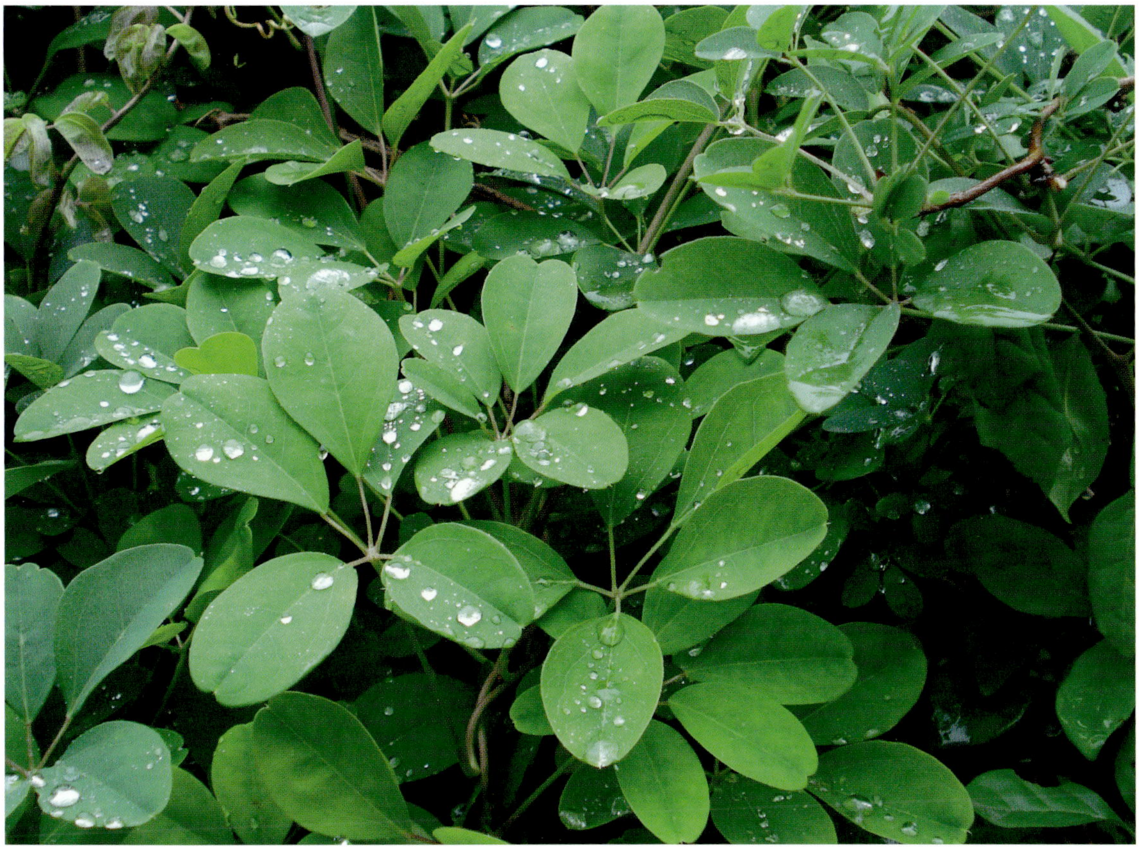

木通

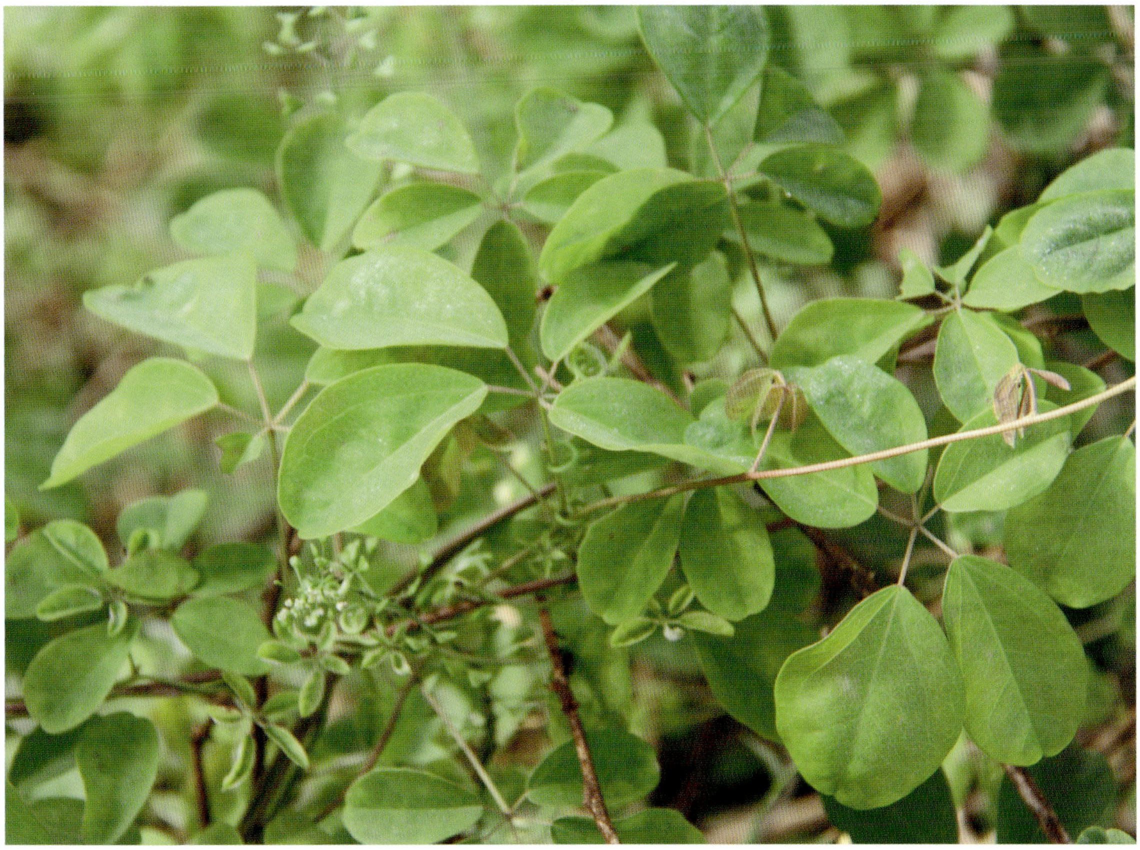

木通

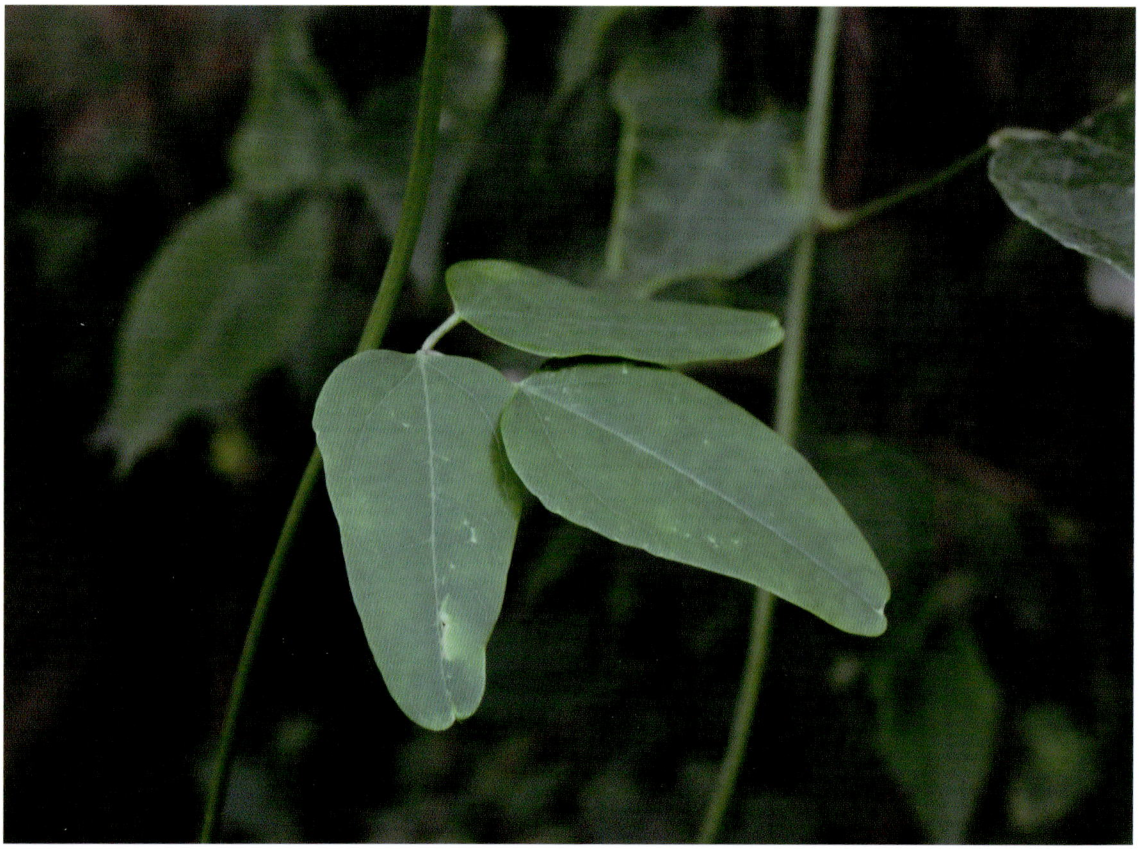

木通

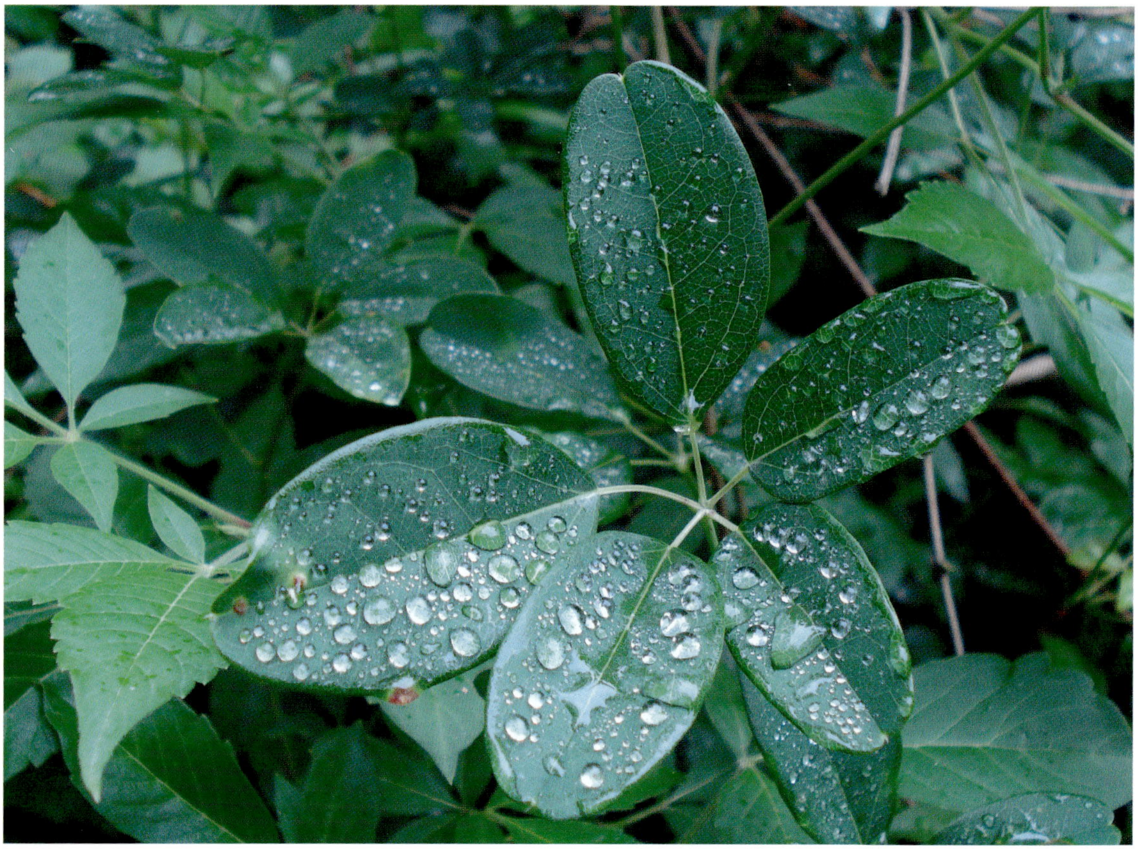

木通

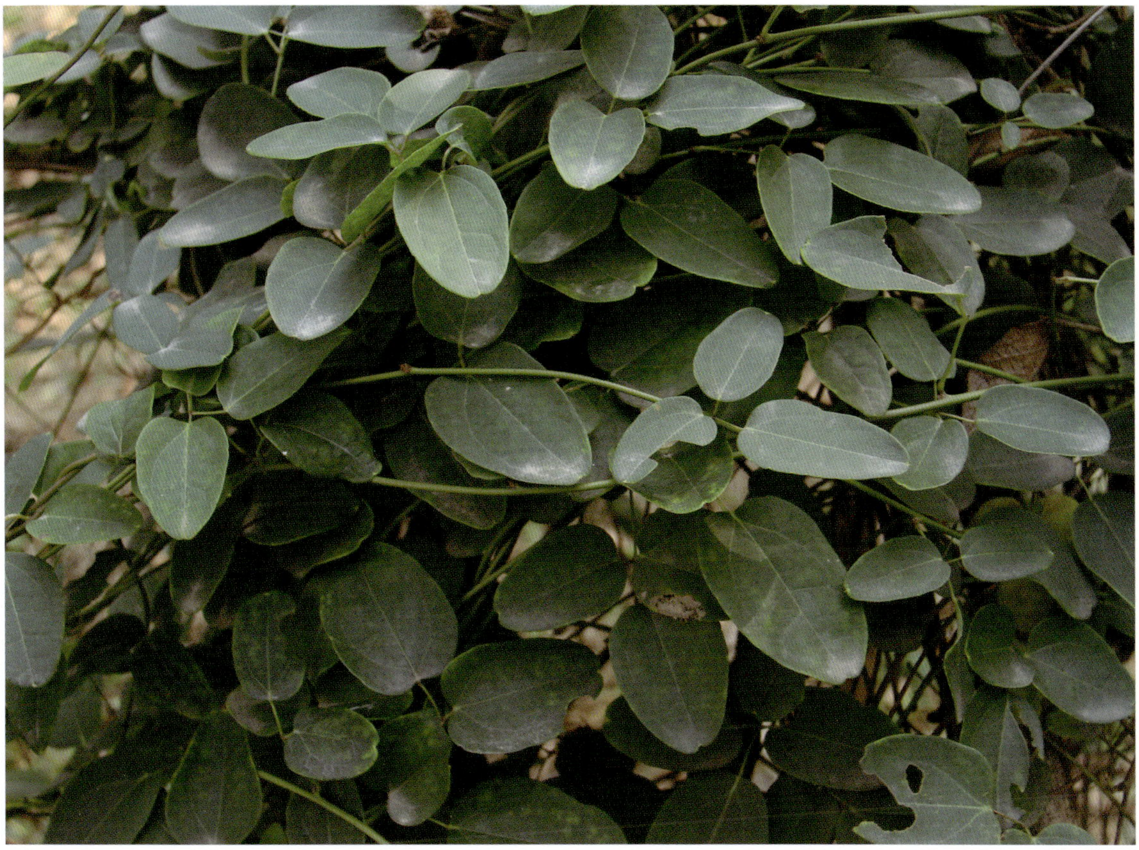

木通

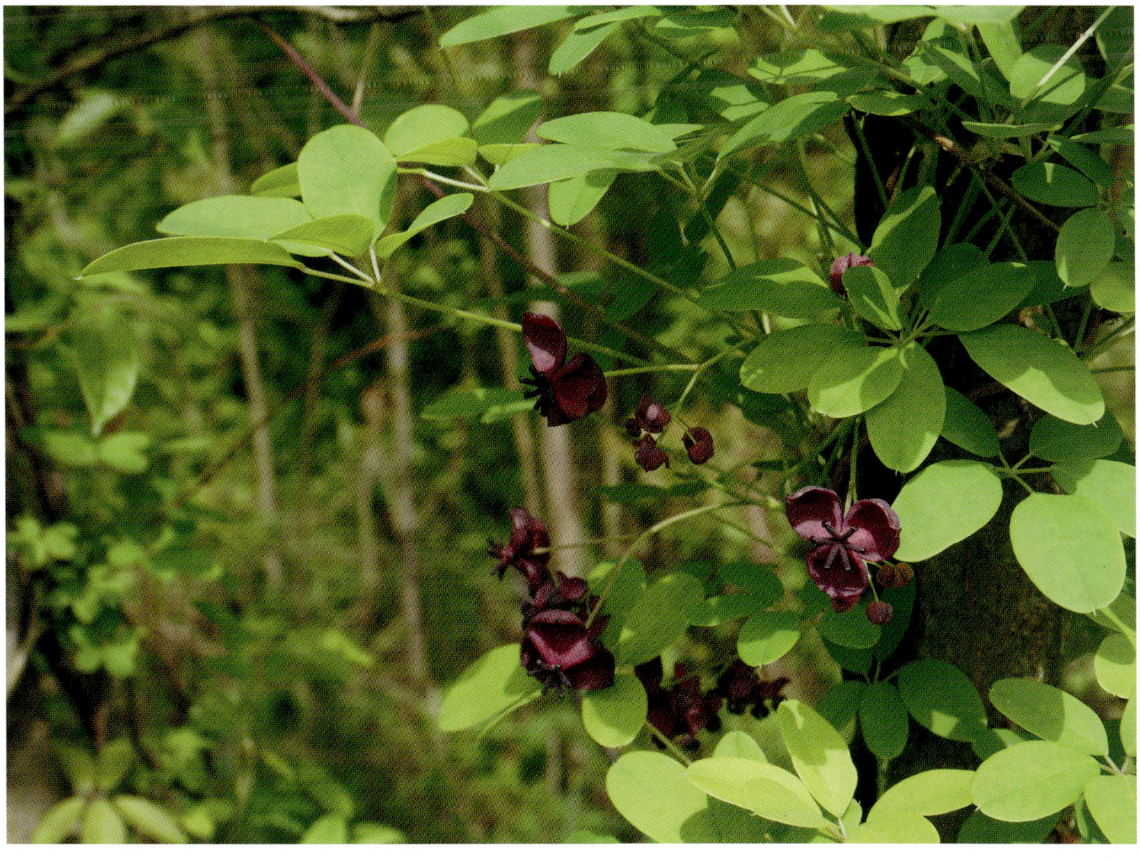

木通

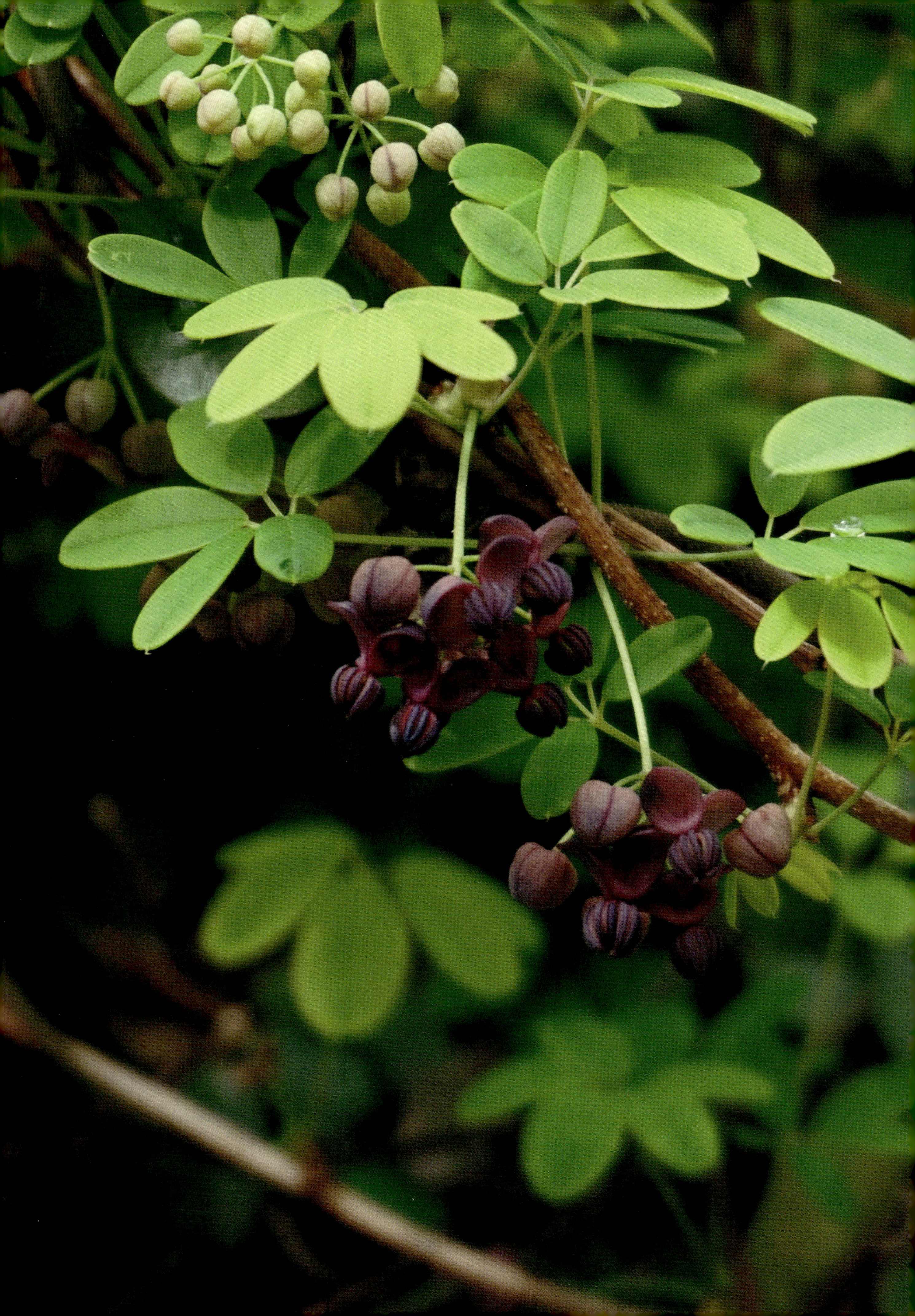

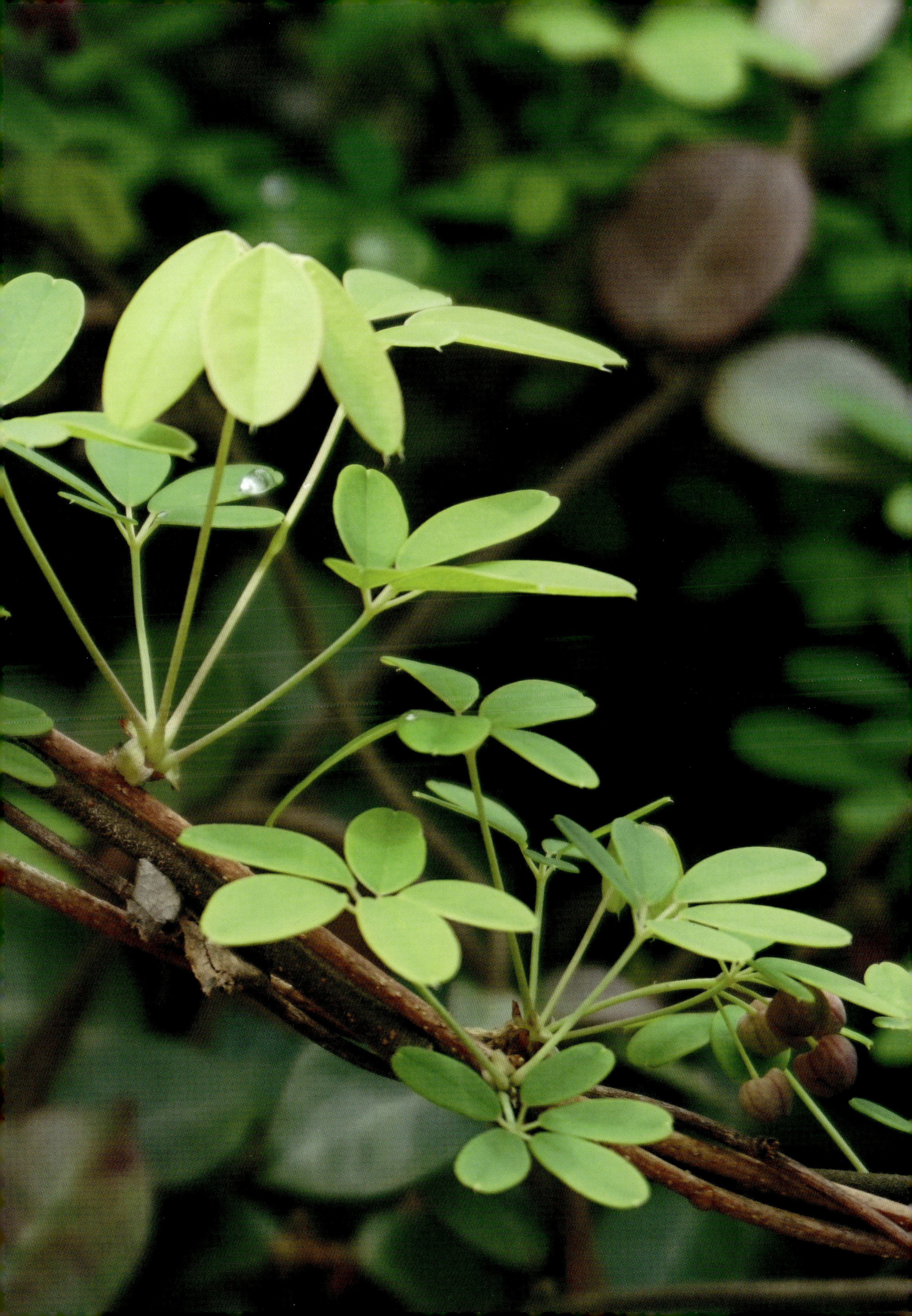

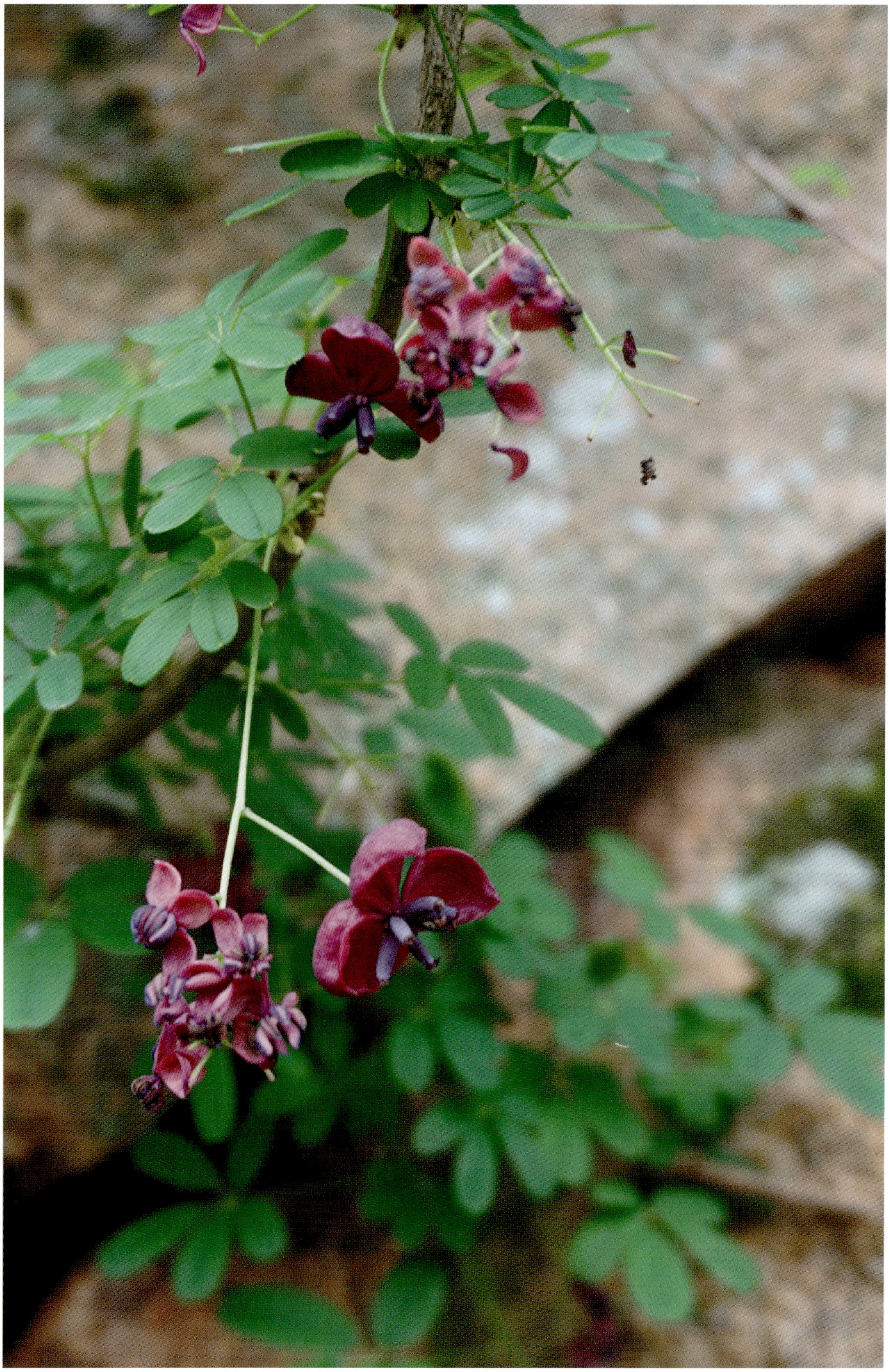

木通

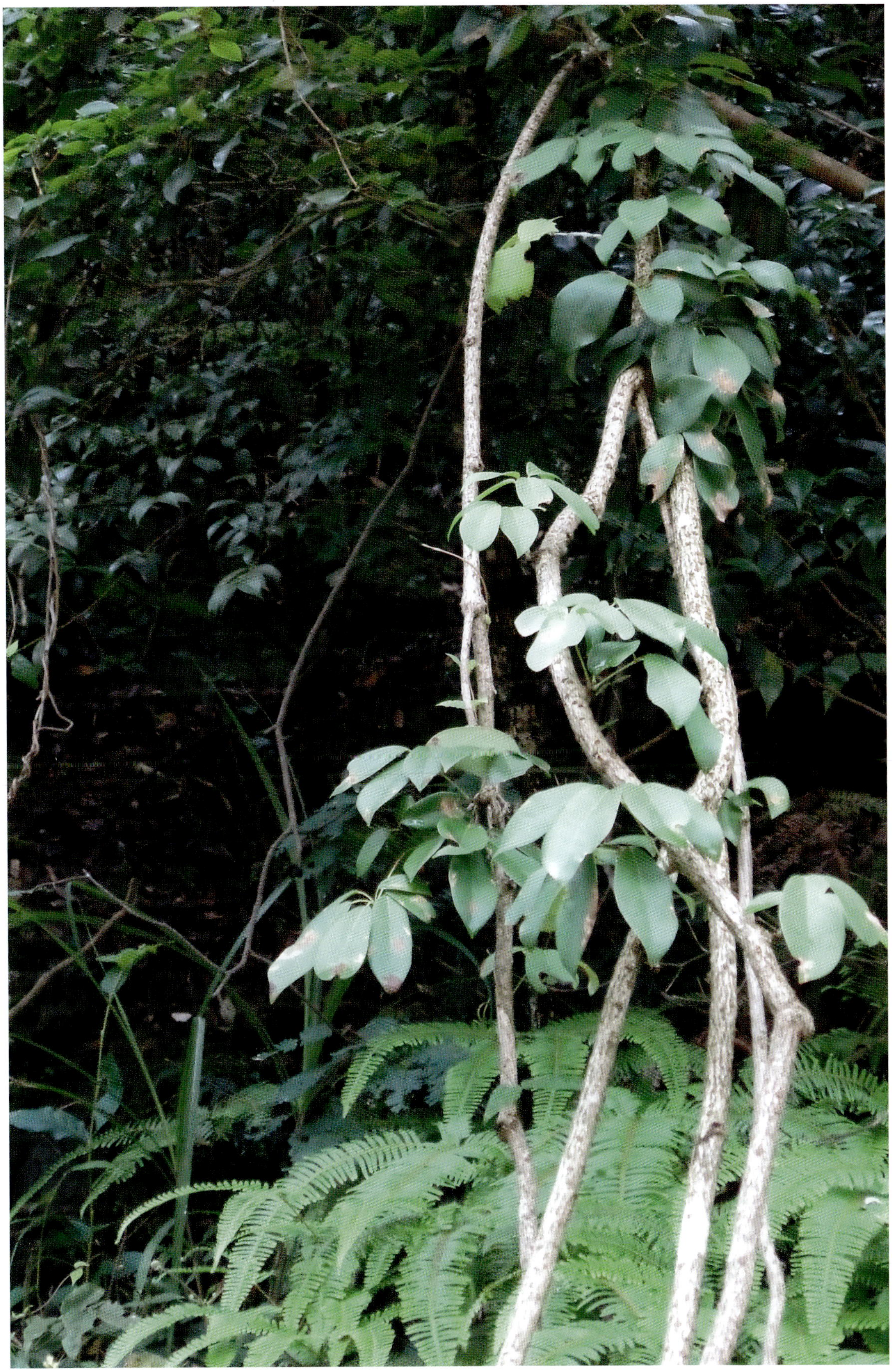

木通

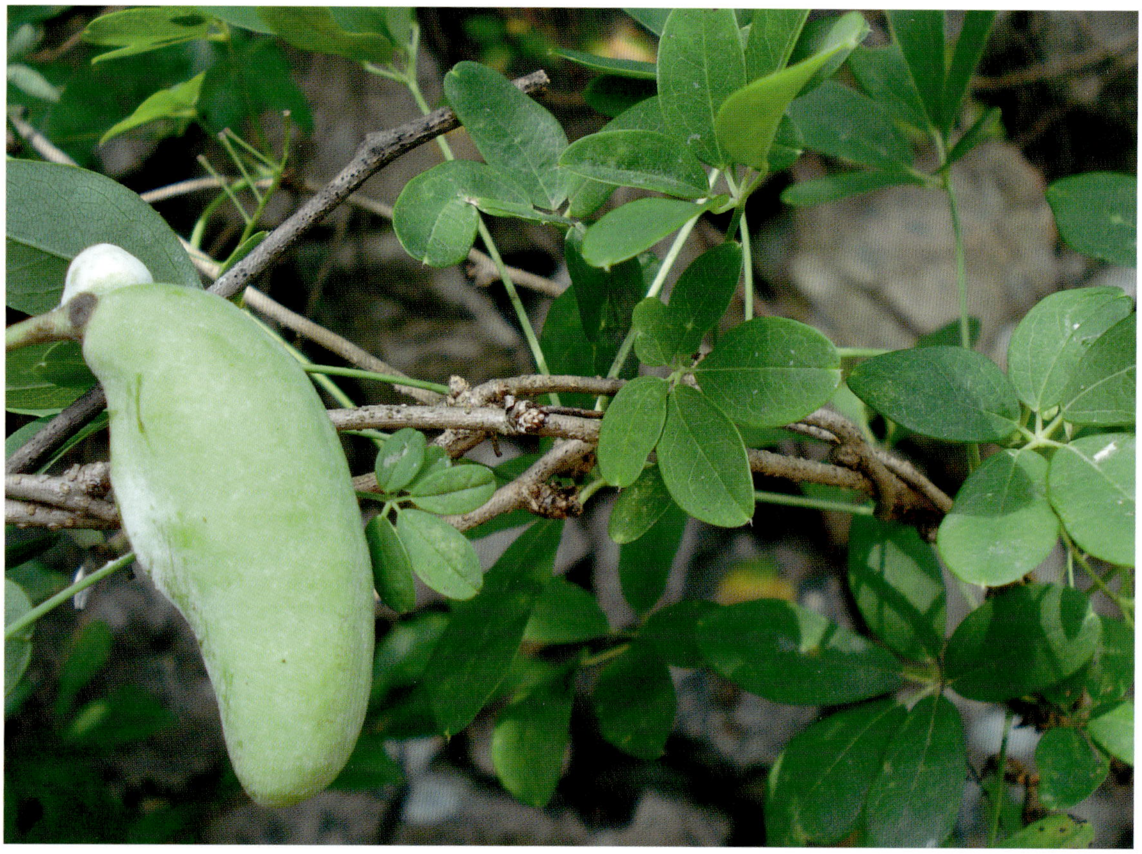

木通

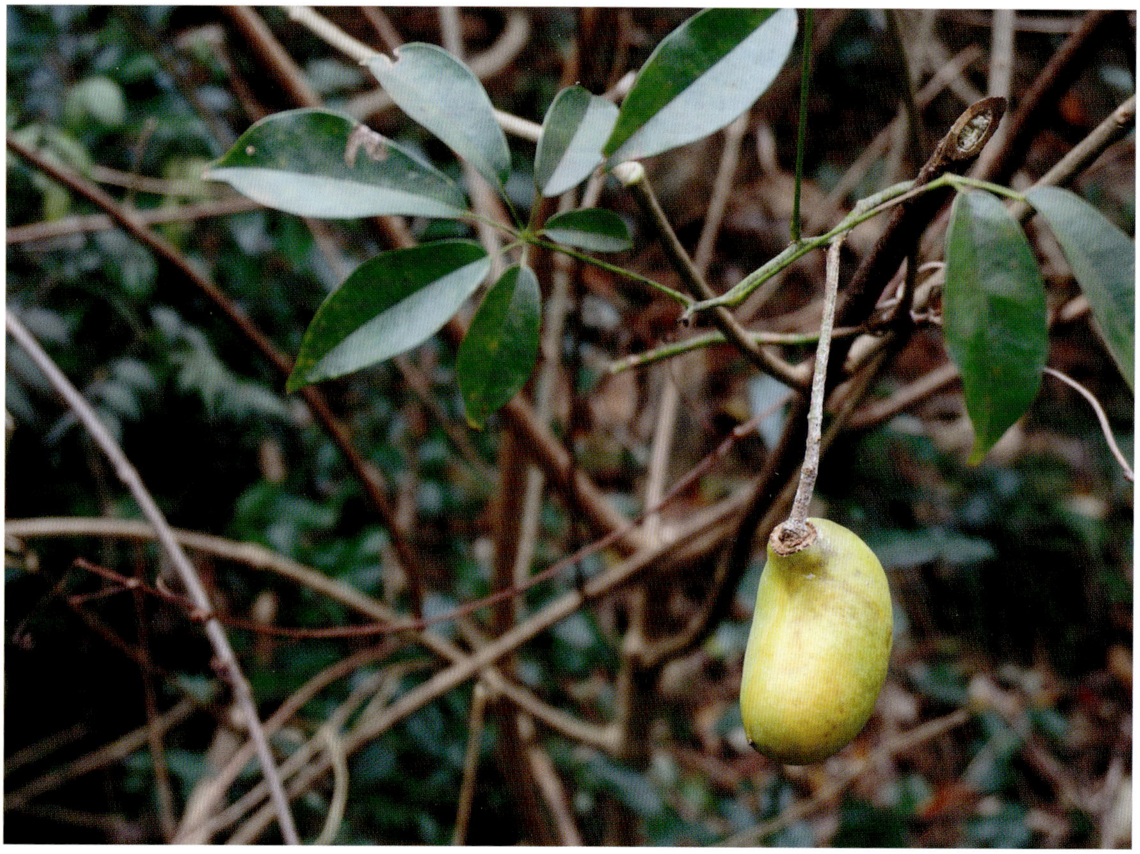

木通

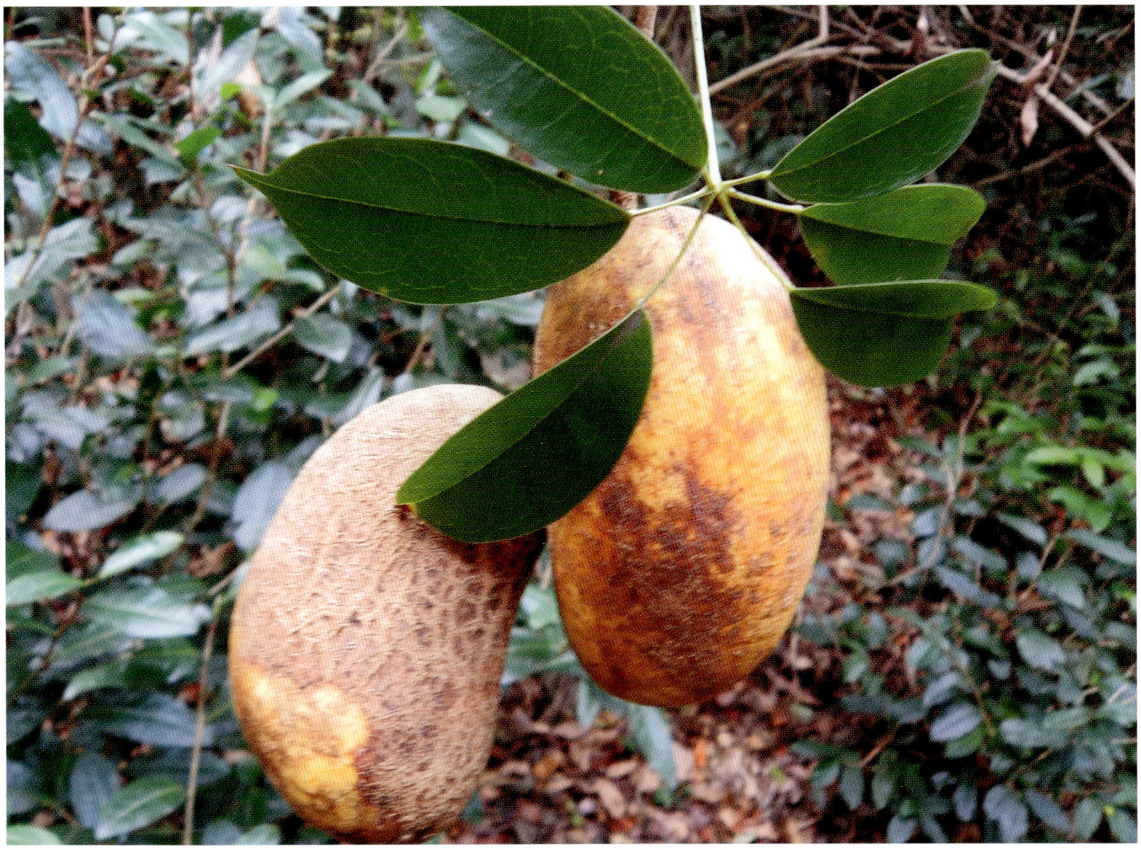

木通

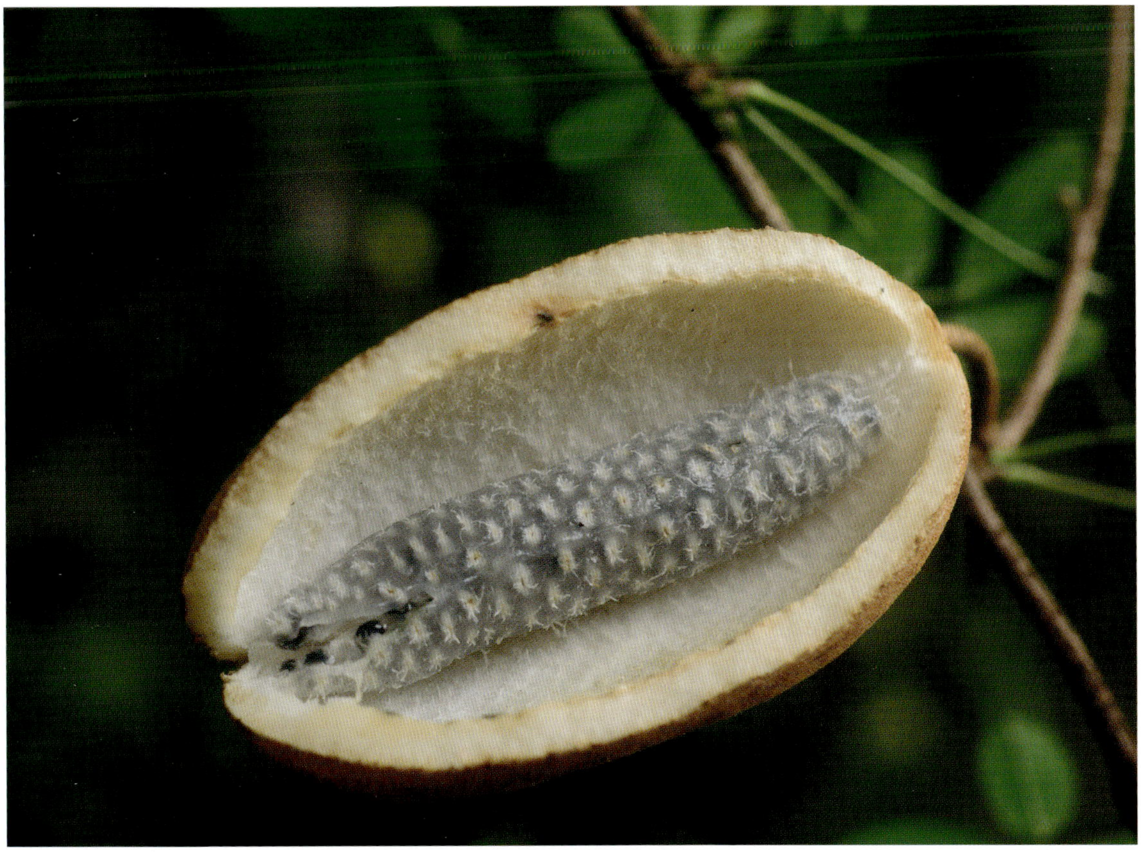

木通

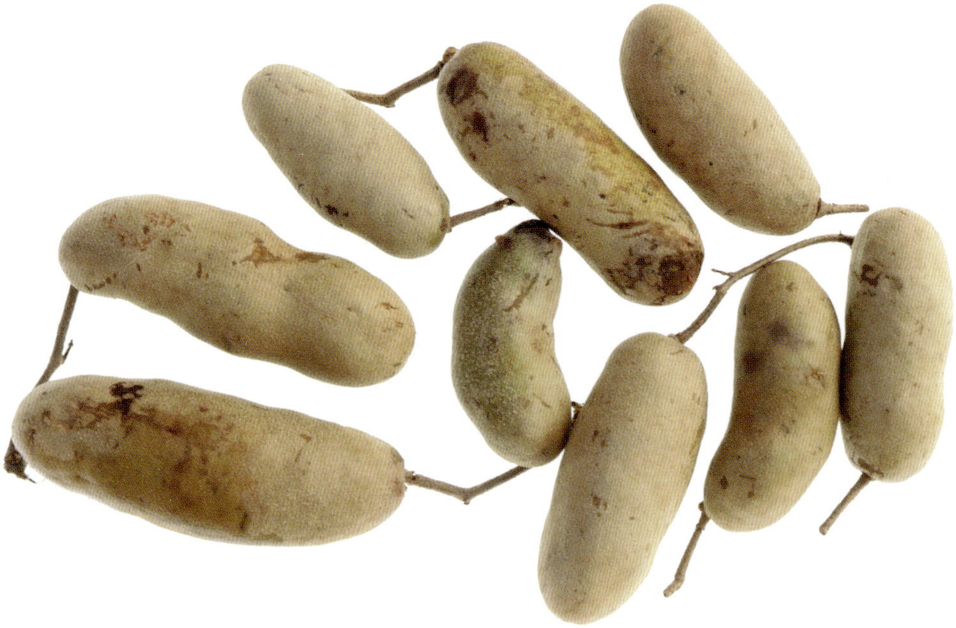

木通

药材鉴别

本品藤茎呈圆柱形，稍扭曲，直径 0.2 ~ 0.5 cm。表面灰棕色，有光泽，有浅的纵纹，皮孔圆形或横向长圆形，突起，直径约 1 mm，有枝。质坚脆，较易折断，横断面较平整，皮部薄易剥离，木部灰白色，导管孔排列紧密而无规则，射线细，不明显，中央髓圆形，明显。气微，味淡而微辛。

功效主治

疏肝理气，活血止痛，除烦利尿。主治肝胃气痛，胃热食呆，烦渴，赤白痢疾，腰痛，肋痛，疝气，痛经，子宫下坠。

用法用量

内服：15 ~ 30 g，煎汤；或浸酒服 30 ~ 60 g。

民族药方

1．淋巴结结核 木通、金樱子、海金沙根各 120 g，天葵子 240 g。煎汤，分 3 次服。

2．胃肠胀闷 木通根或果 30 g。水煎服。

3．心律失常 木通、补骨脂、泽泻各 20 g。水煎服，每日 1 剂，15 日为 1 个疗程。

4．尖锐湿疣 木通、黄芩、黄柏、苦参、薏苡仁各 15 g。研细过筛装瓶备用，将消毒的药粉与患处紧贴，10 次为 1 个疗程；并用苍术、艾叶、土茯苓各 20 g，板蓝根 30 ~ 40 g。水煎服，局部熏洗，每日 1 ~ 2 次，10 次为 1 个疗程。

5．口糜舌疮，小便赤涩 木通、生地黄、生甘草梢、淡竹叶各等份。研细末，水煎服。

使用注意

内无湿热，津亏，气弱，精滑，溲频及孕妇忌服。

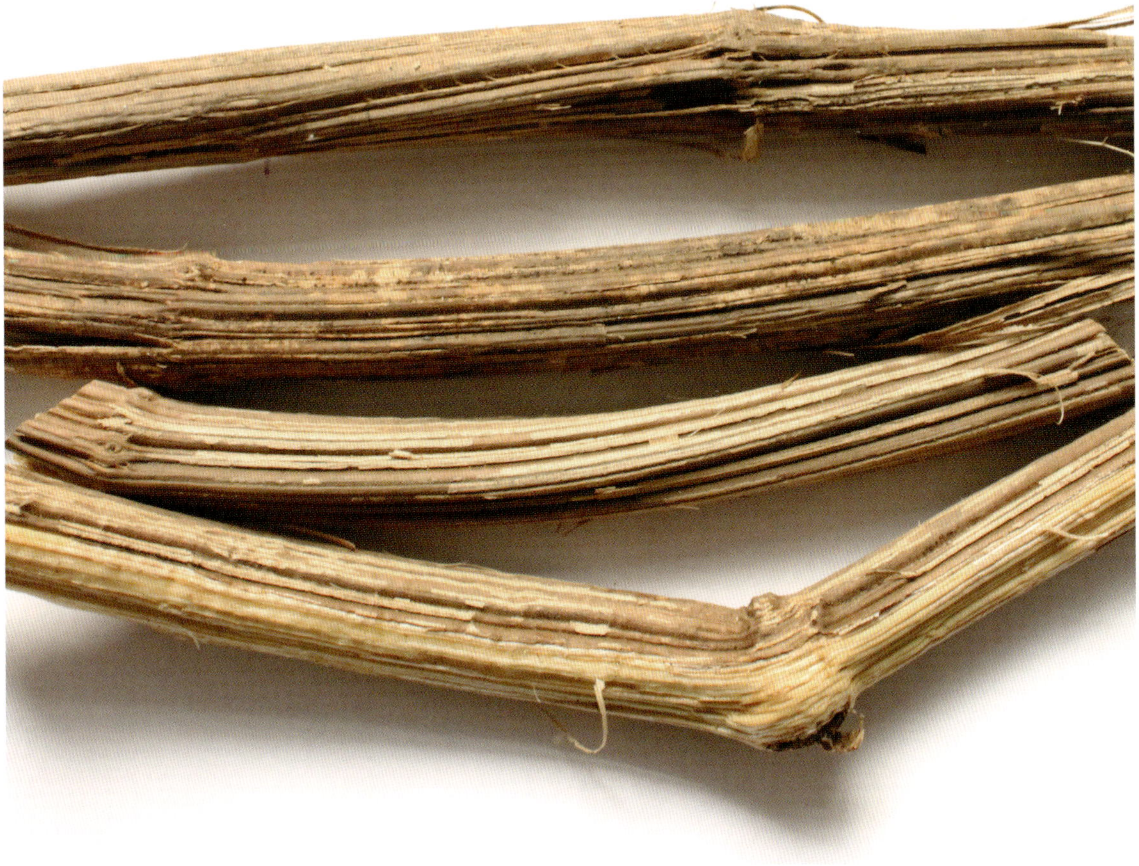

木通药材

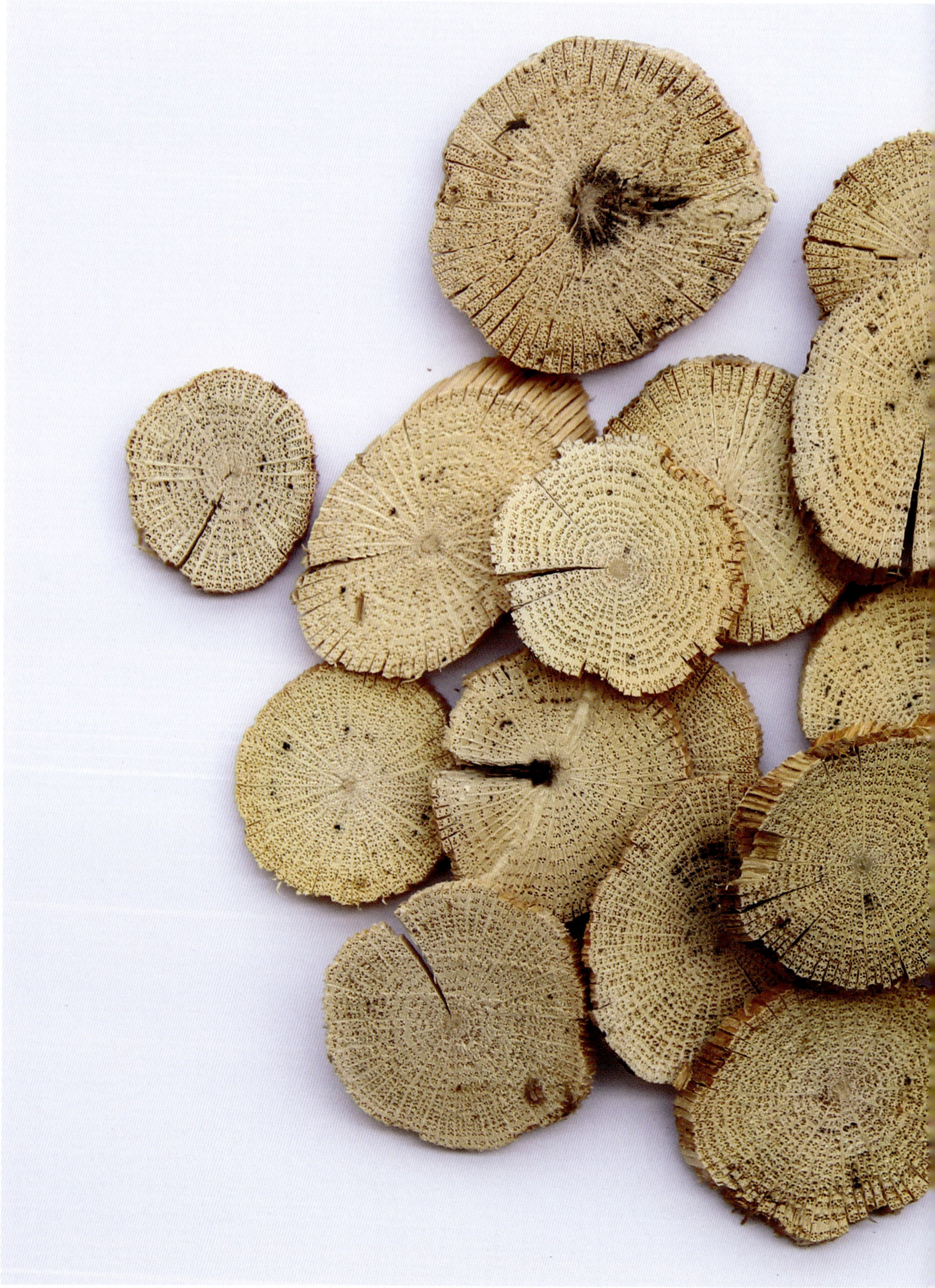

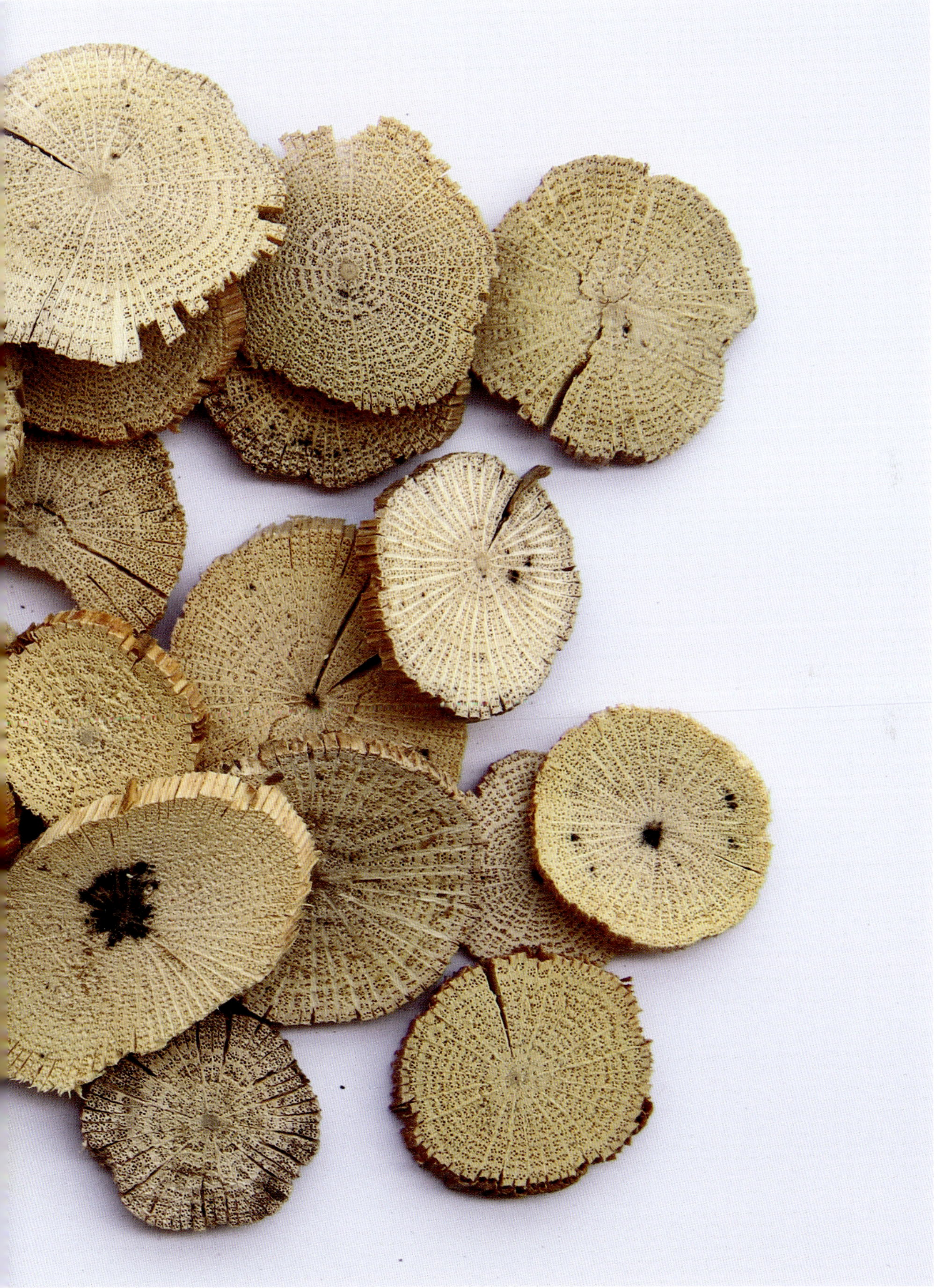

木通饮片

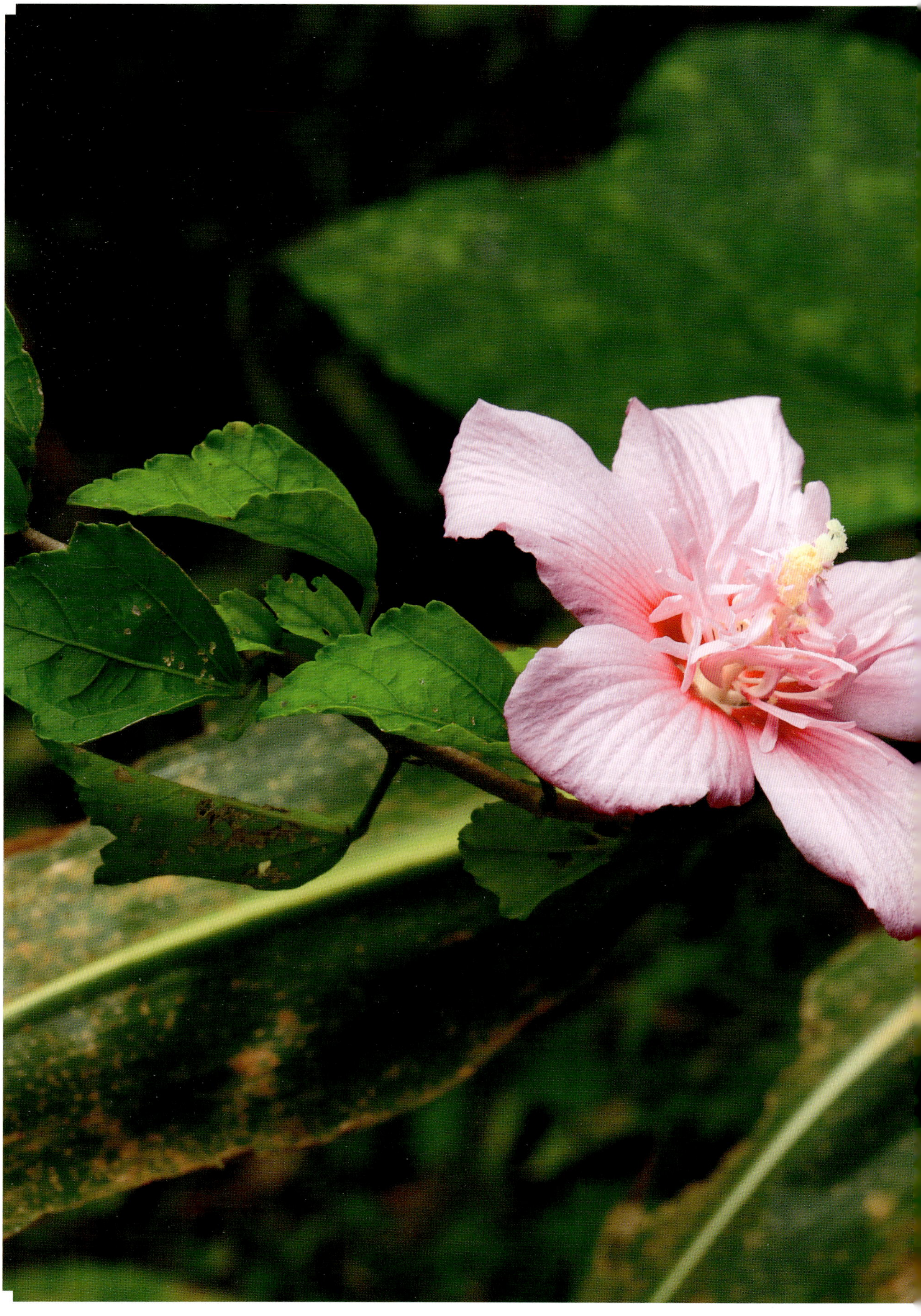

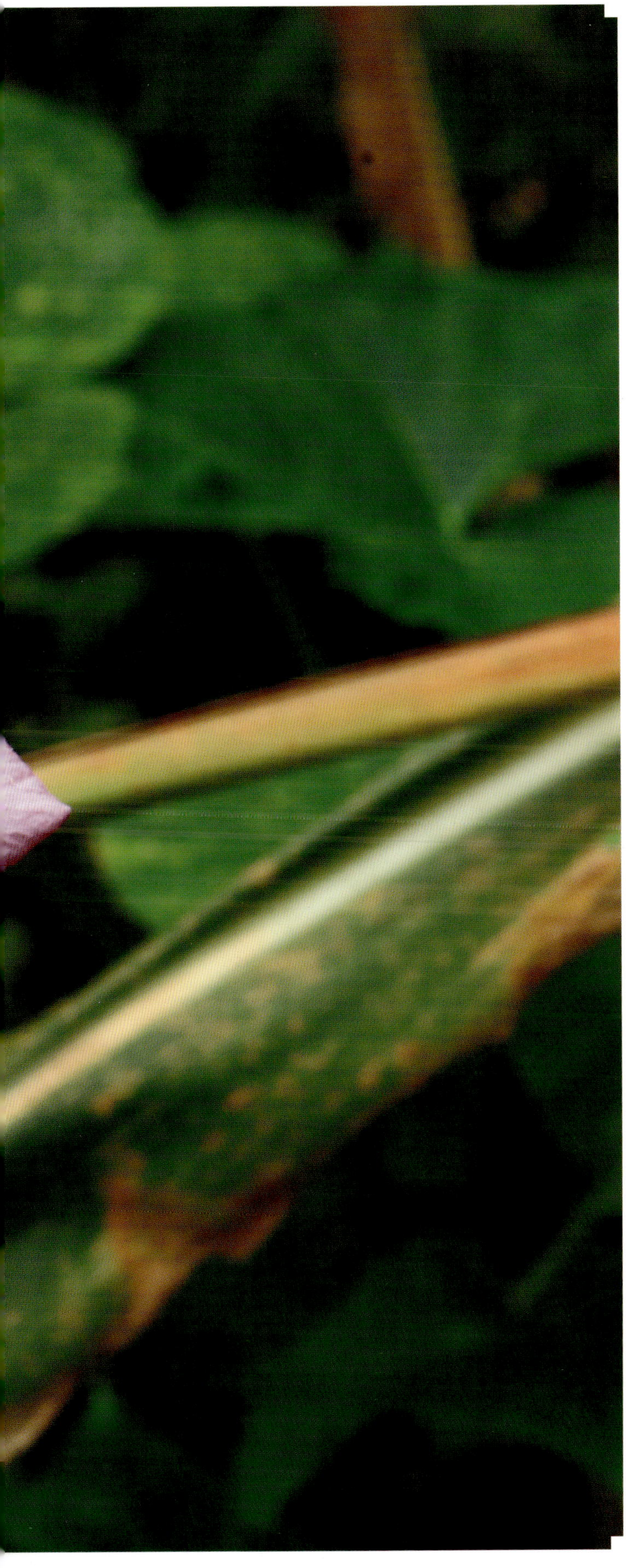

木槿

【水药名】斗板低。

【别　名】朝菌、日及、槿树、木桂花树、稀饭花。

【来　源】本品为锦葵科植物木槿 *Hibiscus syriacus* L. 的茎皮和根皮。

【性味归经】味甘、微苦，性凉。归肺、肾、大肠经。

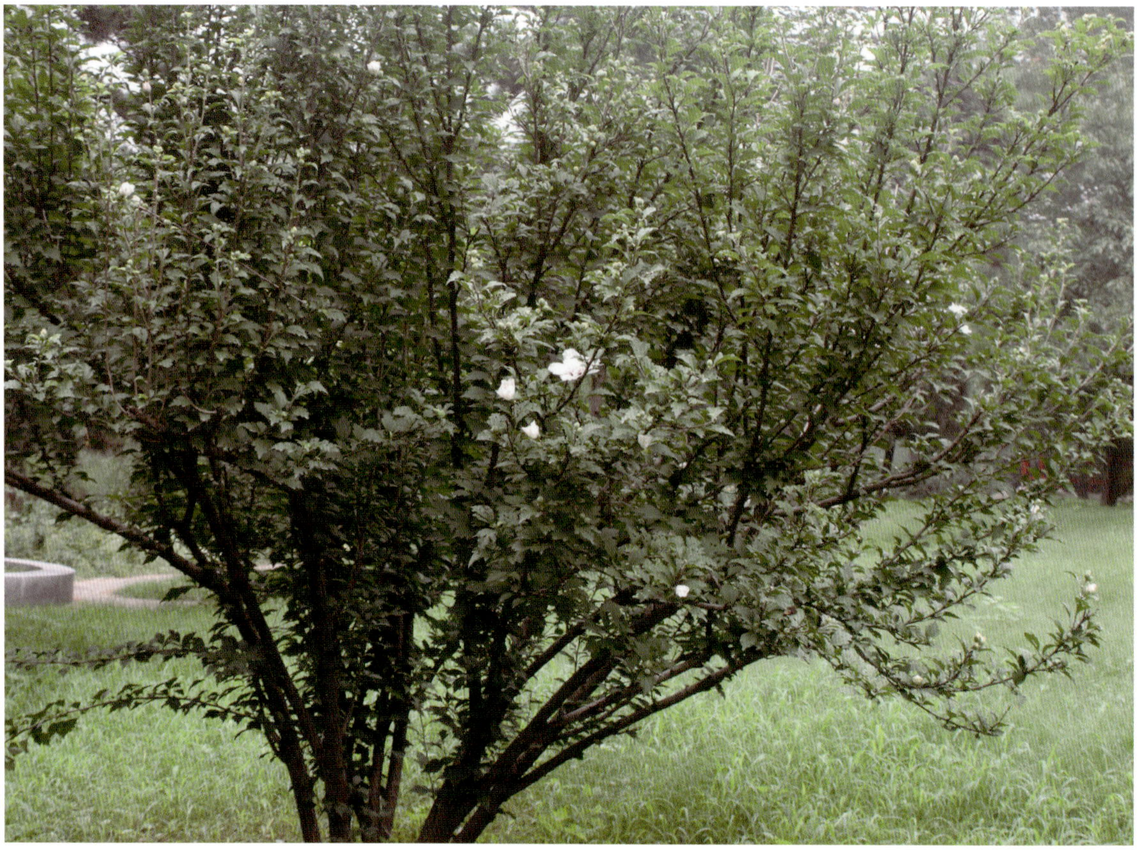

木槿

识别特征

落叶灌木或小乔木。树皮灰褐色，无毛。叶互生，菱状卵形或卵形，具有深浅不同的3裂或不裂，叶基楔形，边缘具圆钝或尖锐的齿。花单生长于叶腋，淡红色、白色或紫色。蒴果长椭圆形，先端具尖嘴，种子黑褐色。花期6—7月。

生境分布

常作篱栅栽培于庭院、路旁。分布于全国各地。

采收加工

全年均可采挖，洗净，切片，鲜用或晒干。

药材鉴别

本品干燥的茎皮或根皮呈半圆筒或圆筒状，长15 ~ 25 cm，宽窄及厚薄多不一致，通常宽0.7 ~ 1 cm，厚约2 mm。外皮粗糙，土灰色，有纵向的皱纹及横向的小突起（皮孔）；内表面淡黄绿色，现明显之丝状纤维。不易折断，体质轻泡。气弱，味淡。以条长、宽、厚、少碎块者为佳。

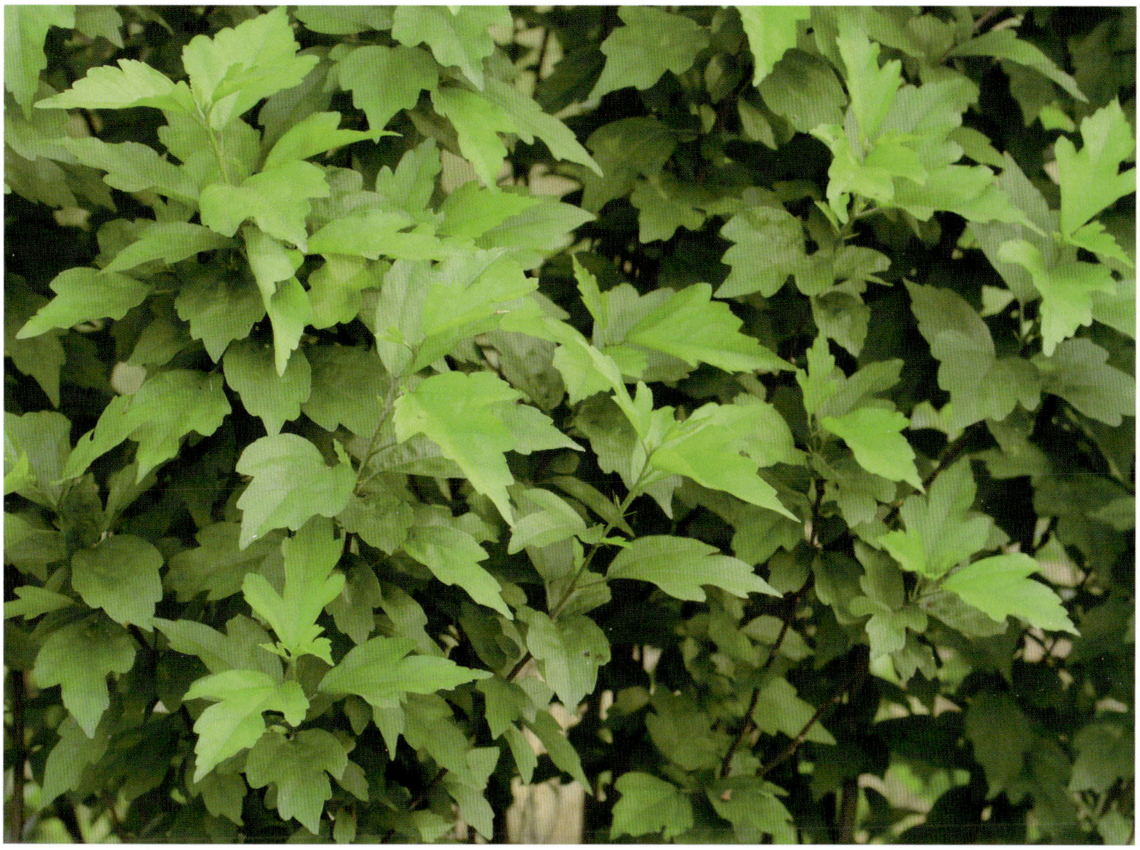

木槿

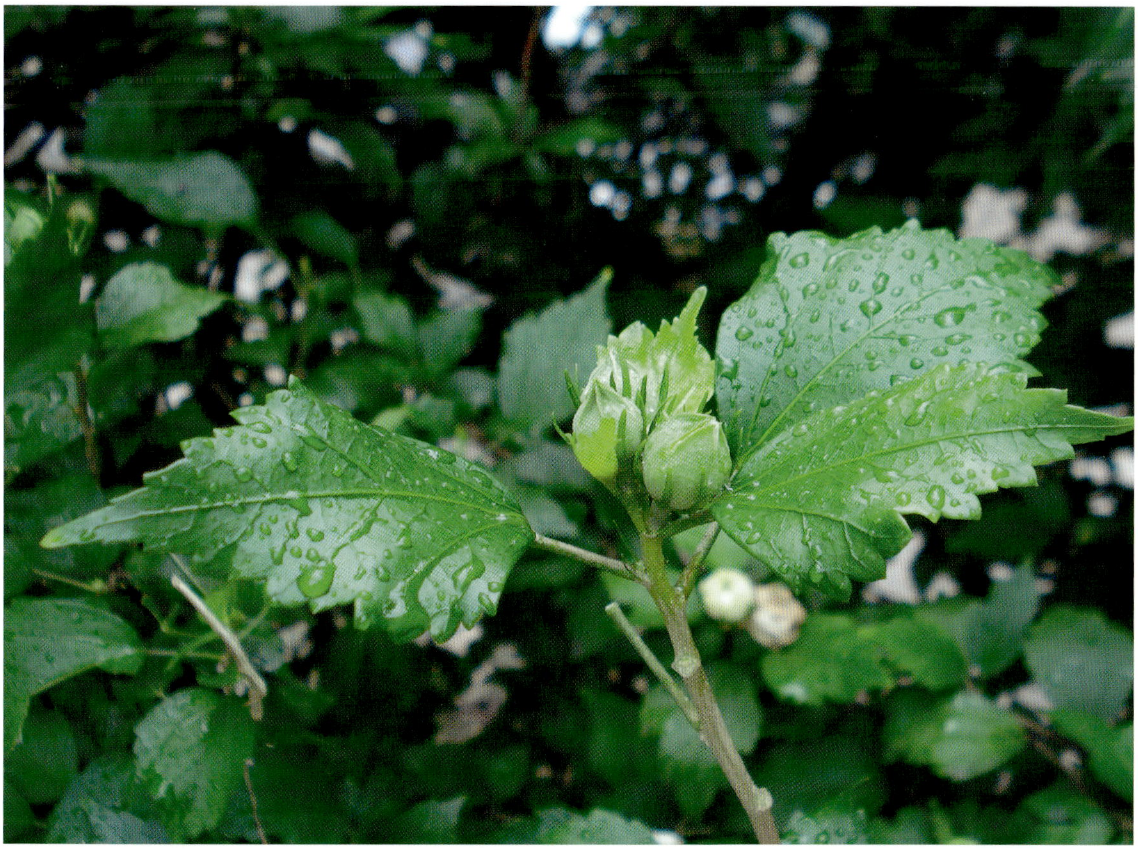

木槿

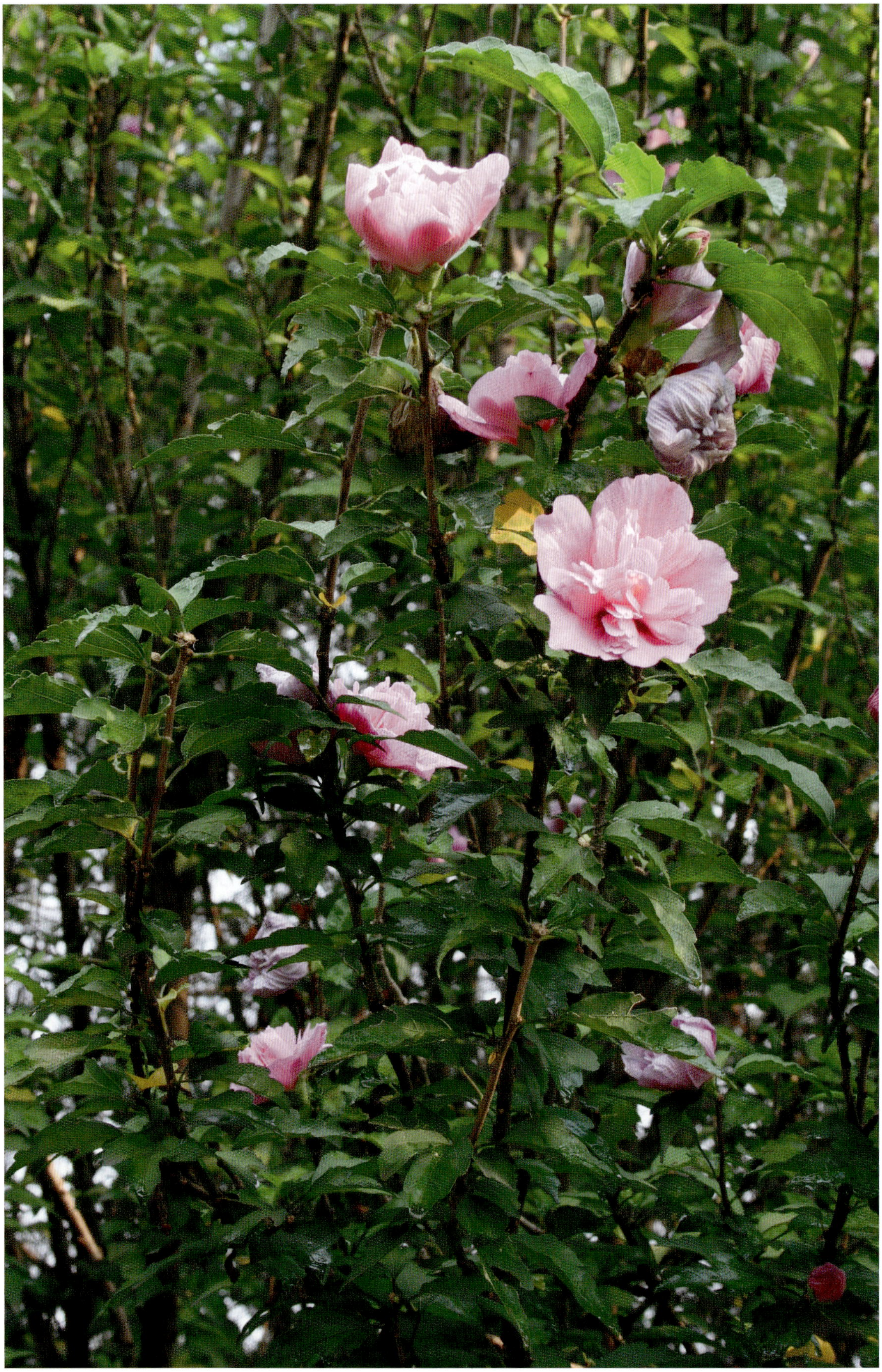

木槿

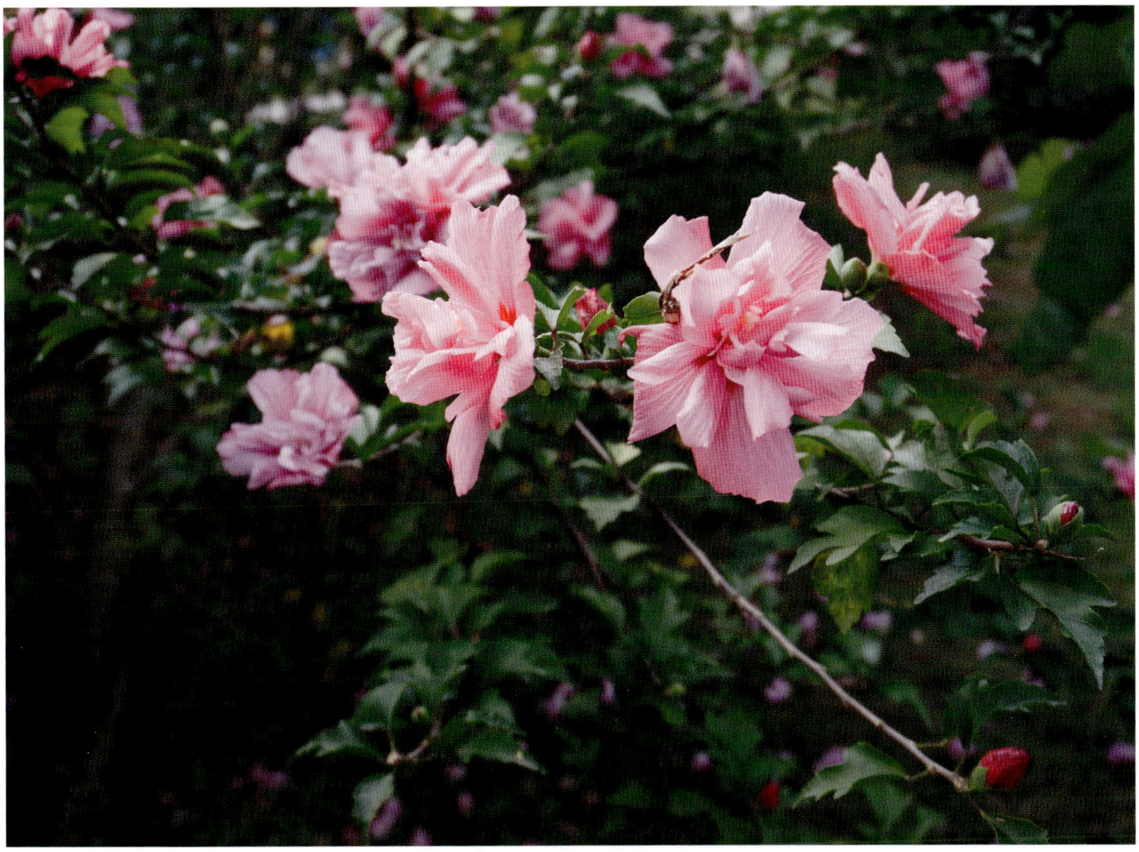

木槿

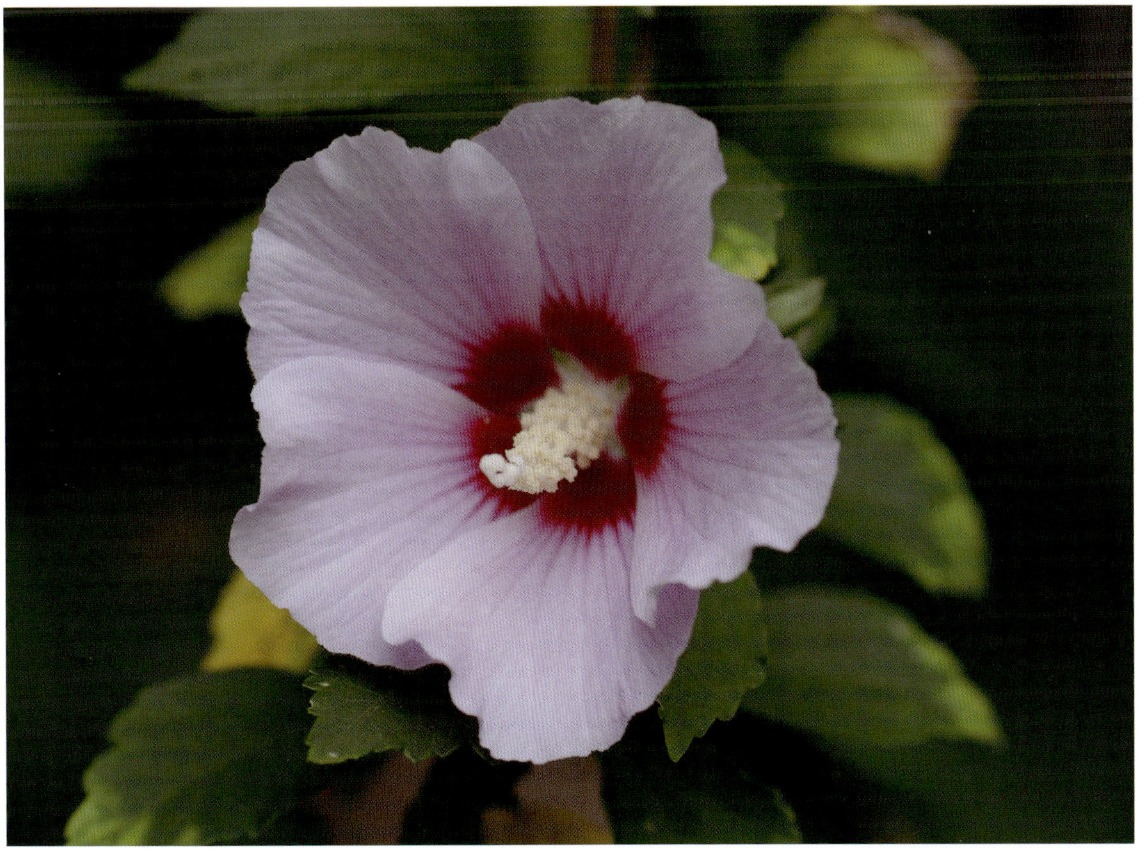

木槿

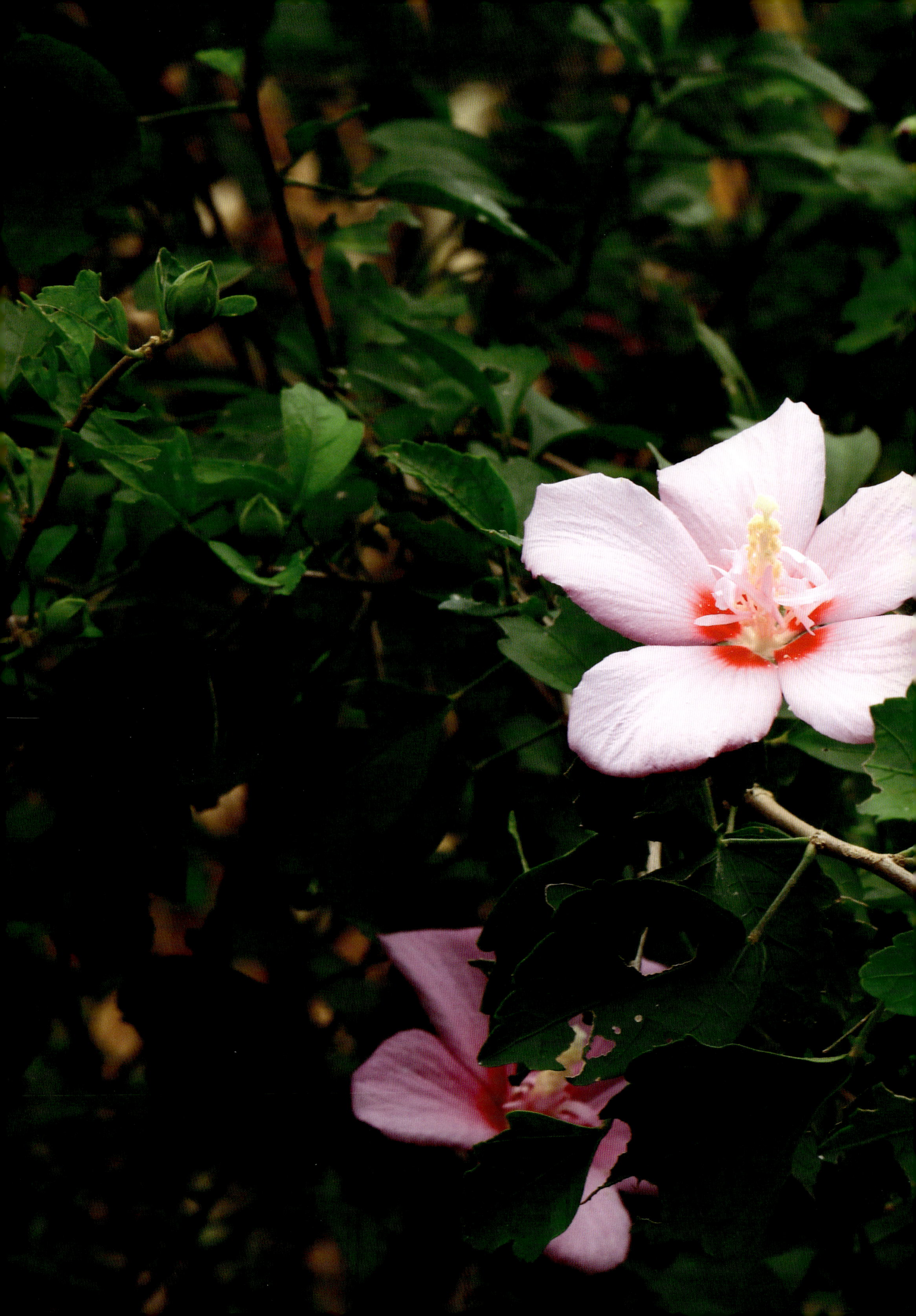

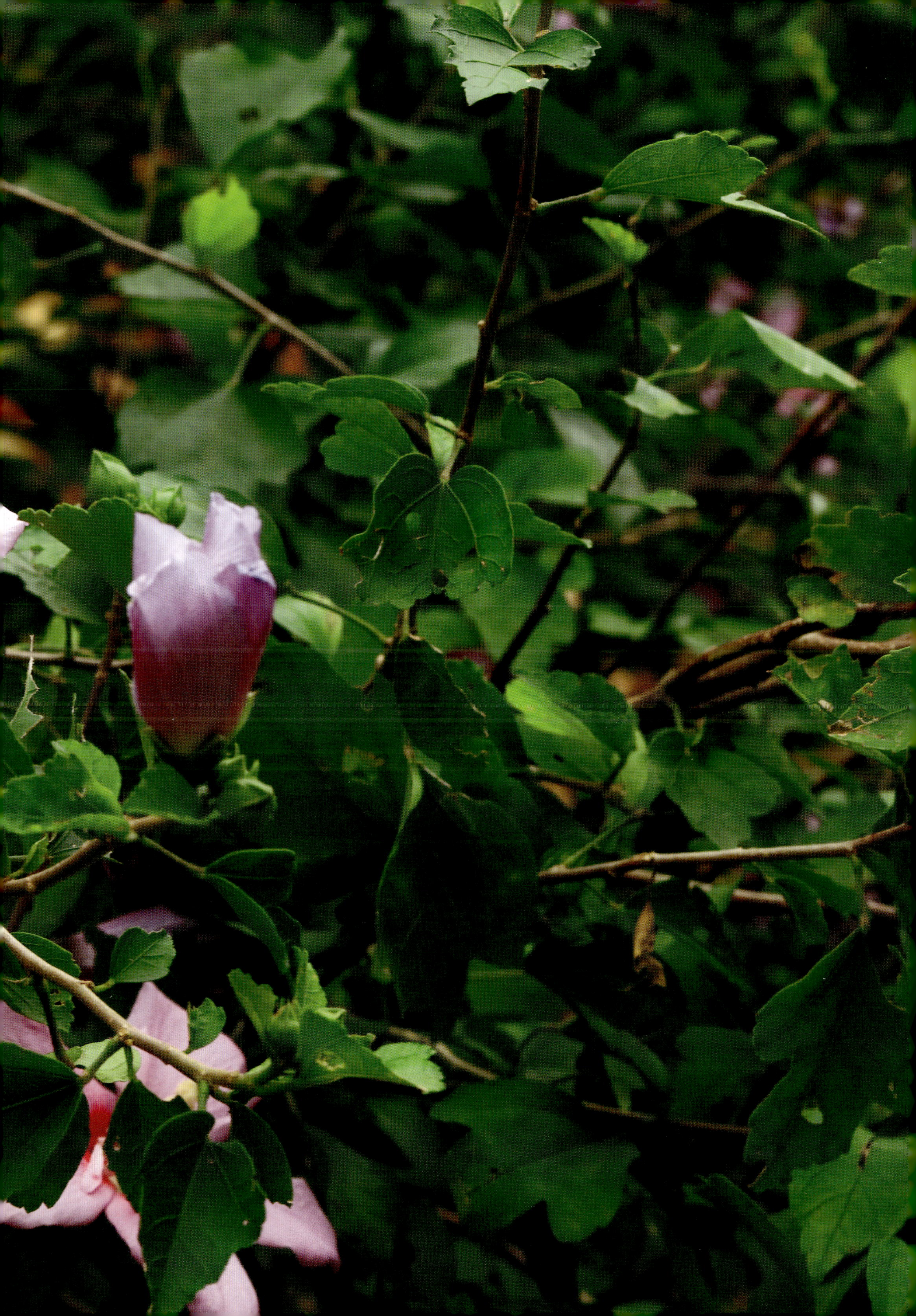

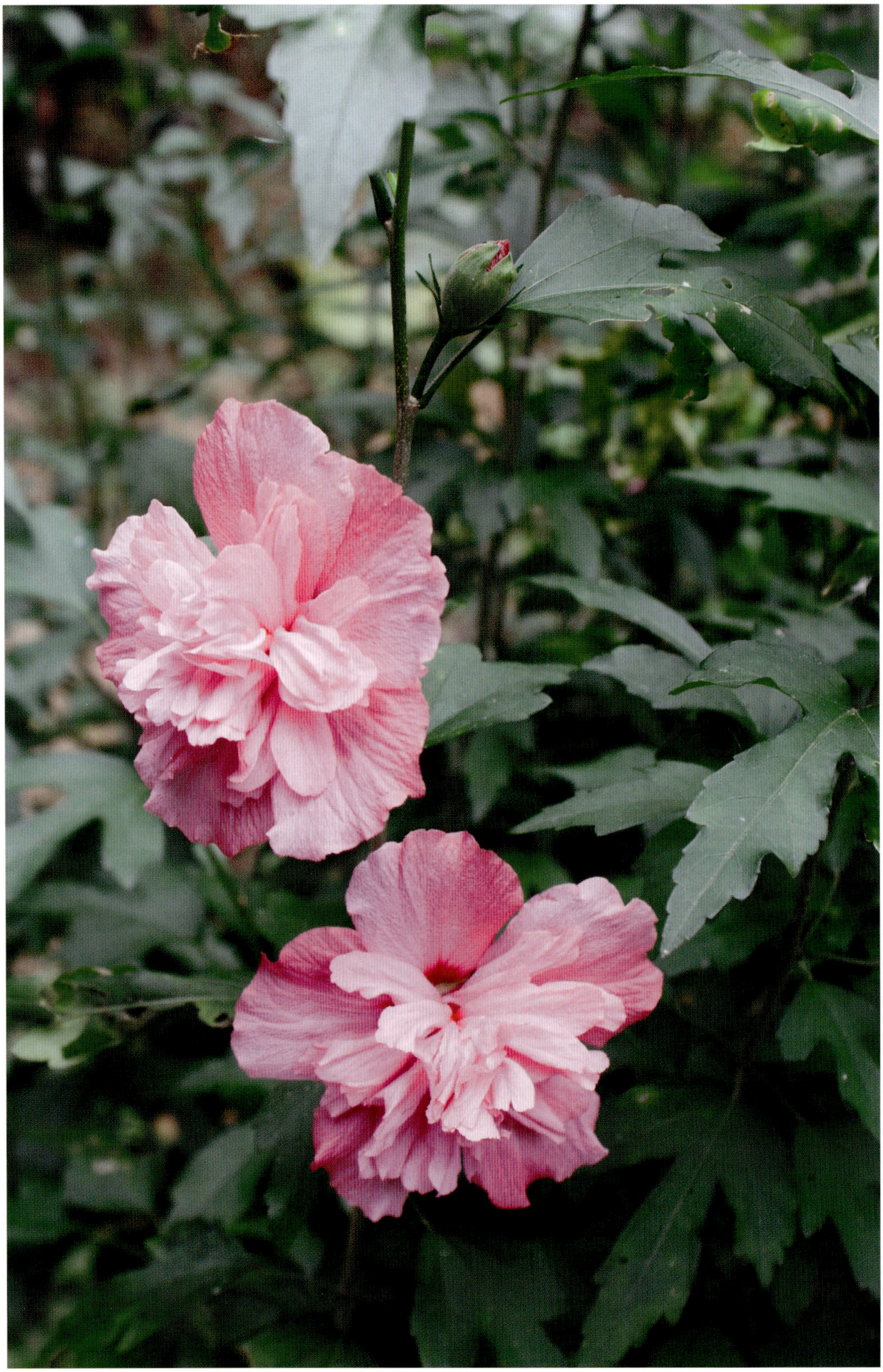

木槿

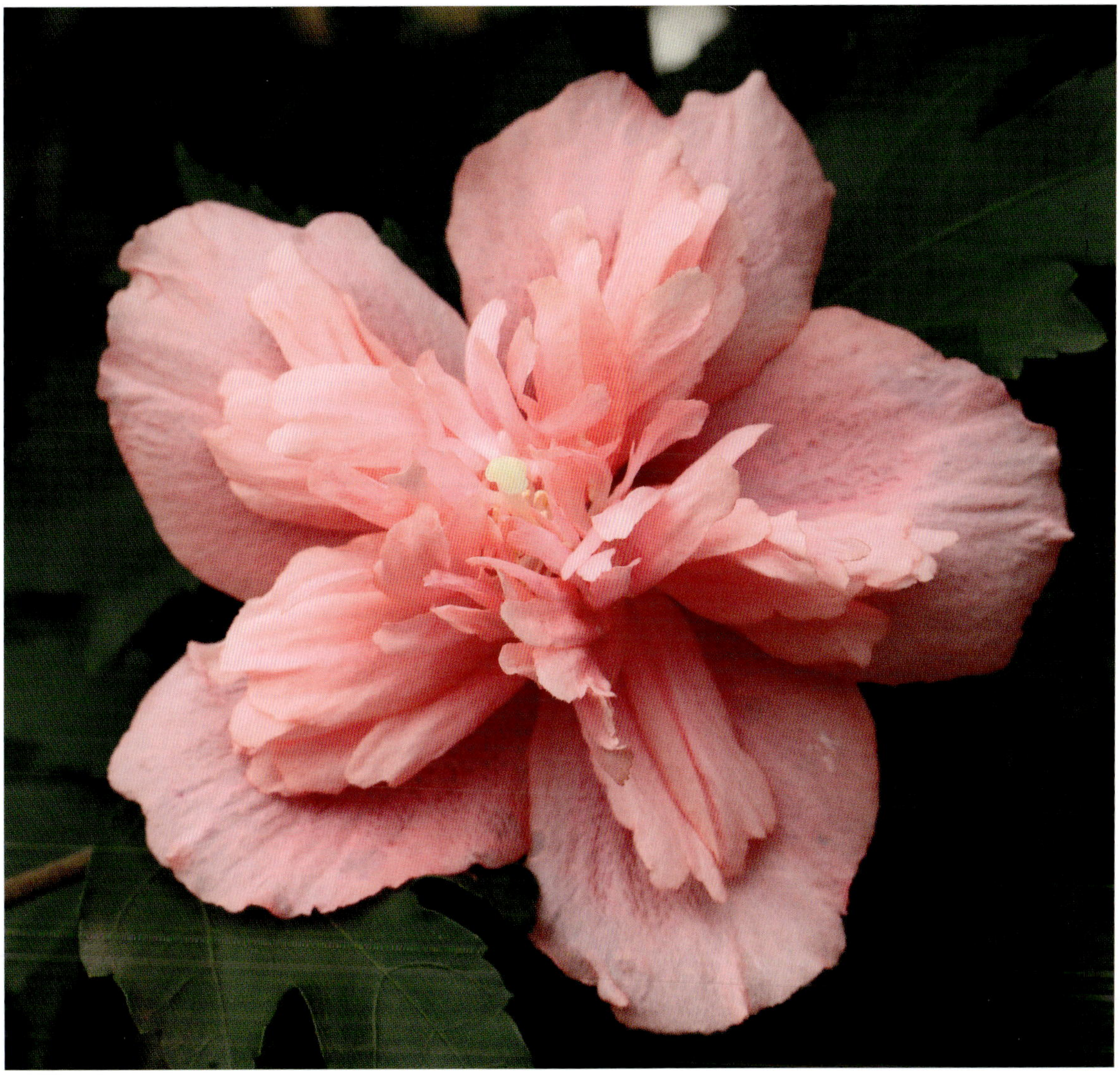

木槿

功效主治

清热，利湿，解毒，止痒。主治肠风泻血，痢疾，脱肛，白带，疥癣，痔疮。

用法用量

内服：3 ~ 9 g，煎汤。外用：浸酒搽或煎水洗。

民族药方

1. **大肠脱肛**　木槿根皮适量。煎水熏洗后，以白矾、五倍子末各适量调敷。
2. **赤白带下**　木槿根皮 60 g，白酒 750 ml。煎取 500 ml，空腹服。
3. **癣疮**　木槿根皮适量。煎浓取汁，入肥皂浸，频频擦拭。
4. **痔疮肿痛**　木槿根适量。煎汤，先熏后洗。

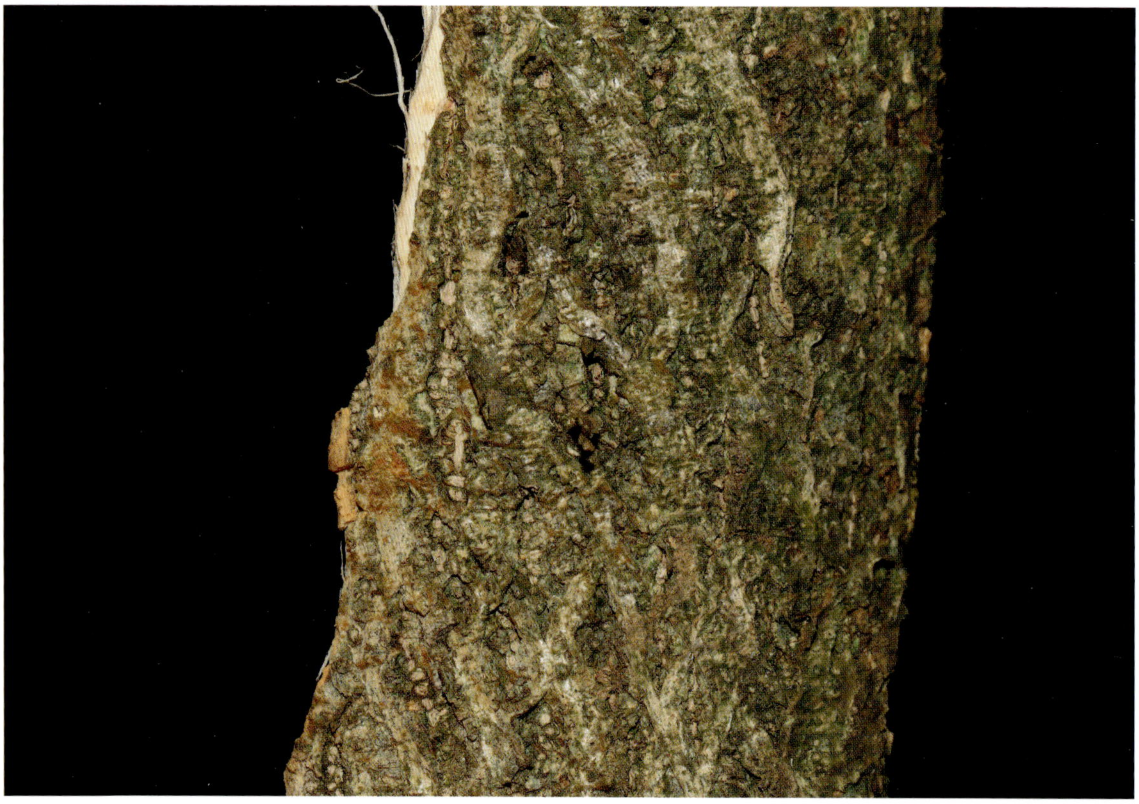
木槿

5．水肿 鲜木槿根、灯心草各 50 g。水煎，饭前服，每日 2 次。

6．痢疾 木槿根 50 ~ 100 g。水煎服。

7．湿热带下 鲜木槿根 100 ~ 150 g。水煎服。

8．妇女阴痒 木槿根、八月瓜根各 15 g。研细末，放在猪尿泡内炖吃。

9．急性淋巴细胞白血病 木槿根、白茅根各 60 g。水煎服。

10．肾炎 鲜木槿根 50 ~ 100 g，灯心草（鲜全草）50 g。水煎服。

11．消渴 木槿根 30 ~ 60 g。水煎，代茶常服。

12．皮肤顽癣 木槿根或茎皮 30 g。水煎洗患处；或木槿根和茎皮 9 g，浸酒 100 ml。浸 7 日后，加水杨酸 5 g，安息香、甘油各 10 g。共拌匀，涂擦患处。

13．骨疽 木槿根 30 g。水煎服；并用叶捣绒外包患处。

使用注意

孕妇慎用。

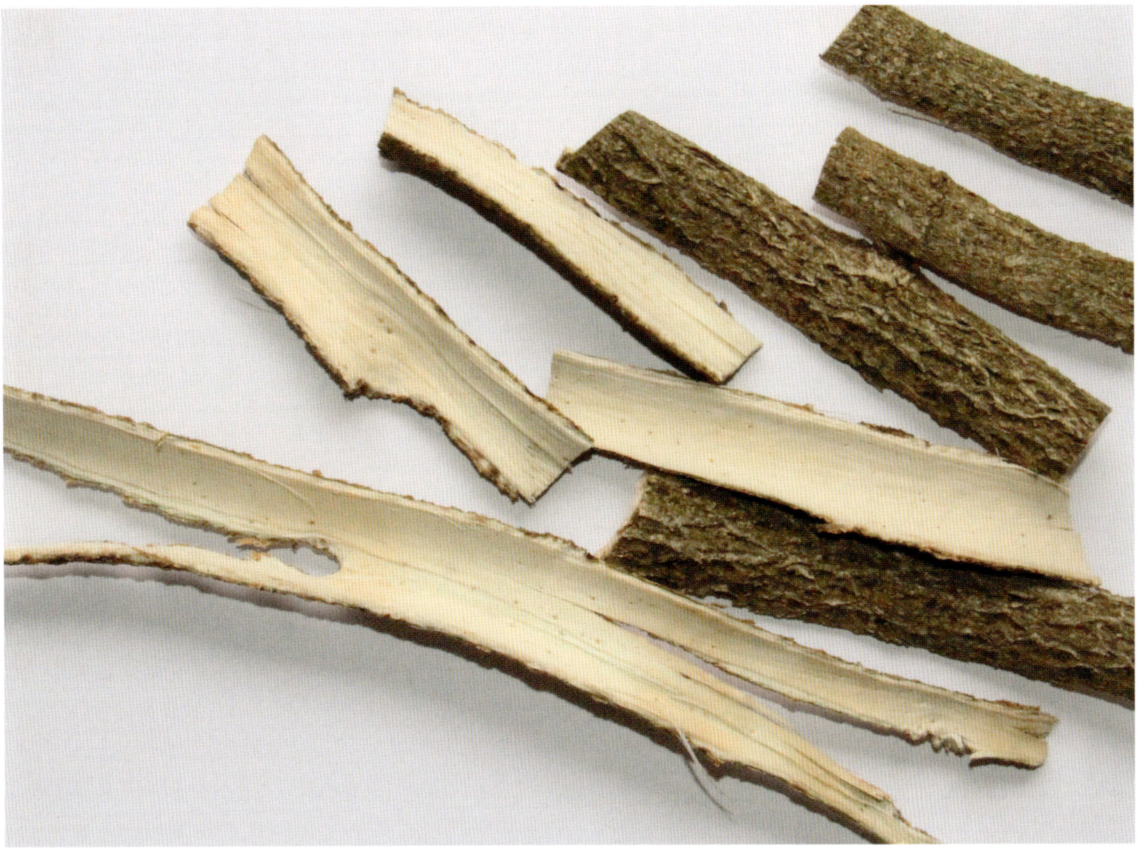

木槿药材

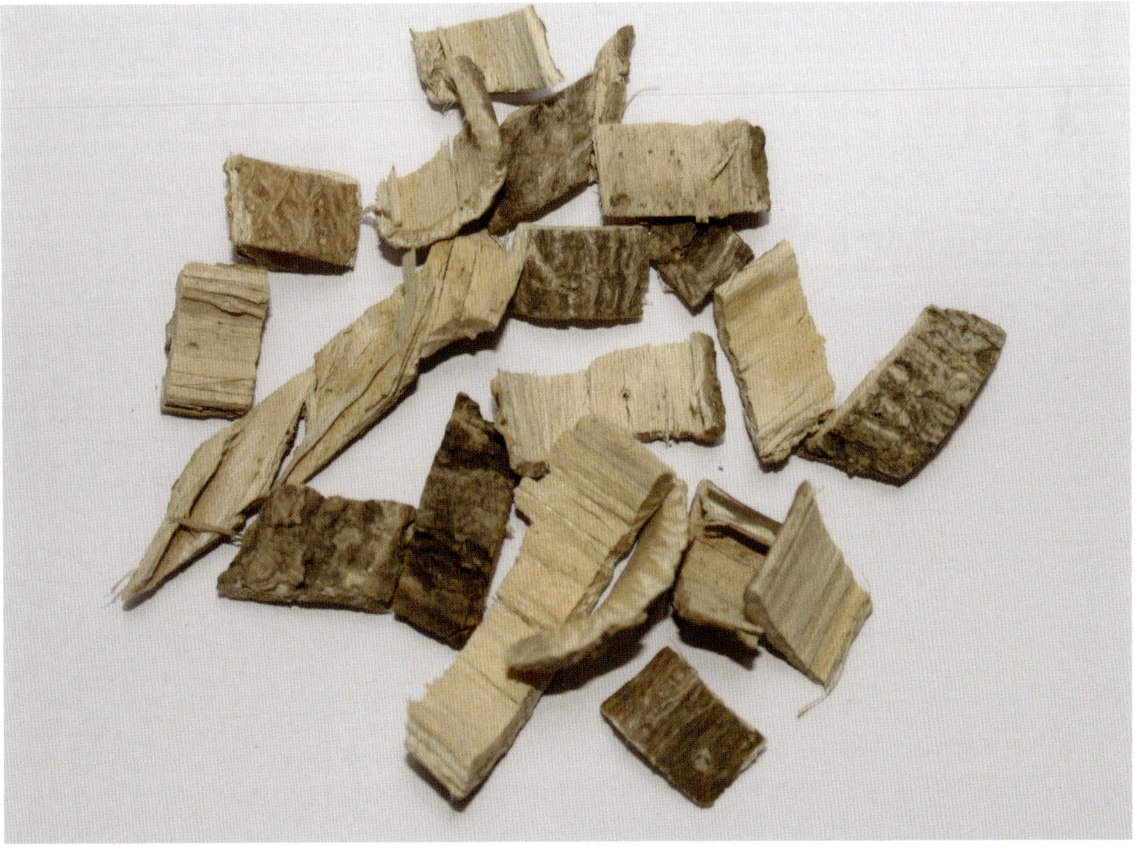

木槿饮片

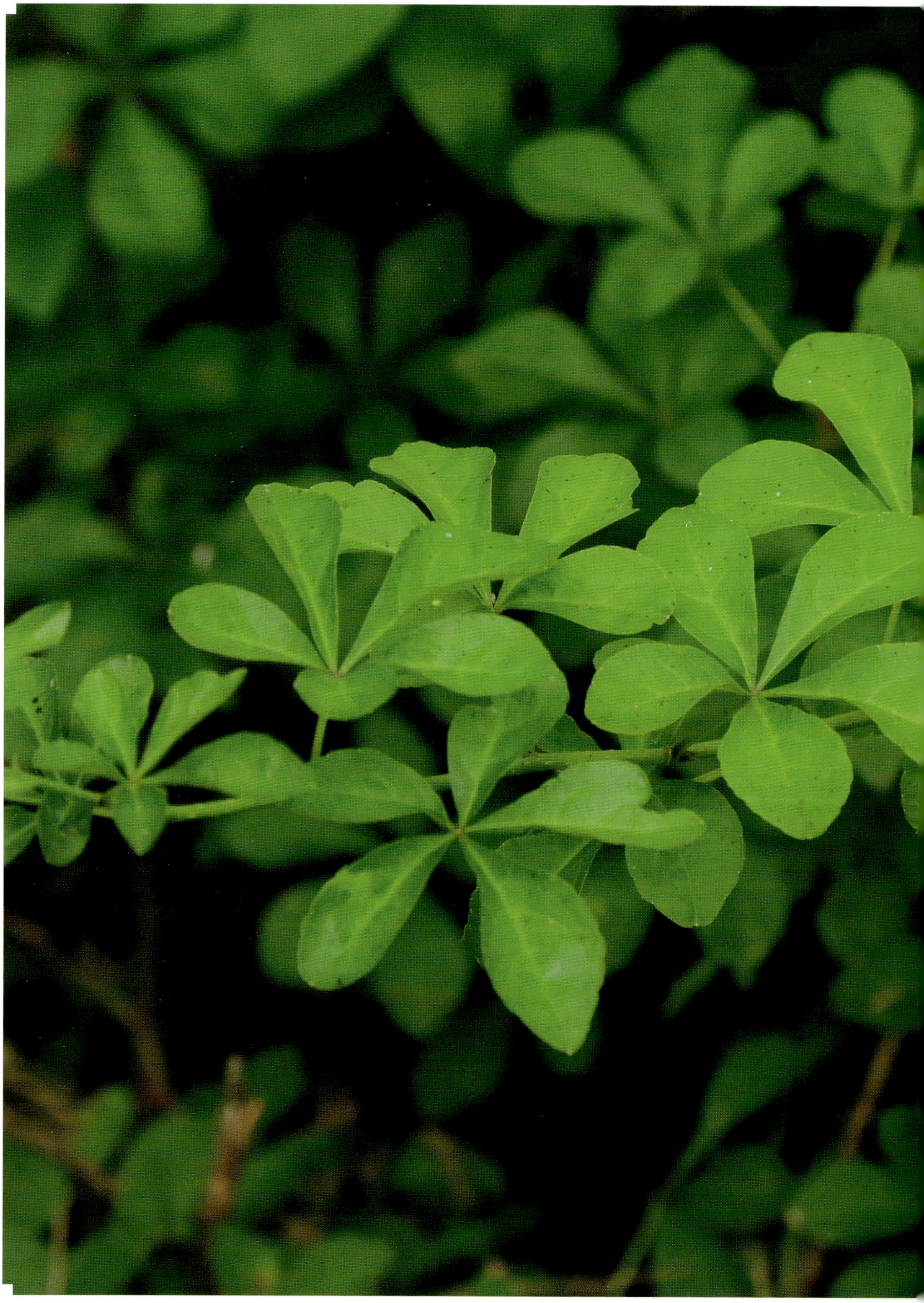

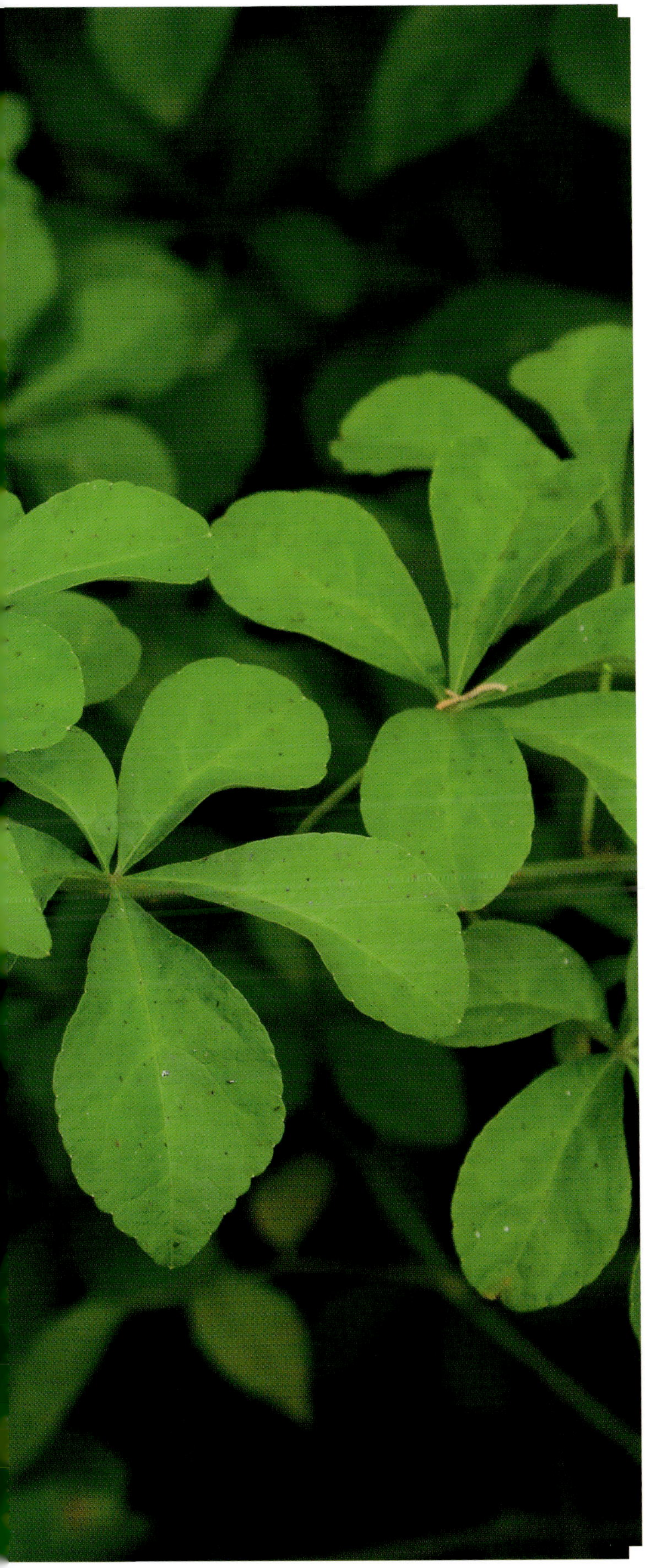

五加皮

【水药名】骂购怕。

【别　名】豺漆、五花、刺通、白刺、茨五甲、五加皮、苦刺头。

【来　源】本品为五加科植物细柱五加 *Acanthopanax gracilistylus* W. W. Smith 的根皮。

【性味归经】味辛、苦，性温。归肝、肾经。

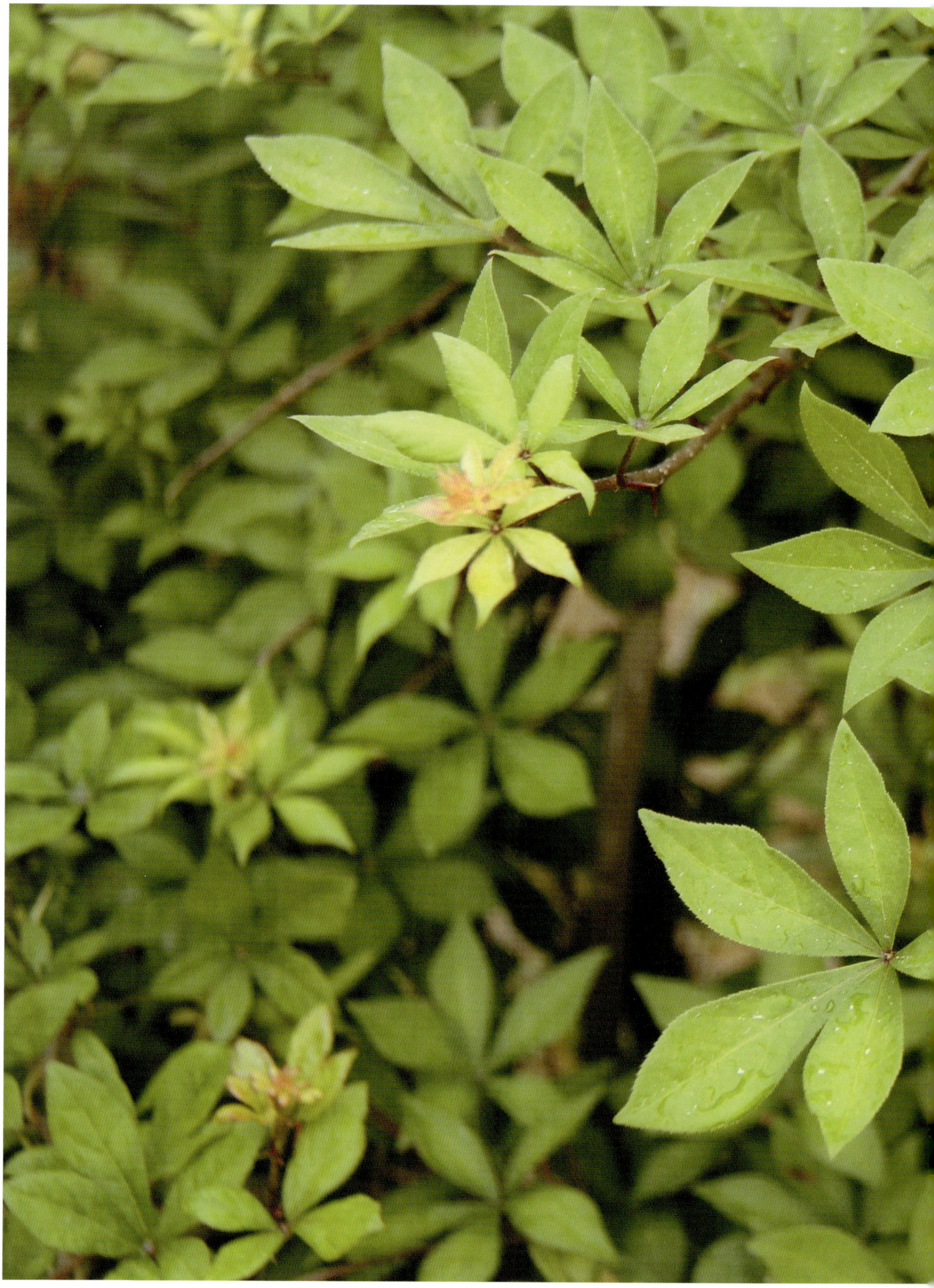

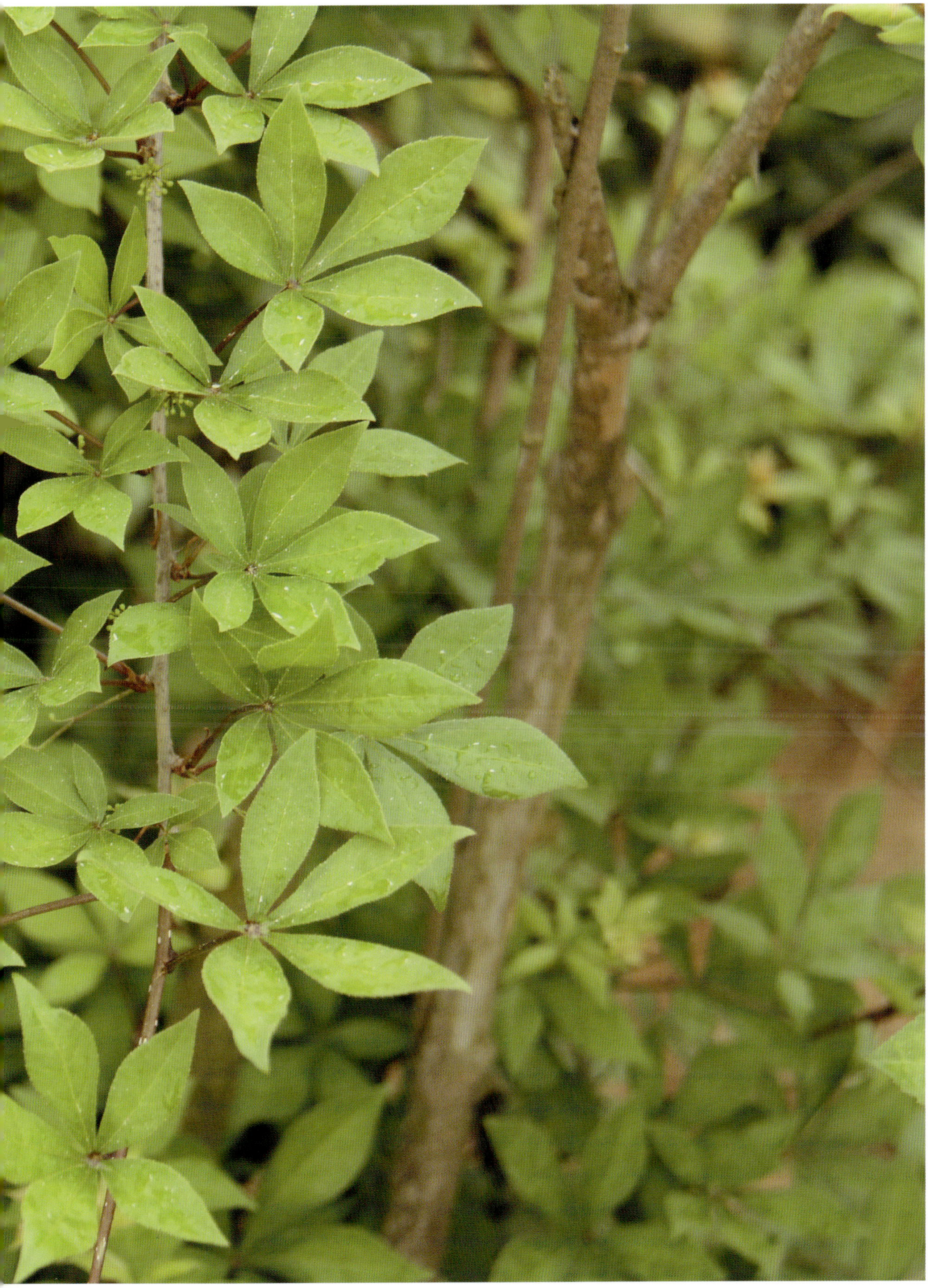

细柱五加

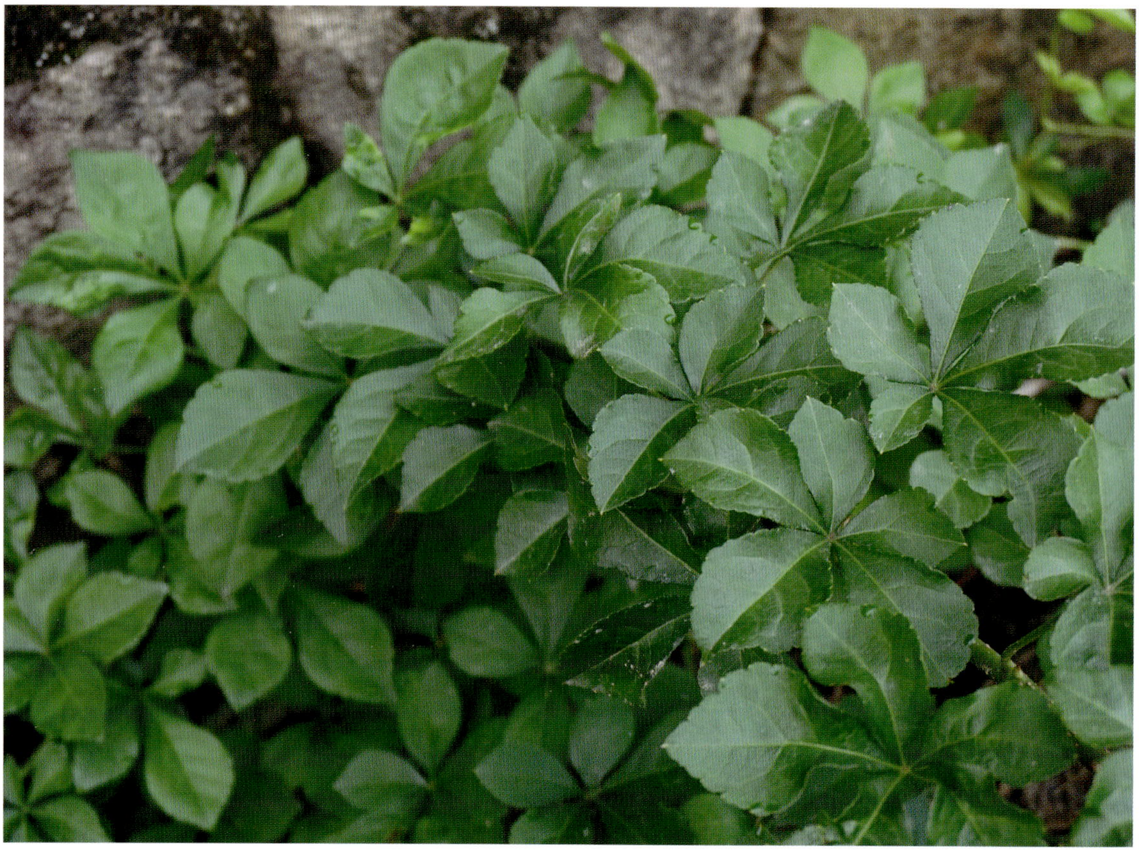

细柱五加

识别特征

落叶灌木，高 2 ~ 3 m。茎直立或攀缘，分枝无刺或有外曲刺，刺通常单生于叶柄的基部。叶互生或数叶簇生于短枝上，掌状复叶，小叶 5 枚，顶端 1 枚较大，两侧小叶渐次较小，倒卵形至卵状披针形或近菱形，先端尖或渐尖，基部楔形，边缘具锯齿，小叶无柄。伞形花序单生长于叶腋或短枝末梢，花多数，黄绿色。浆果状核果近球形，侧向压扁，熟时紫黑色。花期 5—7 月，果期 7—10 月。

生境分布

生长于山坡上或丛林间。分布于湖北、河南、安徽、陕西、四川、贵州、江苏、广西、浙江等省区。

采收加工

夏、秋二季采挖根部，洗净，剥取根皮，晒干。

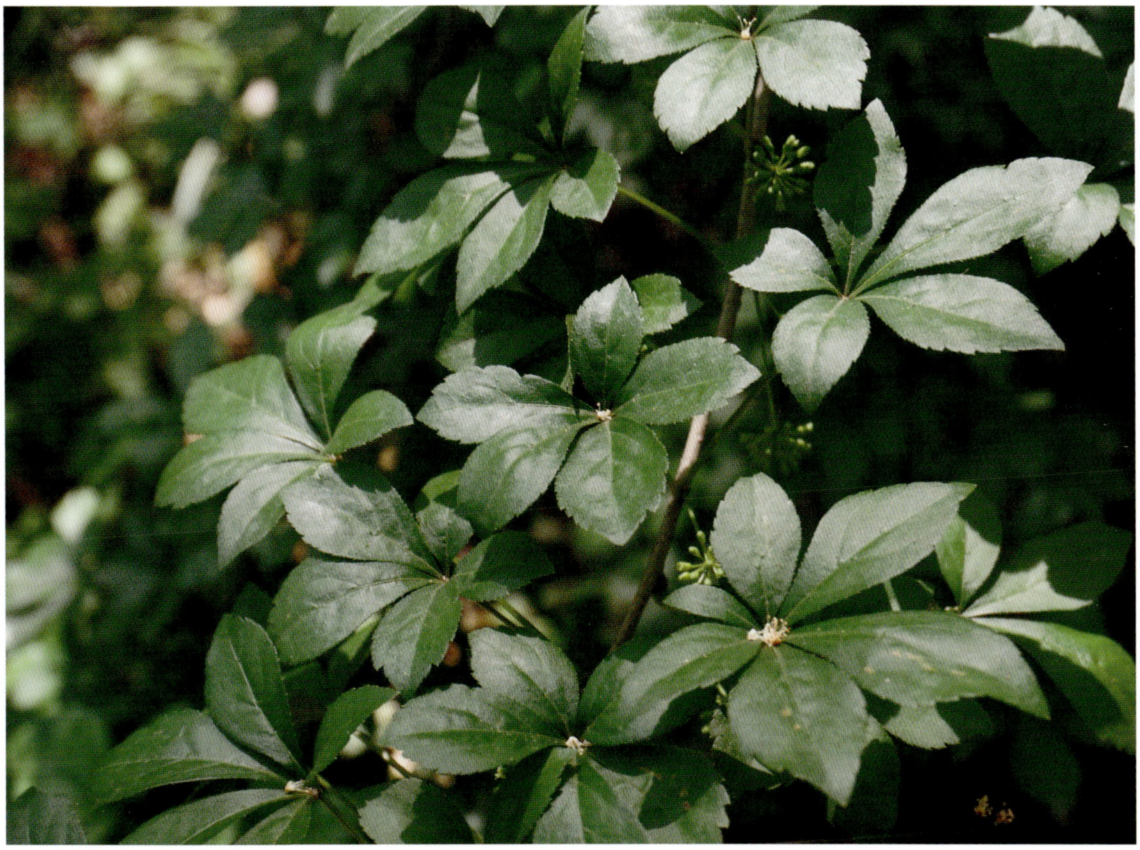

细柱五加

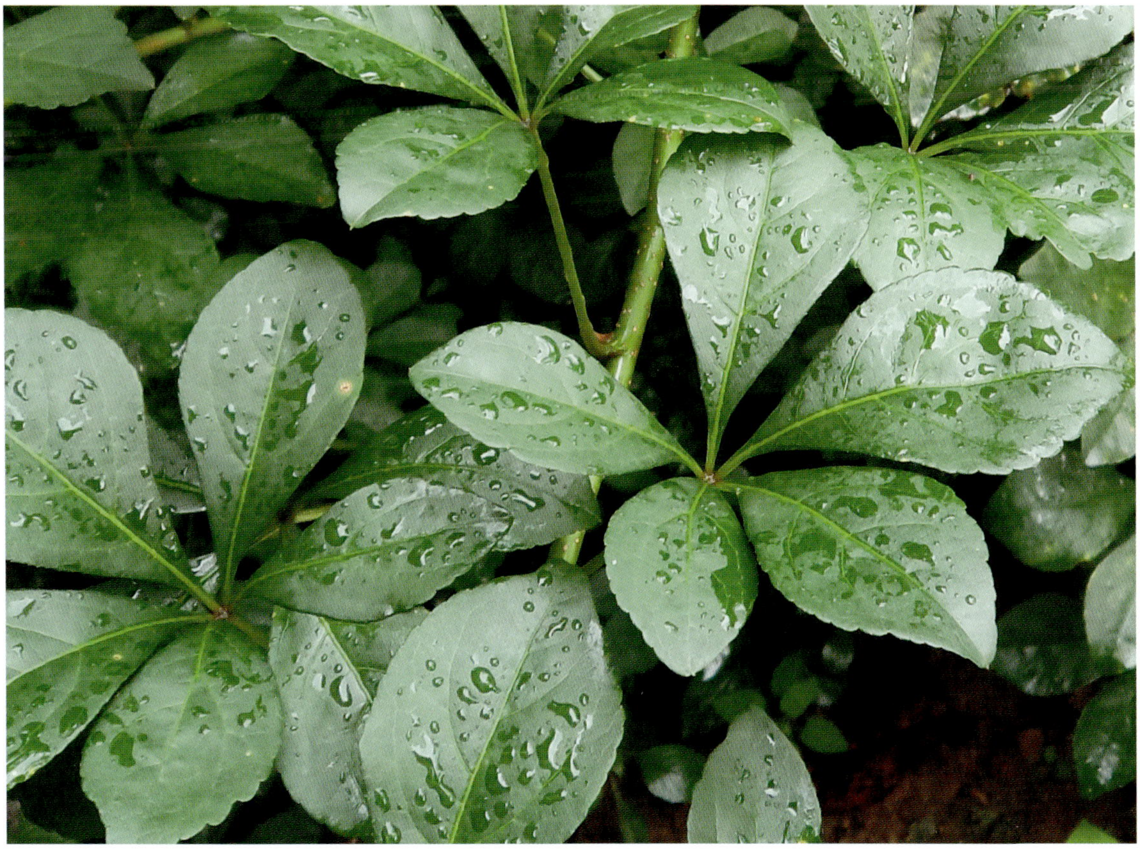

细柱五加

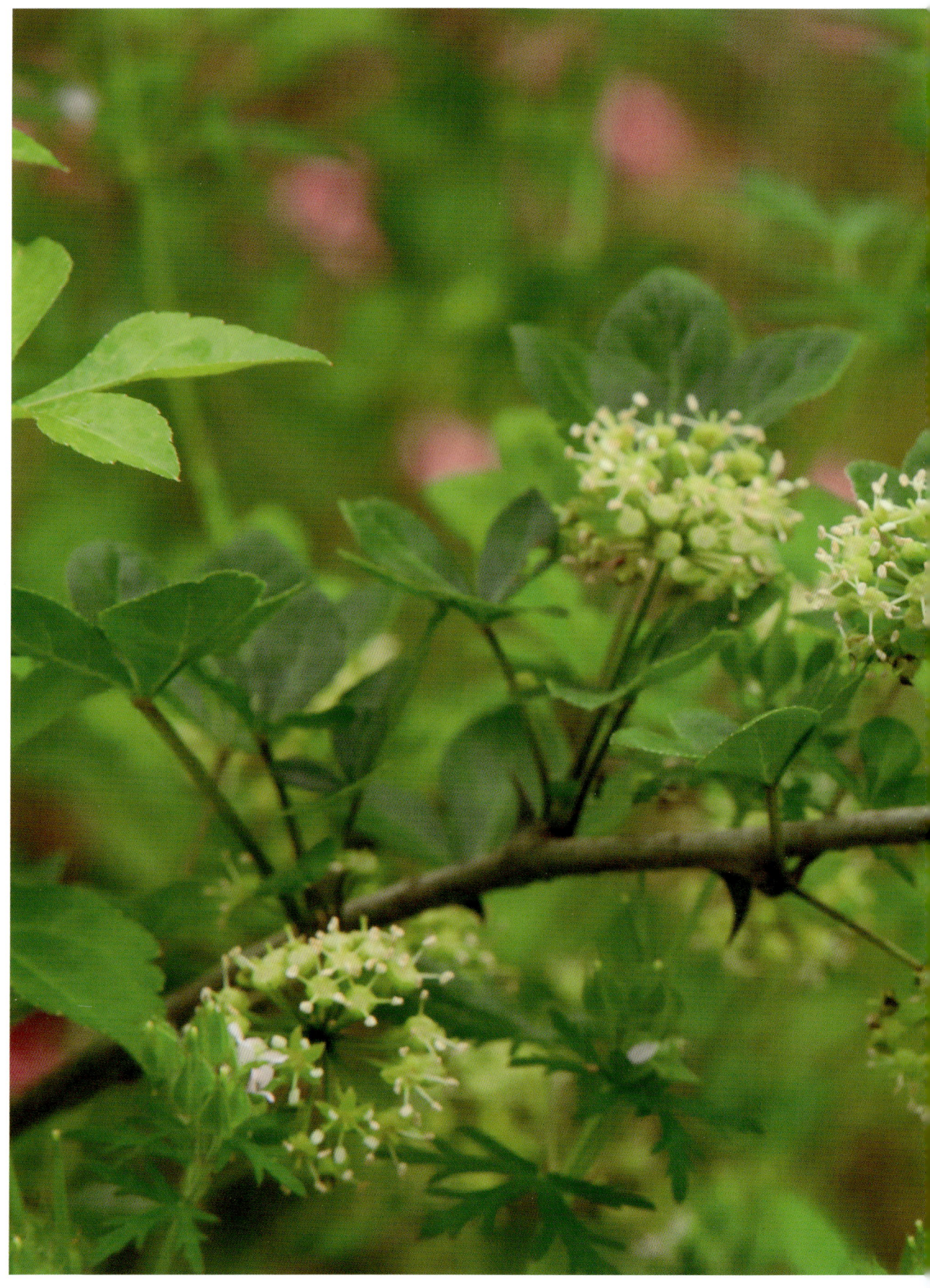

细柱五加

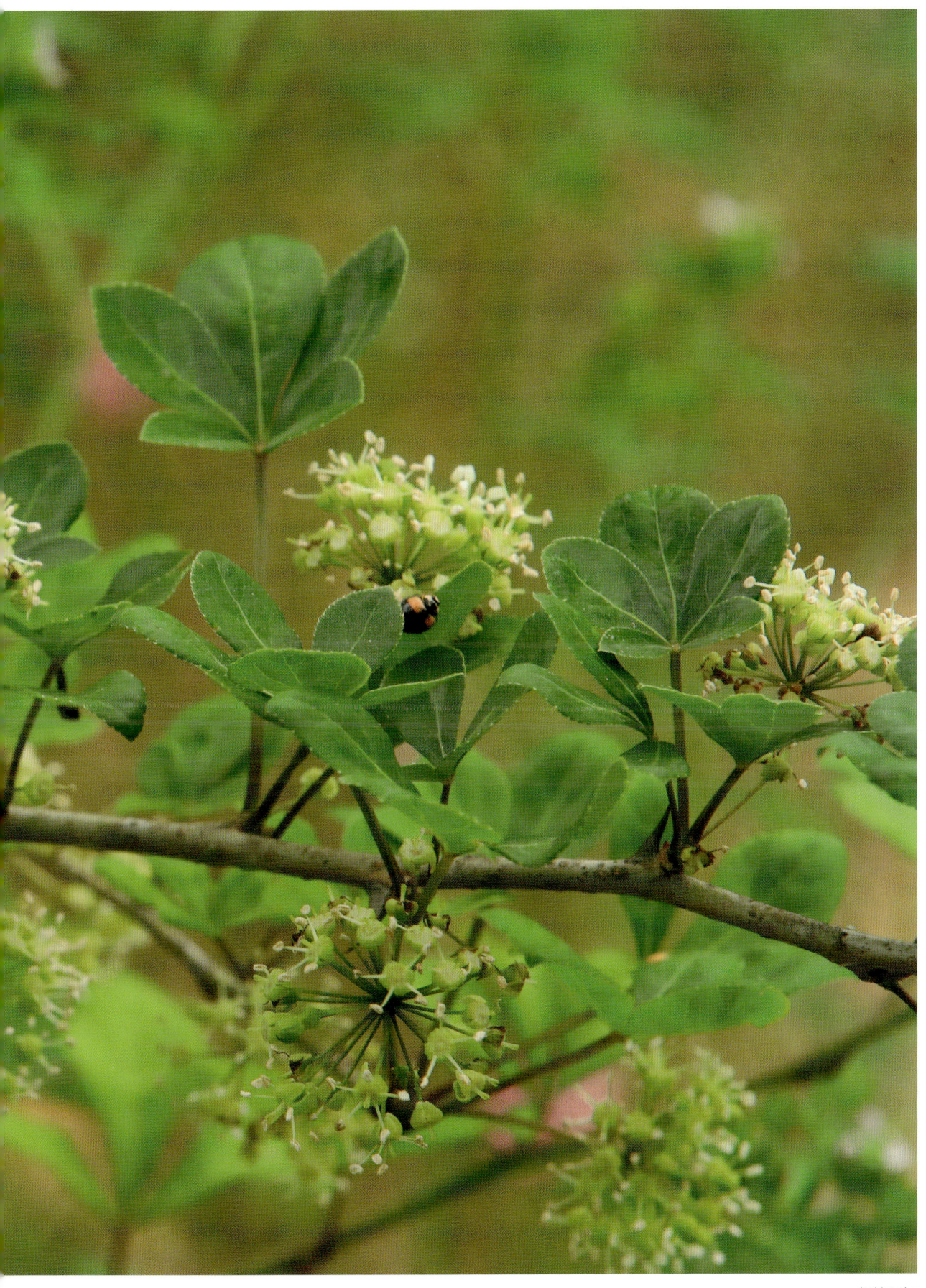

细柱五加

细柱五加

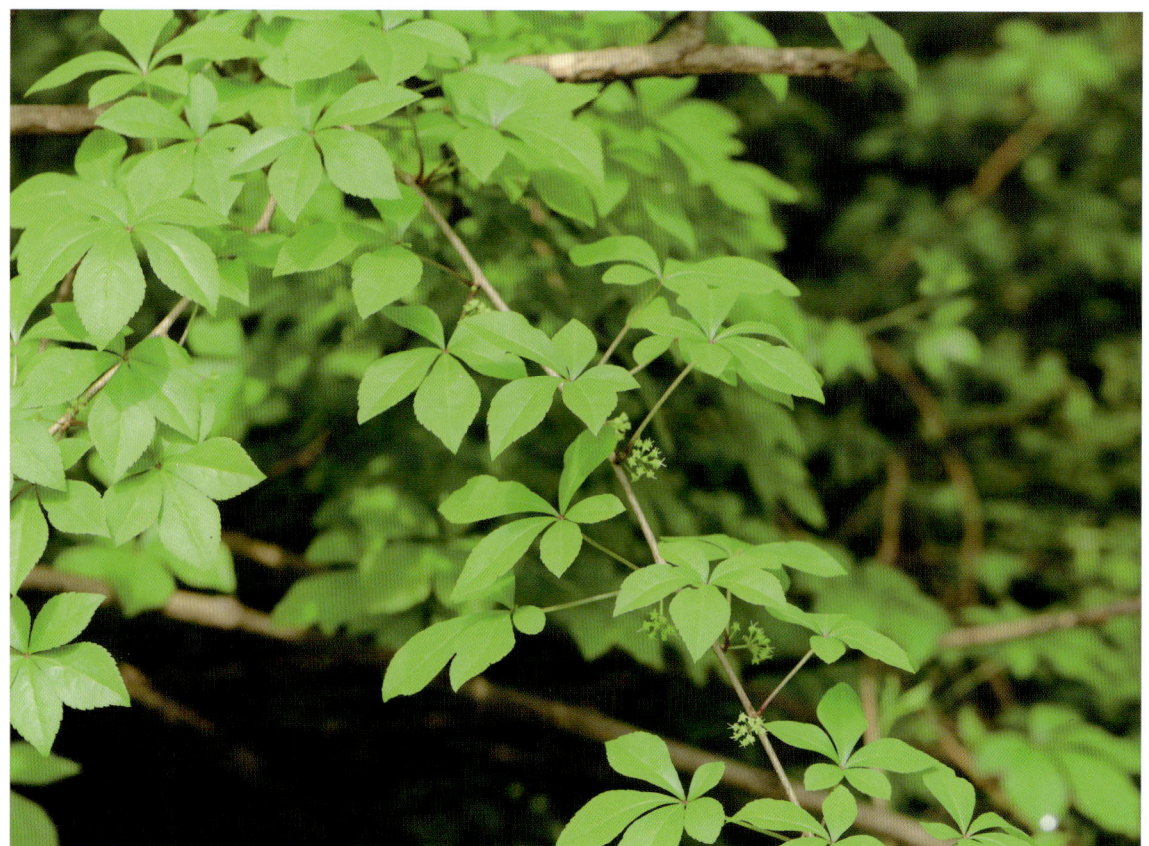

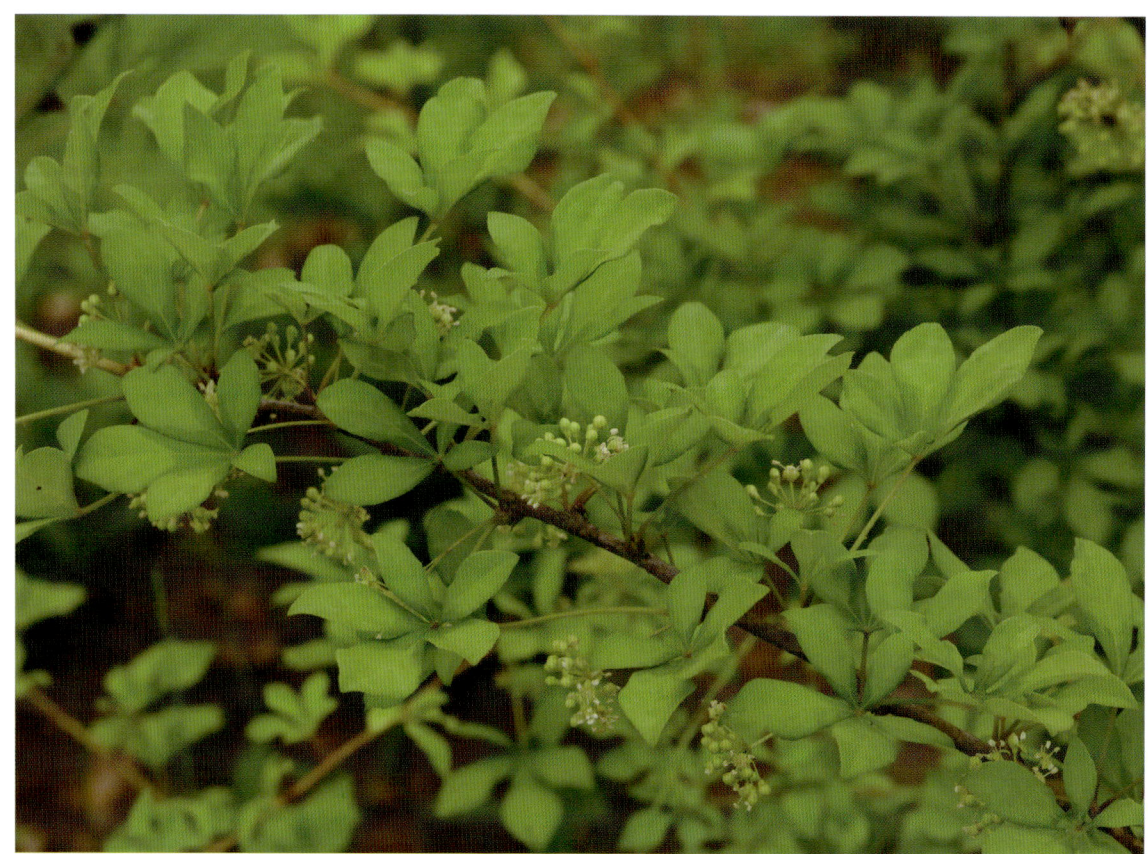

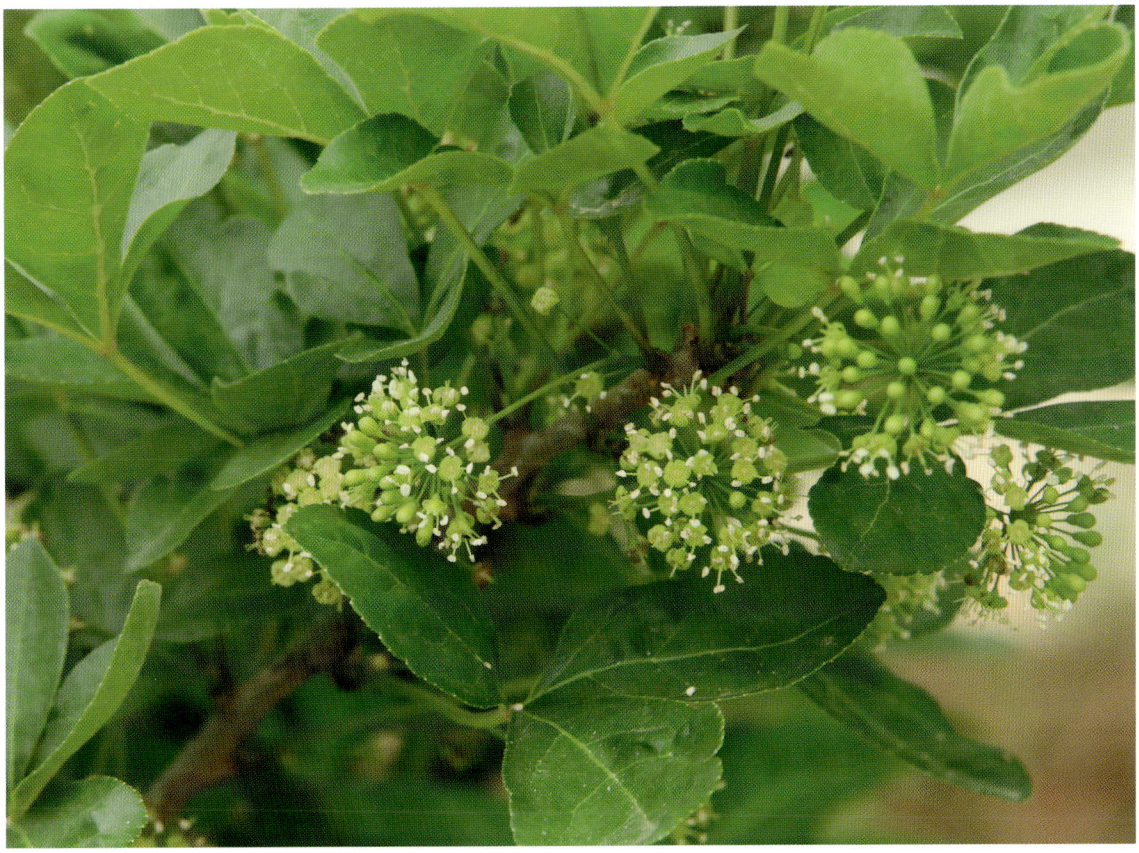

细柱五加

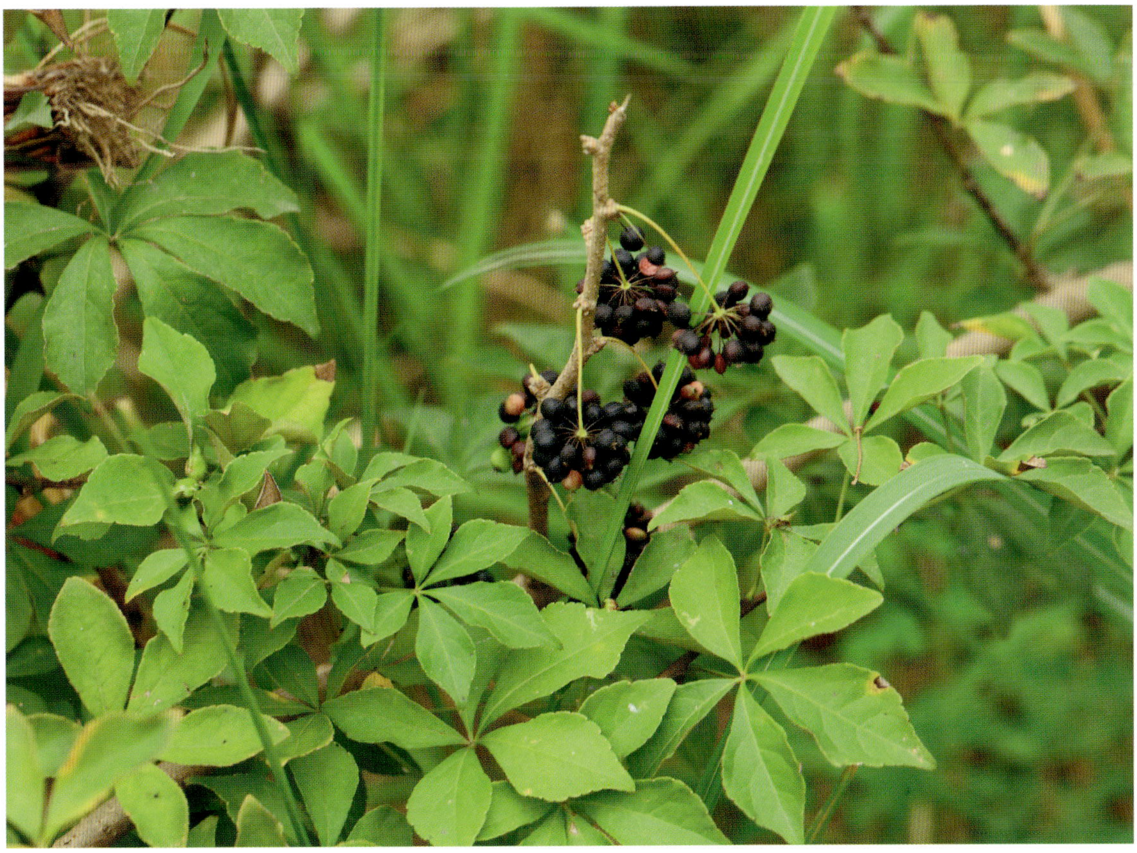

细柱五加

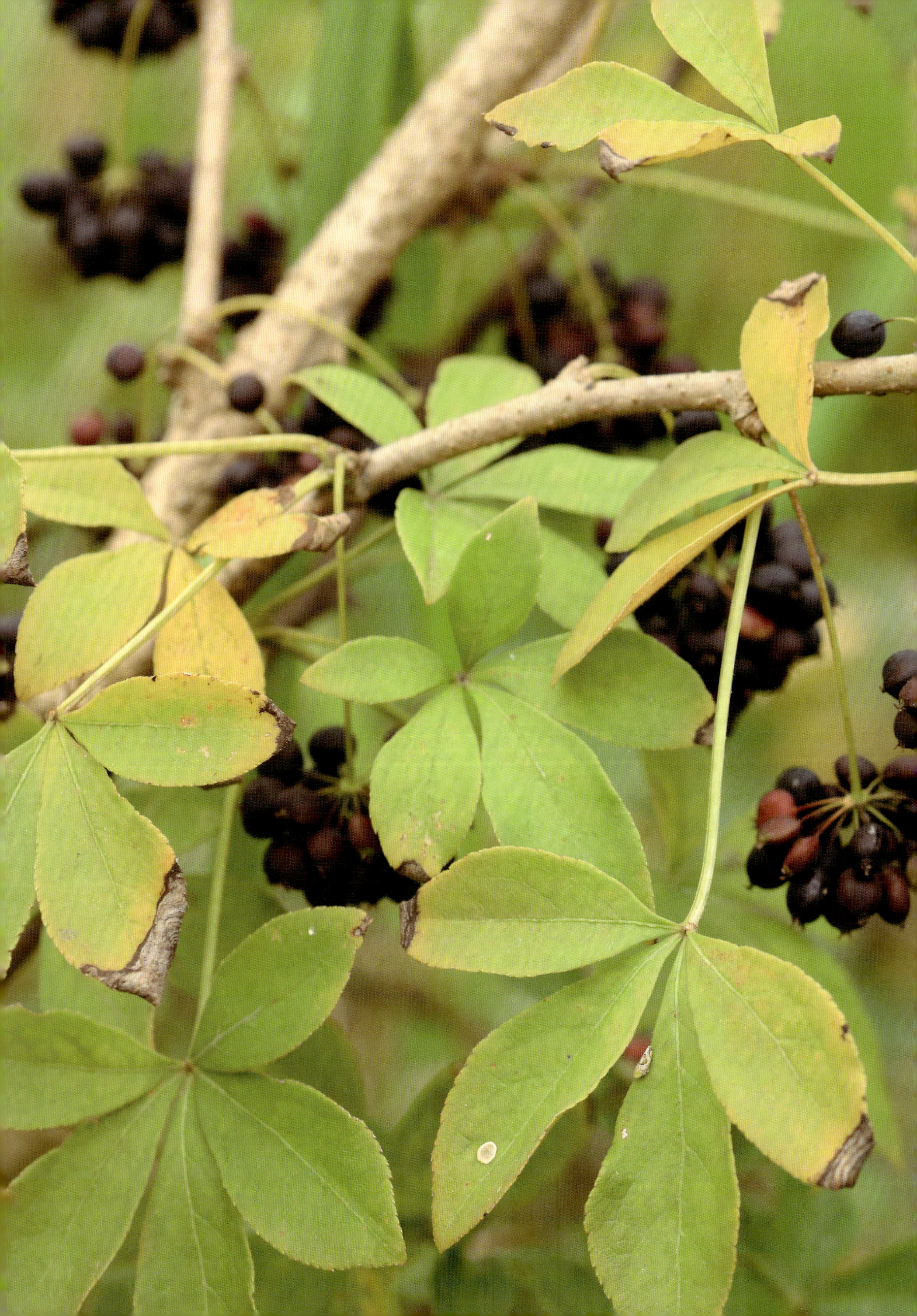

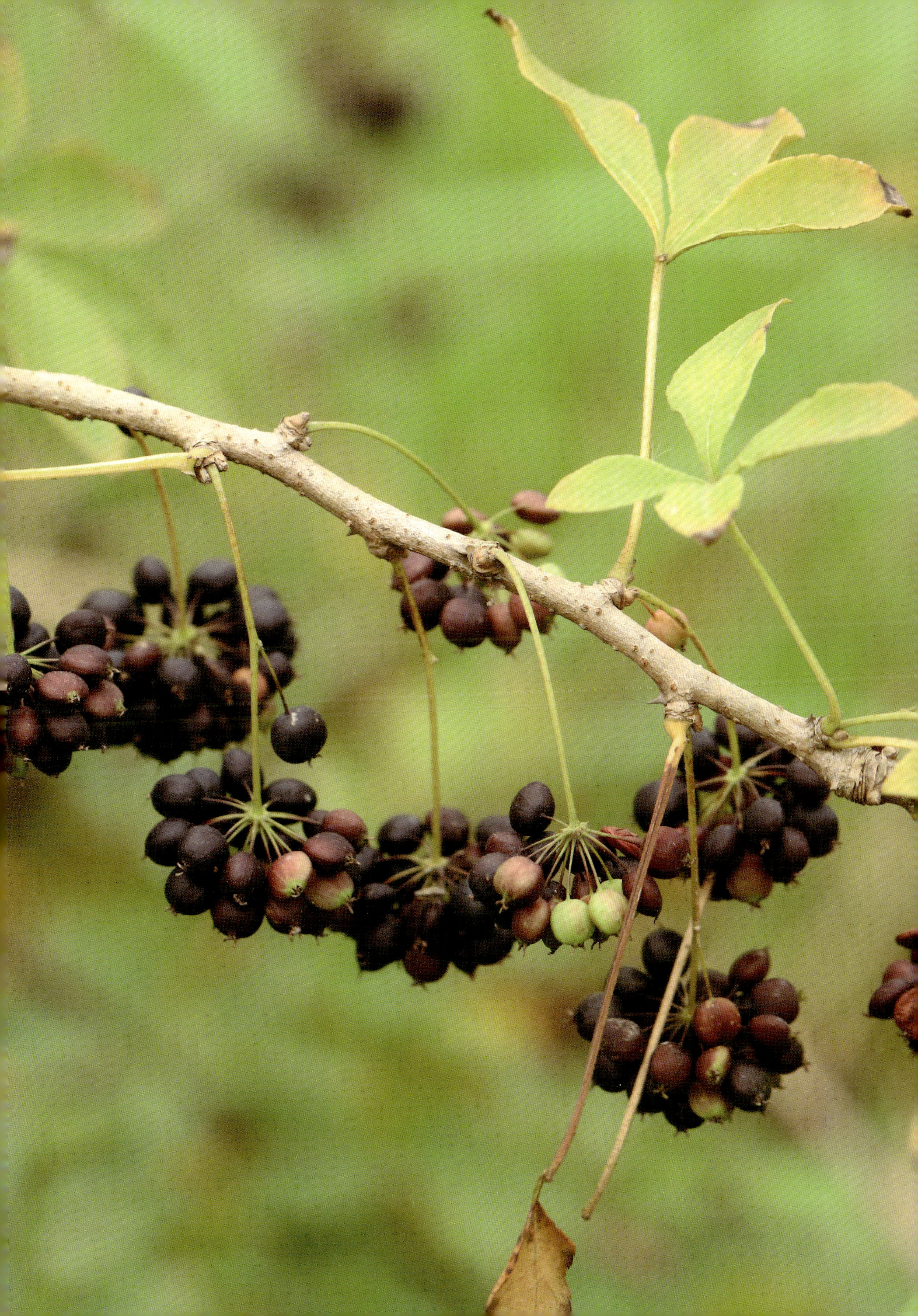

药材鉴别

本品干燥根皮呈卷筒状，单卷或双卷，长 7 ~ 10 cm，筒径约 6 mm，厚 1 ~ 2 mm。外表面灰褐色，有横向皮孔及纵皱，内表面淡黄色或淡黄棕色。质脆，易折断，断面不整齐；淡灰黄色。气微香，味微苦涩。以粗长、皮厚、气香、无木心者为佳。

功效主治

祛风湿，壮筋骨，活血化瘀。主治风寒湿痹，筋骨挛急，腰痛，阳痿，脚弱，小儿行迟，水肿，脚气，疮疽肿毒，跌打损伤。

用法用量

内服：10 ~ 30 g，煎汤；浸酒或入丸、散。外用：捣敷。

民族药方

1．风湿骨痛，劳伤，腰腿痛 五加皮 200 g，泡酒 2 500 ml。每晚服 25 ~ 50 ml。

2．行迟，四五岁不能行 五加皮、川牛膝（酒浸 2 日）、木瓜各等份。研为细末，每次服 6 g，米汤下。

3．风湿性关节炎，关节拘挛疼痛 穿山龙、白鲜皮、五加皮各 15 g。用适量白酒泡 24 h，每日服 10 ml。

4．水肿，小便不利 五加皮、陈皮、生姜皮、茯苓皮、大腹皮各 9 g。水煎服。

5．阴囊水肿 五加皮 9 g，仙人头 30 g。水煎服。

6．皮肤、阴部湿痒 五加皮适量。煎汤外洗。

7．鹤膝风 五加皮 200 g，牛膝 100 g，当归 120 g，白酒 2 500 ml。将药浸泡于酒中，15 日后饮用，每次 15 ~ 20 ml，每日 2 次。

8．风湿痹痛 五加皮 100 g，猪蹄 1 只，黄酒 500 ml。同煮至熟烂服食。

9．风湿性关节炎 五加皮 100 g，松节 50 g，豨莶草 60 g，白酒 2 500 ml。同浸泡 7 日后，每次饮用 30 ~ 50 ml。

10．风湿性膝、踝关节痛 五加皮 30 g，络石藤 15 g，牛膝 10 g，猪脚 1 只。用上药炖猪脚，吃猪脚，喝汤。

11．气虚浮肿 五加皮 12 g，黄芪 30 g。水煎服。

12．脚气疼痛 五加皮 30 g，土牛膝 10 g。水煎，分 2 次服，每日 1 剂。

13．胃寒痛 五加皮、乌药各 10 g，鱼腥草根、辣椒根、钩藤根、菝葜各 15 g。水煎服。

使用注意

阴虚火旺者慎服。

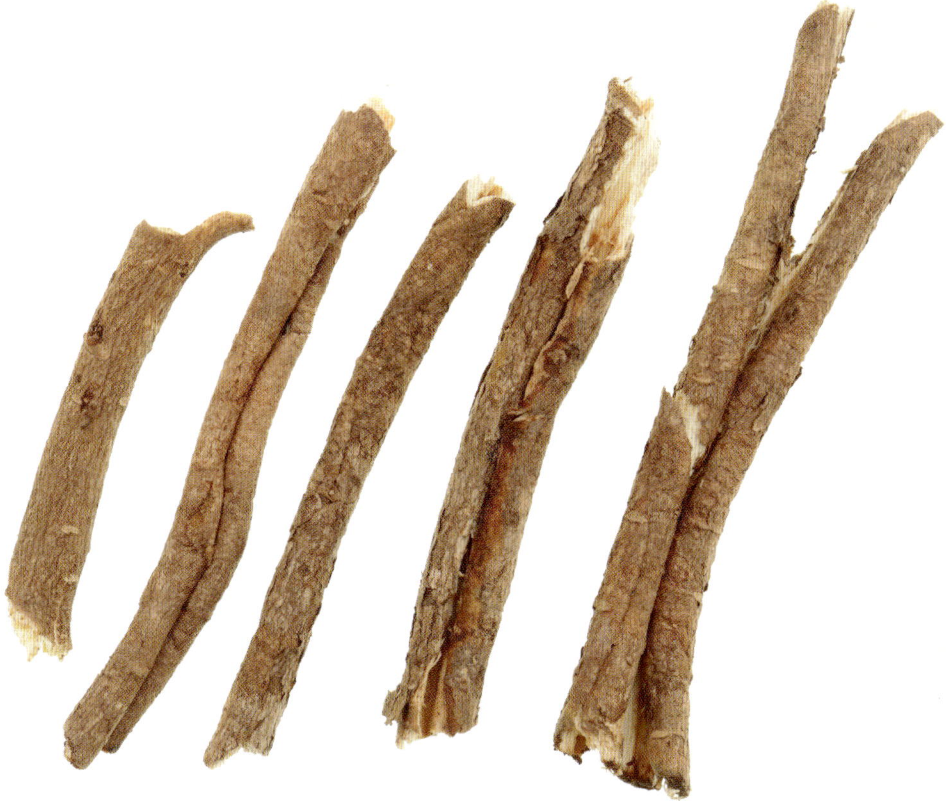

五加皮药材

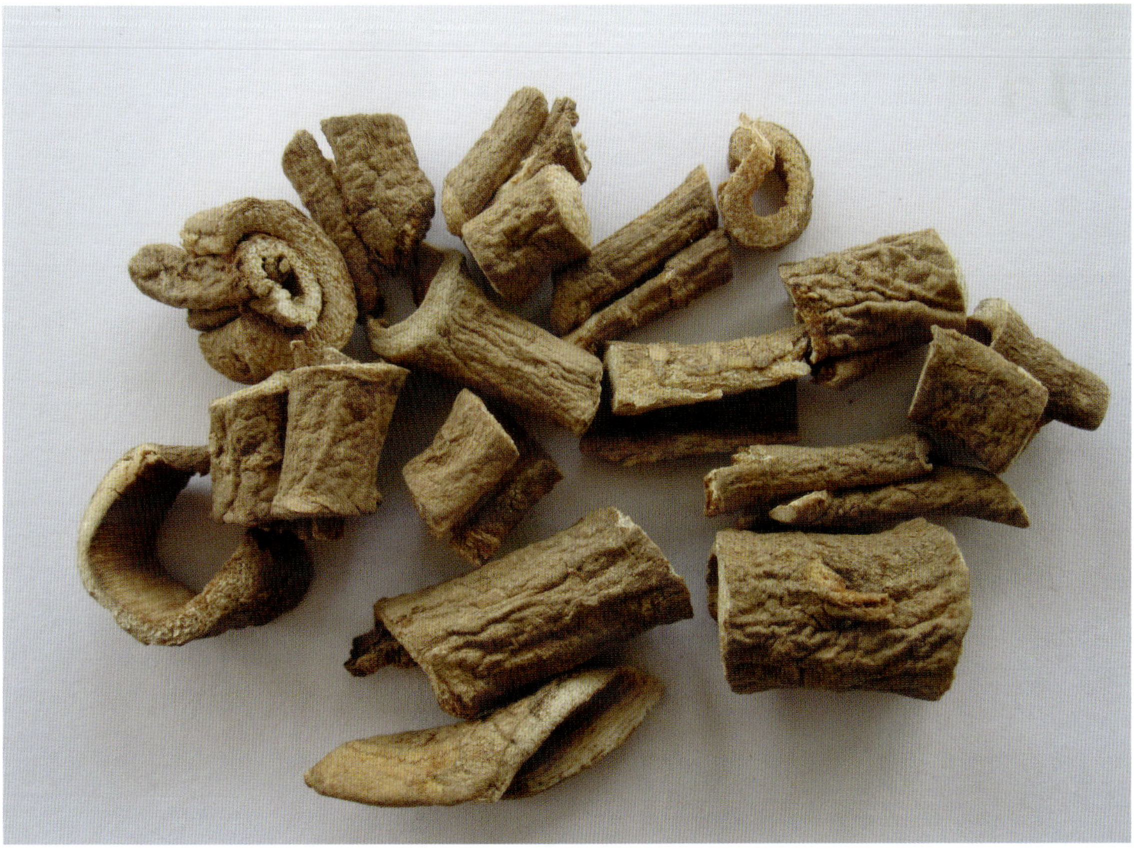

五加皮饮片

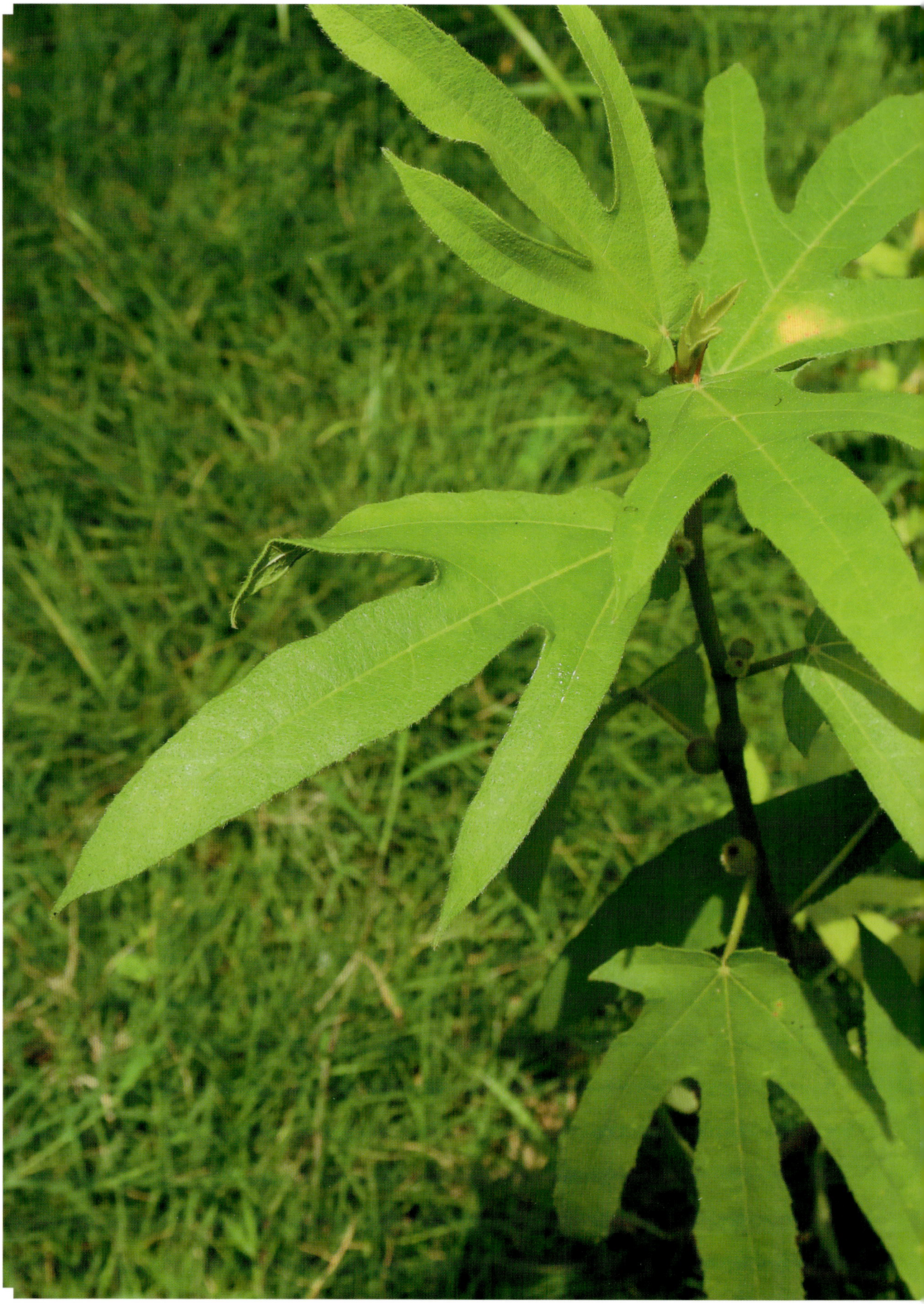

五指毛桃

【水 药 名】哈堵归。

【别　　名】南芪、土黄芪、三龙爪、五爪龙、五指牛奶、粗叶榕。

【来　　源】本品为桑科植物粗叶榕 *Ficus simplicissima* Lour. 的根。

【性味归经】味甘，性平。归脾、肺、肝经。

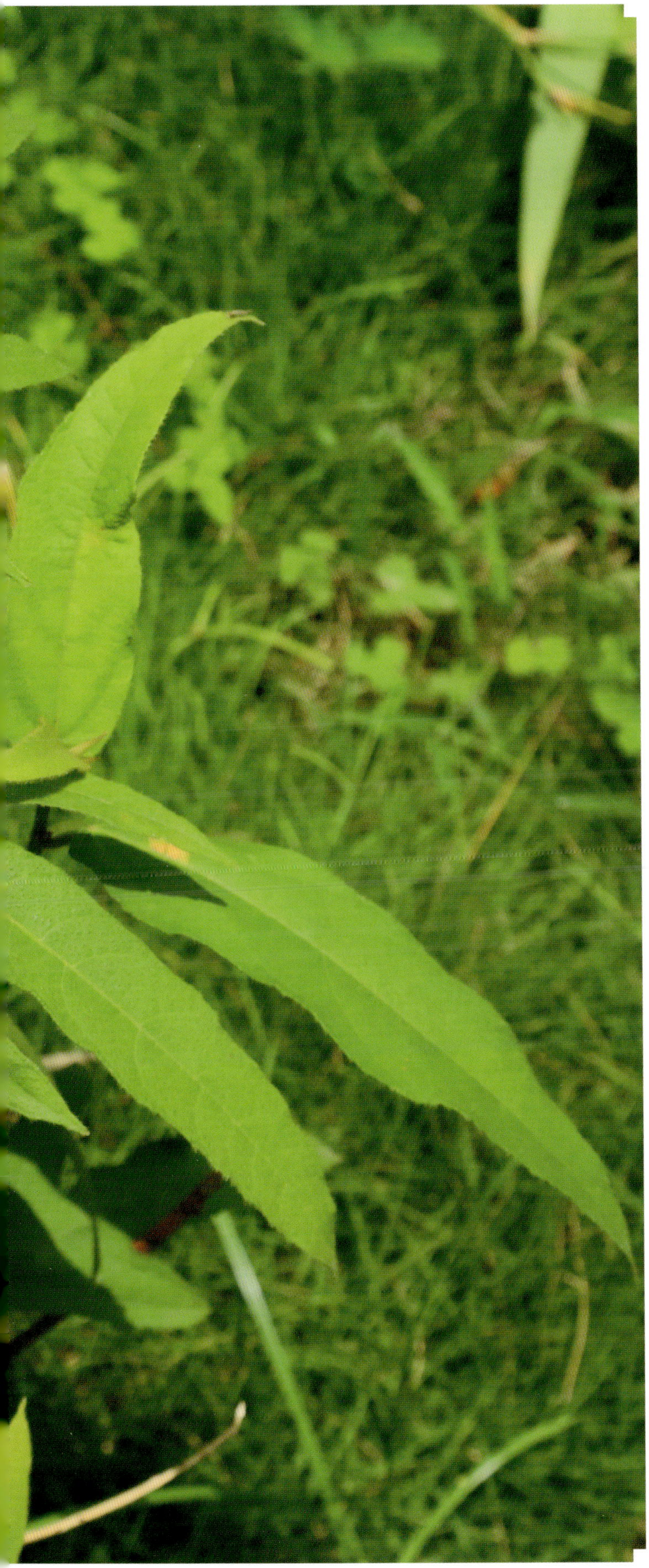

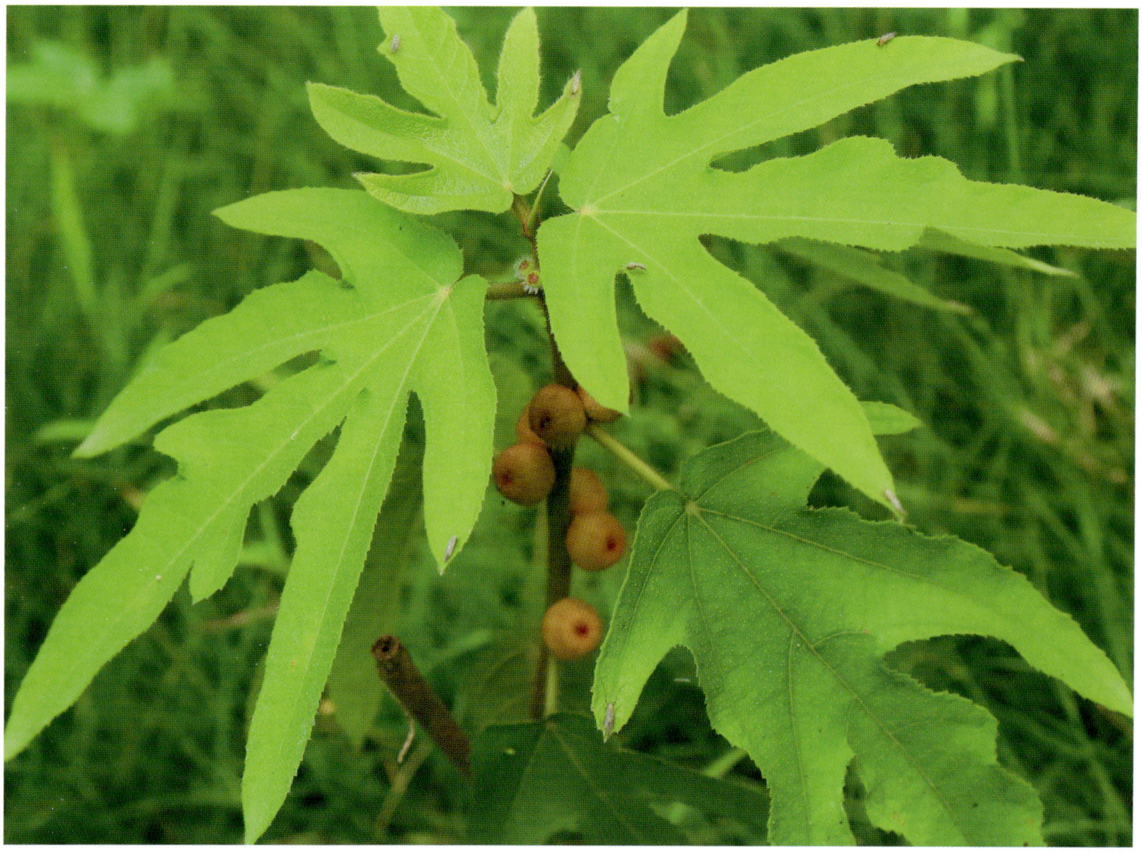

叶榕

识别特征

灌木或小乔木，嫩枝中空，全株被灰色绒毛。单叶互生，纸质，多型，长状披针形，狭或广卵形，先端急尖或渐尖，常具 3 ~ 5 深裂，边缘有锯齿或呈波状，有时全缘。花序成对腋生，球形，花黄绿色。瘦果椭圆形，有小瘤状凸体。

生境分布

生长于山坡、沟谷、路旁的灌木丛中。分布于福建、广东、海南、广西、贵州、云南等省区。

采收加工

全年均可采收，洗净，切片，晒干。

药材鉴别

本品根略呈圆柱形，有分枝，长短不一，直径 0.2 ~ 2.5 cm，表面灰棕色或褐色，有纵皱纹，可见明显的横向皮孔及须根痕。部分栓皮脱落后露出黄色皮部。质坚硬，难折断，断面呈纤维性。饮片通常厚 1 ~ 1.5 cm，皮薄，木部呈黄白色，有众多同心环，可见放射状纹理，皮部与木部易分离。气微香，味甘。

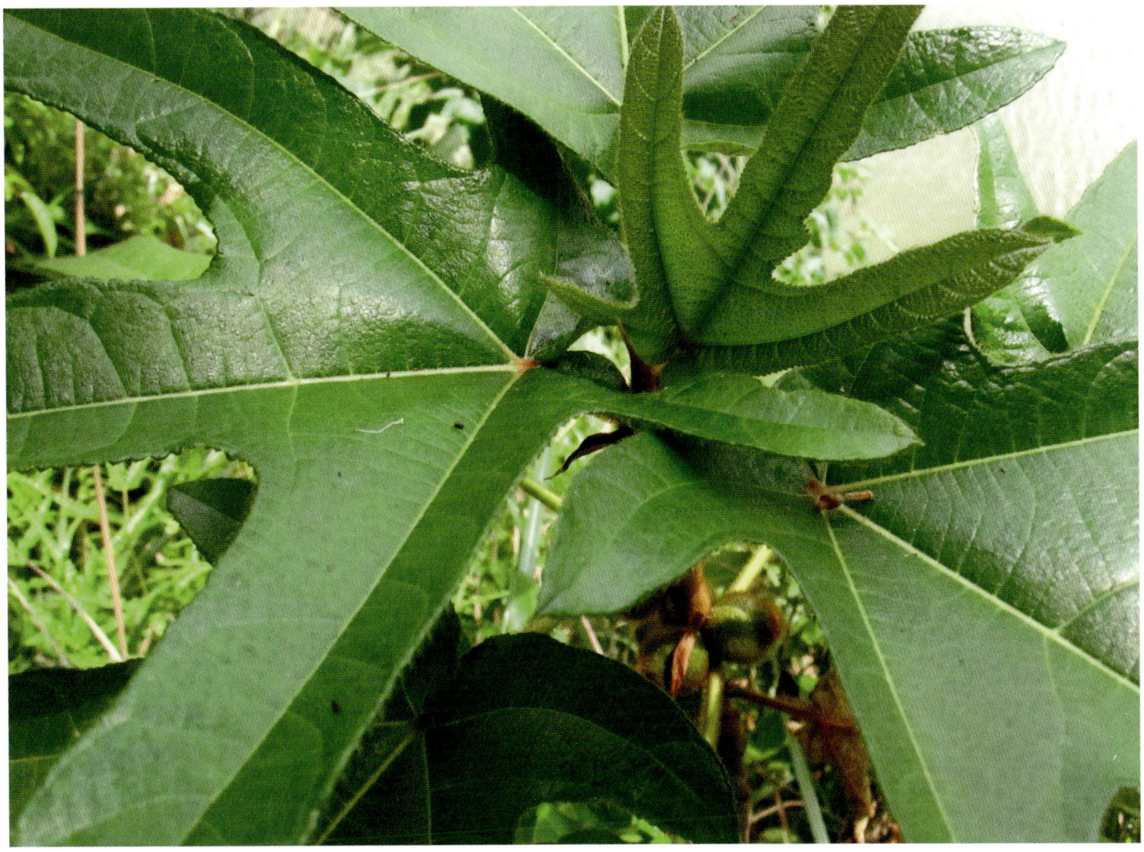

叶榕

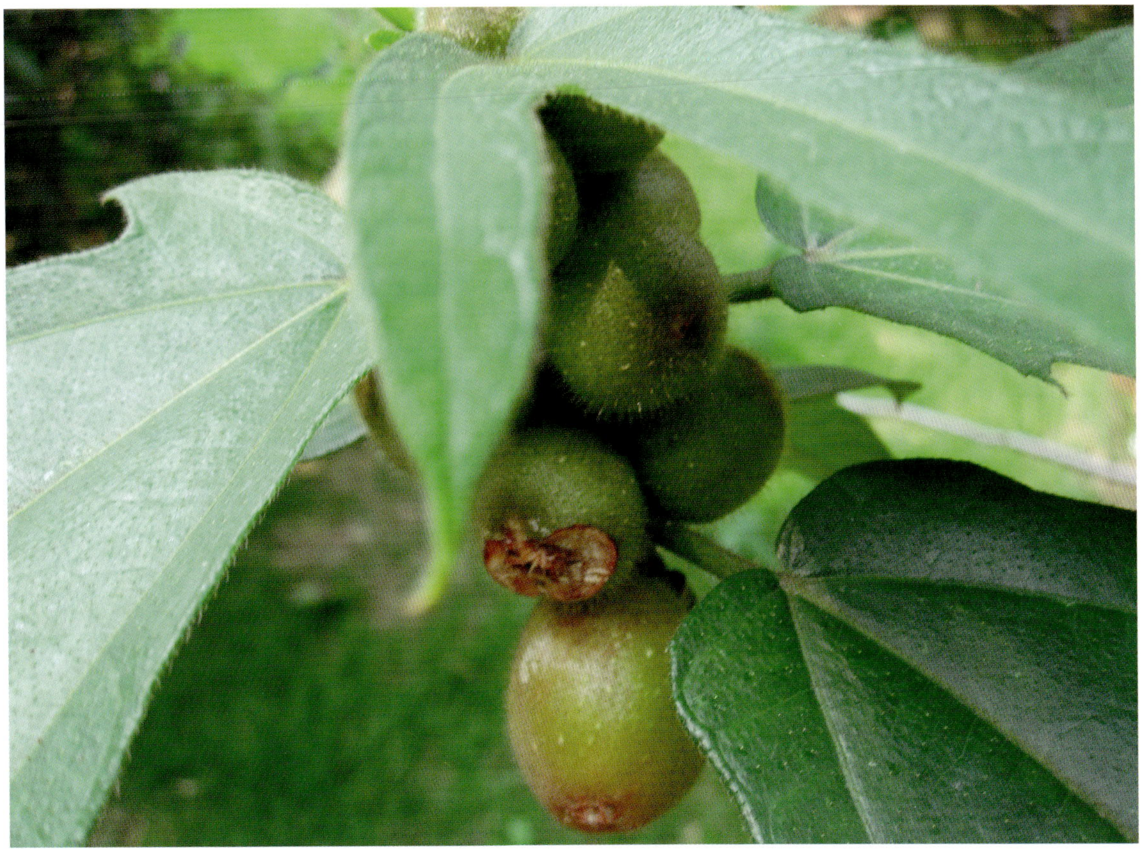

叶榕

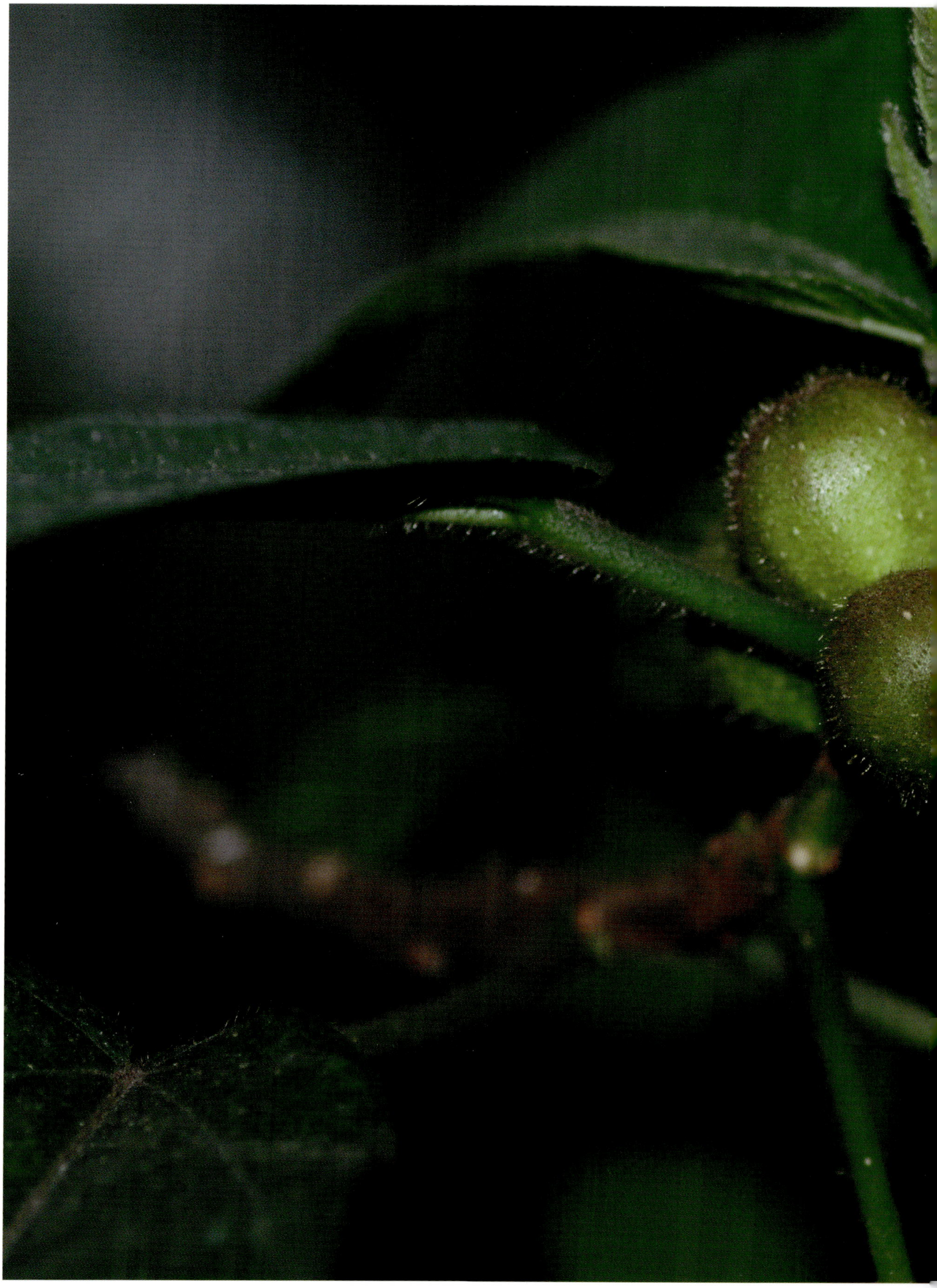

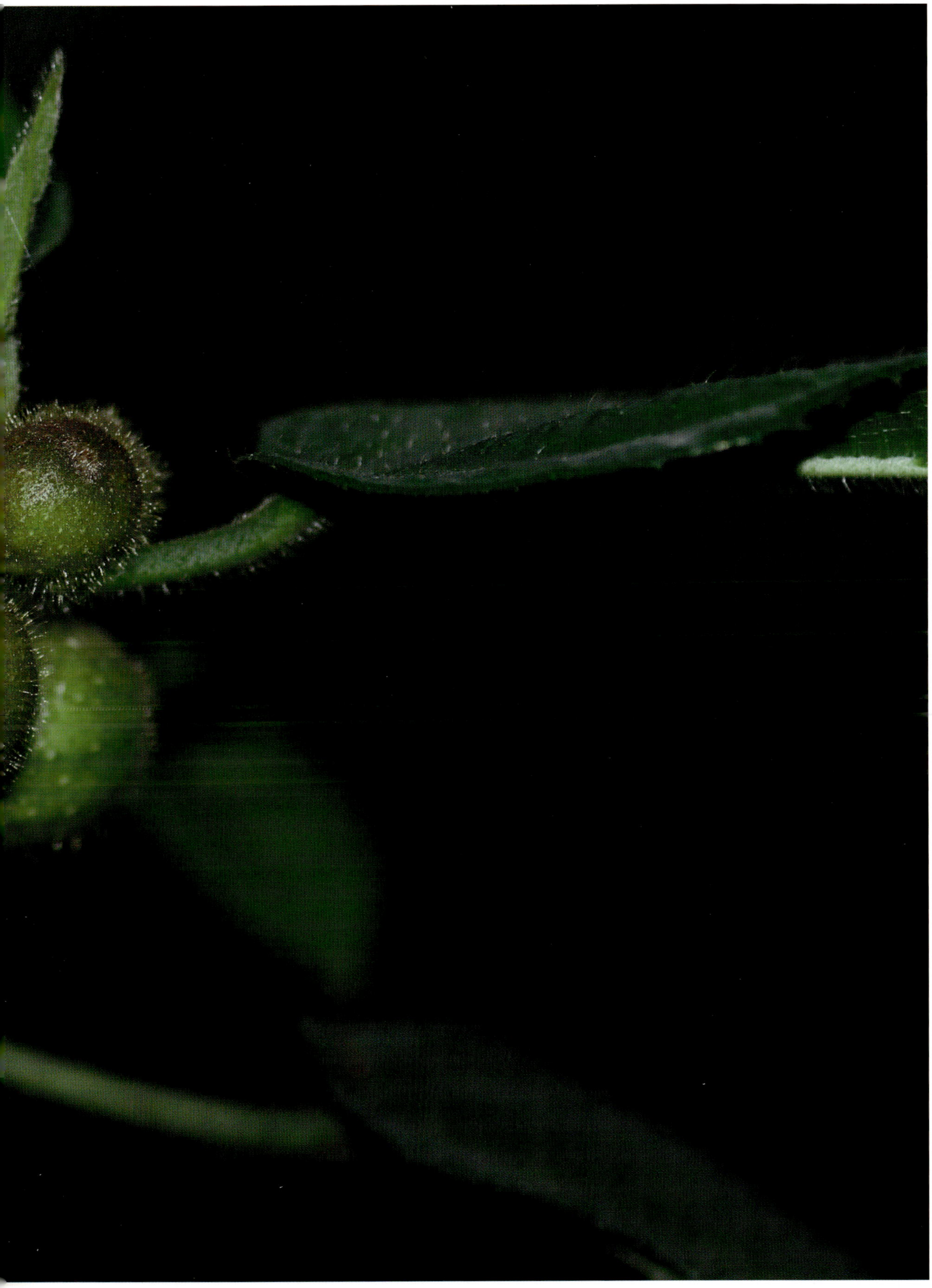

叶榕

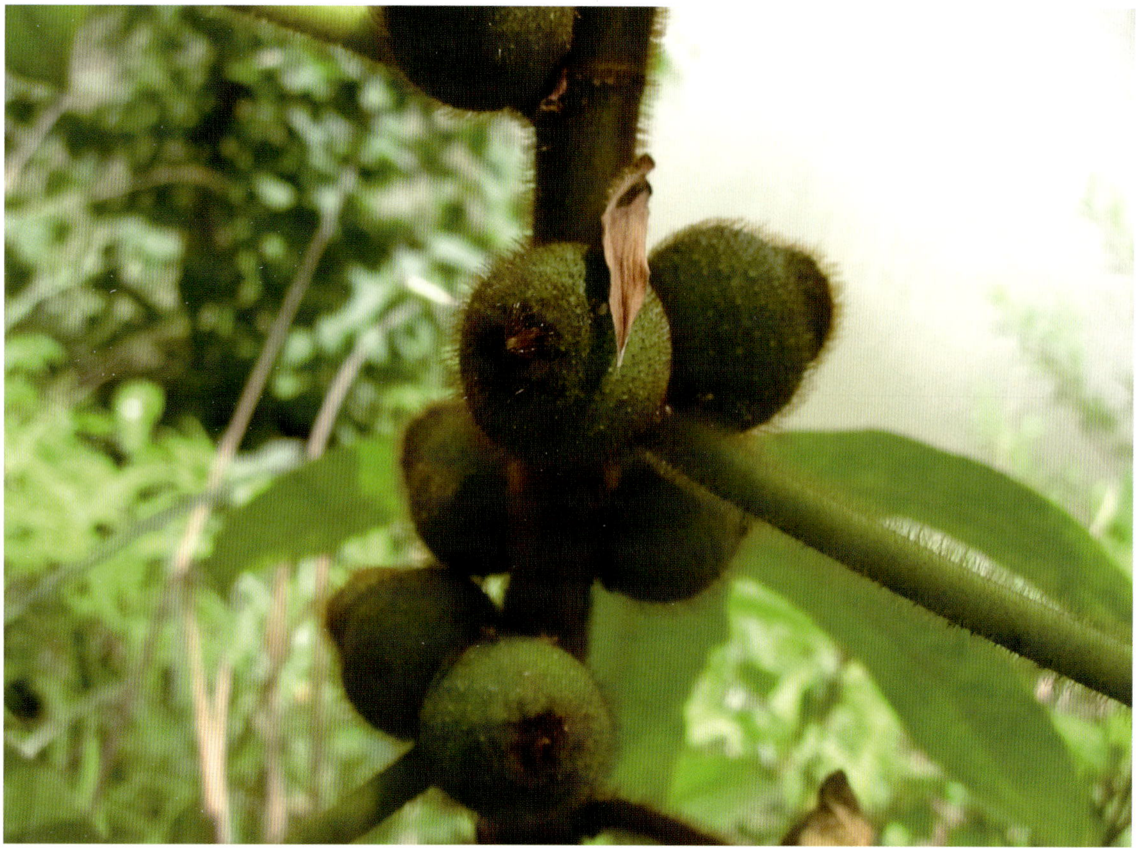

叶榕

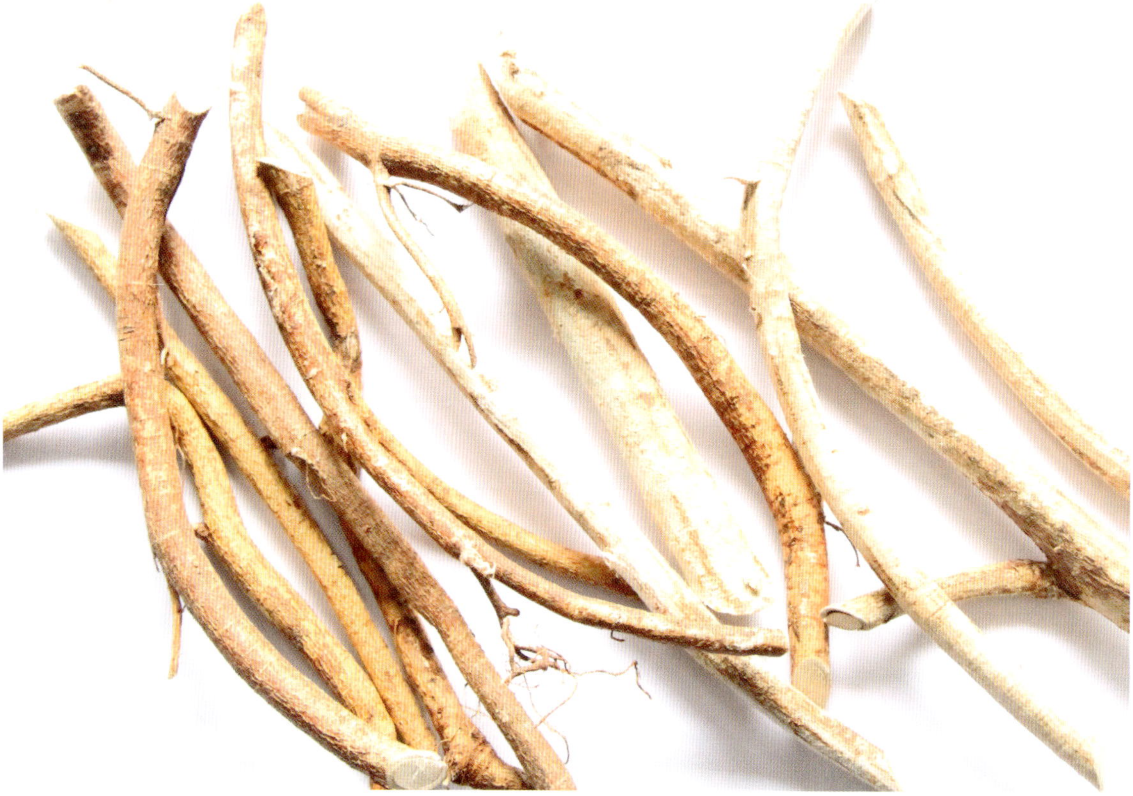

五指毛桃药材

功效主治

健脾补肺，行气利湿。主治肺痨咳嗽，盗汗，肢倦无力，食少腹胀，水肿，白带，产后无乳。

药理作用

五指毛桃根煎剂、乙醇提取物、乙醇回流后残渣的水提取物，分别给小鼠灌服对氨水喷雾引起的咳嗽均有明显的止咳作用。试管试验对金黄色葡萄球菌、甲型溶血性链球菌亦有较好的抑菌作用。

用法用量

内服：30 ~ 60 g，煎汤。

民族药方

1. **产后无乳**　五指毛桃、黄芪各 30 g，党参 15 g，猪蹄 1 只。同炖服。
2. **黄疸型肝炎**　五指毛桃 15 g，穿破石 30 g，葫芦茶 10 g。水煎服。

使用注意

阴虚火旺者、孕妇不宜服用。

五指毛桃药材

五指毛桃

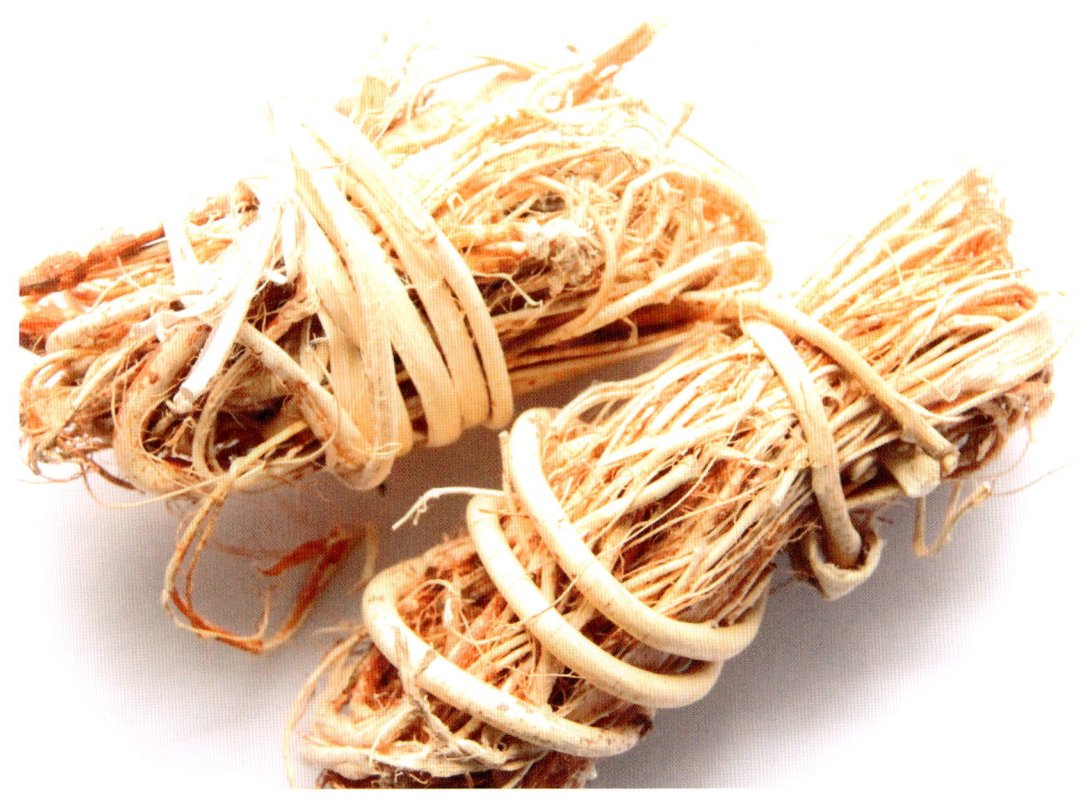

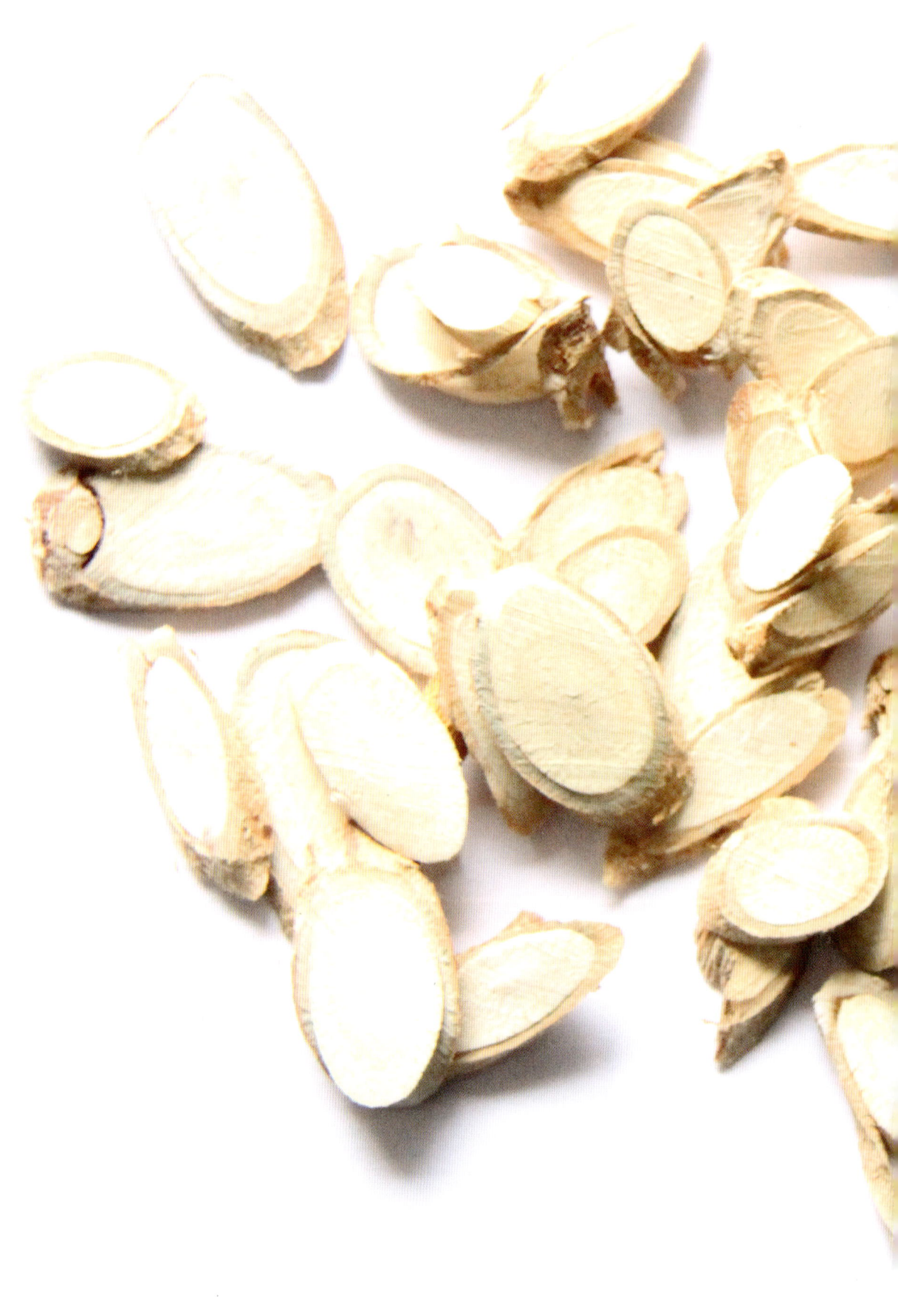

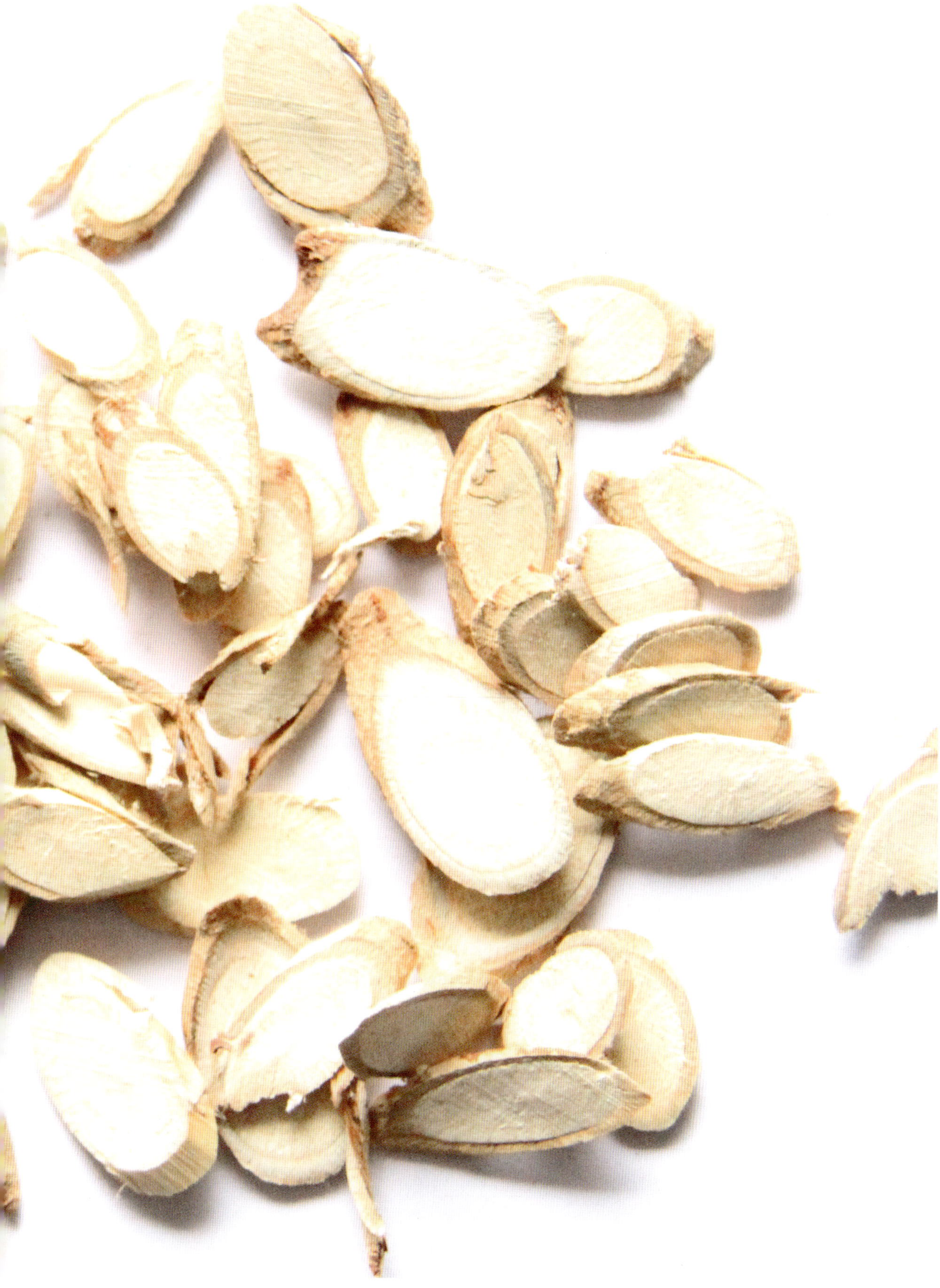

五指毛桃饮片

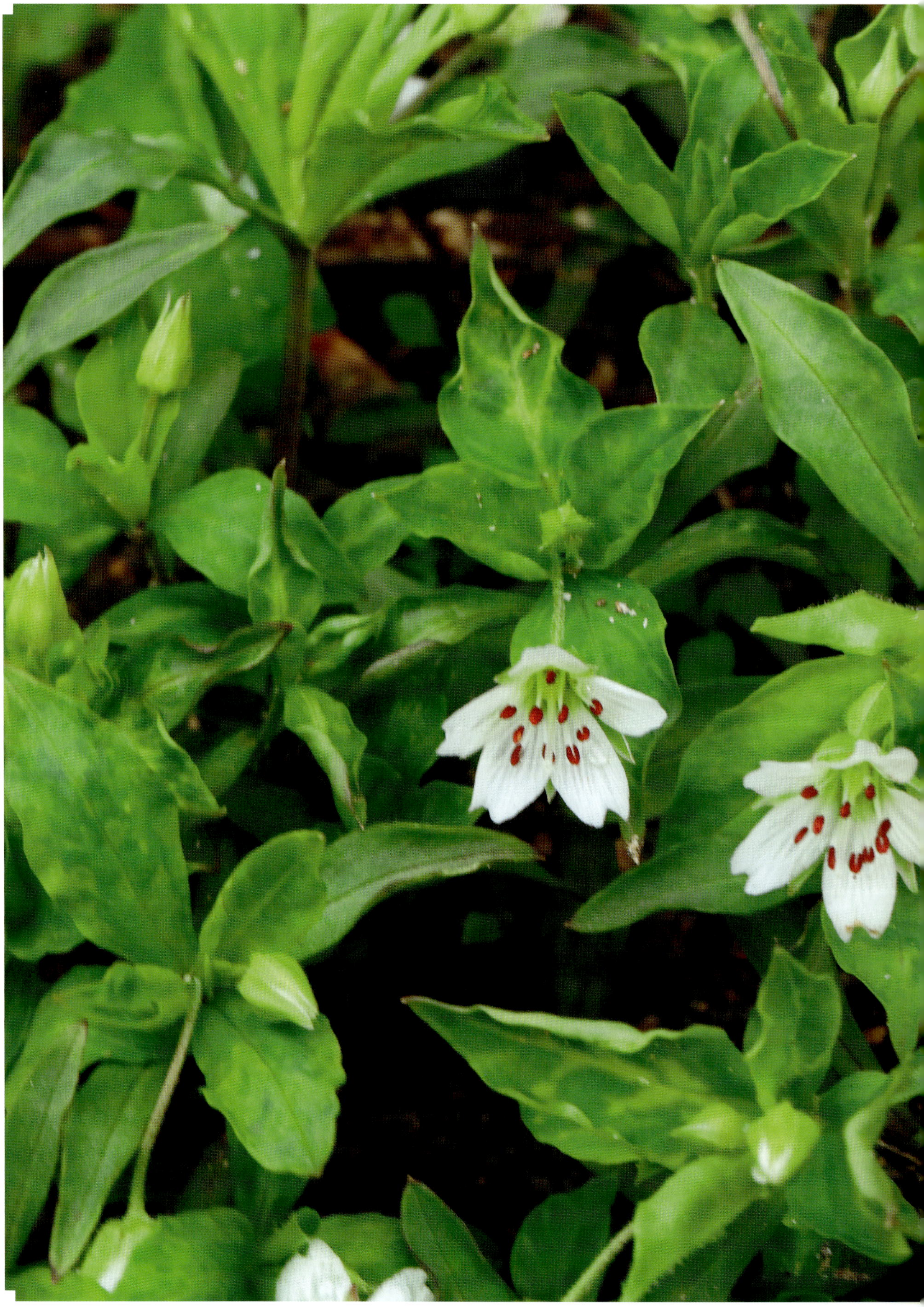

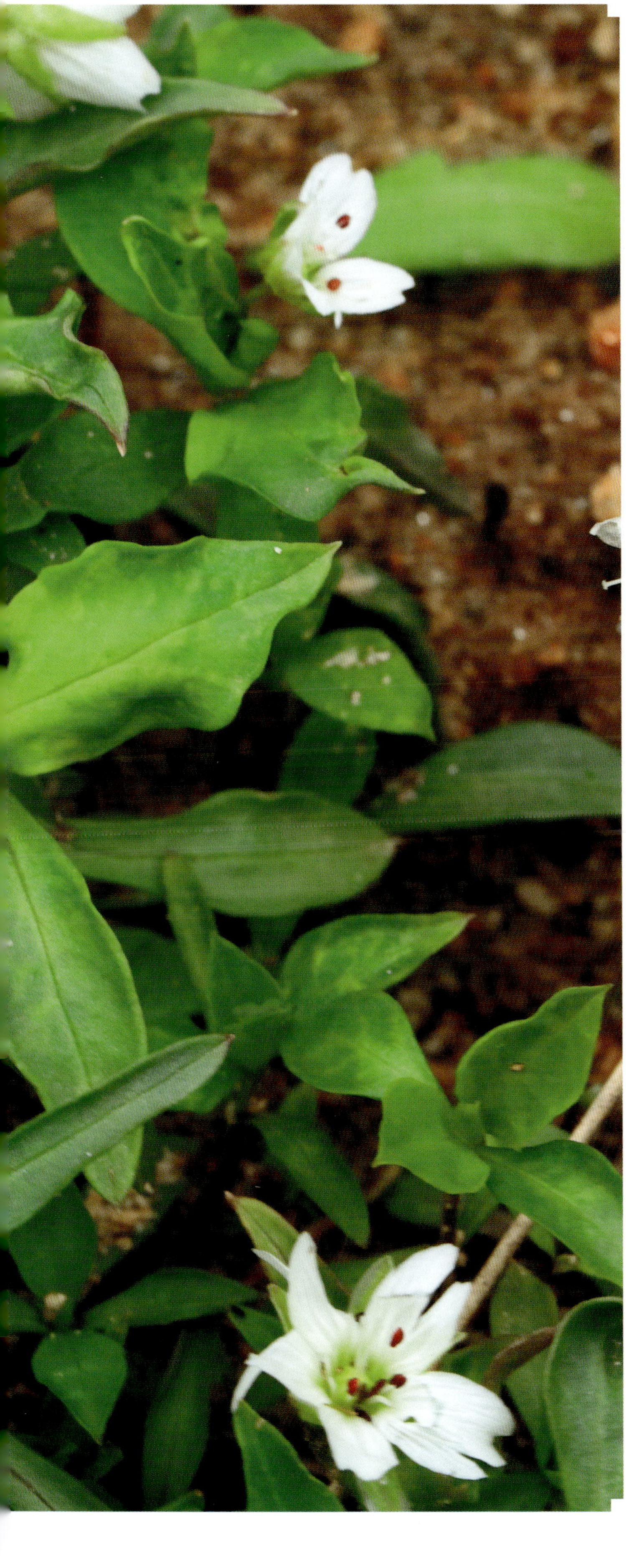

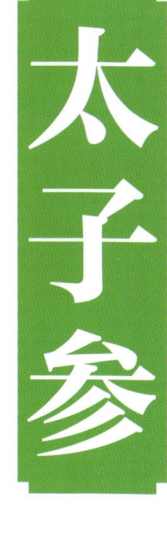

太子参

【水 药 名】骂要铃。

【别　　名】孩儿参、童参、四叶菜、米参。

【来　　源】本品为石竹科植物孩儿参 *Pseudostellaria heterophylla*（Miq.）Pax ex Pax et Hoffm. 的块根。

【性味归经】味甘，微苦，性平。归脾、肺经。

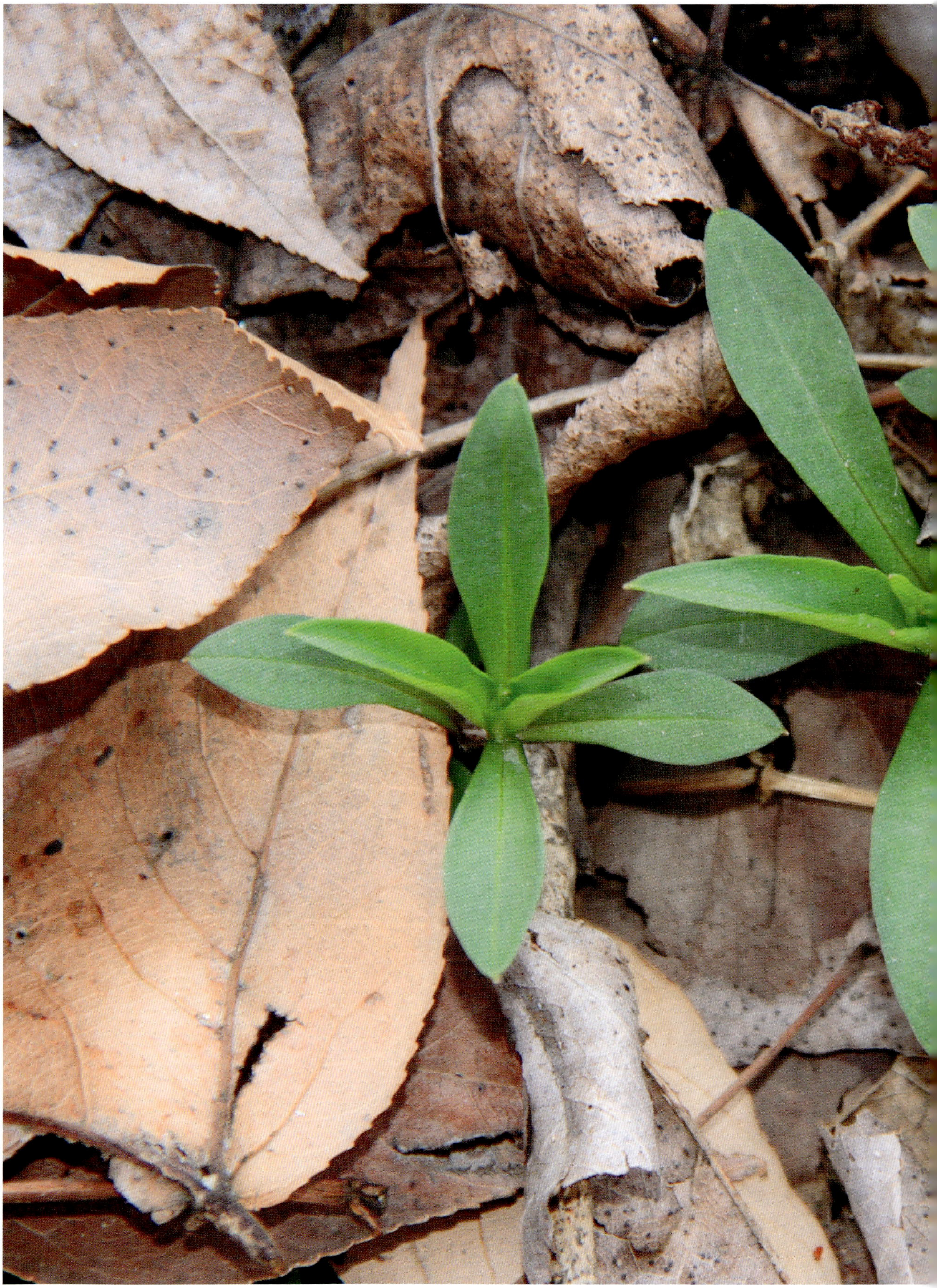

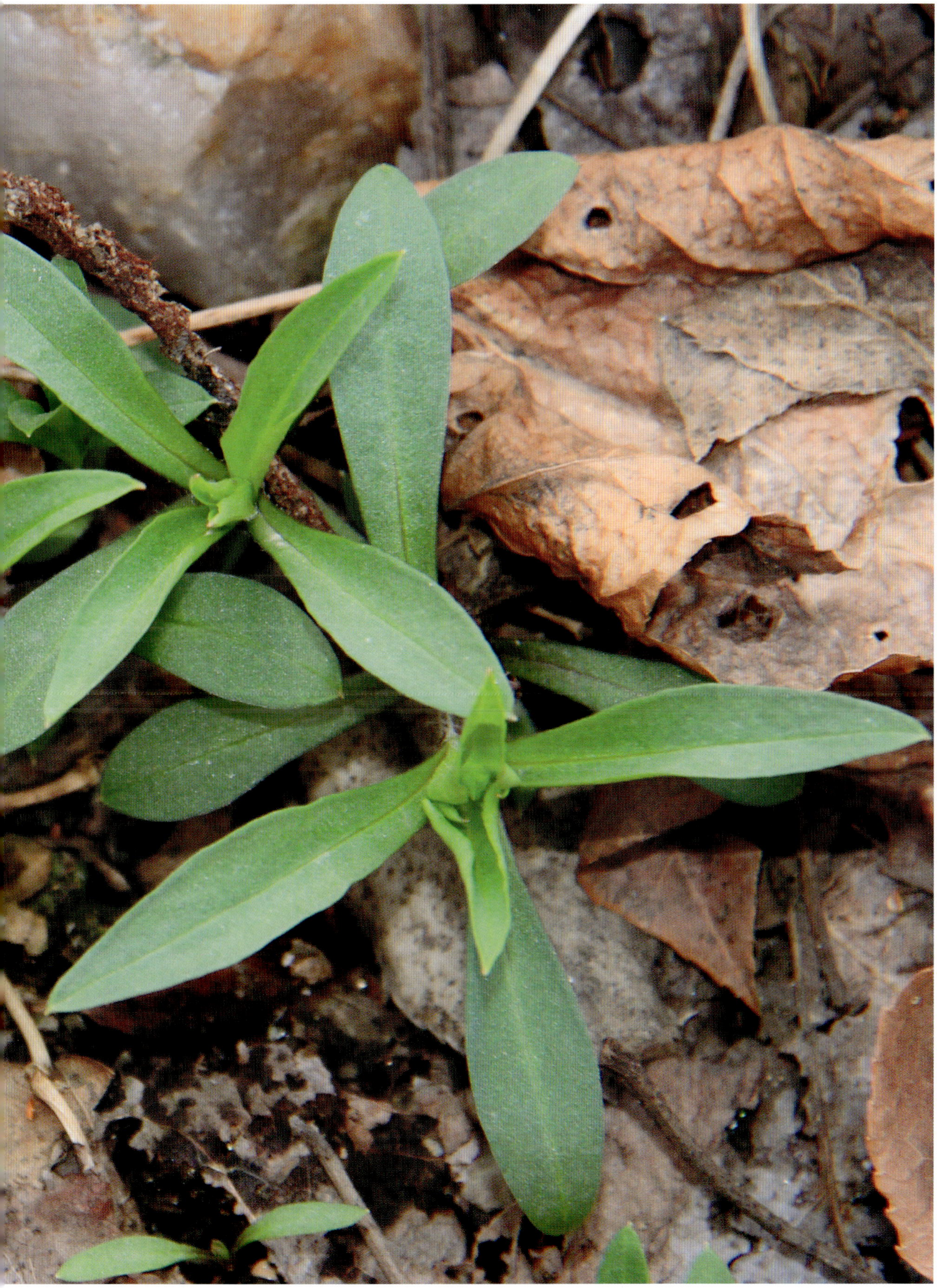

孩儿参

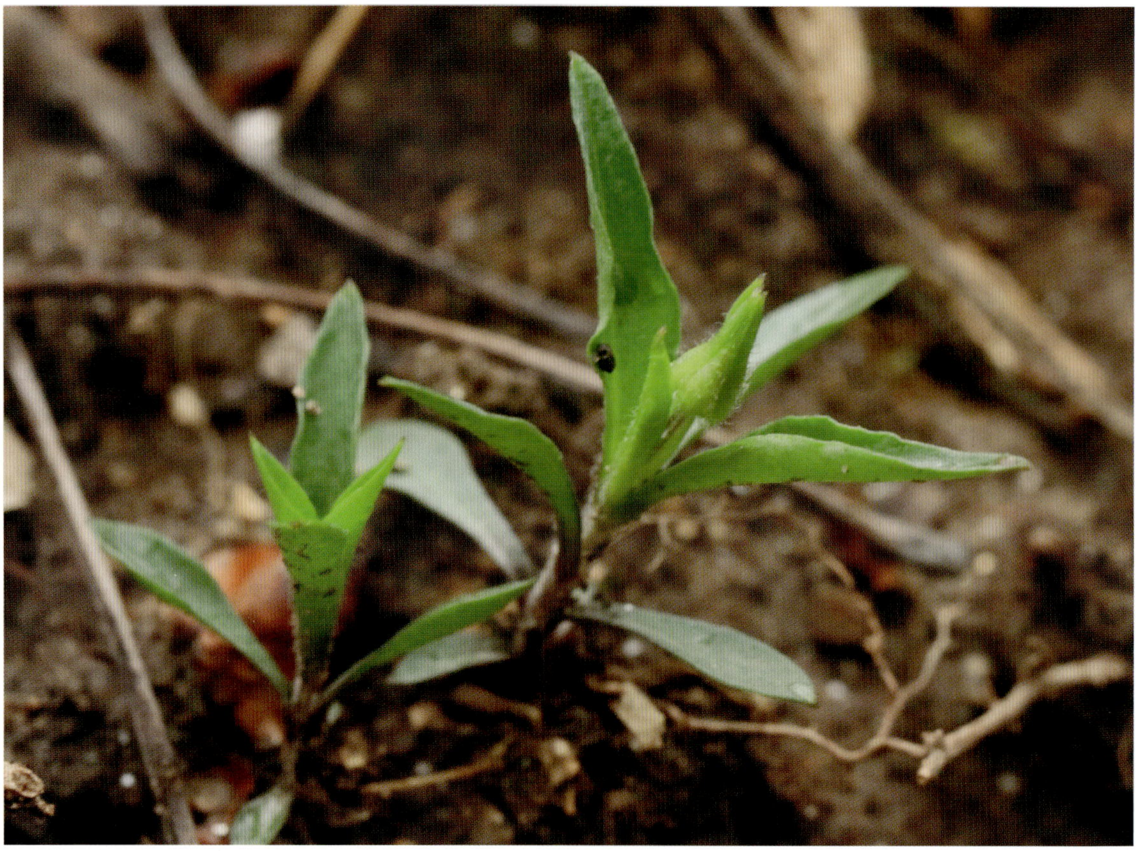

孩儿参

识别特征

多年生草本，高 15 ~ 20 cm，块根长纺锤形。茎下部为紫色，近似四方形，上部近似圆形，绿色，有 2 列细毛，节略膨大。叶对生，下部叶匙形或倒披针形。先端尖，基部渐狭，上部叶卵状披针形至长卵形，茎端的叶常 4 枚相集较大，成十字形排列，边缘略呈波状。花腋生，二型。花生茎下部叶腋，小形，花梗细，被柔毛，萼片 4，无花瓣。普通花 1 ~ 3 朵顶生，白色，花梗长 1 ~ 4 cm，紫色；萼片 5，披针形，背面有毛；花瓣 5，倒卵形，顶端 2 齿裂；雄蕊 10，花药紫色；雌蕊 1，花柱 3，柱头头状。蒴果近球形，熟时 5 瓣裂。种子扁圆形，有疣状凸起。花期 4—5 月，果期 5—6 月。

生境分布

喜生富腐殖质深厚的土壤。多为栽培。分布于东北、华北、西北、华东及湖北、湖南、贵州等地。

采收加工

6—7 月茎叶大部枯萎时收获，挖掘根部（以根呈黄色为宜，过早未成熟，过晚浆汁易渗出，遇暴雨易造成腐烂），洗净，放 100 ℃开水锅中焯 1 ~ 3 min，捞起，摊晒至干足。或不经开水焯，直接晒至 7 ~ 8 成干，搓去须根，使参根光滑无毛，再晒至干足。

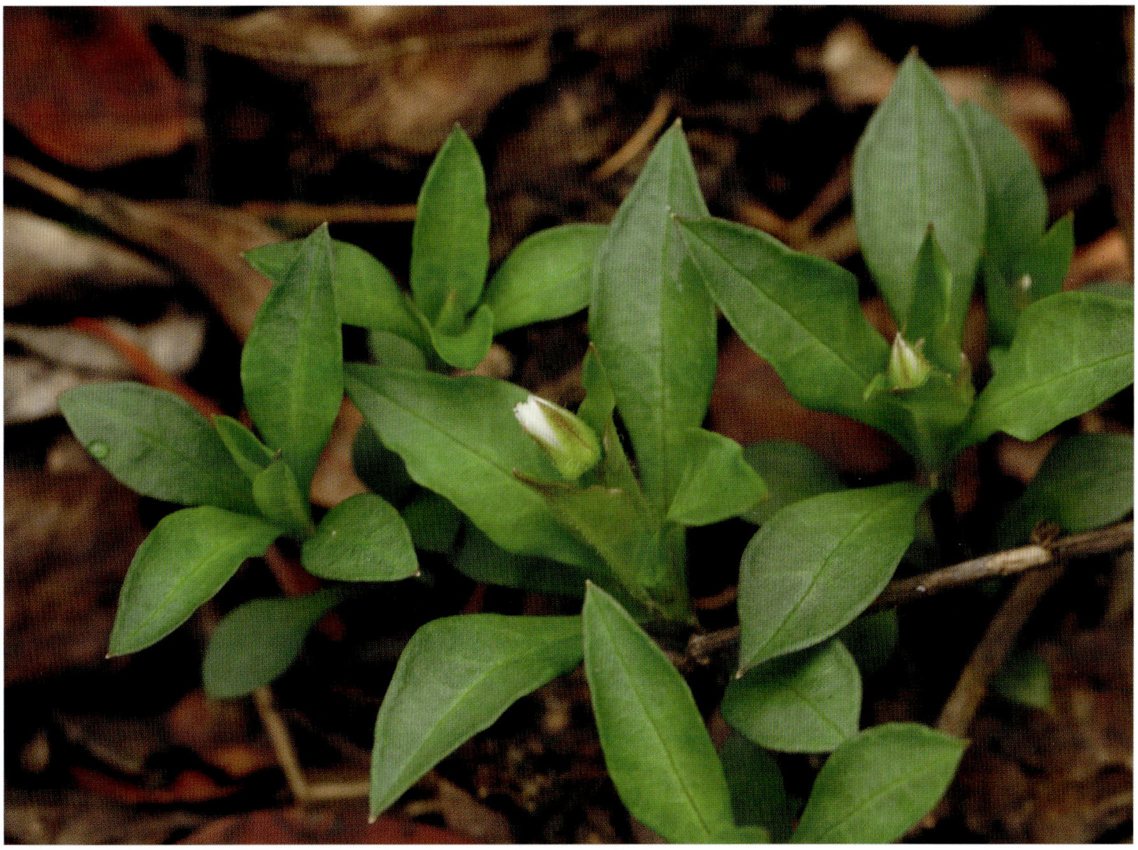

孩儿参

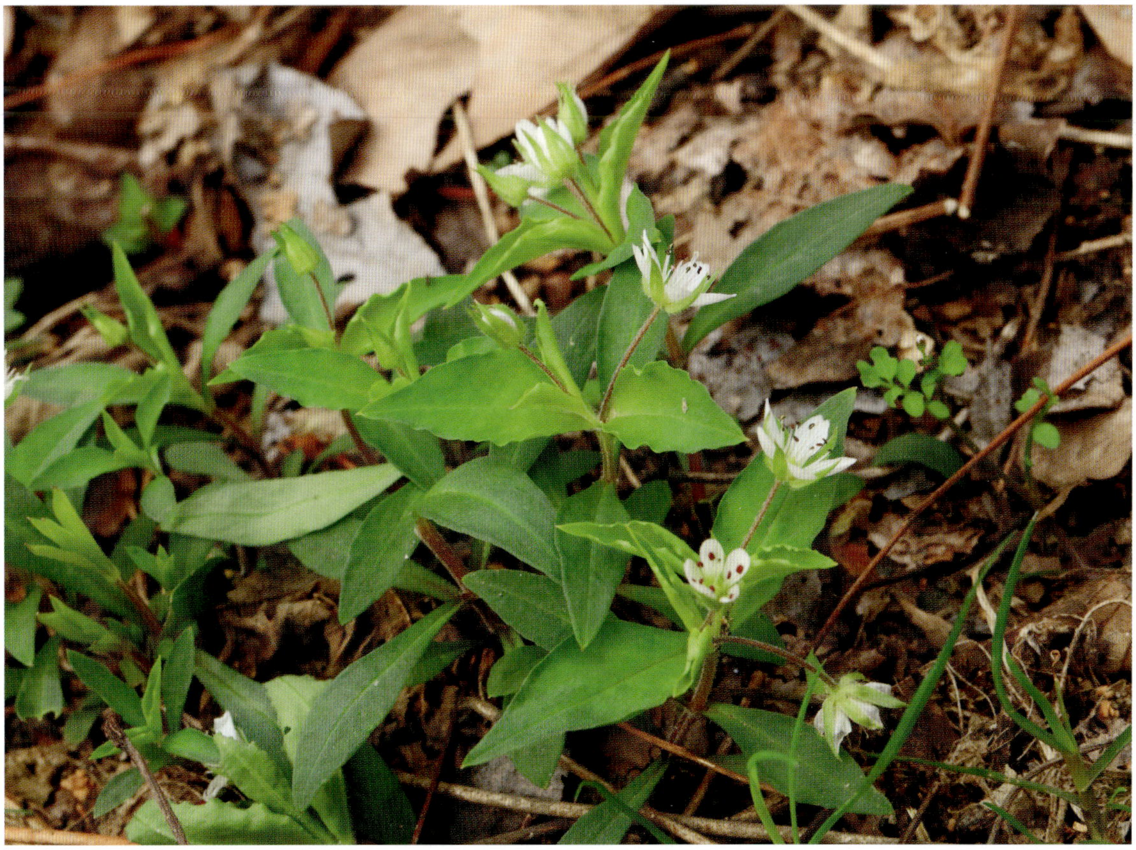

孩儿参

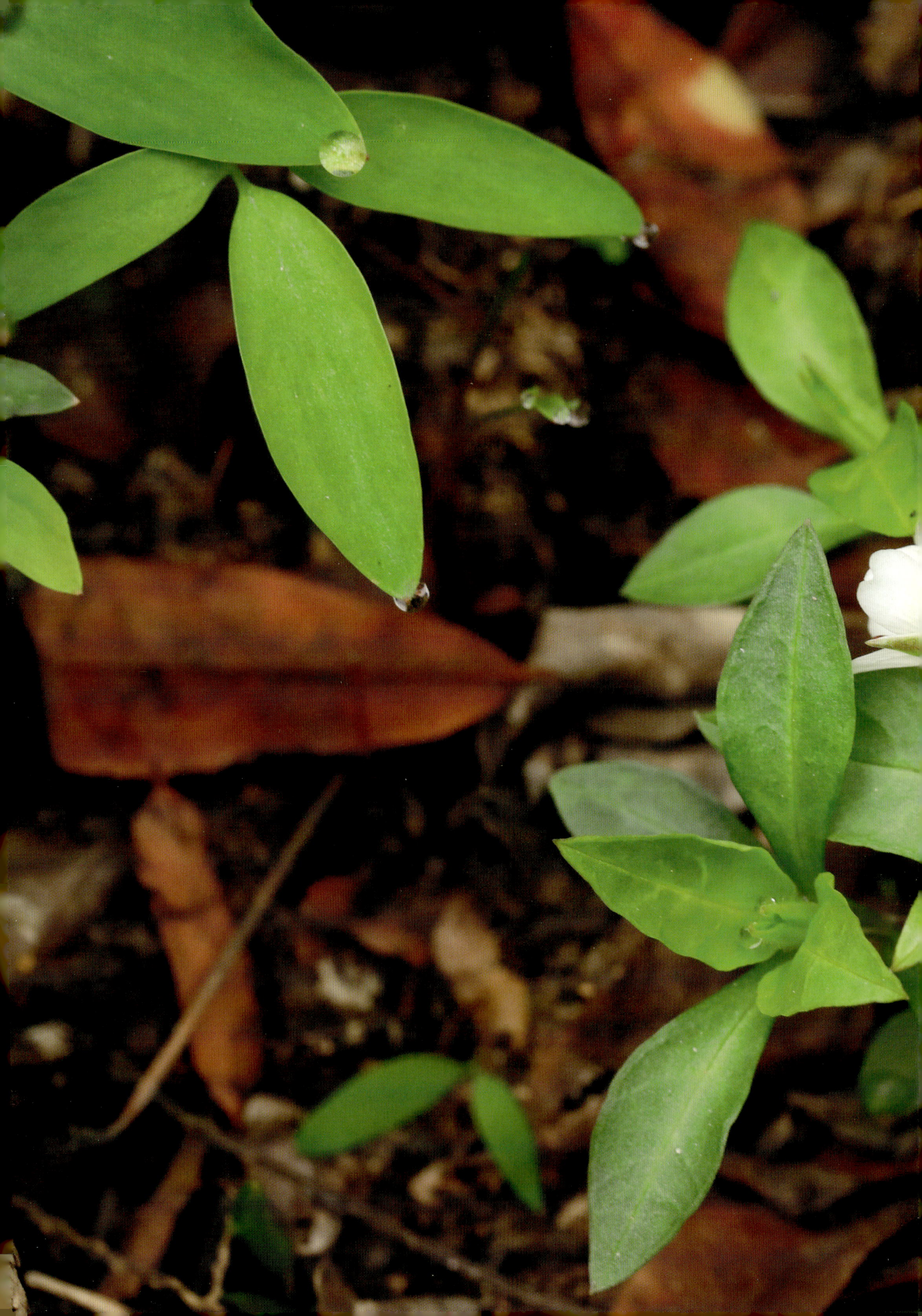

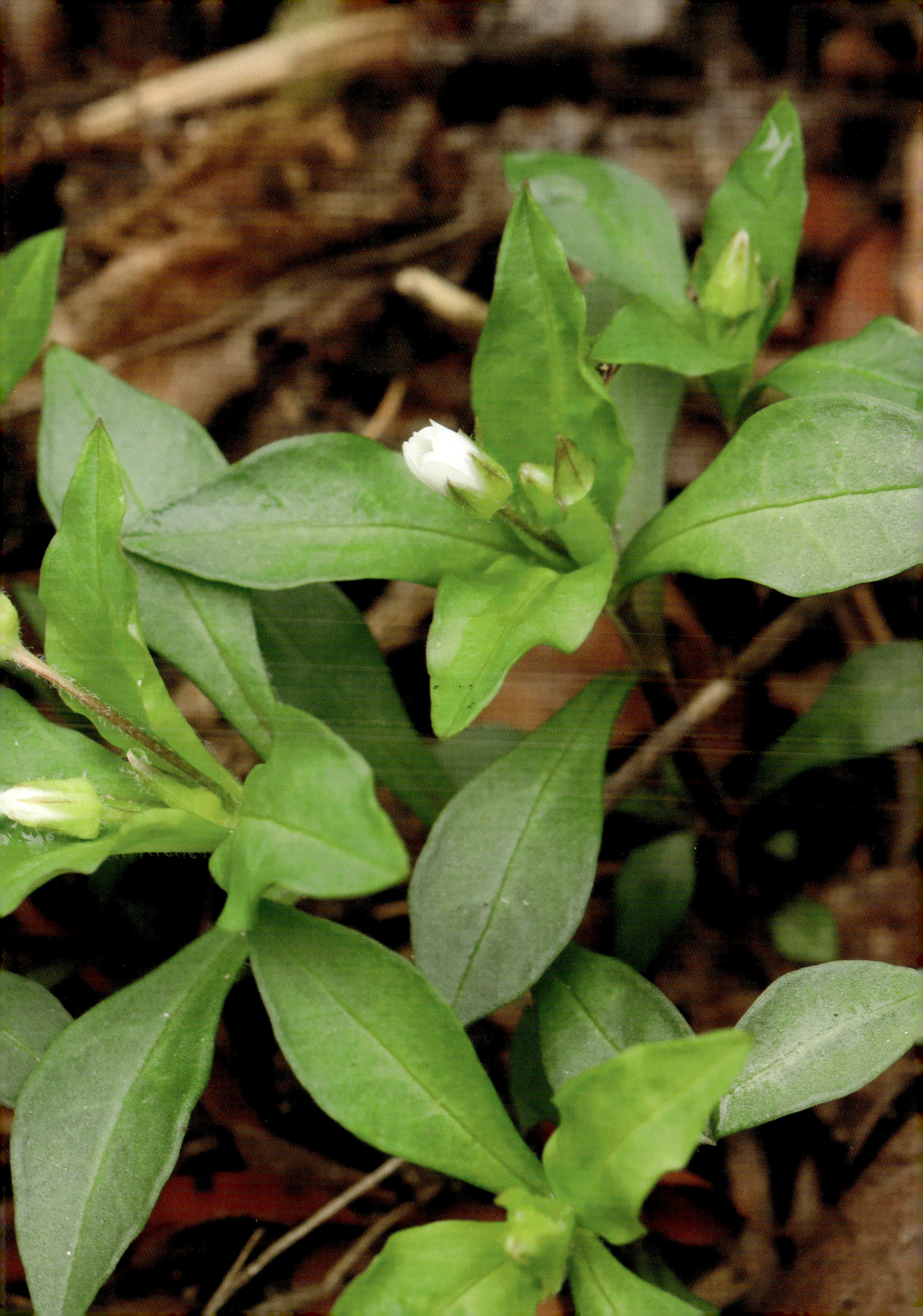

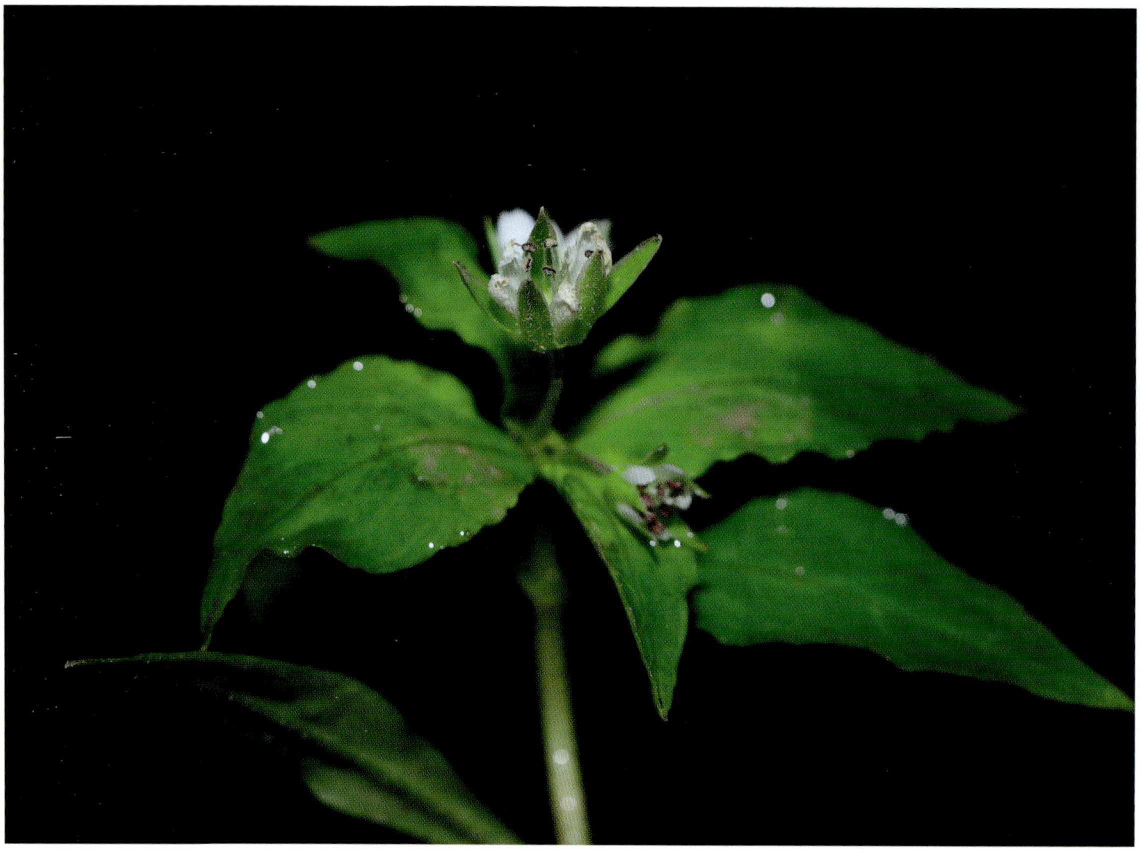

孩儿参

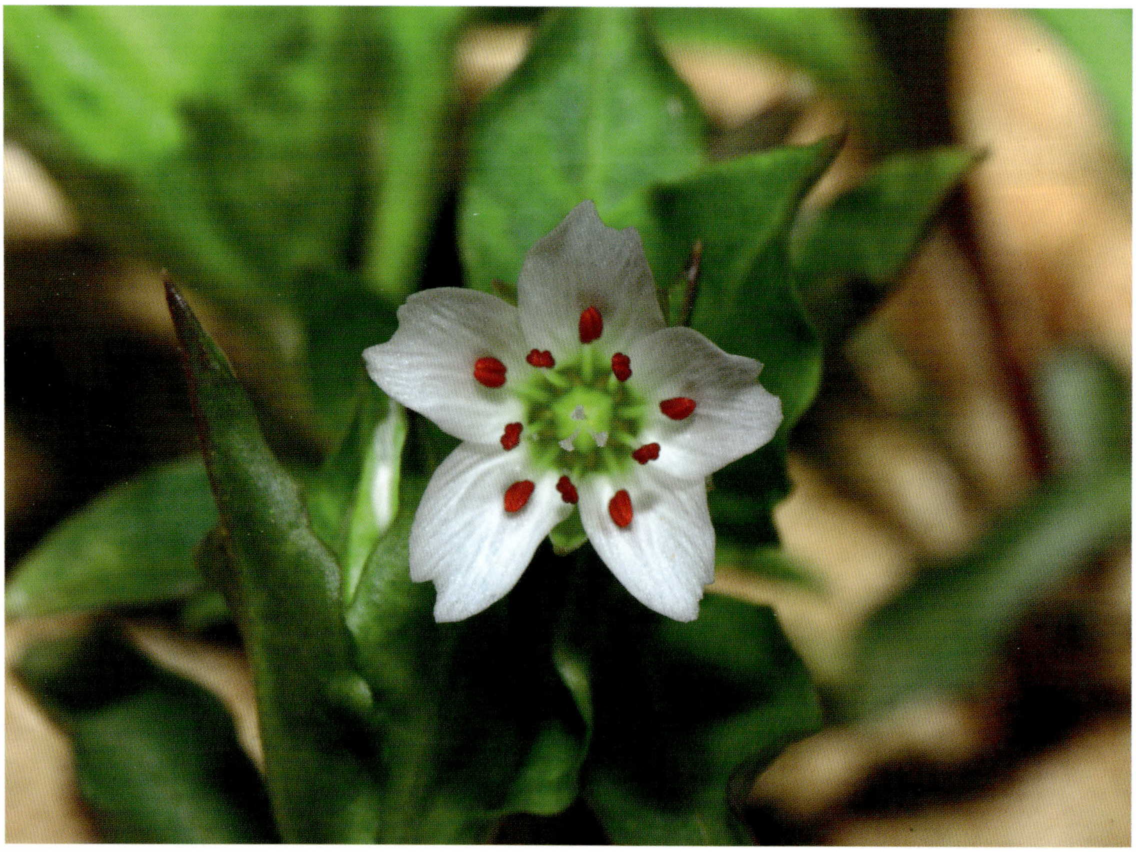

孩儿参

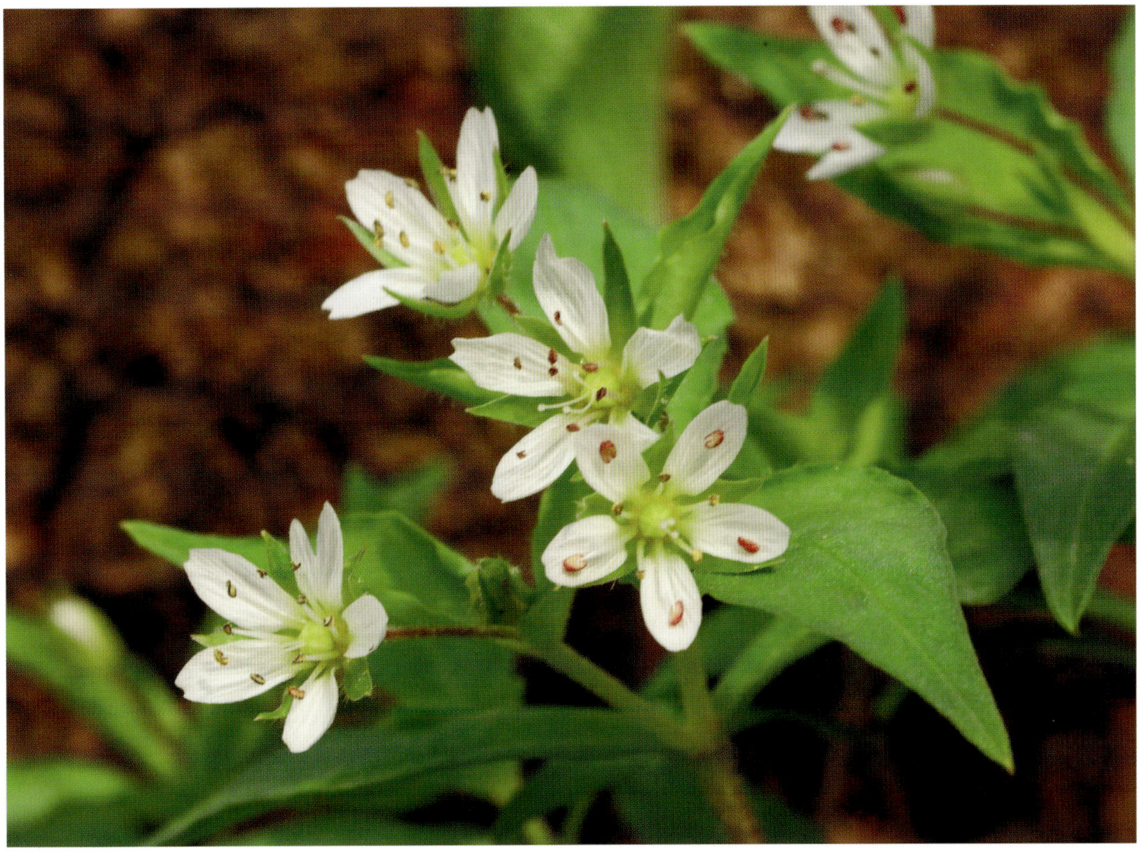

孩儿参

药材鉴别

本品块根细长纺锤形或细长条形，稍弯曲，长 2 ~ 8 cm，少数可达 12 cm，直径 2 ~ 6 mm，顶端残留极短的茎基或芽痕，下部渐细呈尾状。表面黄白色至土黄色，较光滑，略具不规则的细纵皱纹及横向凹陷，其间有须根痕。质硬脆，易折断，断面平坦，类白色或黄白色，角质样；晒干者类白色，有粉性。气微，味微甘。以条粗、色黄白者为佳。

功效主治

补益脾肺，益气生津。主治肺虚咳嗽，脾虚食少，心悸，怔忡，水肿，消渴，精神疲乏。

药理作用

对机体具有适应原样作用，既能增强机体对各种有害刺激的防御能力，又能增强人体内的物质代谢。

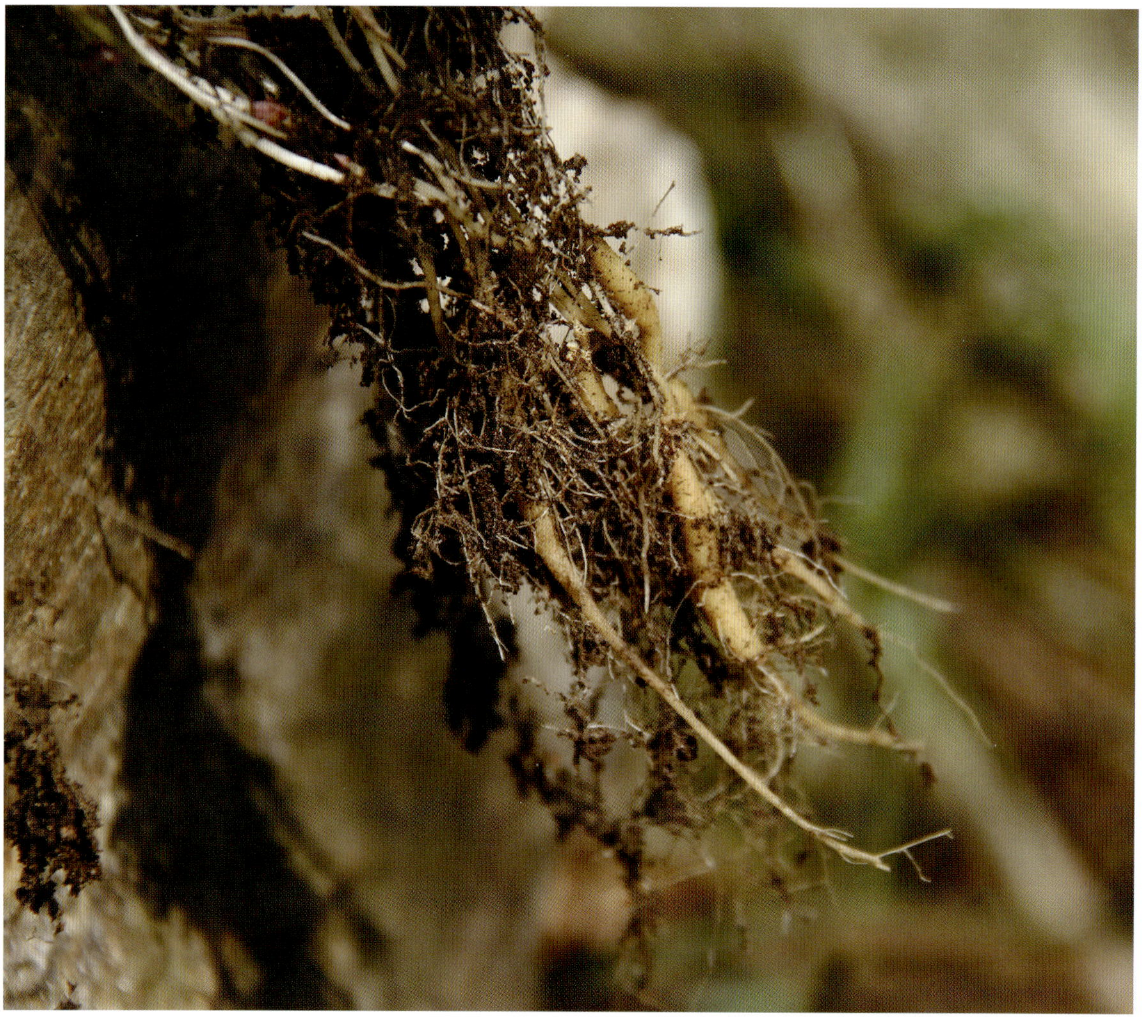

孩儿参

用法用量

内服：10 ~ 30 g，煎汤；或研末，入丸、散服。

民族药方

1．脾气虚弱，胃阴不足 太子参 30 g，玉竹 10 g，鹌鹑 2 只。将三者洗净，用水煮熟，加味精、食盐调味，饮汤吃肉。

2．阴虚肺热，咳嗽咽干 太子参、北沙参、枇杷叶各 10 g，粳米 120 g。北沙参、枇杷叶煎水取汁，放入太子参、粳米煮成稀粥，以白糖调味吃。

3．自汗 太子参 10 g，浮小麦 15 g。水煎服。

使用注意

表实邪盛者不宜用。

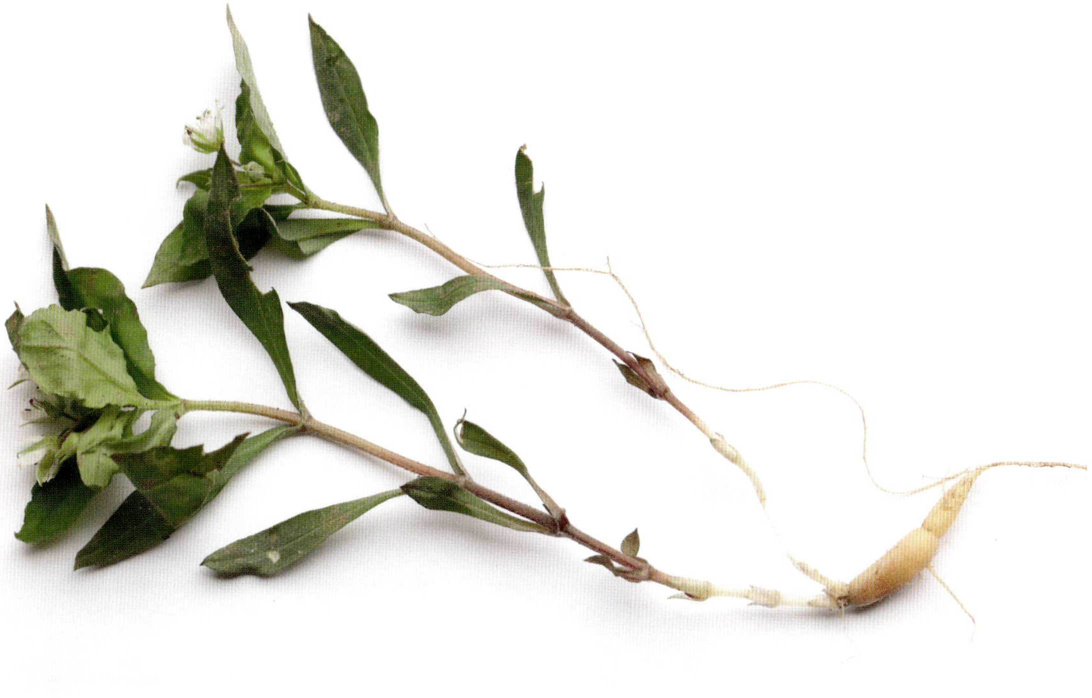

孩儿参

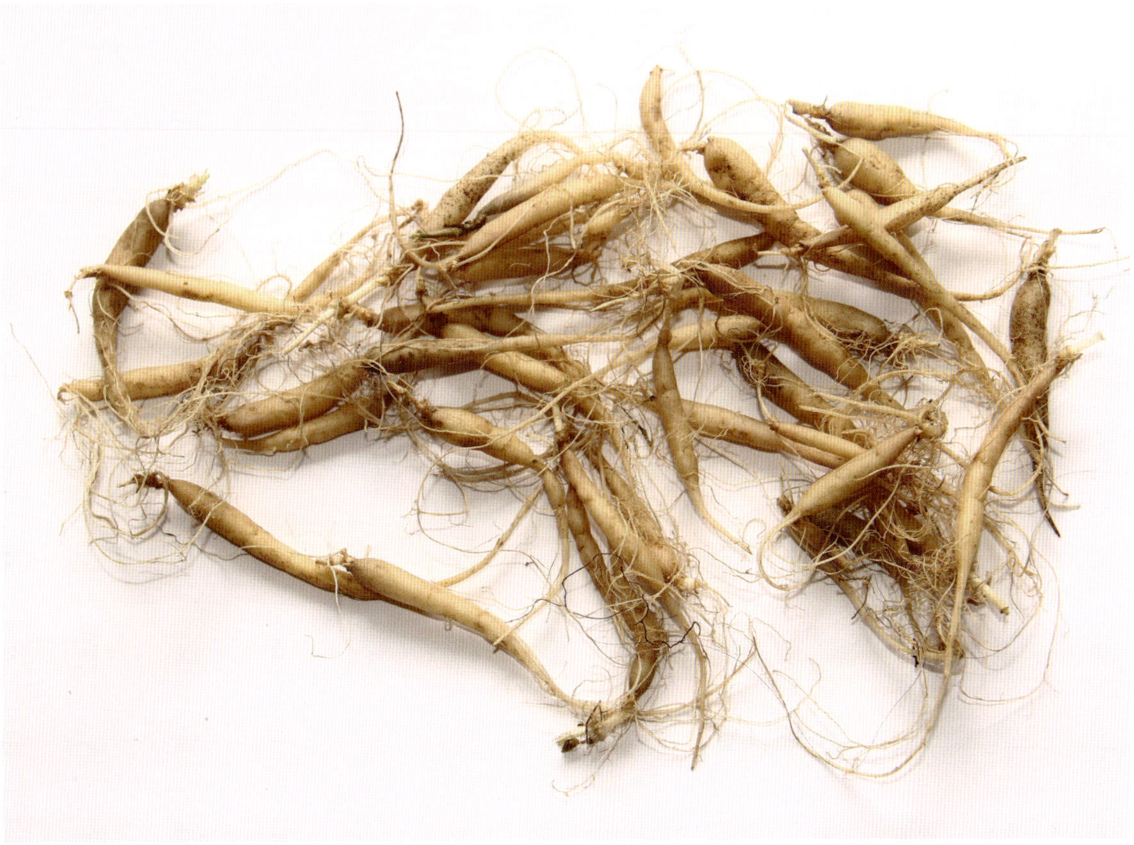

太子参药材

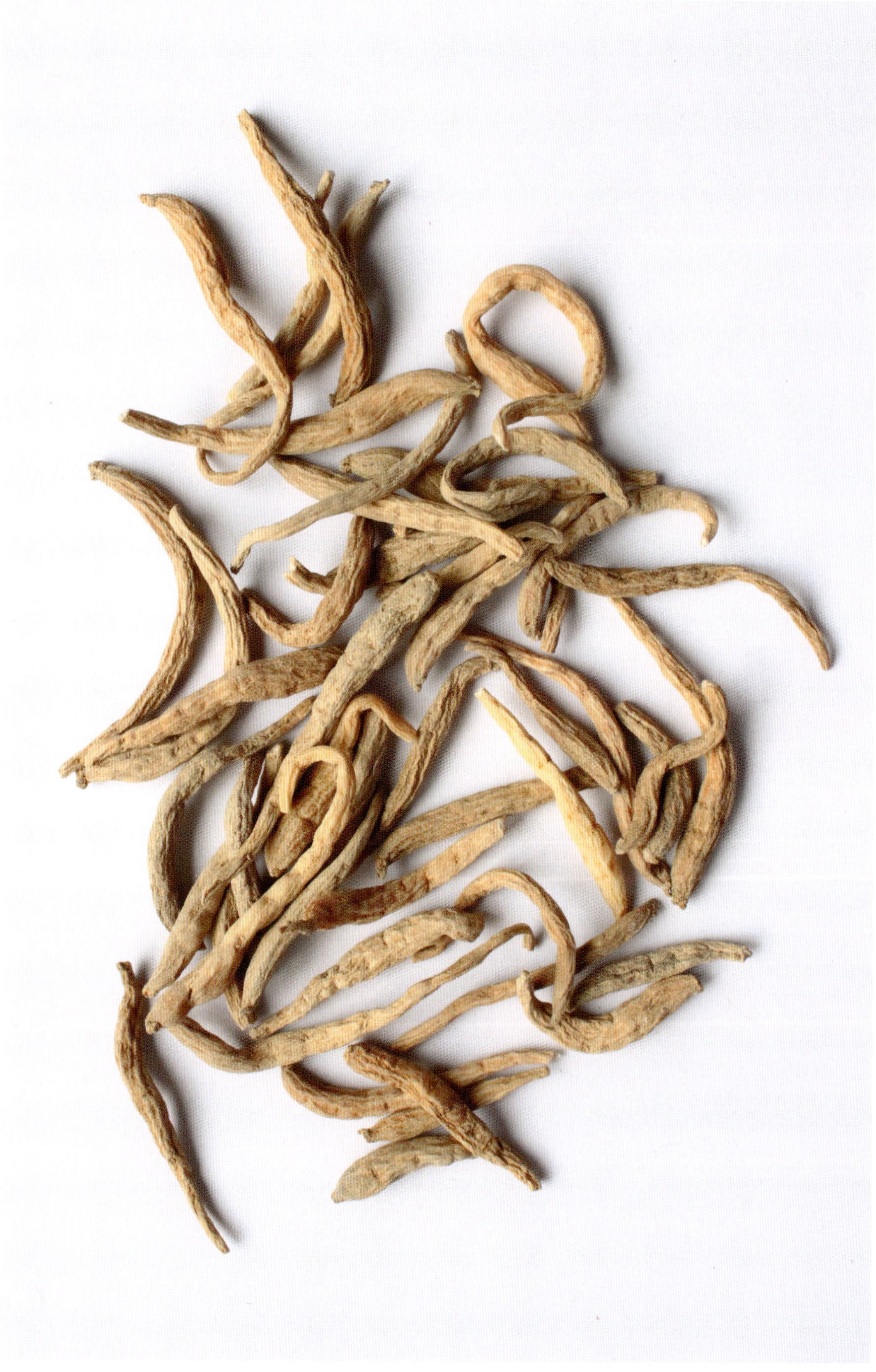

太子参饮片

图书在版编目（CIP）数据

中国民族药用植物图典. 水族卷 / 肖培根，诸国本总主编. -- 长沙 : 湖南科学技术出版社，2023.12
ISBN 978-7-5710-2533-5

Ⅰ. ①中… Ⅱ. ①肖… ②诸… Ⅲ. ①民族地区－药用植物－中国－图集②水族－中草药－图集 Ⅳ. ①R282.71-64

中国国家版本馆 CIP 数据核字(2023)第 196869 号

“十四五”时期国家重点出版物出版专项规划项目
ZHONGGUO MINZU YAOYONG ZHIWU TUDIAN SHUIZUJUAN DI-SAN CE
中国民族药用植物图典 水族卷 第三册
总 主 编：肖培根 诸国本
主　　编：司有奇
出 版 人：潘晓山
责任编辑：李 忠 杨 颖
出版发行：湖南科学技术出版社
社　　址：长沙市芙蓉中路一段 416 号泊富国际金融中心
网　　址：http://www.hnstp.com
湖南科学技术出版社天猫旗舰店网址：
http://hnkjcbs.tmall.com
邮购联系：0731-84375808
印　　刷：湖南天闻新华印务有限公司
（印装质量问题请直接与本厂联系）
厂　　址：长沙市望城区雷锋大道银星路 8 号湖南出版科技园
邮　　编：410219
版　　次：2023 年 12 月第 1 版
印　　次：2023 年 12 月第 1 次印刷
开　　本：889mm×1194mm 1/16
印　　张：20.25
字　　数：360 千字
书　　号：ISBN 978-7-5710-2533-5
定　　价：2580.00 元(共十册)